颅底手术策略

Skull Base Surgery：Strategies

主　编　（美）沃尔特·C.吉恩

Walter C. Jean，MD

Professor of Neurosurgery

Director of Skull Base Neurosurgery

George Washington University Hospital

Washington，DC

主　译　黄国栋

北方联合出版传媒（集团）股份有限公司

辽宁科学技术出版社

©2024 辽宁科学技术出版社。
著作权合同登记号：第 06-2020-37 号。

图书在版编目（CIP）数据

颅底手术策略 /（美）沃尔特·C. 吉恩（Walter C. Jean）主编；黄国栋主译. — 沈阳：辽宁科学技术出版社，2024.5
ISBN 978-7-5591-3181-2

Ⅰ.①颅… Ⅱ.①沃… ②黄… Ⅲ.①颅底 — 外科手术 Ⅳ.①R651.1

中国国家版本馆CIP数据核字（2023）第153771号

出版发行：辽宁科学技术出版社
　　　　　（地址：沈阳市和平区十一纬路25号　邮编：110003）
印　刷　者：辽宁新华印务有限公司
经　销　者：各地新华书店
幅面尺寸：210mm×285mm
印　张：28
插　页：4
字　数：600千字
出版时间：2024年5月第1版
印刷时间：2024年5月第1次印刷
责任编辑：吴兰兰
封面设计：顾　娜
版式设计：袁　舒
责任校对：黄跃成

书　号：ISBN 978-7-5591-3181-2
定　价：368.00元

投稿热线：024-23284363
邮购热线：024-23284502
E-mail:2145249267@qq.com
http://www.lnkj.com.cn

译者名单

主　译

黄国栋　深圳大学第一附属医院（深圳市第二人民医院）

副主译

陈凡帆　深圳大学第一附属医院（深圳市第二人民医院）　　陈　垒　深圳大学第一附属医院（深圳市第二人民医院）

参译人员（按姓氏汉语拼音排序）

邓跃飞　中山大学孙逸仙纪念医院

樊　俊　南方医科大学南方医院

高大宽　空军军医大学附属西京医院

桂松柏　首都医科大学附属北京天坛医院

郭　英　中山大学附属第三医院

郝少才　宁夏医科大学总医院

洪　涛　南昌大学第一附属医院

黄　玮　广西医科大学附属第一医院

贾冰冰　广西中医药大学

贾　旺　首都医科大学附属北京天坛医院

姜晓兵　华中科技大学同济医学院附属协和医院

蒋太鹏　深圳大学第一附属医院（深圳市第二人民医院）

蒋小兵　中山大学肿瘤防治中心

李储忠　首都医科大学附属北京天坛医院

李维平　深圳大学第一附属医院（深圳市第二人民医院）

刘丕楠　首都医科大学附属北京天坛医院

刘卫平　空军军医大学附属西京医院

刘玉飞　深圳大学第一附属医院（深圳市第二人民医院）

刘志雄　中南大学湘雅医院

鲁晓杰　江南大学附属中心医院（无锡市第二人民医院）

牟永告　中山大学肿瘤防治中心

屈　延　空军军医大学附属唐都医院

田新华　厦门大学附属中山医院

王建中　深圳大学第一附属医院（深圳市第二人民医院）

王　清　江南大学附属中心医院（无锡市第二人民医院）

王文波　广西医科大学附属第一医院

吴　震　首都医科大学附属北京天坛医院

夏学巍　广西医科大学附属第一医院

谢　涛　复旦大学附属中山医院

阳吉虎　深圳大学第一附属医院（深圳市第二人民医院）

杨　刚　重庆医科大学附属第一医院

杨　魁　中南大学湘雅医院

张秋生　深圳大学第一附属医院（深圳市第二人民医院）

张喜安　南方医科大学附属南方医院

张晓彪　复旦大学附属中山医院

张协军　深圳大学第一附属医院（深圳市第二人民医院）

郑文键　深圳大学第一附属医院（深圳市第二人民医院）

周　全　广西医科大学附属第一医院

左大辉　深圳大学第一附属医院（深圳市第二人民医院）

仅以此书献给我的母亲

Dora Chu Jean

1941—1996

一生致力于儿子教育

前言

我相信这本书是颅底外科手术历史上的一个分水岭，它标志着该领域的主要专家学者齐聚一堂，他们通过使用这些"犀利的工具"阐述了保守的哲学，我们称之为颅底手术入路。也许这本书是对我们为追求创新和完美而无意间伤害的所有患者的一种道歉，或者至少是对这一方向的致敬。早期对颅底肿瘤手术方法的描述受到了许多年轻而热心的神经外科医生的热烈欢迎，我也是其中之一，他们相信我们这一代将成为"战胜脑膜瘤"并迎接 Harvey Cushing 提出的挑战的人。但是，即使是治疗良性肿瘤，即使对神经血管结构非常熟悉，除了考虑患者的生命同时还要保护其功能不受损，由此说明外科手术治疗其实也是难以掌控的。

我们对这些手术操作的热情并不是因为深思熟虑的反省而减弱，而是通过这些在我们前进道路上不可否认的障碍的碰撞而减弱。这些障碍包括患者的预后分析、生活质量监测和自然病史，这是许多大胆而勇敢的手术操作者需要征服的致命"敌人"。然而，对我们过于"天真"的追求最大的打击也许是患者参与决定他们自己的预后和生存质量。在这些问题暴露出来之前，患者接受手术是因为外科医生的建议，且他们的预后是可以接受的。在这些技术被开发的同时，还有另一种技术正在平行发展：放射外科。颅底外科医生猛烈攻击放射外科和放射外科医生对待肿瘤的"懦弱的态度"，而我们中的其他人却在进行英勇的（有时堪称史诗般的）战斗。我早年的一次这样的手术持续了 28h，经历了 3 次换班，在最后的几小时里，感觉就像是在流沙中战斗。不知怎么的，患者活了下来，不是我自己的功劳。最终，外科医生们让步了，接受了放射外科手术，不是作为"竞争"对手，而是作为对抗疾病冲击和我们手术短处的盟友。

这并不是要求我们收回我们的技能、我们的创新，或我们对待疾病的战斗勇气。当我们进入手术室时，就像我们经常必须做的那样，我们必须敏锐，我们必须有决心，我们必须勇敢。但这同时也是一个警示，我们要始终把患者的利益置于我们自身利益之上，以证明我们的外科手术能力，证明我们的观点，证明我们的创造性。记住这句话："医生了解自己。"

我知道在一个困难的肿瘤手术中，如果我和肿瘤之间的斗争变成了个人间的斗争的话，患者就会成为事件的无辜旁观者。有时我会在手术室的黑板上给自己写一条信息，提醒我手术对象是谁，他们想要什么，如："这是一个有两个孩子的单亲妈妈。如果没有了她，她的孩子就是孤儿。"作为提醒，也防止迷失自己，因为这不仅仅是我自己。

我认为，有时，对于遭受炮火袭击的士兵来说，要遵守"交战规则"，做出巨大牺牲来保护无辜者，肯定有难以想象的困难。当外科医生进入手术室时，我们也要投入"战斗"，我们也必须准备做出重大牺牲，以保护他们。

Harry R. van Loveren，MD

序言

"我们怎么才能到达那儿？"我的学生、住院医师和同事们曾经无数次问过我这个问题，当时他们正在思考一张颅底肿瘤的影像。本书的中心思想是要引导医生完成选择和执行颅底肿瘤手术入路的决策过程：从评估临床表现到诊断图像上的解剖细节的细微差别，再到手术设计的分析过程。颅底肿瘤在大小和形状上的差异、生物学特征上的差异、独特的解剖位置，以及与神经和血管的特殊关系，使得颅底肿瘤之间存在显著差异。显然，不可能教大家无数次手术来切除这些肿瘤。但是，正如英语字母虽然只有26个但一个人可以掌握多个单词一样，一旦我们把手术分解成多个部分，手术操作的过程就变得相对容易了。

利用哪条手术通道，如何开颅，去除哪些多余的骨质，这些都是每一次颅底手术的基础。经验丰富的外科医生在设计手术时，会在潜意识中对这些步骤进行组合和搭配。教一个人如何操作每一个步骤是必要的，但不足以训练一名颅底外科医生。同样重要的是，对于外科医生来说，应学习如何结合各种要素来为特定的患者和手术目标量身制订手术策略。这样，设计颅底手术的过程就不那么神秘了。

许多现有的颅底手术图书会"告诉"你：神经外科医生是怎么做这些手术的。这些图书里有非常"美丽"的解剖图，但对手术步骤实际应用的讨论却很有限。在其他语言更为口语化的图书中，采取以疾病实体为主，从以疾病为主题的讨论再到手术治疗的总体方法。但本书很不一样，它不仅关注颅底外科医生做什么，也同样关注他们如何思考和制订手术策略。每一个章节的内容都是从一个特定患者和肿瘤的临床表现、放射学/解剖学发现，到手术方式的决策过程和实施。显然，没有一个将军会制订一个作战计划，然后根据这些计划寻找敌人。战略家们则是先观察敌人，分析他们的强弱，调查介入的地形，从而制订作战计划。同样，外科医生遇到一个特定的患者，先分析患者的临床数据，思考他或她自己的手术训练和经验，然后决定做什么。本书的每一章的流程都遵循这个顺序，教学过程是通过真实的病例介绍来实现的，而不是通过泛化的或理论性的讨论。

最后，需要强调的是，颅底手术的战略思考和决策不是为临床问题找到唯一的解决方案。与理论数学不同，在颅底手术中，通向真理的道路很少是单一的。没有两名外科医生接受过相同的训练，取得过相似的成功和同样的失败。因此，本书的每一章都有一个结尾部分，由另一位有着独特观点的外科医生发出不同的声音。本书的目的并不是要对主要章节的观点提出批评，也不是要就某些争议（如对某一特定肿瘤的"内镜与开放"手术方式）展开辩论。观点部分放在每一章的末尾，包含"外科因素"的变化，从不同的角度看同一个主题。

每一章都是独立的，作为一个完整的单元，尽量减少读者在它们之间来回翻阅造成不必要的工作量。此外，不同的作者对相似的想法、技术和方法提供了不同的观点，因此，希望你们原谅某些章节中有些轻微的重复，但这些并不代表多余。

Walter C. Jean
华盛顿 2018

致谢

当这本书的概念被巩固之后，我面临着艰巨的任务，那就是召集大量的专家，他们不仅是颅底外科手术中的大师，而且还能够很好地解释他们的思考过程，并细致地向渴望学习的人描述他们复杂的技术。我最大的担心是，很少有人会有兴趣参与其中，因此，如果书稿最终只有我一个人的观点，那么就会使对本书感兴趣的人减少。

当外科大师们一个接一个地签约时，我的担心随之烟消云散。随着 21 世纪颅底外科手术的论述越来越全球化，我逐渐意识到这本书包含母语不是英语的人的思想很重要。令我非常感动的是来自世界各地的同事，从日本到意大利，从中国到巴西，通过他们自己的第二或第三语言耐心地记录他们辛苦得来的知识和见解。此外，他们优雅地打开了他们庞大的外科手术档案，并与我们的读者分享了最具指导意义的病例。他们还带来了许多的学生，也为本书的成功做出了贡献。他们肯定会成为下一代的颅底大师，希望这本书能在他们的职业生涯中发挥作用。

能有幸主导这个项目，我首先要感谢我的学员们，无论以前的还是现在的，是他们提出了具有挑战性的问题和持续的好奇心。与他们一起解决复杂的临床问题并证明我自己的结论，是我继续学习的最好方式，这无疑将是一个终生的过程。我的许多同事和导师都让我无比感激，因为如果没有他们对我的信任，我就没有现在的事业，更不用说主导这样一个项目的机会。然而，我的老师中的一位尤其值得关注。本书一些章节的作者，包括 Aziz 教授、Youssef 教授、Huang 教授、Agazzi 教授、van Gompel 教授、Froelich 教授和 Link 教授，都从传奇教师 Harry R. van Loveren 教授无与伦比的手术技能和生动的课程中学到了东西。作为一名手术战略大师，他的指导继续渗透到我的日常决策中，无论在手术室、门诊、教室，还是在电脑前。

我要感谢我的科主任 Anthony Caput 博士和我在乔治·华盛顿大学的同事们，感谢他们对启动这个项目以及整个过程的支持。同样，我也非常感谢我的妻子和两个儿子，他们让我可以在笔记本电脑上工作，不管在滑雪屋还是在热带度假胜地，即使在圣诞老人来访期间也可以发送电子邮件。我甚至还和制作团队通过电话，在车上或是在迪士尼乐园一起修改图片（是的，这确实发生了）。

我要感谢才华横溢的插画家 Jennifer Pryll，她能破译我神秘的解剖学描述，把我的歪歪扭扭的文字变成艺术品。最后，我还要感谢 Thieme 的工作人员，特别是 Timothy Hiscock 和 Sarah Landis，感谢他们在将作者们的想法转化进你手中的书中发挥了关键作用。

资金说明： 这本书中的艺术作品部分由外科剧院的拨款资助完成。

编者名单

Hussam Abou-Al-Shaar, MD
Department of Neurosurgery
Hofstra Northwell School of Medicine
Manhasset, New York, USA

Pankaj K. Agarwalla, MD
Department of Neurosurgery
University of South Florida
Tampa, Florida, USA

Siviero Agazzi, MD, MBA
Professor of Neurosurgery
University of South Florida
Tampa, Florida, USA

Ossama Al-Mefty, MD
Director, Skull Base Surgery
Brigham and Women's Hospital
Boston, Massachusetts, USA

Rami O. Almefty, MD
Department of Neurological Surgery
Barrow Neurological Institute
Phoenix, Arizona, USA

Heros Almeida, MD
Institute of Neurologic Sciences
Hospital BP
Sao Paulo, Brazil

João Paulo Almeida, MD
Division of Neurosurgery
University of Toronto
Toronto, Ontario, Canada

Amjad Anaizi, MD
Assistant Professor of Neurosurgery
Georgetown University
Washington, DC, USA

Filippo Flavio Angileri, MD
Associate Professor of Neurosurgery
Università degli Studi di Messina,
Messina, Italy

Karolyn Au, MD, MSc, FRCS(C)
Assistant Professor of Neurosurgery
University of Alberta
Edmonton, Alberta, Canada

Khaled M. Aziz, MD, PhD
Associate Professor of Neurosurgery
Drexel University College of Medicine
Allegheny General Hospital
Pittsburgh, Pennsylvania, USA

Garni Barkhoudarian, MD
Assistant Professor of Neurosurgery
Pacific Neuroscience Institute & John Wayne Cancer
    Institute
Los Angeles, California, USA

Mustafa K. Baskaya, MD
Professor of Neurosurgery
University of Wisconsin
Madison, Wisconsin, USA

Carolina Benjamin, MD
Department of Neurosurgery
New York University
New York, New York, USA

Wenya Linda Bi, MD, PhD
Assistant Professor of Neurosurgery
Harvard Medical School
Brigham and Women's Hospital
Boston, Massachusetts, USA

Luis A.B. Borba, MD, PhD
Professor of Neurosurgery
Federal University of Paraná
Curitiba, Brazil

Salvatore Cardali, MD, PhD
Associate Professor of Neurosurgery
Università degli Studi di Messina
Messina, Italy

Matthew L. Carlson, MD
Associate Professor of Otorhinolaryngology &
    Neurological Surgery
Mayo Clinic
Rochester, Minnesota, USA

Steven Carr, MD
Fellow, Centre for Minimally Invasive
Neurosurgery
Sydney, New South Wales, Australia

Ricardo L. Carrau, MD
Professor of Otolaryngology/HNS & Neurological
    Surgery
The Ohio State University
Columbus, Ohio, USA

Marina L. Castner, RN
Department of Neurological Surgery
Mayo Clinic
Rochester, Minnesota, USA

Omar Choudhri, MD
Assistant Professor of Neurosurgery
University of Pennsylvania
Philadelphia, Pennsylvania, USA

Ulas Cikla, MD
Department of Neurological Surgery
University of Wisconsin
Madison, Wisconsin, USA

Alfredo Conti, MD, PhD
Associate Professor of Neurosurgery
Università degli Studi di Messina
Messina, Italy

William T. Couldwell, MD, PhD
Professor of Neurosurgery
University of Utah
Salt Lake City, Utah, USA

David J. Daniels, MD
Assistant Professor of Neurosurgery, Pediatrics &
    Pharmocology
Mayo Clinic
Rochester, Minnesota, USA

Timothy R. Deklotz, MD
Assistant Professor of Otolaryngology
Georgetown University
Washington, DC, USA

Evandro de Oliveira, MD, PhD
Director
Institute of Neurological Sciences
Hospital BP
Sao Paulo, Brazil

Angela E. Downes, MD
Assistant Professor of Neurosurgery
University of Colorado
Denver, Colorado, USA

Ilyas M. Eli, MD
Department of Neurosurgery
University of Utah
Salt Lake City, Utah, USA

Jean Anderson Eloy, MD
Professor of Otolaryngology & Neurological Surgery
Rutgers New Jersey Medical School
Newark, New Jersey, USA

Ignatius N. Esene, MD
Research Fellow, Department of Neurological Surgery
University of Wisconsin
Madison, Wisconsin, USA

James J. Evans, MD
Professor of Neurological Surgery and Otolaryngology
Thomas Jefferson University
Philadelphia, Pennsylvania, USA

Daniel R. Felbaum, MD
Assistant Professor of Neurosurgery
Georgetown University
Washington, DC, USA

Juan Carlos Fernandez-Miranda, MD
Professor of Neurosurgery
Stanford University
Palo Alto, California, USA

Manuel Ferreira Jr., MD, PhD
Associate Professor of Neurological Surgery
The University of Washington
Seattle, Washington, USA

Jonathan A. Forbes, MD
Assistant Professor of Neurosurgery
University of Cincinnati
Cincinnati, Ohio, USA

Sébastien C. Froelich, MD, PhD
Professor of Neurosurgery
Hôpital Lariboisière, Assistance Publique–Hôpitaux
    de Paris
Universite Paris VII Diderot
Paris, France

Paul A. Gardner, MD
Associate Professor of Neurological Surgery
& Otolaryngology
University of Pittsburgh
Pittsburgh, Pennsylvania, USA

Hermes G. Garcia, MD
Fellow in Minimally-Invasive Skull Base Surgery
Thomas Jefferson University
Philadelphia, Pennsylvania, USA

Antonino Germanò, MD, PhD
Professor of Neurosurgery
Università degli Studi di Messina
Messina, Italy

Fred Gentili, MD, MSc, FRSC(C)
Professor of Surgery and Otolaryngology
University of Toronto
Toronto, Ontario, Canada

John G. Golfinos, MD
Professor of Neurosurgery & Otolaryngology
New York University
New York, New York, USA

Takeo Goto, MD
Assistant Professor of Neurosurgery
Osaka City University Graduate School of Medicine
Osaka, Japan

Cristian Gragnaniello, MD
Department of Neurosurgery
George Washington University
Washington, DC, USA

J. André Grotenhuis, MD, PhD
Professor of Neurosurgery
Radboud University Medical Center
Nijmegen, The Netherlands

Shunya Hanakita, MD, PhD
Department of Neurosurgery
Hôpital Lariboisière, Assistance Publique–Hôpitaux
de Paris (AP-HP)
Paris, France

Gillian L. Harrison, MD
Department of Neurosurgery
New York University
New York, New York, USA

Roberto C. Heros, MD
Professor of Neurological Surgery
University of Miami
Miami, Florida, USA

Frederick L. Hitti, MD
Department of Neurosurgery
University of Pennsylvania
Philadelphia, Pennsylvania, USA

Nikolai J. Hopf, MD, PhD
Professor of Neurosurgery
Hirslanden Private Hospital
Zurich, Switzerland

Wayne D. Hsueh, MD
Department of Otolaryngology-Head and Neck Surgery
Rutgers New Jersey Medical School
Newark, New Jersey, USA

Michael C. Huang, MD
Associate Clinical Professor of Neurosurgery
University of California San Francisco
San Francisco, California, USA

Joshua D. Hughes, MD
Department of Neurosurgery,
Mayo Clinic
Rochester, Minnesota, USA

Jeffrey R. Janus, MD
Assistant Professor of Otolaryngology Head and
Neck Surgery
Mayo Clinic
Rochester, Minnesota, USA

Walter C. Jean, MD
Professor of Neurosurgery
Director of Skull Base Neurosurgery
George Washington University Hospital
Washington, DC, USA

R. Tushar Jha, MD
Fellow in Skull Base & Cerebrovascular Surgery
Department of Neurosurgery
University of South Florida
Tampa, Florida, USA

Ashutosh Kacker, MD
Professor of Clinical Otolaryngology
Weill Cornell Medical College
New York, New York, USA

Claire Karekezi, MD
Division of Neurosurgery
University of Toronto
Toronto, Ontario, Canada

Daniel F. Kelly, MD
Professor of Neurosurgery
Pacific Neuroscience Institute &
John Wayne Cancer Institute
Los Angeles, California, USA

H. Jeffrey Kim, MD
Professor of Otolaryngology
Georgetown University School of Medicine
Washington, DC, USA

Michihiro Kohno, MD, PhD
Professor of Neurosurgery
Tokyo Medical University
Tokyo, Japan

Maria Koutourousiou, MD
Assistant Professor of Neurological Surgery
University of Louisville
Louisville, Kentucky, USA

Moujahed Labidi, MD, FRCSC
Clinical Associate Professor of Neurosurgery
Centre Hospitalier de l'Université de Montréal
Montréal, Québec, Canada

John Y.K. Lee, MD
Associate Professor of Neurosurgery & Otolaryngology
University of Pennsylvania
Philadelphia, Pennsylvania, USA

Michaela Lee, MD
Fellow in Cerebrovascular and Skull Base Surgery
Barrow Neurological Institute
Phoenix, Arizona, USA

Gilberto Ka-kit Leung, MBBS, MS, PhD, FRCSEd
Clinical Professor of Neurosurgery
The University of Hong Kong
Hong Kong, China

Da Li, MD
Lecturer of Neurosurgery
Capital Medical University
Beijing Tiantan Hospital
Beijing, China

Huan Li, MD
Assistant Professor of Neurosurgery
Capital Medical University
Beijing Tiantan Hospital
Beijing, China

Lai-Fung Li, MBBS, MRes(Med), FRCSEd(SN)
Honorary Clinical Assistant Professor of Neurosurgery
The University of Hong Kong
Hong Kong, China

Lilun Li, MD
Department of Otolaryngology
George Washington University
Washington, DC, USA

Michael J. Link, MD
Professor of Neurological Surgery and Otorhinolaryngology
Mayo Clinic
Rochester, Minnesota, USA

James K. Liu, MD
Professor Neurological Surgery and Otolaryngology
Rutgers New Jersey Medical School
Newark, New Jersey, USA

Shunchang Ma, MD
Departments of Neurosurgery,
Capital Medical University
Beijing, China

Neil Majmundar, MD
Department of Neurological Surgery
Rutgers New Jersey Medical School
Newark, New Jersey, USA

Gordon Mao, MD
Department of Neurosurgery
Allegheny General Hospital
Pittsburgh, Pennsylvania, USA

Miguel Marigil-Sanchez, MD, PhD
Division of Neurosurgery
University of Toronto
Toronto, Ontario, Canada

Ken Matsushima, MD
Department of Neurosurgery
Tokyo Medical University
Tokyo, Japan

Jacques J. Morcos, MD, FRCS(Eng), FRCS(Ed)
Professor of Clinical Neurosurgery & Otolaryngology
University of Miami
Miami, Florida, USA

Hiroki Morisako, MD
Assistant Professor of Neurosurgery
Osaka City University Graduate School of Medicine
Osaka, Japan

Jonathan Morris, MD
Professor
Department of Radiology
Mayo Clinic
Rochester, Minnesota, USA

Kyle Mueller, MD
Department of Neurosurgery
Georgetown University
Washington, DC, USA

Peter Nakaji, MD
Professor of Neurosurgery
Barrow Neurological Institute
Phoenix, Arizona, USA

Anil Nanda, MD, MPH
Professor of Neurosurgery
Rutgers New Jersey Medical School
Newark, New Jersey, USA

Brian A. Neff, MD
Associate Professor of Otolaryngology Head and Neck
Surgery
Mayo Clinic
Rochester, Minnesota, USA

Cody L. Nesvick, MD
Department of Neurological Surgery
Mayo Clinic
Rochester, Minnesota, USA

Kenji Ohata, MD
Professor of Neurosurgery
Osaka City University Graduate School of Medicine
Osaka, Japan

Bradley A. Otto, MD
Assistant Professor of Otolaryngology/HNS &
Neurological Surgery
The Ohio State University
Columbus, Ohio, USA

Devi Prasad Patra, MD, MCh, MRCSEd
Department of Neurosurgery
Louisiana State University
Shreveport, Louisiana, USA

Maria Peris-Celda, MD, PhD
Department of Neurological Surgery
Mayo Clinic
Rochester, Minnesota, USA

Daniel M. Prevedello, MD
Professor of Neurological Surgery
The Ohio State University
Columbus, Ohio, USA

Marcio S. Rassi, MD
Assistant Professor of Neurosurgery
Evangelic Medical School
Curitiba, Paraná, Brazil

Mateus Reghin-Neto, MD
Institute of Neurological Sciences
Hospital BP
Sao Paulo, Brazil

Charles Alex Riley, MD
Department of Otolaryngology
Weill Cornell Medical College
New York, New York, USA

J. Thomas Roland Jr., MD
Professor of Otolaryngology & Neurosurgery
New York University
New York, New York, USA

Jacob Ruzevick, MD
Department of Neurological Surgery
The University of Washington
Seattle, Washington, USA

Omer S. Sahin, MD
Research Fellow
Department of Neurological Surgery
University of Wisconsin
Madison, Wisconsin, USA

Theodore H. Schwartz, MD
Professor of Neurosurgery, Otolaryngology and
Neuroscience
Weill Cornell Medical College
New York, New York, USA

Chandranath Sen, MD
Professor of Neurosurgery
New York University
New York, New York, USA

Matthew J. Shepard, MD
Department of Neurosurgery
University of Virginia
Charlottesville, Virginia, USA

Ameet Singh, MD
Associate Professor of Otolaryngology
George Washington University
Washington, DC, USA

Carl H. Snyderman, MD, MBA
Professor of Otolaryngology & Neurological Surgery
University of Pittsburgh
Pittsburgh, Pennsylvania, USA

Robert F. Spetzler, MD
Emeritus Chair, Department of Neurosurgery
Emeritus President and CEO
Barrow Neurological Institute
Phoenix, Arizona, USA

Hasan R. Syed, MD
Assistant Professor of Neurosurgery
University of Virginia
Charlottesville, Virginia, USA

Alexander Tai, MD
Department of Neurosurgery
Georgetown University
Washington, DC, USA

Charles Teo, AM, MBBS, FRACS
Director
Centre for Minimally Invasive Neurosurgery
Sydney, New South Wales, Australia

Alexandre B. Todeschini, MD
Department of Neurological Surgery
The Ohio State University
Columbus, Ohio, USA

Francesco Tomasello, MD
Professor of Neurosurgery
University of Messina
Messina, Italy

Jamie J. Van Gompel, MD
Associate Professor of Neurosurgery and
Otorhinolaryngology
Mayo Clinic
Rochester, Minnesota, USA

Harry R. van Loveren, MD
Professor of Neurosurgery
University of South Florida
Tampa, Florida, USA

Eric W. Wang, MD
Associate Professor of Otolaryngology, Neurological
Surgery & Ophthalmology
University of Pittsburgh
Pittsburgh, Pennsylvania, USA

Wei-Hsin Wang, MD
Department of Neurosurgery
National Yang-Ming University School of Medicine
Taipei, Taiwan

Kentaro Watanabe, MD
Department of Neurosurgery
Hôpital Lariboisière, Assistance Publique –
Hôpitaux de Paris (AP-HP)
Paris, France

Zhen Wu, MD
Professor of Neurosurgery
Capital Medical University
Beijing Tiantan Hospital
Beijing, China

Tao Xie, MD
Department of Neurosurgery, Zhongshan Hospital,
Fudan University
Shanghai, China

A. Samy Youssef, MD, PhD
Professor of Neurosurgery & Otolaryngology
University of Colorado
Denver, Colorado, USA

Alexander Yu, MD
Department of Neurosurgery
Allegheny General Hospital
Pittsburgh, Pennsylvania, USA

Gabriel Zada, MD, MS
Associate Professor of Neurosurgery, Otolaryngology &
Internal Medicine
Keck School of Medicine, University of Southern
California
Los Angeles, California, USA

Georgios A. Zenonos, MD
Department of Neurological Surgery
University of Pittsburgh
Pittsburgh, Pennsylvania, USA

Jun-Ting Zhang, MD
Professor of Neurosurgery
Beijing Tiantan Hospital,
Capital Medical University
Beijing, China

Xiaobiao Zhang, MD
Professor of Neurosurgery
Fudan University
Zhongshan Hospital
Shanghai, China

目录

视频目录

视频 21.2

面神经的显微外科重建

视频 27.1

扁桃体下入路至小脑延髓裂

视频 25.1

对侧半球间小脑幕入路

视频 32.1

经膜髓帆入路至第四脑室底

视频 26.1

远外侧入路至桥髓交界处

视频 32.2

经膜髓帆入路至第四脑室

简介：现代颅底手术和永恒的策略哲学

Walter C. Jean

贾旺 / 译

■ 我们如何开始？

目标：3 个要素

孙子是中国古代的一位军事家、哲学家，生活在约公元前 500 年的春秋末期。他在其著作《孙子兵法》中写道：

> 夫未战而庙算胜者，得算多也；未战而庙算不胜者，得算少也。多算胜，少算不胜，而况于无算乎！吾以此观之，胜负见矣。

在开始手术前，最重要的"算"就是清晰而明确的手术目标。正如一场战争的总体目标会影响个人战斗的方式一样，手术目标也会影响制订手术方案。因此，设定手术目标的主要原因是医生可以个体化制订手术方案来实现这些特定目标。图 I.1 举例说明了手术目标是如何决定手术方法的。这是一位罹患乳腺癌且病情仍在进展的 74 岁女性患者，主要临床症状是平衡感变差。想要阻止她的神经功能继续恶化就必须采取手术治疗，即使并发疾病有所限制，仍无法彻底否定手术这个目标。通常，正确的选择是通过复杂的经岩骨入路来进行根治性切除，但考虑到部分切除肿瘤后对脑干减压这一目标更加理性，经颞下 / 小脑幕入路可能是更好的选择。

> 孙子曰：故兵无常势，水无常形。

任何作战计划都无法完全照搬到与敌人的遭遇战中，目标坚定的另一个重要原因就是手术的不确定性。手术入路和肿瘤切除过程中可预测的解剖结构的变化反而可能会导致不可预测的意外事件，从而改变术前所制订的计划。例如，重要血管的破裂、脑干监测电位的波动或肿瘤紧密粘连在颅神经上无法分离等情况，这些都可能改变术者的操作，但不会改变手术的目标。当预先制订的计划因术中发生的意外而中断时，在调整这些计划的同时，关注手术目标至关重要。如果目标尚未实现，那就必须继续努力找到实现目标的替代方法。另一方面，假如手术的目标只是"脑干减压"，而这一目标也已实现，继续去彻底切除肿瘤，反而可能会出现更多或更严重的并发症。

手术目标的变量通常有 3 个：患者、解剖结构和外科医生。患者因素相对容易理解，大多数外科医生在医学院学习时都接触过。一般来说，这些因素包括患者自身条件和既往史，如心肺疾病和肿瘤的治疗史（框 I.1）。

框 I.1　患者因素
·术前存在的健康问题如心血管或者肺部疾病 ·抗凝血药物的使用 ·既往治疗如手术或者放疗 ·心理—社会—经济因素可能影响恢复过程

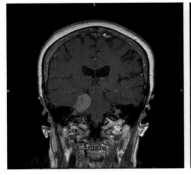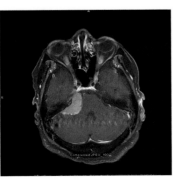

图 I.1　一名 74 岁女性乳腺癌患者的 MRI，她的平衡感变差

治愈的成就感就是医生的"圣杯"，但由于现代医学只能治疗糖尿病等常见疾病，大多数问题的治愈仍难以预测。通过术后磁共振成像，颅底外科医生可以获得那种完全切除病变后的成就感，但如果患者在治疗过程中受到伤害，这个成就感就都失去了意义。慎重考虑患者的年龄、并发症和治疗史，可以有效防止出于善意的手术而给患者们带来意外伤害。

解决与"敌人"的关系需要理解复杂的解剖学。解剖因素往往比患者因素更微妙些，外科医生往往需要花费数年时间进行训练，学习如何进行这些计算，如考虑肿瘤的大小和位置、如何避开颅骨骨性结构来接近肿瘤、怎样才能更好地暴露肿瘤等（框 I.2）。

框 I.2 解剖因素

- 大小、部位、组织病理学特征
- 肿瘤是否包绕需要保留的重要血管或者神经？
- 是否存在不应进入的区域（如具有正常颅神经的海绵窦和颈内动脉）？

肿瘤位置可能是确定手术目标最重要的解剖学因素。例如，一位 64 岁女性，随访发现肿瘤仅有影像学进展但并未出现临床症状（图 I.2）。肿瘤压迫脑桥并累及左侧海绵窦。尽管脑干减压是合理且必要的，但对于这位年龄较大的无症状女性患者，手术切除海绵窦内的肿瘤有可能会导致动眼神经功能障碍和颈内动脉损伤，这样的选择是不明智的。

肿瘤类型是"计算"解剖因素的另一个重要方面。图 I.3 展示了一个令人痛心的例子。大多数成人小脑肿瘤是转移瘤，最常见的切除方法是分块切除。然而，该区域最常见的原发肿瘤是血管网状细胞瘤，切忌直接切入肿瘤或进行瘤内减压。相反，应从肿

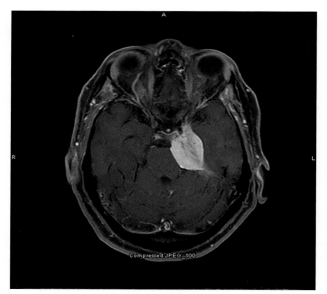

图 I.2 放疗数年后的海绵窦脑膜瘤 MRI

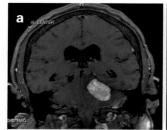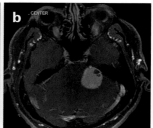

图 I.3 一例成人小脑肿瘤。（a）冠状位和（b）轴位增强 MRI 显示大型强化病灶。虽然囊性部分不大，但肿瘤是血管网状细胞瘤

瘤周边分离与脑组织的界面，从外向内逐渐切除，最终完整地全切肿瘤。如果术前血管造影证实了血管网状细胞瘤的诊断，那就必须为整块切除来设定目标和计划。

第 3 个因素（术者因素）与外科医生有关，这也是最难预测的，需要有诚实和清晰的自我认识，而这正是我们中的一些人在职业生涯后期才能领悟的。在每次手术前，我们必须问自己，如："我是否有足够的临床经验和训练来做术中必须做的操作？"或者"上一次这种手术出现了灾难性的并发症，是否会影响我再次做同样的手术？"没有书籍、导师或外部资源可以进行这类"计算"，因为这些都是非常个体化的，取决于我们在过去学到的知识和经验（框 I.3）。

框 I.3　术者因素

- 有必要的培训和经验
- 对并发症的个人经验
- 如果需要多学科颅底团队参与，是否具备条件？
- 其他团队成员的技巧和经验，如麻醉、护理、监测人员

毫无疑问，外科医生之间的手术训练可能会差异很大，我们会在不同的时间以不同的方式经历失败。成功的训练和失败的并发症是我们学习的"正负"基础，但后者可能更重要些。首先，它们是独一无二的。没有两名外科医生会经历同样的并发症，因此失败是我们个人的。其次，虽然我们可以通过必要的方式来控制自己的情绪挨过住院医师培训的难关，但手术的并发症会给我们带来比那些更加沉重的心理冲击。Rene Leriche 常说："每名外科医生都有一个墓地，在那里他会去祈祷……寻找失败的原因。"他指出，我们对失败的理解方式为我们的学习增添了另一层偏倚。我们必须单独决定某一特定手术的结果有多糟糕，或者停下来重新思考是否要重复使用可能会带来很多并发症的特定手术入路。所以，遇到失败是普遍性的，学习是独一无二的，没有两名外科医生可以从完全相同的角度考虑同样的问题。

■ 我们如何到达那里？

手术入路：3 个要素

孙子曰：夫兵形象水，水之形避高而趋下，兵之形避实而击虚。

在进行军事部署时，没有防御工事或天然屏障保护的侧翼通常被描述为"悬空状态"，容易受到攻击。类似地，肿瘤可能也会存在这种暴露面，那里没有重要的纤维束或皮层的保护，从而可以对它发起有力的攻击。靠近皮层表面的肿瘤囊性部分就是一个典型的例子，通过这部分囊性病变接近肿瘤可以为器械操作和手术空间提供很大的自由度。

肿瘤的大小、形态、位置、组织病理学特征、与血管神经的关系等，所有这些特征的不同组合决定了切除肿瘤的最佳"攻击"位置。这些特性的细微变化也会影响入路的选择。从逻辑上来讲，为了最好地切除这些肿瘤，在手术中我们还可以进行各种调整。但是我们怎样才能掌握数不胜数的手术呢？这难道不会让学生不知所措，让老师们精疲力竭吗？关键是要理解，正如上述特性的组合解释了肿瘤的多样性一般，决定手术入路要素的类似组合也可以让我们为一台完美的手术进行量身定制。

孙子曰：味不过五，五味之变，不可胜尝也；战势不过奇正，奇正之变，不可胜穷也。

"直接"的方法就是简单地正面攻击敌人。对于脑肿瘤，确定这种直接路径最简单的方法就是：从肿瘤中心开始，途经最少的脑组织到颅骨表面画出一条最短的直线。顾名思义，这种方式适用于大脑凸面肿瘤，但对于大多数颅底肿瘤来说，这种方法可能会对手术路径上重要的血管神经造成破坏，而这是完全不可接受的。

由内而外的思考：通道、开颅、修正

由外向内设计手术入路是很直观的，因为手术就是按照这样的顺序来进行的，从切开皮肤到颅骨钻孔，再到切除颅内病变。然而，在计划手术时，从另一个角度，即由内到外的角度思考则更容易些，通过提出假设性的问题，比如："将肿瘤从颅内取出来最简单的方式是什么？"按照这种方法，通过"间接攻击"来"取出"肿瘤首先需要考虑的是如何创造手术通道。

孙子曰：夫地形者，兵之助也。

手术通道是大脑本身或颅骨和大脑的"自然结构"所形成的解剖界面，可经此将肿瘤取出。直接路线是从肿瘤到颅骨表面最短、最直的路线，而通道可以被视为"间接路线"，破坏性小且细微。由于这些通道大多涉及大脑和颅骨之间的界面，因此毫不奇怪的是，大多数通道都沿着硬脑膜表面走行，无论它们是附着在颅骨上还是位于更中央的小脑幕或大脑镰。

这些"间接路线"有时也相当模糊。考虑图 I.4 所示的肿瘤，乍一看肿瘤四周似乎都被小脑包围并保护着，从内侧接近可能会损伤正常脑组织，而从外侧接近可能会损伤颅神经。但是如果注意到在小脑延髓裂处肿瘤更"容易切入"，那么通过这种天然的解剖间隙来暴露肿瘤似乎也是完全合乎逻辑的，因为这样可以不穿行正常组织而直接到达肿瘤。

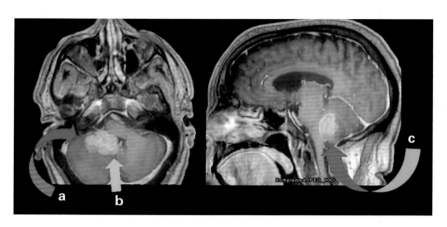

图I.4 肿瘤切除的手术入路选择。常规入路包括:(a)外侧至内侧通路,对切除中线部位肿瘤有一定挑战,或者(b)内侧到外侧通路,会经过大量正常脑组织。选择下方到上方入路通过扁桃体下方通路(c),此入路提供了最好的肿瘤显露以及最少的组织损伤

此处列出了颅底外科中最常使用的入路(框I.4)。由于这些通道的数量有限,因此复杂手术的概念反而变得更加容易些:首先选择可到达肿瘤特定的最短、最直接的通道作为最佳入路,这就是"入路要素"的第一层,我们将结合其他元素来计划每台手术。

框I.4　常见入路

- 前方通道
  - 额下
  - 半球间
- 前外侧通道
  - 外侧额下
  - 经侧裂
  - 经海绵窦
- 外侧通道
  - 颞下
  - 经颞叶
- 后外侧通道
  - 乙状窦前
  - 经乙状窦
  - 乙状窦后
- 后方通道(幕上)
  - 枕叶
  - 枕部半球间
- 后方通道(幕下)
  - 幕下/小脑上
  - 经蚓部
  - 经扁桃体下方
- 经脑室通道
  - 经皮层
  - 经胼胝体
  - 经楔前叶

由肿瘤位置开始,手术通道向外直达颅骨(框I.5)。不同的通道均包括基本的骨性开口或颅骨骨窗作为标准的"前门",例如:翼点入路是通往前外侧通道的标准式式,通常用于暴露海绵窦旁或蝶骨嵴区;而对于后外侧通道,标准式是乙状窦后开颅。这些通路或开口是我们需要考虑入路的第二层要素,但是当同一开口能够暴露出任一特定的通道时,选择合适的开颅"开口"就非常简单了(图I.5)。

接下来是一个更加复杂的决定。有些"门"是锁着的,你可能需要钥匙或密码;如果"门"有人把守,你甚至可能需要"护照"。手术通道的标准"骨性开口"可能还不够,对这些基本开口的不同改进,为外科医生提供了完成一台完美手术的灵活性。这第三层要素主要涉及额外的骨质移除,将标准开口拓宽以建立更好的手术通道。对于标准翼点开颅,这些改进可能包括去除眼眶、颧弓或前床突。对于颅中窝开颅,可能包括诸如磨除岩尖或小脑幕切开等操作。

框I.5　方法演示

在本书中,不同的大师级术者将会讨论他们设计手术背后的理念。这样,我仅会简短地演示这个应用的一个病例。图I.6显示一例患有岩斜脑膜瘤的年轻患者,症状为进展性疼痛和平衡失调。手术目的是脑干减压,其次是尽可能地切除肿瘤。直接最短地到达肿瘤的路径是后外侧通道,相关的手术入路是标准的乙状窦后开颅术。肿瘤累及斜坡并且在左侧跨过了中线。肿瘤从内听道上方至枕大孔。考虑这种情况,手术通道和骨窗的打开需要扩展至后方岩骨切除以及切除部分枕髁。这是一些改良。把所有的这些要点结合起来,

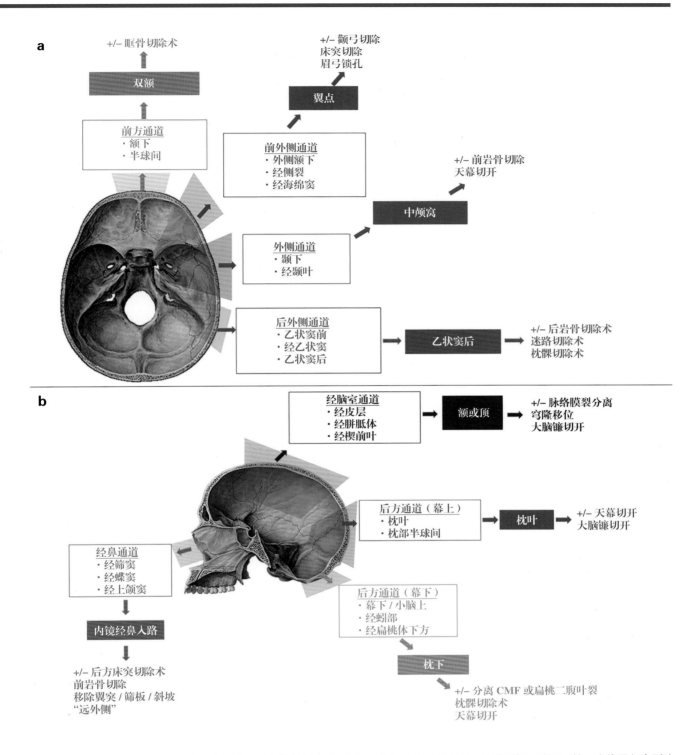

图 I.5 颅底入路和 3 个关键入路因素要点。轴位相关因素（a）和冠状位相关因素（b）。从感兴趣区移开，第一个格子包含到达此区域常用的手术通道和入路。大部分通道是自然的解剖间隙平面，术者能利用这些自然间隙减小损伤。从第一个格子移开，下一个要素是标准的开颅术用以达到这些通道。再进一步，第三个和最后一个要素是"改良"的开颅术扩展或者改进这些通道。应将所有的这些要素进行不同的组合来设计颅底手术。注意，尽管手术是从外向内进行的，但设计手术的决策应当是从内向外，这些箭头起自目标，指向外方

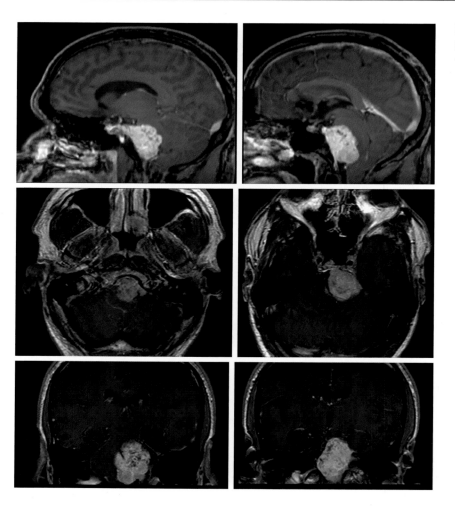

图 I.6　一位伴有头痛和平衡障碍的年轻患者 MRI，显示手术通道、开颅、改良的一些技巧

得到"后方岩骨切除联合枕髁切除入路用于联合经乙状窦前和乙状窦后入路来切除岩斜区脑膜瘤。这是解决这位年轻患者临床症状的一个方法。

可以把这 3 个层次的要素想象为搭建积木，比如基调、音符或原色，虽然它们可以有无限的排列组合，但你可以不用受过多选择的干扰，进而选择一个完美的手术入路。

■ 到达那里后我们该怎么办？

切除：3 个条件

控制空间

> 孙子曰：昔之善战者，先为不可胜，以待敌之可胜。

获得足够的暴露后，控制手术区域是切除的首要任务。这种控制可以让你"远离可能的失败"，主要是与保护正常的血管神经结构有关。通常来说，这项任务与切除肿瘤本身同样重要，对于避免灾难性的并发症无疑也是至关重要的。应尽可能地消除任何阻碍"控制术区"、阻碍保护关键结构的因素，如安全地切开小脑幕或大脑镰，可以获得更多的操作自由。

应第一时间保护重要的结构。例如，前外侧颅底入路切除颅咽管瘤的手术中，在肿瘤切除之前，同侧颈内动脉和视神经可能很早就被暴露出来，应立即将它们与肿瘤分离并保护。另一个例子是在经迷路入路切除听神经瘤时对面神经的识别，如果肿瘤体积较大，那么首先必须进行瘤内减压，这样就可以识别面神经的脑干端，从而进一步保护面神经。

通常情况下，完全控制术区状况是不太可能的，如果无法直接保护一个关键且脆弱的结构，那么避免"失败"的方法就是在切除肿瘤时不断提醒自己远离这个结构。例如，在进行海绵窦旁肿瘤切除时，颈内动脉"隐藏"在海绵窦内，"远离海绵窦"——就像一句熟悉的歌词，在切除过程中应该在你的脑海中不停地回放。

一般来说，每个当前的手术步骤都应为下一步操作提供更安全的前提，如肿瘤供血动脉的处理。参见图 I.7 中的肿瘤，介入治疗并不能消除肿瘤内所有的供血动脉，部分动脉位于肿瘤的脑室面。如果在开始切除前，选择经脑室入路离断这些供血动脉，切除将会更加有效，出血也更少。通过该病例也提出了这样一个观点：每一台复杂的颅底肿瘤手术都会在某个特定的节点成为血管相关的手术，准备临时动脉瘤夹可以有备无患。

如果肿瘤的血供明显减少，接下来的瘤内减压似乎就是理所当然了。但与术中其他操作一样，这一步也必须按计划进行。随着肿瘤的逐渐切除，大脑可能会"回收"部分空间，使得手术窗口逐渐变窄。因此，瘤内减压也必须按照一定的顺序进行，避免术腔操作空间过早消失。通常必须首先切除肿瘤的最深部分，因为瘤体的其余部分可以充当"自然牵开器"来维持工作通道。理想状态下，随着肿瘤的切除，残余肿瘤可"自行"进入空出来的空间，即使操作空间逐渐减少，切除仍可以顺利进行。相反，应避免过度使用牵开器来扩大手术窗口。

时间管理

> 孙子曰：故兵闻拙速，未睹巧之久也……故兵贵胜，不贵久。

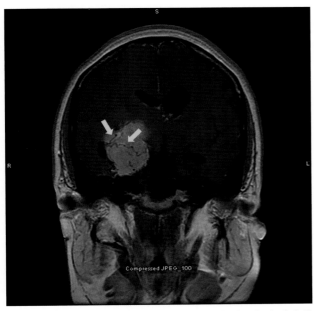

图 I.7 一例巨大中颅窝肿瘤的 MRI。黄色箭头：粗大肿瘤供血动脉发自脉络丛血管

更安全地进行下一步操作也必然会提高手术效率。如图 I.7 中的示例所示，供血动脉的离断减少了出血，自然也加快了肿瘤的切除速度。从另一侧面理解这种加速则更为重要：术中的"快速"并不意味着做任何动作都要快（即"愚蠢的匆忙"），而是需要在动作之间进行高效的切换，不浪费时间。换句话说，这种效率需要对切换不同动作有着良好的预判。预判则有赖于一个明确的手术计划和专注于完成手术的既定目标。

尽管手术的每一步都同等重要，但手术的每一步都有一个逻辑性的节奏，因此有些步骤可以做得比其他步骤快。遵循这种自然的节奏很重要。例如，在肿瘤切除过程中应迅速完成瘤内减压，这样才能让手术医生很好地保持注意力并储备精力。这些储备可以用于"结束游戏"前的减速步骤，如从脑干或颅神经等关键结构上切除最后一部分剩余肿瘤时。

> 孙子曰：可胜在敌。

精准地把握加速切除病变的时机，也可以提高手术速度。几乎每一台手术中总是会有这样的时机，肿瘤自身会出现"溃败"，术者能否抓住这一时机至关重要。经典的例子是，在对肿瘤进行了反复的减瘤处理后，肿瘤包膜旁出现了一个分离界面。如果没能抓住这个机会，界面则可能会因为组织的碎片（如凝固的血液）的掩盖而丢失。经验丰富的外科医生会抓住切除肿瘤时产生的界面，标记并利用好这个机会。

控制自己的热情

> 孙子曰：是故胜兵先胜而后求战，败兵先战而后求胜。
> 孙子曰：不战而屈人之兵，善之善者也。

无论手术的目标是活检、脑组织减压、手术分离靶点与颅神经准备放疗，还是完全切除病变，一旦目标达成，应认真考虑结束手术。有了精心设计的手术入路和合理设定的目标，外科医生不该纠结何时停止手术。换句话说，如果手术是量身定制的，那么在目标实现之前就不应该有任何犹豫或"缠斗"。超越设定目标要么意味着当初目标设定不当，要么意味着外科医生开始了"缠斗"。要小心：让手术退化为你和肿瘤之间的"缠斗"可能会给患者带来灾难。尽力实现既定目标是为了患者，但超出既定目标之外的操作则仅是为了外科医生自己的荣誉。

> 孙子曰：闻雷霆不为聪耳。古之所谓善战者，胜于易胜者也。故善战者之胜也，无智名，无勇攻，故其战无不忒。

超越目标的"战斗"本身没有错误，但在这个过程中可能会出现错误，而一旦发生往往会给患者带来灾难性的后果。在反复强调外科手术和战争的相似性后，我现在必须强调一个主要区别：在前一种情况下，战斗人员的激情对于胜利至关重要；而在后一种情况下，激情往往导致目标模糊。作为外科医生，我们必须将自己的情绪排除在手术之外，因为最终是由患者来承担我们过度激情的后果。

第一部分
前颅窝肿瘤

第一章　鞍结节区

Gordon Mao, Alexander Yu, Khaled M. Aziz

阳吉虎　黄国栋 / 译

关键词：脑膜瘤，眉弓入路，额眶入路，神经内镜经鼻蝶入路

■ 病例介绍

70 岁女性，白种人，小学教师，以右眼视力障碍为主要表现，1 年前出现右眼视力下降，就诊于眼科，发现双眼颞侧视野缺损、右眼视盘苍白，故去神经科就诊，于神经科行头颅 MRI 显示鞍上池见一大小约 2.4cm×2.0cm×2.4cm 均匀明显强化占位，与前颅底脑膜信号一致（图 1.1）。

问题

1. 描述肿瘤的位置，邻近的哪些神经血管结构可能与病变有关或被肿瘤侵袭？术中哪些结构容易被损伤？

2. 如果进行手术治疗，手术目的是什么？病理活检？减瘤？完全切除？

■ 诊断和评估

鞍区 / 鞍旁的鉴别诊断主要有垂体瘤、大动脉瘤、视神经胶质瘤、转移瘤、肉瘤样病变、颅咽管瘤、畸胎瘤和生殖细胞瘤。然而考虑到该患者 MRI 表现为均匀明显强化，为脑外病变，肿瘤附着广泛硬脑膜尾征，故诊断首先考虑前颅底脑膜瘤。尽管颅咽管瘤和垂体瘤都可以向鞍上生长，但颅咽管瘤以囊性成分为主，垂体大腺瘤以鞍区为中心。

本例脑膜瘤起源于蝶骨平台和鞍结节区，在考虑手术方案前，必须仔细评估周围神经结构和解剖功能。患者术前已出现视野障碍，术前必须考虑肿瘤是否有对颈内动脉（ICA）、大脑前动脉（ACA）、视神经和视交叉的推移或者包绕，除了 MRI，头颅 CTA 能详细显示肿瘤与周围结构的解剖关系，特别是对于大型肿瘤。

没有出现肿瘤相关脑水肿及未侵犯脑组织，因此考虑病变为低级别肿瘤。在此例患者手术中完全切除肿瘤可以达到治愈（Simpson Ⅰ级或Ⅱ级），因此，手术的目标是全切肿瘤，包括毗邻的重要的神经血管结构，包括视路、垂体瘤、Willis 环的分支、海绵窦内的颅神经。患者术前已出现视力障碍，因此必须保护好患者视路，避免出现残存的视力进一步恶化。

■ 解剖和治疗考量

在选择手术入路前，我们必须考虑不同手术入路在解剖上的细微差别，这个患者的鞍结节脑膜瘤基底宽，向鞍上生长少，上下径在 2cm 以内。头颅

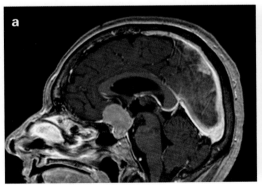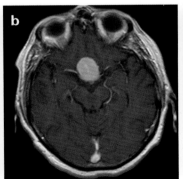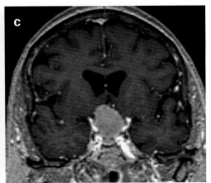

图 1.1　术前头颅 T1 加权 MRI。（a）矢状位、（b）轴位、（c）冠状位 MRI 显示患者肿瘤位于鞍上池

MRI 可见视交叉向后移位，视神经向侧方移位。

入路选择

前外侧的手术通道可以使用标准的翼点入路开颅切除肿瘤，翼点入路是传统的"经典"方法，可以用于前循环动脉瘤、后循环动脉瘤、垂体大腺瘤和其他常见的鞍旁肿瘤病变，此入路的主要优势在于术者熟悉，因为此入路在住院医师规范化培训期间即成为反复训练的操作标准，而非后期的亚专业化。大骨瓣开颅可以很好地暴露整个鞍区，包括鞍上池、视神经颈内动脉池，以及位于鞍结节和蝶骨平台上的脑膜瘤基底，直接进入鞍上池可以使视路和漏斗部可视化，能在不损伤这些结构的情况下进行结构和肿瘤的切除。前外侧入路还能在早期即可辨别颈内动脉和大脑前动脉，从而减少了手术过程中对这些结构的损伤，对筛前动脉分支的处理可减少术中出血。

另外的选择是神经内镜经鼻蝶入路，此入路在颅底手术中使用越来越广泛，利用现代内镜先进的光学和照明技术可以直接使鞍区解剖结构可视化，而无须牵拉脑组织。事实上，神经内镜经鼻蝶入路是鞍结节距离最短、最直的手术入路，并且不需要在视神经和动脉之间进行手术切除肿瘤。肿瘤的血供是此入路首先应该处理的问题，处理肿瘤的血供可以使手术更安全和快速。鞍结节脑膜瘤手术入路

的主要难点在于鞍上区域和损伤垂体导致的术后内分泌功能障碍。向侧方生长的肿瘤与海绵窦和颈内动脉虹吸段关系密切，增加了手术的风险，在狭窄的手术通道内，对颈内动脉和分支的损伤都难以修复（图 1.2）。也许除了外科大师，其他术者从下方进行视神经管切开移位视神经都是非常具有挑战性的。如果视神经管未打开便进行肿瘤的切除，则很容易牵拉视神经，导致患者视力进一步受损。最后，我们必须考虑大脑前动脉的风险，大脑前动脉常覆盖在肿瘤的顶部，有时被肿瘤包裹，通过经鼻手术入路只能在手术接近结束时才能看到这些血管，由于前交通复合体常被上方的肿瘤遮挡，在切除肿瘤的最后部分时容易出现损伤，而一旦损伤，修复十分困难。

自近 30 年颅底微创手术入路出现以来，额部眶上入路无论是否需切开眼眶，已发展成为一种适用于几乎所有类型颅前窝底病变的通用手术入路。这种使用外侧通道的手术入路被称为"锁孔"入路，它的优点是可以直达前颅底。此外，眶上入路还可减少翼点开颅术后常见的颞肌萎缩或损伤引起的肌肉疼痛和颞下颌关节（TM）功能障碍，该入路的手术切口小，出现疼痛轻，且患者住院时间更短。

该入路的主要优点在于手术通道的"宽度"，而缺点在于手术通道的"高度"，当使用内镜时，可以到达同侧和对侧颅前窝的任何区域，甚至可以到达海绵窦外侧和同侧眶后区域。而该入路的局限在于

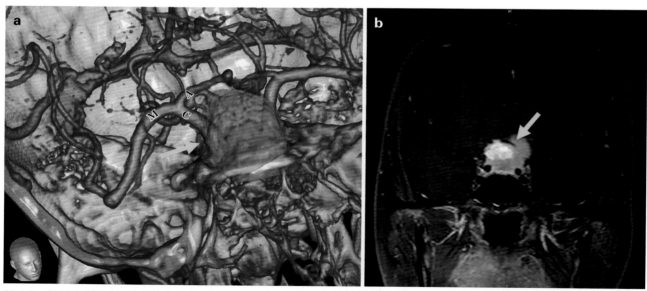

图 1.2 鞍结节脑膜瘤压迫颅内大动脉病例。脑膜瘤包绕颅内大动脉，因此通过神经内镜经鼻入路切除有较高风险。神经内镜经鼻入路切除肿瘤颅内动脉暴露不清，如果发生损伤，通过经鼻小窗口修补动脉非常困难。（a）肿瘤三维重建解剖图，黄色箭头指示右侧颈内动脉床突上段肿瘤。C. 颈内动脉；A. 大脑前动脉；M. 大脑中动脉。（b）肿瘤的冠状位 MRI 图像，肿瘤（黄色箭头）包绕左侧大脑前动脉 A1 段

对病变的顶部延伸困难，对于 > 4cm 的肿瘤，应使用其他手术入路。

眼睑切口和眉弓切口在文献中都有详细报道，但每种切口都有其各自的优缺点。在没有其他科协同的情况下，神经外科医生常选择眉弓切口，该切口有眶上神经损伤导致额部感觉异常和有面神经额支损伤导致眉毛不对称的风险，眼睑切口通常需在眼整形外科医生的指导下进行，因为眼整形外科医生更熟悉眼眶软组织解剖。眼睑切口可以向外侧延伸，通常不会对面神经分支造成损伤，因为切口位于面神经分支的下方。虽然两处切口愈合都很快，但眼睑切口会被上睑皱纹自然掩盖，不会出现局灶性眉秃的风险。

选择入路

虽然眉弓切口和眼睑切口的美容效果值得商榷，但在我们神经外科，专门的神经眼科与神经外科医生有着丰富的合作经验，有助于眼睑入路的暴露和眼睑的闭合，从而最大限度地提升美容效果。我们发现这个切口，加上眶上开颅，是经颅入路中最直接进入前窝病变的手术入路。如前所述，该入路的主要限制是垂直方向的延伸，但对于脑膜瘤仅在蝶骨平台以上 1.8cm 的患者来说这并不是困难。与其他前外侧经颅入路相比，眶上开颅术避免了颞叶牵拉，同时可以通过视柱和镰状韧带松解进行早期神经管减压。基于以上理由，我们选择经眼睑、眶额部开颅切除鞍结节脑膜瘤，其目的是在不造成额外神经损伤的情况下进行安全范围内的最大切除。

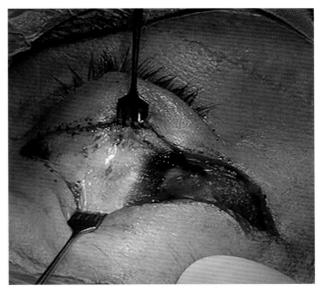

图 1.3 眼睑切口

入路三要素
手术通道：前外侧。
开颅：眶上"锁孔"。
改进：前床突切除。

暴露的重要解剖结构包括面神经额支、眶上神经和眶隔膜的自然解剖平面，切口的外侧延伸应限制在眼角外侧 2.5cm 以内，仔细切开眼轮匝肌，从眼眶隔处切开，从眶侧开始进行骨膜剥离，注意保护眶上神经血管束。

神经导航下计划改良的、整体式的额眶开颅手术入路（图 1.4），使用蝶骨 – 眼眶锁孔（MacCarty 关键孔）连接额叶硬脑膜和眶骨膜，此孔位于额颞骨交界处后约 1cm 的额颞骨缝上，额叶硬脑膜通过上半孔暴露，而眶周的暴露在下半孔。从该孔的前部开始，使用开颅器械进行开颅，首先从眶上嵴上方和后方 2cm 处向上移动，然后再次在眶上嵴处向后移动，注意完成眶上孔（切口）的外侧操作，以免损伤眶上神经。眼眶内容物保护后，使用铣刀将骨窗延伸过眶上嵴，从 MacCarty 关键孔的眼眶半侧向前穿过额骨颧突，将颅骨与眼眶外侧壁分离。最后使用小的骨凿将眶顶从 MacCarty 关键孔切开至眶顶内侧，从而连接所有骨缝（图 1.5）（参见"手术设置"）。

放置腰大池外引流管以松弛大脑，降低颅内压后从额底方向抬起额叶，从而暴露额叶前外侧手术通道。显微镜下使用磨钻将眶顶磨薄，磨除右侧视

问题

1. 对于这个患者我们应该选择哪种手术入路？理由是什么？

2. 在选择手术入路时我们应考虑灾难性的并发症风险是什么？血管损伤？静脉梗死？脑水肿？

3. 对于眶上"锁孔"入路，如何处理硬膜的关闭？

■ 技术描述

全麻成功后，在定位前置入腰椎引流管，用于实现脑松弛和额叶抬起。用 Mayfield 头架固定头部，头部向左旋转约 15°，颈部略微伸长，使颧骨隆起位于面部最高点，做右眼睑切口（图 1.3）需与神经眼科医生合作进行（参见"入路三要素"）。

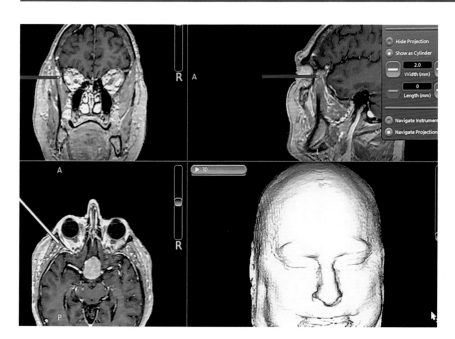

图 1.4 神经导航系统在术中定位

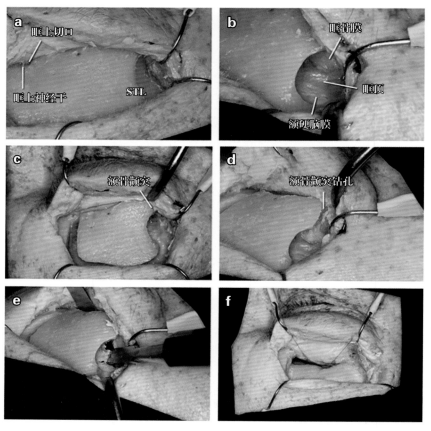

图 1.5 尸头标本解剖演示额眶锁孔开颅。（a）使用眉弓切口演示开颅技术。暴露颞上项线外侧及分离颞肌下部。（b）MacCarty 关键孔暴露眶周和额硬脑膜，由眶顶隔开。（c）从 MacCarty 关键孔沿 U 形线进行切开，直到眶上切口外侧的眶缘。（d）额骨颧突钻孔。（e）用骨刀切开眶顶，注意用刮刀保护眶周。（f）缝线向下牵拉眶周，以获得更多间隙。STL.颞上项线

神经管上端的骨质，暴露视神经进入眼眶的上半部分。继续于视神经稍下方磨除骨质，磨除部分视柱。分离视神经管、视柱和前床突周围的硬脑膜，从而于硬膜外磨除前床突。最后磨除眶上裂侧壁的部分骨质，增加手术空间和手术自由度（图 1.6）。

弧形切开硬脑膜，缓慢抬高额叶，建立硬膜内的额叶下方手术通道（图 1.7a）。沿颅前窝底方向在安全范围内离断肿瘤血管，然后瘤内减容（图 1.7b），瘤内减容后手术空间增大，有利于分离肿瘤包膜与周围血管瘤的粘连，将两侧的颈内动脉分支、视神经、

大脑前动脉、后方的视交叉与肿瘤分离（图 1.7c），而后完全切除肿瘤（图 1.7d），从而达到了术前计划的手术目的（图 1.8）。

手术设置

> 体位：仰卧位，转头 15°。
> 切口：经眼睑切口。
> 骨窗：额眶"MacCarty 关键孔"。
> 硬膜切开：倒 U 形。

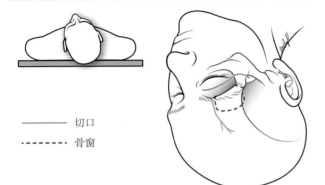

—— 切口

------ 骨窗

切除颅内肿瘤后，水密缝合硬脑膜，防止术后出现假性硬脑膜膨出，假性硬脑膜膨出将明显延迟

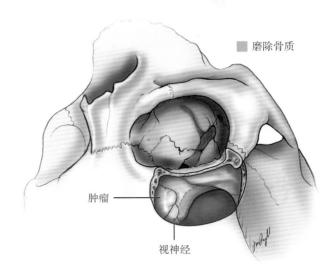

■ 磨除骨质

肿瘤

视神经

图 1.6 额眶开颅广泛暴露颅前窝底

切口愈合和出院时间。还纳骨瓣，用 2~3 块钛板固定颅骨。在颞骨和额骨颧突使用 B5 钻头钻孔，以便对颞肌进行重新缝合。与眼科医生合作，切口留置恒压闭合吸引（TLS）系统促进切口愈合，切口用 4–0 可吸收的强生缝线缝合，然后用 6–0 的缝线缝合皮肤。

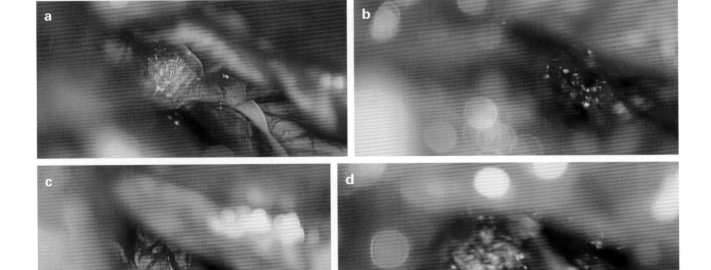

图 1.7 显微镜下术中图片。（a）手术通道暴露肿瘤包膜。（b）使用吸引 – 烧灼技术进行瘤内减容。（c）锐性分离重要神经结构与肿瘤包膜。（d）使用垂体咬骨钳切除最后一块肿瘤

手术要点

1. 从长远来看，一位受过良好训练的眼整形外科/神经眼科联合外科医生对于团队来说是至关重要的，可以为患者提供最好的美容效果。

2. 在选择额眶入路前，如果颅前窝明显向颅中窝外侧延伸，或颅前窝平面明显向上延伸，术前必须研究考虑影像学检查。对于这类病变，在切除病变外侧缘和上缘时可能会出现潜在的神经血管并发症。

3. 术前放置腰大池外引流管可促进术中额叶塌陷，减少固定牵开器的使用。

4. 硬脑膜的水密缝合和术后使用皮下引流管可以减少假性硬脑膜膨出的风险，由于该区域皮肤薄，假性硬脑膜膨出导致美容效果欠佳。

■ 术后管理

患者术后第一晚在神经外科重症监护病房（ICU）接受监护治疗，术后复查头颅 CT 明确肿瘤完整切除（图 1.9）。后内分泌小组对患者术后可能出现的潜在垂体内分泌问题进行评估，术后逐渐减量腰大池外引流管引流量，以降低假性硬脑膜膨出的风险，并在术后第 5 天拔除。术后第 2 天，眼科团队拔除恒压 TLS 引流管。术后第 6 天，于康复科行康复治疗，并在内分泌小组管理下，继续每日口服 2 次皮质醇类激素。

在术后第 2 周的随访中，患者左侧颞部视野缺损基本恢复至术前，右侧周边视野也明显改善。随访 2 个月，患者切口愈合良好，眼眶周围水肿消除，美容效果良好（图 1.10）。术后患者重返教学岗位，

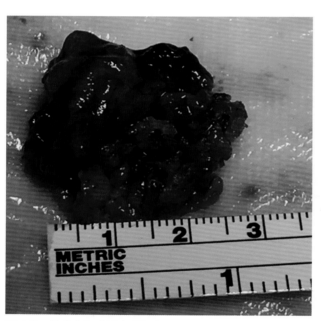

图 1.8　肿瘤全切术后病理标本

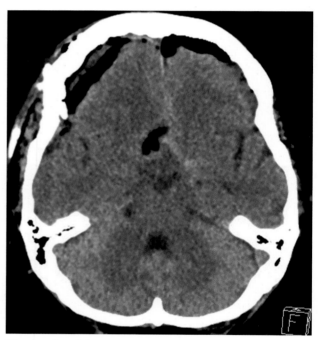

图 1.9　术后头颅 CT

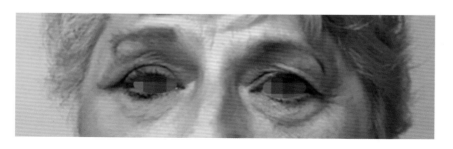

图 1.10　临床随访 2 个月。切口愈合良好，左、右眼睑基本无法区分

最终病理为过渡型脑膜瘤（WHO Ⅰ级），术后未行化疗及放射疗。

■ 可能的并发症及相应处理

经眼睑入路术后上睑下垂及眼球回缩造成双眼视物模糊的风险小。少见的术后上睑下垂患者在术后 8~12 周自行改善，通常与手术部位术后的眶周水肿有关。在少数影响视力或导致面部严重不对称的病例中，眼整形外科医生可以选择眼睑成形术，以恢复眼睑的位置。视力模糊和复视等视觉症状是罕见的，但幸运的是，这些症状在没有干预的情况下也可以好转，患者在术后 6~12 个月继续进行眼科随访。

观点

Hermes G. Garcia, James J. Evans

■ 概述

在过去的 10 年里，有症状的鞍结节和蝶骨平台脑膜瘤的最佳手术方法引起了很大的争论。经颅显微手术切除，无论是翼点、颧眶或双额入路，一直是这些肿瘤的标准治疗方法，但它们都需要额叶回缩，这有其固有的神经系统损伤风险。锁孔开颅术，如在本章第一部分详述的眉弓入路或眼睑上入路，具有更好的美容效果。神经内镜经鼻入路（EEA）是另一种选择，可以直接进入肿瘤的硬膜附着处，与开放入路的手术效果相似。现代颅底外科医生应该"拥有"所有这些选择，因此，为一个特定的患者选择最佳的治疗方式是获得最佳临床效果的关键。

与经颅入路手术相比，EEA 有几个优点。作为手术入路的固有一部分，EEA 需要切除鞍结节和（或）蝶骨平台以切除肿瘤，这提高了 Simpson 切除等级，并减少了复发的可能，特别是在硬脑膜和颅底骨质有肿瘤侵犯的情况下。同样，在切除前，硬膜附着的早期处理减少了肿瘤的供血血管，可以减少出血和使手术视野更加清洁，从而便于分离肿瘤和蛛网膜的界面。EEA 还提供了一种无须脑回缩就能直接到达肿瘤的途径，这可能降低额叶功能障碍和术后癫痫发作的风险。此外，内镜可视化提供了视神经和交叉下表面的微血管系统良好的手术视野，这为外科医生提供了一个细致的解剖并保持解剖结构，这可能是 EEA 使视力改善的原因。

EEA 也有一些需要考虑的缺点，EEA 手术需要一个陡峭的学习曲线，在尝试切除硬膜内肿瘤之前，需要逐步增加经鼻内镜手术病例的复杂性。此外，神经内镜经鼻入路需切除颅底骨质和硬脑膜会造成硬脑膜缺损，术后需要仔细修补，这些方法增加了术后脑脊液（CSF）漏的风险。鞍结节外侧病变的切除因手术入路的因素可能受到限制，特别是肿瘤在视神经和颈内动脉外侧生长时，很难通过经鼻入路到达进行切除。最后，血管包绕增加了经颅和内镜经鼻入路并发症的风险，而且，血管损伤的处理在经鼻入路手术中是比较困难的。

通过适当的训练、病例的选择、手术目标的考虑及结合经鼻颅底重建的经验，这些缺点是可以克服的。

■ 病例介绍

50 岁女性，右利手，表现为左眼视力下降。眼科医生对其进行了评估，发现左眼的各象限均有明显的视力缺损。更具体的表现为视神经苍白，视力方面右眼 20/20、左眼 20/40。MRI 显示鞍结节明显强化的脑外肿瘤，基底位于鞍结节，并延伸至鞍区，与前颅底脑膜瘤类似（图 1.11）。内分泌 / 垂体激素和血液检查结果均为阴性。

■ 解剖和治疗考量

患者肿瘤压迫双侧视神经及视交叉，视神经向外侧移位，但肿瘤未向视神经外侧生长。同样，肿瘤未向外延伸超过颈内动脉。向上方生长延伸到大脑前动脉，使大脑前动脉向上方推移。非常重要的是，大脑前动脉没有被肿瘤包裹。CT 血管造影证实了这一解剖结构，肿瘤内未见明显钙化灶（图 1.11、图 1.12，视频 1.1）。

根据我们的经验，对于鞍结节脑膜瘤，EEA 几乎没有绝对禁忌证（表 1.1），但是，有一些解剖学和影像学的因素必须在术前影像学上进行详细评估，以确定 EEA 是否合适。例如，应仔细评估肿瘤与视神经的关系，位于视神经内侧和下方的肿瘤通过 EEA 比经颅入路更容易切除，而视神经外侧的肿瘤通过鼻内入路则不能安全切除肿瘤。虽然 EEA 可以切除视神经上的肿瘤，但此入路对神经上表面及其微血管的暴露有限，因此，这个部位的肿瘤最好通过经颅入路手术。如果肿瘤明显向上延伸，尤其是在视神经外侧，我们不建议采用鼻内入路进行完全切除。

视交叉与肿瘤的位置关系也应仔细分析，前置视交叉会阻碍经颅手术通道，因此 EEA 在这些病例中可能更受青睐。向鞍区明显延伸的肿瘤可以通过任何一种途径进入，但 EEA 更方便直接。在嗅觉正常的情况下，如果肿瘤有明显的向筛板的腹侧延伸，

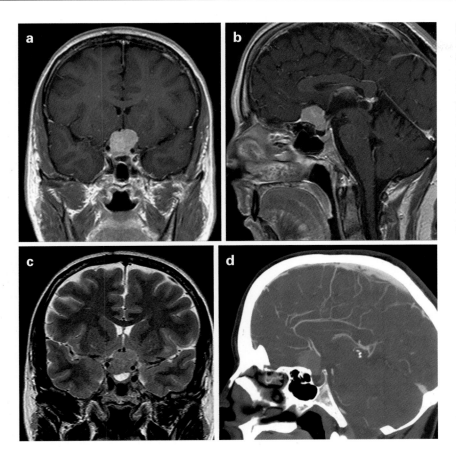

图 1.11　术前影像。（a）冠状 T1 增强序列 MRI 显示鞍结节脑膜瘤向鞍上延伸。视神经向外侧移位，肿瘤未向视神经或颈内动脉外侧生长。（b）矢状 T1 增强序列 MRI 显示肿瘤的来源蝶骨平台和鞍结节。向蝶鞍延伸，漏斗向后移位。肿瘤和脑膜尾征未向前超过蝶骨平台。（c）冠状位 T2 加权 MRI 显示 ACA 位于肿瘤上表面。肿瘤的表面大约 180° 环绕。虽然没有明显的脑脊液间隙，但由于没有 360° 的包裹，使得该肿瘤适合经鼻内镜下切除。（d）矢状面 CT 血管造影显示无泛钙化。ACA 位于上后方，直接分支发自肿瘤上表面，但不嵌入肿瘤内

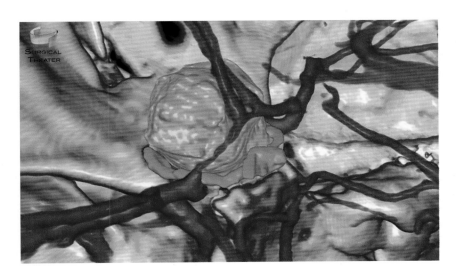

图 1.12　鞍结节脑膜瘤的 3D 解剖图像。视图为从后到前，从左到右，显示肿瘤前后及向上与神经血管关系。左侧 A1 受影响最大，但肿瘤未包裹血管。视神经向外侧移位，肿瘤未向视神经或颈内动脉外侧生长

可以考虑经颅入路以更好地保存嗅觉。额叶水肿提示有蛛网膜的侵犯，但并不是 EEA 的禁忌证，因为可以采用类似经颅入路的方式进行安全的双手操作。但是，对于巨大肿瘤和有钙化的肿瘤，经鼻入路处理肿瘤可能比较困难和耗时，因此可能是 EEA 的相对禁忌证。

肿瘤周围的血管解剖是选择入路的重要决定因素，颈动脉间距过窄（颈内动脉"对吻征"）会阻碍肿瘤的安全切除，因此是 EEA 的另一个禁忌证（图 1.13）。在尝试 EEA 之前，需要考虑 ICA 和 ACA 与

肿瘤的包绕情况。包绕肯定会限制肿瘤的切除程度，增加血管损伤的风险。尽管内镜技术和内镜器械不断进步，但一种可靠的直接修复或再吻合血管的方法尚未被开发出来。血管和肿瘤之间的黏附程度很难从影像学上评估；然而，有些发现可能提供一些警示，肿瘤接触 ICA 海绵窦段，靠近远端硬膜环，更容易侵犯 ICA 外膜，从而增加 ICA 损伤的风险。放

疗史和手术史会导致肿瘤与蛛网膜界面的破坏，因此在这些情况下，EEA 可能是不可取的。ACA 部分包裹有一个薄的脑脊液袖带信号，可以经颅或经鼻切除。这个在 T2 冠状位薄层成像上评价最好，环向360°包绕的，可能经颅入路更有优势。

上面列出的因素描述了选择入路时要考虑的解剖和影像学因素，手术目标应该始终作为最终的指导。安全、最大限度地切除肿瘤是必须考虑的，但对于复杂的鞍结节肿瘤，完全切除是困难的，我们应该选择最能解决具体手术目标的手术入路。在大多数情况下，有限的目标应涉及特定结构的减压，如视交叉或视神经的减压，而以该结构为最佳目标的方法通常是最佳选择。

对于上述病例，多种因素有利于 EEA，患者年轻，没有明显的并发症，因此，我们计划进行安全的最大切除，并以全切除为目标。肿瘤在双侧视神经的下方，这可以使视神经向外侧移位，有利于鼻内入路。从血管的角度看，没有颈内动脉"对吻征"，没有向颈内动脉的外侧伸展，并且 ACA 没有被包绕。CT 显示没有严重钙化，也没有明显的向筛状的腹部延伸，还没有解剖因素或先前的鼻道手术会限制适当的鼻道颅底重建。因此，我们建议采用 EEA 对视神经系统进行减压，并尝试对肿瘤进行全切除。

表1.1 解剖学和影像学因素的评估，以选择最佳手术入路	
经鼻	经颅
绝对禁忌证	
向鞍区延伸	延伸到视神经的外侧
	ACA 包绕
	颈内动脉"对吻征"
相对禁忌证	
肿瘤位于同侧视神经下方	紧靠 ACA 且有放疗史
	向筛窦腹侧生长
	没有可行的鼻中隔黏膜瓣
缩写：ACA. 大脑前动脉	

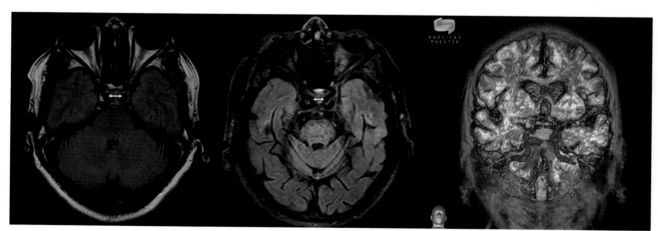

图 1.13 颈内动脉"对吻征"MRI 和 3D 显示颈内动脉"对吻征"，颈动脉小间距（白色箭头）。颈动脉间狭窄的间隙阻碍了内镜下蝶鞍周围区域的外科显露，因此这是 EEA 的禁忌证

■ 技术描述

气管插管全麻后，患者仰卧，与麻醉师成180°，头部置于圆形泡沫枕上，使用立体定向导航头圈，不使用头架固定颅骨，神经外科医生和耳鼻喉科医生分别站在患者的两侧，同时在每位外科医生的对面放置双视频和导航显示器。由于EEA是一个干净-污染手术通道，因此没有特殊的皮肤或鼻部手术准备，术前我们不使用腰椎外引流。由于肿瘤压迫视神经和视交叉，在手术前1h内给予10mg地塞米松。

用羟甲唑啉浸透的棉条放置于双侧鼻腔内，鼻黏膜注射1%利多卡因1∶10万肾上腺素，双侧中鼻甲及下鼻甲向外侧移位，我们很少切除中鼻甲，因为我们发现中鼻甲切除并不增加进入蝶鞍通道的空间，尤其是对于中线病变。取带蒂鼻中隔黏膜瓣，为了保留带蒂鼻中隔黏膜瓣，我们进行了广泛的蝶窦前壁切除。然后进行双侧后组筛窦的切除，从而暴露从蝶骨平台到蝶鞍。做鼻中隔小切口（＜15mm）以便进行双侧通道手术，切除蝶窦黏膜，以避免术后鼻黏膜瓣修复下方黏液囊肿的形成。肿瘤切除后重建时，所有蝶窦内骨性分隔均被磨除，以消除鼻中隔皮瓣与骨之间的无效腔。

进入蝶窦后，确认关键的解剖标志，包括蝶骨平台、鞍结节、蝶鞍、外侧颈内动脉-视神经隐窝（OCR）、视神经管和颈内动脉隆起（图1.14、图1.15a）。用金刚砂钻头和锥板咬骨钳将鞍底从中间向上方磨除，接下来，磨除鞍结节和平面的骨质，这块骨通常是肥厚的骨板，可能是由于邻近肿瘤血管由筛窦动脉供血，在关键的神经血管结构周围操作时，使用金刚砂钻头比切割钻头更安全，也有助于骨止血。我们使用术中神经导航来调整蝶窦平面骨窗的范围，以切除肿瘤前部的硬脑膜边缘（图1.15b）。将覆盖在近端视神经管上的骨质去除，以方便切除向两侧视神经管延伸的肿瘤，为避免热损伤视神经，磨钻使用时需连续冲水。外侧OCR有助于判断视神

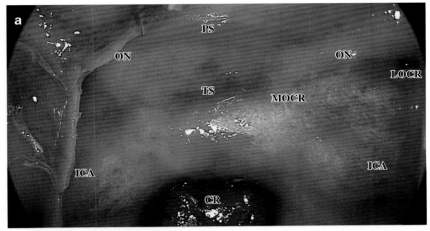

图1.14　尸体解剖。（a）内镜入路中解剖标志的暴露和识别。（b）在骨质磨除后，可以明确视神经下方的结构及其与视神经的解剖关系。CR. 斜坡隐窝；CS. 海绵窦；ICA. 颈内动脉；LOCR. 外侧视神经-颈内动脉隐窝；MOCR. 内侧视神经-颈内动脉隐窝；ON. 视神经；OS. 视柱；PG. 垂体；PS. 蝶骨平台；TS. 鞍结节

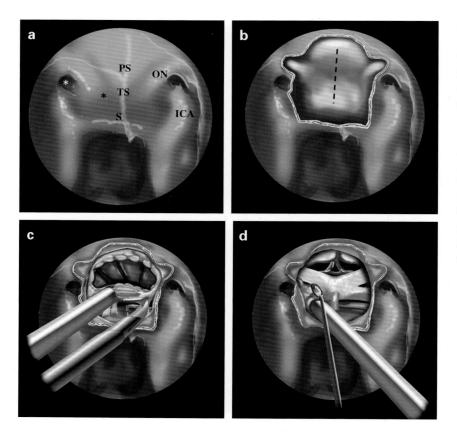

图 1.15 手术暴露及肿瘤切除。（a）在完成鼻中隔黏膜瓣的制作和蝶窦开放后应确定手术关键解剖标志，蝶鞍（S）、鞍结节（TS）、蝶骨平台（PS）、两侧颈内动脉（ICA）海绵窦段、视神经（ON）、外侧视神经 – 颈内动脉隐窝（白色＊）。为了提高器械的可操作性，鞍结节（黑色＊）被移除。（b）磨除骨质。磨除包括鞍上的骨质，前方包括足以暴露肿瘤硬膜基底的蝶骨平台部分。在广泛电凝肿瘤下的硬脑膜后，做一个线性垂直切口来开始瘤内减容（虚线）。（c）瘤内减容后，用显微解剖方法将肿瘤从周围神经血管结构中分离出来。（d）最后一个附着在 ICA 外膜上的肿瘤残余物被小心切除，留下小部分使用电凝烧灼

经管段的位置，切除鞍结节是广泛暴露并进入视神经 – 颈内动脉间隙的关键，在蝶窦有限暴露和缺乏解剖标志的情况下，神经导航和微型多普勒是确定视神经和颈动脉位置的有效辅助手段。

一旦暴露完成，我们即开始行肿瘤切除，经鼻内镜手术切除脑膜瘤应遵循显微外科脑膜瘤切除术的一般原则，广泛的硬脑膜电凝以离断脑膜瘤的血供，硬脑膜切口首先局限于肿瘤中心部分，并通过吸引器、显微剪刀和环形刮匙联合使用行瘤内减容（图 1.15c）。最初的硬脑膜切口保留了肿瘤与硬脑膜的附着，在减瘤过程中，可以限制剥离力传递到周围的关键神经结构，如视觉系统。

首先围绕肿瘤的基底部，在神经内镜直视下，采用双手操作锐性及钝性沿蛛网膜外分离，将剩下的部分肿瘤分块切除，在分离视神经及其供血、前交通动脉和后交通动脉时，应始终使用双手锐性显微操作。据我们的经验，仔细解剖 ACA 和肿瘤之间的蛛网膜界面有助于肿瘤的完全切除，此患者中，

右侧颈内动脉外膜附近有一硬脑膜附着区，全切很困难，使用双极电凝小心烧灼（图 1.15d，图 1.16）。

肿瘤切除后，即行脑膜缺损的颅底重建（图 1.17），在进行此类手术中，硬脑膜重建的技术和材料有很大差异，然而，共同的原则是稳定的一期硬脑膜修补，然后使用带蒂黏膜瓣覆盖，对于一期硬脑膜修补，我们使用阔筋膜行双层镶嵌／覆盖"纽扣式"填充，用垂体咬骨钳的尖端作为卡尺测量硬脑膜缺损的大小，并制作大小合适的纽扣式填充物，两层阔筋膜用 4-0 尼龙线缝合在一起（图 1.17a）。这有助于将两侧紧贴硬脑膜，使愈合面积加倍。一旦填充物处于适当的位置，填充物即可传导正常的脑搏动而没有出现 CSF 漏的迹象，表明取得良好的密封效果，然后将鼻中隔黏膜瓣贴覆于重建的硬脑膜和鞍底周围，确保黏膜瓣与骨之间没有无效腔，应用聚乙二醇凝胶固定鼻中隔黏膜瓣边缘，中鼻甲和下鼻甲向中间复位，使用可吸收鼻腔填塞物置于双侧中鼻道，保持中鼻甲居中。

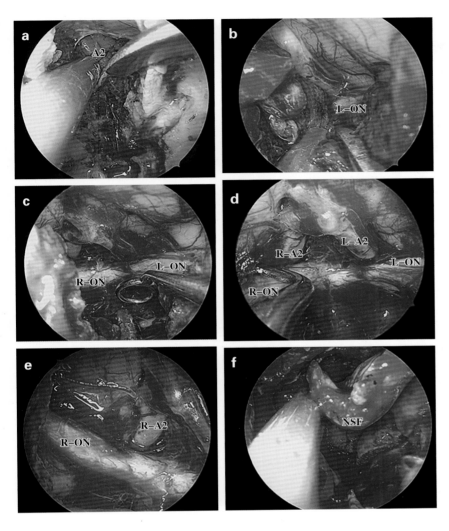

图 1.16 EEA 切除鞍结节脑膜瘤，文中所述的手术技术应用于另一位类似肿瘤患者的手术过程。（a）切开中央硬脑膜后，将肿瘤从左侧大脑前动脉 A2 段剥离。（b）切除左侧视神经肿瘤。（c）游离两侧视神经后，将肿瘤从视交叉周围切除。（d）虽然肿瘤向视神经上方生长是 EEA 的相对禁忌证，但右侧视神经上方的肿瘤被切除。（e）用角度内镜对术野进行探查。（f）带蒂鼻中隔黏膜瓣覆盖并闭合鞍底。L–A2. 左侧大脑前动脉 A2 段；L–ON. 左侧视神经；NSF. 鼻中隔黏膜瓣；R–A2. 右侧大脑前动脉 A2 段；R–ON. 右侧视神经

■ 术后管理

术后患者转入 ICU 治疗，术后 18~72h 保持床头抬高在 45° 以上，这样可以减少鼻出血、鼻黏膜水肿和术后 CSF 漏的风险。术后患者恢复正常，内分泌功能均正常，术后复查眼科检查正常，双眼视力 20/20，视野无缺损，术后随访头颅 MRI 显示肿瘤全切除，无肿瘤残留（图 1.18）。

■ 点评

EEA 在某些情况下比经颅入路有几个优势，在这个讨论中，我们强调了病例选择的细微差别以及术中安全操作和熟练的手术。在这个特殊的患者中，有了前面描述的解剖细节，我们能够很好地切除肿瘤，患者的视力恢复到正常，同时保持了内分泌功能正常。

值得强调的是，经鼻肿瘤切除中使用标准的双手锐性、钝性显微操作技术，与开颅手术入路类似，然而，我们认识到，扩大 EEA 入路有一个陡峭的学习曲线，只有整个团队有常规的经鼻内镜手术经验后才可以尝试这些手术。我们还必须记住，颅底修补与切除肿瘤一样重要，有了良好的修补技术，术后脑脊液漏的发生率才能降到最低，从而使神经外科医生没有了经鼻入路的后顾之忧。

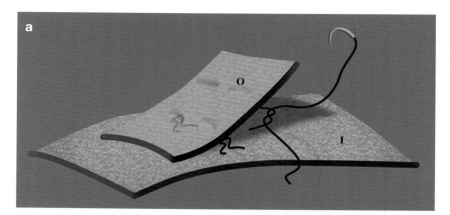

图 **1.17** 颅底修补。（a）在测量颅底缺损后，取阔筋膜并适当制作纽扣式填充物。嵌体（I）应大于被盖（O），并以4个结缝合在一起。（b）使用吸引器和剥离子仔细制作纽扣式填充物，使嵌体覆盖内部硬脑膜缺损，被盖覆盖于硬脑膜外侧缺损。一旦位置合适，检查四周填塞情况，以确定适当的位置。（c）无脑脊液漏和硬膜正常搏动的传导可证实修补的位置。鼻中隔黏膜瓣覆盖于外层

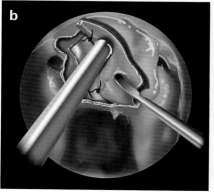

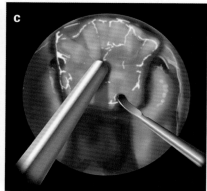

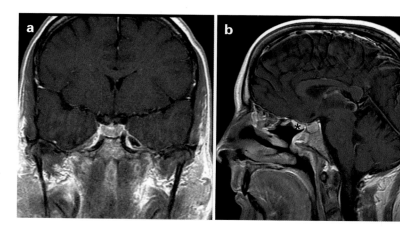

图 **1.18** 术后1年复查头颅MRI。（a）冠状位和（b）矢状位T1增强序列显示无残余肿瘤，良好的视觉系统减压。在（b）中，鼻中隔黏膜瓣生长良好，在蝶骨平台和蝶鞍可见增强的黏膜（＊）

■ 参考文献

[1] Abdel Aziz KM, Bhatia S, Tantawy MH, et al. Minimally invasive transpalpebral "eyelid" approach to the anterior cranial base. Neurosurgery 2011;69(2, Suppl Operative): ons195–ons206, discussion 206–207.

[2] Andaluz N, Romano A, Reddy LV, Zuccarello M. Eyelid approach to the anterior cranial base. J Neurosurg 2008;109(2):341–346.

[3] Bander ED, Singh H, Ogilvie CB, et al. Endoscopic endonasal versus transcranial approach to tuberculum sellae and planum sphenoidale meningiomas in a similar cohort of patients. J Neurosurg 2018;128(1):40–48.

[4] Clark AJ, Jahangiri A, Garcia RM, et al. Endoscopic surgery for tuberculum sellae meningiomas: a systematic review and meta-analysis. Neurosurg Rev 2013;36(3):349–359.

[5] Elshazly K, Kshettry VR, Farrell CJ, Nyquist G, Rosen M, Evans JJ. Clinical outcome after endoscopic endonasal resection of tuberculum sella meningiomas. Oper Neurosurg (Hagerstown) 2018;14(5):494–502.

[6] Eppley BL, Custer PL, Sadove AM. Cutaneous approaches to the orbital skeleton and periorbital structures. J Oral Maxillofac Surg 1990;48(8):842–854.

[7]　Garcia HG, Otten M, Pyfer M, et al. Minimizing septectomy for endoscopic transsphenoidal approaches to the sellar and suprasellar regions: a cadaveric morphometric study. J Neurol Surg B Skull Base 2016;77(6):479–484.

[8]　Hadad G, Bassagasteguy L, Carrau RL, et al. A novel reconstructive technique after endoscopic expanded endonasal approaches: vascular pedicle nasoseptal flap. Laryngoscope 2006;116(10):1882–1886.

[9]　Hasseleid BF, Meling TR, Rønning P, Scheie D, Helseth E. Surgery for convexity meningioma: Simpson Grade I resection as the goal: clinical article. J Neurosurg 2012;117(6):999–1006.

[10]　Kassam AB, Prevedello DM, Carrau RL, et al. Endoscopic endonasal skull base surgery: analysis of complications in the authors' initial 800 patients. J Neurosurg 2011;114(6):1544–1568.

[11]　Komotar RJ, Starke RM, Raper DM, Anand VK, Schwartz TH. Endoscopic endonasal versus open transcranial resection of anterior midline skull base meningiomas. World Neurosurg 2012;77(5-6):713–724.

[12]　Kshettry VR, Elshazly K, Evans JJ. Endoscopic transnasal surgery for planum and tuberculum sella meningiomas: decision-making, technique and outcomes. CNS Oncol 2016;5(4):211–222.

[13]　Luginbuhl AJ, Campbell PG, Evans J, Rosen M. Endoscopic repair of high-flow cranial base defects using a bilayer button. Laryngoscope 2010;120(5):876–880.

[14]　Moe K, Ramanathan D, Sekhar L, Kim L. The extended transorbital upper lid crease craniotomy: a less invasive alternative to the supraorbital craniotomy. Skull Base Surg 2009;:19(3):–A088.

[15]　Morokoff AP, Zauberman J, Black PM. Surgery for convexity meningiomas. Neurosurgery 2008;63(3):427–433, discussion 433–434.

[16]　Owusu Boahene KD, Lim M, Chu E, Quinones-Hinojosa A. Transpalpebral orbitofrontal craniotomy: a minimally invasive approach to anterior cranial vault lesions. Skull Base 2010;20(4):237–244.

[17]　Reisch R, Perneczky A, Filippi R. Surgical technique of the supraorbital key-hole craniotomy. Surg Neurol 2003;59(3):223–227.

[18]　Romani R, Laakso A, Kangasniemi M, Niemelä M, Hernesniemi J. Lateral supraorbital approach applied to tuberculum sellae meningiomas: experience with 52 consecutive patients. Neurosurgery 2012;70(6):1504–1518, discussion 1518–1519.

[19]　Romero ADCB, Lal Gangadharan J, Bander ED, Gobin YP, Anand VK, Schwartz TH. Managing arterial injury in endoscopic skull base surgery: case series and review of the literature. Oper Neurosurg (Hagerstown) 2017;13(1):138–149.

[20]　Schmidt BL, Pogrel MA, Hakim-Faal Z. The course of the temporal branch of the facial nerve in the periorbital region. J Oral Maxillofac Surg 2001;59(2):178–184.

[21]　Snyderman C, Kassam A, Carrau R, Mintz A, Gardner P, Prevedello DM. Acquisition of surgical skills for endonasal skull base surgery: a training program. Laryngoscope 2007;117(4):699–705.

[22]　van Lindert E, Perneczky A, Fries G, Pierangeli E. The supraorbital keyhole approach to supratentorial aneurysms: concept and technique. Surg Neurol 1998;49(5):481–489, discussion 489–490.

[23]　Wilson DH. Limited exposure in cerebral surgery. Technical note. J Neurosurg 1971;34(1):102–106.

第二章　嗅沟区

Angela E. Downes, A. Samy Youssef

邓跃飞 / 译

关键词：嗅觉，筛板，内镜，经鼻入路

■ 病例介绍

　　一名 55 岁有莱姆病史的女性患者，因头痛检查发现前颅底有 16mm 大小的肿物，当时认为肿物太小不至于引起头痛症状。2 年后因反复右额部疼痛前往诊所复诊检查，磁共振成像（MRI）增强扫描显示肿物增大至 24mm×26mm，起源于右侧筛板（图 2.1）。患者嗅觉和味觉减退，而且不仅有嗅觉进行性减退，对熟悉的东西也会闻到异味。

问题

　　1. 您将如何处理该病灶？观察？放疗？还是手术？
　　2. 嗅觉功能如何影响下一步处理措施的决策？
　　3. 嗅觉的客观评估方法是什么？
　　4. 如果要进行外科手术，选择什么入路？

■ 诊断和评估

　　MRI 显示肿瘤为脑外肿物，起源于筛骨的右

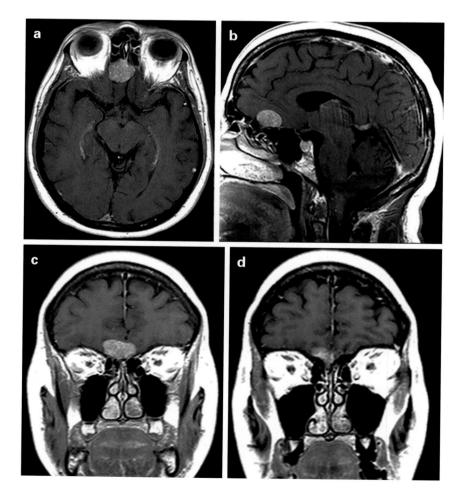

图 2.1　术前影像。（a）轴位和（b）矢状位 MRI 显示 24mm×26mm 嗅沟脑膜瘤。（c、d）冠状位显示肿瘤基底起源于右侧嗅沟

侧筛板，均匀强化，周围没有水肿。肿瘤位于视交叉、大脑前动脉和垂体前方，但没有侵入筛窦。鉴别诊断包括脑膜瘤、淋巴瘤、肉芽肿病变、嗅神经母细胞瘤或硬脑膜转移瘤。硬脑膜转移瘤与脑膜瘤类似但比较罕见，最大的差别是有源于前列腺、乳房和肾脏的原发性癌。根据 MRI 影像特征和肿瘤 2 年内缓慢的生长速度，以及部分嗅觉功能丧失的临床特征，该患者最可能的诊断是嗅沟脑膜瘤（OGM）。

OGM 起源于前颅底附近，通常在筛骨的筛板、蝶骨平台和额蝶骨缝处，可在中线也可偏于一侧，占所有颅内脑膜瘤的 8%~13%。OGM 很容易与鞍结节脑膜瘤相鉴别，后者位于鞍结节后方，并且由于早期压迫视交叉而出现视力障碍，通过 MRI 矢状位影像资料也可做出鉴别。OGM 的血供主要来自筛动脉，但与眼动脉沟通，因此该位置的肿瘤如果进行血管栓塞，栓塞材料可能会意外进入眼动脉，有致盲的风险，所以不宜进行栓塞治疗。从本例患者冠状位 MRI 可见肿瘤单侧起源于右侧嗅沟的筛板内。

OGM 通常生长到较大体积时才会引起症状，提倡及时手术解除占位效应。对影像学中偶然发现小的、无症状的 OGM 可以观察，定期复查，发现病灶有增大则建议手术治疗。立体定向放射（SRS）是一种可选择的治疗方法，但对嗅觉功能的影响不可预测，通常适合年龄较大（＞80 岁）或那些不能耐受手术的患者。

一旦选择手术治疗，OGM 手术目标通常是实现 Simpson I 级切除，以达到最大限度减少未来肿瘤复发的风险。这意味着要求彻底清除肿瘤以及潜在复发的附着处硬脑膜和肿瘤浸润的骨质。如果 OGM 小于 3cm 且术前对嗅觉影响不大或正常，就可以保留对侧嗅觉。

对本例患者选择手术治疗，是根据复查影像发现肿物随时间增大、患者头痛症状和部分嗅觉丧失。嗅觉部分或单侧丧失表明肿瘤已经浸润损害了同侧嗅神经，但对侧嗅神经功能正常。

在宾夕法尼亚大学嗅觉测试中心有一项经典的气味识别试验（UPSIT），有经验的研究者用此来评估 OGM 患者术前和术后的双侧嗅觉功能，这是一项高度可靠的"刮擦－鼻吸试验"，可确定每侧嗅神经的功能。在本例患者测试中，其对侧鼻孔得分为 19/40，这可被理解为是同侧嗅觉功能受损。该患者部分完整嗅觉功能的客观证据和主观证据表明，手术目标除了要进行肿瘤 Simpson I 级切除外，还要保存好对侧的嗅觉器官。

■ 解剖和治疗考量

入路选择

OGM 可通过内镜或开颅路径进行手术切除。常见的开颅方法包括双侧额部或者前外侧开颅手术。双额开颅手术优点是可以完全、任意地从左右大脑半球间或者额下途径进入肿瘤，这提供了良好的视野暴露，但为了抬高和分离额叶必须结扎上矢状窦（SSS）才能切开大脑镰，这可轻度增加脑水肿和静脉阻塞发生的风险。这种方法的其他缺点还包括同时开放额窦、双额额叶牵拉和压迫，以及在大肿瘤中不能手术早期识别大脑前动脉。

前外侧入路作为另一种入路选择，可通过单侧额下或经侧裂提供通道通向肿瘤。使用这些入路可以避免损伤双侧额窦和牵拉压迫额叶，以及结扎上矢状窦。此外，早期识别和保护大脑前动脉是使用前外侧入路的主要优势。从前外侧入路切除肿瘤的缺点是，即使采用眼眶截骨术以增加手术操作空间，也限制了进入筛板和筛窦内肿瘤底部的途径，使 Simpson I 级切除具有挑战性。

不管选择哪种开颅手术入路，它们都具有牵拉压迫大脑的缺点，并且在电凝颅骨底部供血动脉阻断肿瘤血供之前，均需要先进行肿瘤内减瘤切除。这可能会延长手术时间，需要分离神经血管结构，并可能导致额叶水肿、静脉栓塞、硬膜下出血或脑血肿。

随着手术设备的发展和技术的提高，与开颅手术相比，内镜经鼻入路（EEA）越来越被认为是与开颅相同甚至更好的手术入路。这种方法的优点包括可尽早控制来自筛前和筛后动脉的肿瘤血供，以及可直接在肿瘤底部进行异常骨和硬脑膜切除。对于累及视神经管内侧的肿瘤，肿瘤切除对视神经减压也优于经颅途径。在这种情况下，硬膜外骨窗的扩展可以进行肿瘤累及的视神经管内侧壁的磨除和内侧视神经鞘膜的切开。进行肿瘤切除时无须牵拉额叶并且只需极少的神经血管解剖分离操作，因此毫无疑问，内镜下手术可明显减少术后额叶脑水肿的发生率。其缺点包括脑脊液（CSF）漏发生率较高，需要前颅底的多层修复封闭，也仅限应用于中小肿瘤的切除。

嗅觉功能是 EEA 手术相关的一个大问题。鼻腔多个部位含有嗅觉上皮，必须保留这些部位以保存嗅觉功能。这些区域包括覆盖上皮的筛板、后上部鼻中隔，以及上鼻甲和中鼻甲的内侧。传统的 Binostril EEA 需要切除两个筛板，并且经常破坏鼻腔顶部的隐匿性嗅觉上皮，这些操作的结果导致嗅觉丧失。

为了解决这个问题，临床已研究出鼻中隔移位经单侧筛板的手术入路。应用这种手术方法嗅觉上皮仅在一侧被破坏，因此嗅觉得以保留（图 2.2）。然而，选择最合适的手术患者才是保留嗅觉成功的关键，对于双侧起源的 OGM 必须打开两个筛板，从而破坏了双侧的嗅觉（图 2.3）。对于考虑要保留嗅觉的患者，必须满足以下条件：肿瘤必须小于 3cm，为单侧筛板内起源，并且具有完整的对侧嗅觉功能。对于符合这些标准的患者，应采用经同侧筛板入路进行 OGM 切除，并通过鼻中隔移位来保留对侧鼻上皮黏膜。

选择入路

我们这例患者，虽然需要进行 Simpson Ⅰ 级切除，但也符合要保留嗅觉的标准。肿瘤体积很小，仅附着在右侧筛板上，最重要的是她的嗅觉功能仍部分保留完好。基于这些原因，采取经单侧筛板入路鼻中隔移位手术是治疗的首选方法。

问题
1. 对本例患者如何在硬膜内外小心操作才能保留嗅觉？
2. 腰大池引流对预防该患者术后 CSF 漏是否有作用？

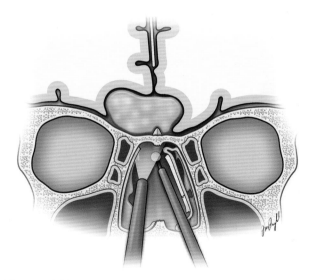

图 2.2 内镜下经单侧筛板入路示意图。颅外阶段保留左侧黏膜，颅内阶段保护嗅球和嗅神经，从而可能保留嗅觉

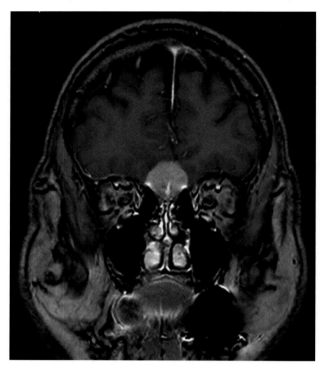

图 2.3 另一患者冠状位 MRI，显示双侧起源的嗅沟脑膜瘤延伸至双侧筛窦内

■ 技术描述

患者在手术台上取仰卧位，头架固定头部轻度后仰。术前通过层厚 1mm MRI 轴位增强扫描用于神经导航手术（美敦力电磁融合 ENT 手术导航系统，Louisville，CO）。将浸泡羟甲唑啉的棉条填塞双侧鼻腔 5min 准备鼻腔手术（参见"入路三要素"）。

将鼻中隔黏膜瓣移向右侧鼻咽，以便稍后用于重建颅底缺损。鼻中隔移位技术有利于双鼻孔四手操作，同时可保留对侧的嗅觉上皮。采用左侧半冠状切口，从鼻中隔上小心分离嗅觉上皮，包括位于筛骨垂直板和嗅窝的黏膜上皮，这样就可保留嗅觉神经元的输入。切除中间和上半部分的鼻中隔软骨和骨，通过双侧鼻孔进到右侧筛板。切除右侧中鼻甲和打开筛窦气房扩大手术视野范围（参见"手术设置"）。

入路三要素
通道：鼻内。
开颅手术：无（不适用）。
改良：鼻中隔移位。

体位：仰卧位。

切开：经鼻入路制备鼻黏膜瓣。

骨瓣打开：右侧筛板。

硬膜切开：肿瘤基底硬脑膜。

使用 Sonopet 骨刀（Stryker，Kalamazoo，MI）切除右侧筛板。从内侧开始并横向磨除骨质，暴露位于肿瘤外侧下方的硬脑膜。使用带角度磨头修整筛板内缘，避免损伤对侧嗅球/束。

筛前动脉是 OGM 的主要供血来源，将其与肿瘤基底及其周围硬脑膜同时电凝，实现手术早期阻断肿瘤血供，这也是较开颅手术具有的一个优势。然后用硬脑膜刀沿肿瘤周围锐性切开硬脑膜。

打开硬脑膜后，即在肿瘤中心使用 Sonopet 骨刀切除肿瘤。经过充分内部减瘤，用双手操作技术将肿瘤囊壁从周围的额眶皮质中游离出来，将小块薄脑棉放入分离平面（图 2.4a）。锐性切断从中线延伸到对侧的肿瘤基底部硬脑膜，显露对侧的嗅束和眶额动脉（图 2.4b）。必须仔细保存该嗅束及其周围的蛛网膜平面，以维持其微血管的血供（图 2.4c）。将肿瘤包膜推移至右侧，并使用锐性分离的解剖方法将其从皮层分离出来（图 2.4d）。

充分止血后即进行多层修复封闭颅底。有经验的术者偏好使用 PDS 板（KLS Martin，Jacksonville，FL）和人工硬脑膜 DuraGen（Integra LifeSciences Corporation，Plainsboro，NJ）补片密封修复。然后将手术开始时制备的同侧鼻中隔黏膜瓣放置在颅底缺损处。移位的鼻中隔解剖复位，并缝合左侧半冠状切口。随附本例手术剪辑视频（视频 2.1）。

1. 作为外科医生，我们必须高度重视 OGM 手术与失嗅之间的关系。通过 UPSIT 进行嗅觉评估可以客观地评估嗅觉，对选择手术治疗体积小的 OGM 患者，除了要进行 Simpson Ⅰ级切除手术外，还必须考虑嗅觉功能的保留。采用单鼻孔入路联合鼻中隔移位、保留对侧上皮和经肿瘤侧筛板入路的方法进行手术，事实证明可以保留嗅觉。

2. 一旦进入硬膜内，不仅要保护嗅觉，而且还要保护所有的神经功能完好无损。要求双手操作，仔细小心地分离神经血管结构，同时要保护好蛛网膜界面，这样可以最大限度地降低损伤眶额动脉、皮质及对侧嗅球和嗅束的风险。

3. 颅底缺损的多层重建对于避免术后脑脊液漏出至关重要。

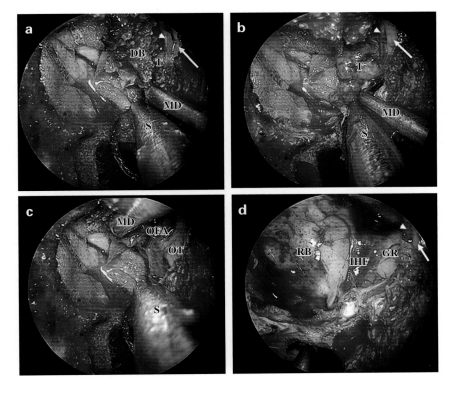

图 2.4 术中图像。（a）右侧鼻孔入路基底硬脑膜切除。（b）从对侧嗅束分离肿瘤。（c）嗅束周围完整的蛛网膜平面。（d）切除后完整无损的神经血管束。DB. 硬脑膜基底；GR. 对侧直回；IHF. 左右大脑半球间；MD. 显微解剖刀；RB. 肿瘤残腔；S. 吸引头；T. 肿瘤；箭头指示对侧嗅神经束（OT）；箭头尖指示对侧眶额动脉（OFA）

■ 术后情况

本例患者术后恢复过程很简单，Simpson I 级切除后复查 MRI 显示无肿瘤残留（图 2.5）。术后 6 个月进行门诊内镜检查，左鼻腔黏膜内膜没有断裂的迹象，右侧鼻中隔黏膜瓣处于愈合阶段（图 2.6）。

■ 可能的并发症及相应处理

该手术潜在的并发症包括与硬膜内病变的任何 EEA 相关的并发症，尤其是发生 CSF 漏。通过多层颅底重建和应用带血管蒂的黏膜瓣，可以避免术后进行腰大池引流。患者术后应放在重症监护病房（ICU）进行神经系统监测和静脉使用地塞米松，标准剂量为每 6h 4mg，持续 24~48h，具体用量取决于术前脑水肿严重程度。

应用鼻中隔皮瓣手术后的检查，最好不要尝试通过刺激性试验（如储层试验）来诱发 CSF 漏出。这有时会导致鼻中隔黏膜瓣和其他修复组织物移位，引起本应尽量避免的非常严重的 CSF 漏发生。如果已采取了所有预防措施但术后仍存在明显的 CSF 鼻漏，则应将患者送手术室检查颅底封闭情况，将鼻中隔皮瓣重新复位。切勿放置腰穿引流管或脑室外引流管，因为这可能会导致气颅。

经硬膜内镜手术后 48~72h 内常规使用广谱三联抗生素。这是基于一个假设，即脑膜炎最有可能发生于经鼻硬膜内手术、鼻腔填塞和既有鼻窦疾病的情况。

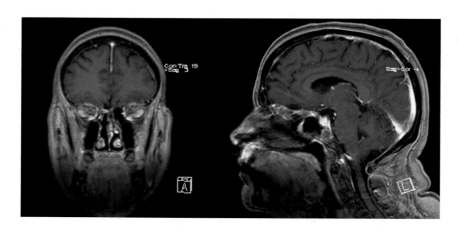

图 2.5 术后冠状位（左）和矢状位（右）MRI 显示肿瘤 Simpson I 级切除

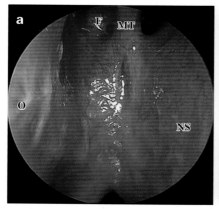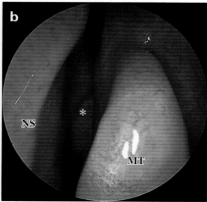

图 2.6 术后 6 个月内镜检查图像。（a）右侧鼻腔 30°镜下显示手术切口瘢痕愈合。（b）左侧鼻腔包括嗅裂在内外观正常（＊）。F. 额窦；MT. 部分切除的中鼻甲；NS. 鼻中隔；O. 眶

观点

Michael C. Huang

■ 概述

OGM 仅占颅内脑膜瘤的 10%，由于其比较少见和在发展过程中临床表现比较隐匿，通常仅在显著增大后才被发现，实际上手术时肿瘤平均大小为 4.46~5.4cm。毫无疑问，头痛、视力下降、精神异常是最常见的相关症状，其中包括嗅觉障碍。虽然手术切除 OGM 可以改善视力、认知和心理功能障碍，但手术不能恢复失去的嗅觉，也很少能改善嗅觉功能障碍。即使在手术过程中保持了嗅神经束的解剖完整性，也无法保证有功能性的嗅觉。

在上一节中，对如何保留完整嗅觉的手术进行了充分的讨论，但对更多常见情况下的 OGM 该如何手术呢？比如对于已没有嗅觉的患者，现已有很多个手术入路被报道用于完全切除肿瘤和切除相关的硬脑膜及受浸润增生的骨质，这些入路包括单额和双额开颅额下入路、经翼点开颅侧裂入路和经颅底入路等。最近有几位作者报道了应用 EEA 入路切除肿瘤，和往常一样，根据肿瘤大小选择合适的入路对手术成功和减少并发症至关重要。

■ 病例介绍

一名 43 岁男性，因进行性视力减退 8 个月就诊于神经外科。患者和他的妻子都注意到同期伴有认知和记忆障碍。检查中发现他患有严重的视力缺损，左眼仅有光感，右眼视力明显下降。脑部 MRI 显示前颅底脑外肿物，大小为 7.5cm×7.5cm×6.5cm，考虑为 OGM（图 2.7）。

■ 解剖和治疗考量

MRI 显示肿瘤占据了整个前颅底，从额窦的内缘一直延伸至鞍结节（图 2.7）。视交叉已被推移至下后方。这个特征可将 OGM 与前颅底其他脑膜瘤（如鞍结节脑膜瘤）区分开来，后者通常会抬高视交叉。肿瘤从中线方向生长，对称地挤压推移两侧额叶（图 2.8）。肿瘤内有大量的流空效应，特别是在

筛板水平，脑血管造影证实了肿瘤血供丰富，通过双侧前、后筛动脉和惯有的脑膜动脉供血（图 2.9）。大脑前脑动脉向上方移位，CT 扫描显示筛板和鸡冠骨质增生，但筛窦未见肿瘤侵蚀。

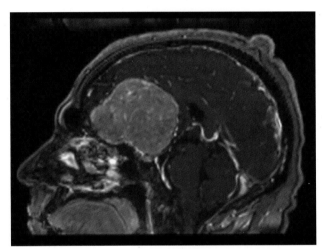

图 2.7 术前 MRI 显示，从前颅底起源符合嗅沟脑膜瘤征象的 7.5cm×7.5cm×6.5cm 明显强化肿瘤。肿瘤前界紧贴额窦内缘，后界延伸到鞍背后方，但没有侵入筛窦

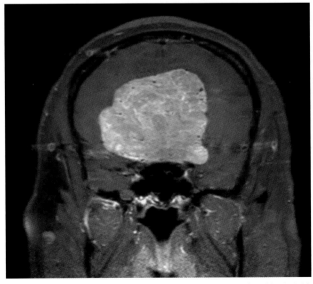

图 2.8 术前 MRI 显示，肿瘤从中线向上生长并比较对称地向两侧扩展

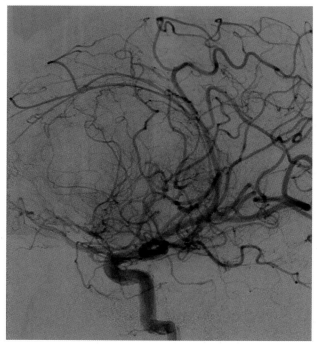

图2.9 术前脑血管造影。右侧颈内动脉造影显示前颅底有大片病变血管。筛窦供血动脉增粗，大脑前动脉移位至后上方

入路选择

考虑到肿瘤的大小和患者有进行性视力减退，选择进行手术切除指征明确。传统上推荐采用双额开颅额底前入路来手术治疗较大的OGM。双额开颅术可以提供几乎全方位的肿瘤暴露，并且可以很好地显露前颅底，从而可以在早期阻断筛窦动脉供血，完全切除增生病变骨质，并直接进行颅骨重建。但与其他OGM手术入路相比，双额开颅手术与威胁生命的并发症（如严重脑水肿和术后出血）风险增加相关。这可能是双额开颅时横断上矢状窦前1/3导致的结果，通常这被认为是无害的。此外，即使经额叶开颅前界切口在眶缘上方尽可能低的位置，仍可能需要牵拉额叶以便在骨窗边缘下方进行手术操作。包括脑室穿通性腔形成的额叶改变，更多见于双额入路手术后的影像学检查中。双额开颅手术的其他缺点还包括视交叉和大脑前动脉暴露较晚、额窦被打开、有脑脊液漏风险，以及肿瘤延伸至鞍结节下方导致手术盲区。

单侧翼点开颅入路虽然最初用于中小型肿瘤，但也有一些作者报道应用于大型OGM的Simpson I级和II级切除。通过前外侧入路暴露肿瘤，可以早期从基底池释放脑脊液促进脑部塌陷，从而减轻对额叶的牵拉。在切除肿瘤早期时就可将视通路和床突段颈内动脉暴露出来，并通过电凝横断前颅底肿瘤基底附着处来阻断肿瘤血供。从单侧入路切除肿瘤，无须横断上矢状窦，仅需处理同侧额叶和嗅束即可。翼点入路的挑战包括相对狭窄的手术角度、眶顶高而且表面凹凸不平导致部分手术视野受阻挡，以及暴露对侧肿瘤和肿瘤包膜上方的大脑前动脉存在不足。

通过颅底操作技术的应用和骨窗开口的改良可扩展经双额开颅和经翼点开颅的手术入路。增加颅底骨质截骨，如单侧或双侧眼眶截骨，可为颅底提供更多操作空间，缩短了至肿瘤的工作距离，拓宽了手术角度，尤其是扩大了至肿瘤上部的暴露，最大限度地减少了对大脑的牵拉。广泛的颅底截骨和经面部入路手术利于累及筛窦、鼻腔及侵犯骨质的肿瘤根治性切除。这些优势必须平衡好与之相关增加的手术复杂性和手术时间，以及更高的脑脊液漏风险。

内镜技术的最新发展已大大扩展了颅底外科医生使用的手术设备。行EEA进行OGM切除可以充分暴露颅底，而且手术早期就能处理肿瘤基底供血，以及肿瘤浸润的骨质和硬脑膜。从下方直视神经血管结构，从而可达到对大脑最小影响的肿瘤安全手术切除。然而，应用内镜技术切除大的肿瘤，尤其是明显向侧方扩展的肿瘤仍然具有挑战性。与开颅手术相比，大型OGM内镜手术切除与肿瘤残留分期手术发生率高和肿瘤全切除率低明显相关。此外，即使应用鼻中隔黏膜瓣来修复颅底，EEA术后并发脑脊液漏仍是个问题。

选择入路

对本例患者，考虑到肿瘤较大且明显向两侧眶顶和上方生长，大脑前动脉被肿瘤推挤于肿瘤最上方，因此决定采用双额开颅和双侧眼眶截骨术的额底手术入路。为避免因在眼眶上方进行额骨开颅可能导致的外观受损，以及简化颅底的修复步骤，计划采用整体单一骨瓣经额底入路（图2.10）。

■ 技术描述

全身麻醉后放置腰大池引流管。患者仰卧，颈部轻度屈曲。做双冠状头皮切口，制备骨膜瓣并保护起来。从眶上孔游离眶上神经血管束，并从双侧眶顶部解剖游离眶骨膜。在双侧MacCarty关键孔处钻孔，在对应后方横跨中线两侧处钻两个孔。将上矢状窦与颅骨充分分离后连接这4个关键孔。使用铣刀先从MacCarty关键孔的眼眶部分开始，铣开双侧眶缘，向下切入额颞缝的水平［图2.11中（1）］。

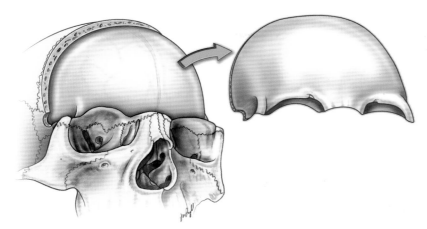

图2.10　整体单一骨瓣经额底入路开颅术示意图

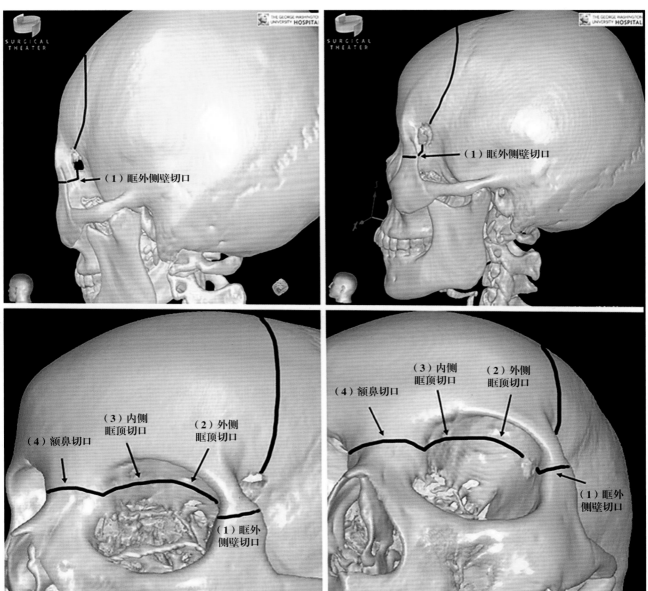

图2.11　虚拟的整体单一骨瓣经额底入路成形切线示意图，显示从MacCarty关键孔钻孔开始后侧、侧面、前侧及前面的截骨线。（1）眶外侧壁切口；（2）外侧眶顶切口；（3）内侧眶顶切口；（4）额鼻切口（文中有详细说明）

在保护眶周并略微下压眼球的情况下，使用小号骨凿从 MacCarty 关键孔开始，在眶内居中凿开外侧眶顶［图 2.11 中（2）］。使用同号骨凿在保护好眶骨膜情况下，在眶内沿着上方和中线方向凿开内侧眶顶［图 2.11 中（3）］。这些切口切开是在平额鼻骨缝平面进行的。最后使用一个带向上 30° 角直形护罩的侧向切割钻，在眦韧带上方沿额鼻骨缝切开，将双侧眶内切口连接［图 2.11 中（4）］。额骨连同眶顶作为一个单一骨瓣被掀起。

辨认鸡冠并将其切除，在眶内切除肿瘤并辨认和分离筛窦动脉。通过腰大池置管引流脑脊液促进大脑塌陷，将额叶硬脑膜从前颅底分离并电凝穿支血管。在额极上方打开硬脑膜，结扎上矢状窦。

双侧额叶被肿瘤挤压向后上方移位，但在肿瘤与额叶之间存在一个蛛网膜平面。肿瘤沿着其附着处长入颅底。尽管早期已阻断了筛骨的血供，但肿瘤血供仍丰富。瘤内切除肿瘤并逐渐分离肿瘤包膜。视神经因肿瘤压迫而变平变薄，但蛛网膜平面保留完整（图 2.12）。仔细保护好前交通动脉复合体、远端大脑前动脉及其穿支孔。在将它们分离之前，先追溯来自大脑前动脉终止于肿瘤之内的肿瘤供血血管。这显著减少了肿瘤的出血，且降低了对剩余肿瘤的切除难度。切除前颅底受侵犯的硬脑膜，并用金刚钻头将其下面增生的骨质磨除。

颅底硬脑膜缺损用补片修复，硬脑膜以水密方式缝合。额鼻窦残腔用自体肌肉及预先制备的颅骨瓣膜反折于颅底来填塞，并将其固定在额底硬脑膜上。骨瓣上的额窦去除黏膜并将其颅骨化。将骨瓣复位固定，注意不要压迫颅骨瓣膜。

■ 术后管理

术后患者在 ICU 监测。腰大池引流管保持夹闭，直到证实没有 CSF 漏时才拔除。术后 MRI 显示肿瘤完全切除，术后 30 个月的随访影像未见复发（图 2.13）。术后 6 个月患者的视力提高到 20/20 OD 和 20/30 OS。他的认知障碍已完全消失并恢复全职工作。

■ 点评

自 1887 年 Francis Durante 首先报道第一例成功手术以来，OGM 的手术治疗已有了长足发展。显微外科手术、颅底手术入路和内镜技术的发展极大地扩展了现代神经外科医生的手术选项，然而 OGM 的治疗仍然具有挑战性，因为在发现时大多数患者的肿瘤都比较大，这增加了神经血管受累和发生术后并发症的可能性。肿瘤全切除是预防复发的关键因素。目前尚无单一的最佳手术方法，各种手术方法、方式的选择应被视为是互为补充，而不是相互排斥。其中一个选项是分阶段手术，特别是第一阶段在内镜下进行，可通过筛板切除阻断肿瘤血供。内部减

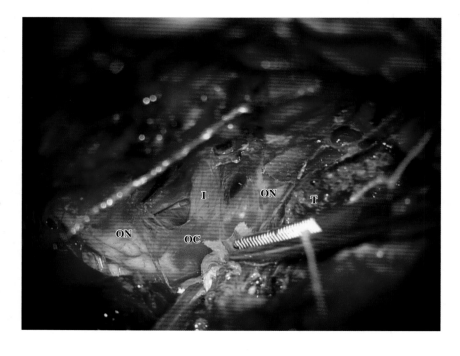

图 2.12 术中照片显示从视通路分离切除肿瘤。I. 漏斗部；OC. 视交叉；ON. 视神经；T. 肿瘤

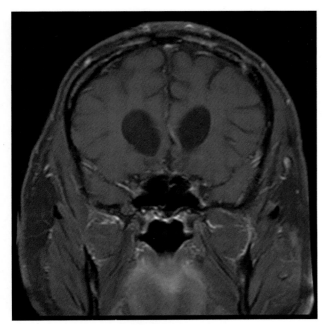

图 2.13　术后 30 个月 MRI 复查，未见肿瘤复发

瘤也将在此阶段完成，而通常担心术后出血的问题可通过进入肿瘤之前阻断肿瘤血供而解决。开颅手术为第二阶段，目的是"微创"，这可通过在第一阶段完成的肿瘤血供阻断得以实现。从理论上讲，在这种多方向、分阶段的手术方案中，我们的患者可能会选择"锁孔入路"手术，而不会选择大型基底入路手术。

■ 参考文献

[1] Aguiar PH, Tahara A, Almeida AN, et al. Olfactory groove meningiomas: approaches and complications. J Clin Neurosci 2009;16(9):1168–1173.

[2] Babu R, Barton A, Kasoff SS. Resection of olfactory groove meningiomas: technical note revisited. Surg Neurol 1995;44(6):567–572.

[3] Ciurea AV, Iencean SM, Rizea RE, Brehar FM. Olfactory groove meningiomas: a retrospective study on 59 surgical cases. Neurosurg Rev 2012;35(2):195–202, discussion 202.

[4] de Almeida JR, Carvalho F, Vaz Guimaraes Filho F, et al. Comparison of endoscopic endonasal and bifrontal craniotomy approaches for olfactory groove meningiomas: a matched pair analysis of outcomes and frontal lobe changes on MRI. J Clin Neurosci 2015;22(11):1733–1741.

[5] Doty RL, Shaman P, Kimmelman CP, Dann MS. University of Pennsylvania Smell Identification Test: a rapid quantitative olfactory function test for the clinic. Laryngoscope 1984;94(2 Pt 1):176–178.

[6] Downes AE, Freeman JL, Ormond DR, Lillehei KO, Youssef AS. Unilateral tailored fronto-orbital approach for giant olfactory groove meningiomas: technical nuances. World Neurosurg 2015;84(4):1166–1173.

[7] Effendi ST, Rao VY, Momin EN, Cruz-Navarro J, Duckworth EAM. The 1-piece transbasal approach: operative technique and anatomical study. J Neurosurg 2014;121(6):1446–1452.

[8] Feiz-Erfan I, Spetzler RF, Horn EM, et al. Proposed classification for the transbasal approach and its modifications. Skull Base 2008;18(1):29–47.

[9] Gardner PA, Kassam AB, Thomas A, et al. Endoscopic endonasal resection of anterior cranial base meningiomas. Neurosurgery 2008;63(1):36–52, discussion 52–54.

[10] Gazzeri R, Galarza M, Gazzeri G. Giant olfactory groove meningioma: ophthalmological and cognitive outcome after bifrontal microsurgical approach. Acta Neurochir (Wien) 2008;150(11):1117–1125, discussion 1126.

[11] Jang J, Lim J, Chang K, et al. A comparison of INNOVANCE® PFA P2Y and VerifyNow P2Y12 assay for the assessment of clopidogrel resistance in patients undergoing percutaneous coronary intervention. J Clin Lab Anal 2012;26(4):262–266.

[12] Jang W-Y, Jung S, Jung T-Y, Moon K-S, Kim I-Y. Preservation of olfaction in surgery of olfactory groove meningiomas. Clin Neurol Neurosurg 2013;115(8):1288–1292.

[13] Khan OH, Krischek B, Holliman D, et al. Pure endoscopic expanded endonasal approach for olfactory groove and tuberculum sellae meningiomas. J Clin Neurosci 2014;21(6):927–933.

[14] Komotar RJ, Starke RM, Raper DMS, Anand VK, Schwartz TH. Endoscopic endonasal versus open transcranial resection of anterior midline skull base meningiomas. World Neurosurg 2012;77(5-6):713–724.

[15] Koutourousiou M, Fernandez-Miranda JC, Wang EW, Snyderman CH, Gardner PA. Endoscopic endonasal surgery for olfactory groove meningiomas: outcomes and limitations in 50 patients. Neurosurg Focus 2014;37(4):E8.

[16] Liu JK, Christiano LD, Patel SK, Tubbs RS, Eloy JA. Surgical nuances for removal of olfactory groove meningiomas using the endoscopic endonasal transcribriform approach. Neurosurg Focus 2011;30(5):E3.

[17] Mukherjee S, Thakur B, Corns R, et al. Resection of olfactory groove meningioma—a review of complications and prognostic factors. Br J Neurosurg 2015;29(5):685–692.

[18] Nakamura M, Struck M, Roser F, Vorkapic P, Samii M. Olfactory groove meningiomas: clinical outcome and recurrence rates after tumor removal through the frontolateral and bifrontal approach. Neurosurgery 2007;60(5):844–852, discussion 844–852.

[19] Nanda A, Maiti TK, Bir SC, Konar SK, Guthikonda B. Olfactory groove meningiomas: comparison of extent of frontal lobe changes after lateral and bifrontal approaches. World Neurosurg 2016;94:211–221.

[20] Obeid F, Al-Mefty O. Recurrence of olfactory groove meningiomas. Neurosurgery 2003;53(3):534–542, discussion 542–543.

[21] Pallini R, Fernandez E, Lauretti L, et al. Olfactory groove meningioma: report of 99 cases surgically treated at the Catholic University School of Medicine, Rome. World Neurosurg 2015;83(2):219–31.e1, 3.

[22] Ramakrishnan VR, Suh JD, Chiu AG, Palmer JN. Septal dislocation for endoscopic access of the anterolateral maxillary sinus and infratemporal fossa. Am J Rhinol Allergy 2011;25(2):128–130.

[23] Romani R, Lehecka M, Gaal E, et al. Lateral supraorbital approach applied to olfactory groove meningiomas: experience with 66 consecutive patients. Neurosurgery 2009;65(1):39–52, discussion 52–53.

[24] Rosen MR, Rabinowitz MR, Farrell CJ, Schaberg MR, Evans JJ. Septal transposition: a novel technique for preservation of the nasal septum during endoscopic endonasal resection of olfactory

groove meningiomas. Neurosurg Focus 2014;37(4):E6.

[25] Rosen SAB, Getz AE, Kingdom T, Youssef AS, Ramakrishnan VR. Systematic review of the effectiveness of perioperative prophylactic antibiotics for skull base surgeries. Am J Rhinol Allergy 2016;30(2):e10–e16.

[26] Schroeder HWS. Indications and limitations of the endoscopic endonasal approach for anterior cranial base meningiomas. World Neurosurg 2014;82(6, Suppl):S81–S85.

[27] Schwartz TH. Should endoscopic endonasal surgery be used in the treatment of olfactory groove meningiomas? Neurosurg Focus 2014;37(4):E9–E15.

[28] Simpson D. The recurrence of intracranial meningiomas after surgical treatment. J Neurol Neurosurg Psychiatry 1957;20(1):22–39.

[29] Solero CL, Giombini S, Morello G. Suprasellar and olfactory meningiomas. Report on a series of 153 personal cases. Acta Neurochir (Wien) 1983;67(3-4):181–194.

[30] Spektor S, Valarezo J, Fliss DM, et al. Olfactory groove meningiomas from neurosurgical and ear, nose, and throat perspectives: approaches, techniques, and outcomes. Neurosurgery 2005;57(4, Suppl):268–280, discussion 268–280.

[31] Tagle P, Villanueva P, Torrealba G, Huete I. Intracranial metastasis or meningioma? An uncommon clinical diagnostic dilemma. Surg Neurol 2002;58(3-4):241–245.

[32] Turazzi S, Cristofori L, Gambin R, Bricolo A. The pterional approach for the microsurgical removal of olfactory groove meningiomas. Neurosurgery 1999;45(4):821–825, discussion 825–826.

[33] Van Gompel JJ, Frank G, Pasquini E, Zoli M, Hoover J, Lanzino G. Expanded endonasal endoscopic resection of anterior fossa meningiomas: report of 13 cases and meta-analysis of the literature. Neurosurg Focus 2011;30(5):E15.

[34] Welge-Luessen A, Temmel A, Quint C, Moll B, Wolf S, Hummel T. Olfactory function in patients with olfactory groove meningioma. J Neurol Neurosurg Psychiatry 2001;70(2):218–221.

[35] Yao CM, Kahane A, Monteiro E, Gentili F, Zadeh G, de Almeida JR. Preferences and utilities for health states after treatment of olfactory groove meningioma: endoscopic versus open. J Neurol Surg B Skull Base 2017;78(4):315–323.

[36] Youssef AS, Sampath R, Freeman JL, Mattingly JK, Ramakrishnan VR. Unilateral endonasal transcribriform approach with septal transposition for olfactory groove meningioma: can olfaction be preserved? Acta Neurochir (Wien) 2016;158(10): 1965–1972.

第三章　鼻咽部和翼腭窝

Lilun Li, Ameet Singh

郝少才 / 译

关键词：青少年鼻咽血管纤维瘤，内镜，翼腭窝，颞下窝，Caldwell-Luc 上颌骨切开术

■ 病例介绍

患者，男，26 岁，鼻塞和左侧鼻衄病史 1 个月。患者无鼻部外伤及鼻窦炎的病史。鼻腔盐水、类固醇喷雾剂和口服抗组胺药均无法缓解其阻塞症状。内镜检查中发现有一个纤维样肿块充满左侧鼻腔。颌面部计算机断层扫描（CT）（图 3.1）显示左鼻腔内有一巨大肿块，延伸至同侧鼻旁窦和中央颅底。磁共振成像（MRI）增强扫描提示肿瘤为高血供性肿块（图 3.2d~f）。

> **问题**
>
> 1. 对于 26 岁男性患者的鉴别诊断，肿块是否需要进行活检？
> 2. 内镜检查中有哪些特征有助于诊断？
> 3. 肿块生长的起源部位及扩散部位是什么区域？

■ 诊断和评估

在年轻患者中，单侧鼻窦肿块引起鼻塞和鼻衄的鉴别诊断很广泛。主要的鉴别诊断包括：内翻性乳头状瘤、青少年鼻咽血管纤维瘤（JNA）、上颌窦及后鼻孔息肉、血管瘤和淋巴瘤。尽管不能排除血管瘤的可能性，但患者伴有鼻衄，以及影像学上发现的局部浸润性和高血供性肿块，使得 JNA 成为最可能的诊断。

JNA 是鼻咽部最常见的良性肿瘤，几乎只见于青少年男性。尽管对肿瘤确切的起源部位仍有一些争议，但这些病变倾向于从蝶腭孔起源，并向前生长到鼻腔和向后生长到鼻咽部。它们可能向一侧生长到翼腭窝（PPF），通过翼上颌裂进入颞下窝（ITF），或向后生长到内侧翼板。较少见的是，这些局部侵袭性肿瘤可以通过翼腭窝（PPF）和眶下裂生长到眼眶，或通过内侧翼板生长到颅中窝。如果蝶窦被侵蚀，海绵窦和垂体也可能受累。在临床上，这些肿瘤表现为单侧鼻塞和鼻衄，在内镜检查中，通常可以看到鼻腔内有光滑的、分叶状的红色或淡蓝色的高血供病变。CT 上常显示上颌窦后壁呈弓形（Holman-Miller 征），翼腭窝（PPF）增宽，颅底骨质侵蚀或重塑，以及鼻中隔的偏移。在 MRI 上，JNA 增强明显，T2 上常常显示明显的血管流空影。这两个特点都表明肿瘤的血供较丰富。

鉴于其典型的临床表现和影像学表现，严重的出血风险 JNA 的活检是有争议的。普遍的共识是，在高度怀疑出血风险很大的情况下，活检是不必要

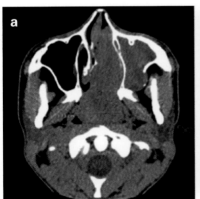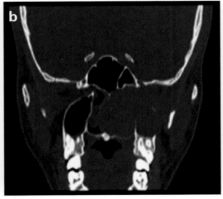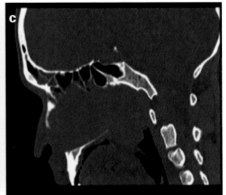

图 3.1 颌面部 CT。（a）轴位软组织窗 CT 显示一个 7.9cm×3.7cm 的肿块从鼻腔延伸到鼻咽部、翼腭窝和左上颌窦。（b）冠状骨窗 CT 显示上颌窦后壁和内侧壁的侵蚀，以及左侧翼板的破坏。（c）矢状面骨窗 CT 显示肿瘤没有明显侵入颅底

的。但一些外科医生仍然主张进行治疗前的活检以避免在不典型的临床表现中误诊为鼻窦恶性肿瘤。单纯纤维瘤/血管瘤（SFT）虽然罕见，但由于远处转移率高达 15% 左右，必须在鉴别诊断中予以考虑。这些肿瘤最常见于中年患者且没有明显的性别差异。区分 JNA 和 SFT 的一条线索是，后者在内镜下看起来更像纤维样而不是红斑样。

我们的患者有一个不典型的 JNA 表现。首先，患者的年龄超过了 JNA 常见的年龄上限，据报道，其平均年龄为 15 岁。此外，最初的内镜检查发现了一个纤维样的鼻腔内肿块，不符合 JNA 典型的光滑、红色或淡蓝色血管样的外观。因此，该患者接受了鼻腔肿块活检。他没有任何出血性并发症，结果显示：有薄壁血管的血管增生，同时还有纤维胶原基质，没有看到有丝分裂活动或细胞学不典型性。这些结果都提示了对 JNA 的诊断。

■ 解剖和治疗考量

一旦确诊，JNA 最常见的治疗方法是手术切除，目标是完全切除并尽量减少外观上的缺陷。考虑到这一目标，我们对该肿瘤的解剖结构进行了详细的回顾。肿瘤占据了左侧鼻腔和鼻咽部并延伸至左侧上颌窦、PPF 和 ITF（图 3.2）。在 CT 骨窗像上（图 3.1b、c），肿块侵蚀并部分破坏了左侧翼板，以及上颌窦的后壁和内壁。然而颅中窝底没有被侵蚀的迹象。

ITF 是颅中窝底下的解剖间隙（图 3.3）。前方它被上颌窦后壁（PWMS）的外侧部分所限制，其内侧壁由翼板外侧形成。ITF 包含翼状肌、上颌动脉、翼状静脉丛和 V3 的分支。通过翼上颌裂，ITF 与位于其内侧的 PPF 相通（图 3.4）。

PPF 是一个倒金字塔形的结构，位于 PWMS 的内侧部分后面。它的内侧与腭骨相连，后侧与翼板相连。它的顶点，也就是它的最下端是腭大管。PPF 的内容物包括翼腭神经节、V2、眶下神经和翼管神经（图 3.5）。

根据 JNA 与其周围的解剖结构之间的关系，目前有多种分期方法。Sessions 等提出的早期 JNA 分期方法之一是基于局部肿瘤的扩展程度而不是仅仅基于 JNA 肿瘤的大小。Radkowski 等提出了一个修订

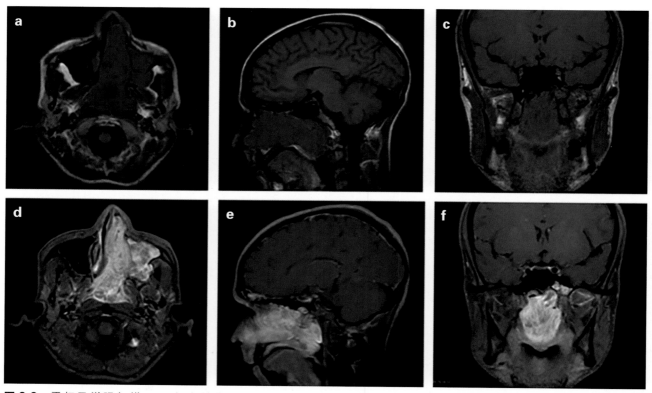

图 3.2 平扫及增强扫描 MRI。（a）轴位、（b）矢状位和（c）冠状位的对比 T1 加权 MRI 显示肿块呈分叶状，大小约 8.5cm×5.0cm×4.5cm。肿块从左侧鼻腔和鼻咽部延伸至左侧上颌窦后壁和内侧壁以及左侧翼板并延伸至左侧上颌窦、翼腭窝和颞下窝。同一角度下的 T1 加权 MRI（d~f）显示中心不规则的不均匀增强

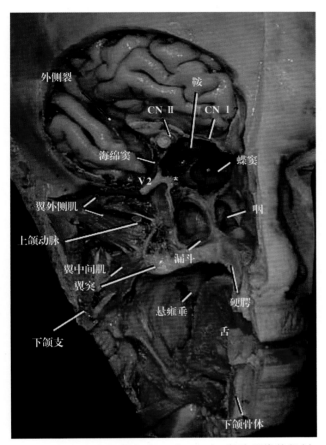

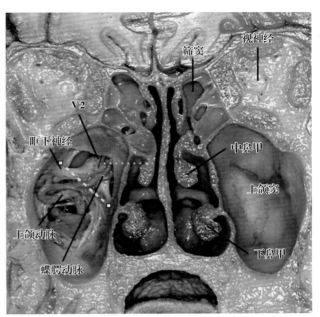

图3.4 颅底，冠状视图。右侧上颌窦的后壁被切除，暴露颞下窝外侧，翼腭窝中部。白色虚线是这两者的分界线。三叉神经的上颌支（V2）通过圆孔到达上颌窦的上壁，成为眶下神经。上颌动脉在颞下窝绕行，进入翼腭窝成为末端分支。黄色虚线标示出中鼻甲尾部的轴线和翼腭孔的关系

图3.3 颞下窝和翼腭窝（IFT 和 PPF）。鼻腔后缘的解剖。眼眶已被切除至顶壁，上颌窦壁、鼻中隔和部分腭部已被切除。包含翼腭神经节（＊）的 PPF 和 IFT，以及与上颌窦后壁有关的结构都已暴露。蝶窦已被打开。颅前窝和颅中窝已暴露，部分舌、下颌骨冠突及主体已被切除。在鼻后孔水平上，鼻腔的外侧毗邻结构包括 PPF 和 IFT

（ICA）、视神经或动眼神经的肿瘤的发病率很高，因此部分切除并辅以放疗是值得考虑的。

入路选择

　　各种开放性手术入路可以实现充分的手术暴露以便于完全切除肿瘤，同时减少术中出血量。经翼腭窝入路可用于切除局限于鼻咽和鼻腔的肿瘤，而经翼腭窝和经鼻联合入路可切除横向生长到 PPF 和（或）上颌窦的肿瘤。研究发现，这种联合入路可以有效地治疗 Radkowski Ⅰ B 期或以下期的肿瘤且复发率极低。经翼腭窝入路肿瘤切除术的风险包括发生腭裂和口鼻瘘。此外，还会带来面部畸形和眶下神经损伤导致的麻痹的额外风险。

　　延伸至上唇黏膜的鼻侧切开术在更大范围切除肿瘤的应用中得到了青睐。这种方法可以到达鼻内侧结构（如鼻腔和鼻咽）以及外侧结构（如上颌窦、PPF、翼颌窝和颞下窝）。除了鼻部瘢痕影响美观外，鼻侧切开术的其他风险包括眶下神经分布的面部麻痹和切口上部带来的泪腺损伤。

　　为了解决鼻侧切开术带来的外观畸形问题，我们使用了面中部翻揭术；其鼻内和唇下切口提供了

的分期方法，目前比较流行，它区分了孤立的颅底侵蚀和带有广泛的颅内和（或）硬膜的侵蚀。两种 JNA 分期方法都旨在指导手术完全切除所需的手术暴露程度以及无法切除的肿瘤对放射治疗的需求（表3.1）。

　　由于 JNA 被认为起源于蝶腭孔，因此所有的手术方法都应该能够暴露这个解剖标志且需要向鼻咽和鼻腔的前部和中部暴露。因为这些结构在肿瘤生长的自然过程中早期就会受累。外侧面暴露通常是必要的，因为据报道，JNA 生长到 PPF 的发生率为 26%~100%，进一步生长到 ITF 的发生率为 20%~54%。另据报道，颅内受累的发生率为 10%~20%，但这些肿瘤的手术暴露程度取决于肿瘤的侵袭程度和颅内结构的受累程度。涉及颈内动脉

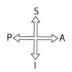

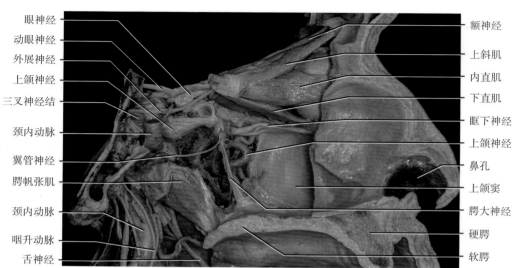

图 3.5 矢状面尸体解剖，左翼腭窝（PPF）的内侧视图。颈内动脉海绵部分的一段已被切除，暴露海绵窦的神经。PPF 已被打开，大部分翼状突被切除。内听道已被切除

表 3.1 青少年鼻咽血管纤维瘤的分类

Sessions 等，1981 年		Radkowski 等，1996 年	
ⅠA	限于后鼻腔和（或）鼻咽穹隆	ⅠA	限于鼻腔和（或）鼻咽穹隆
ⅠB	侵入到一个或多个鼻窦	ⅠB	侵入到一个或多个鼻窦
ⅡA	通过蝶腭孔进入翼腭窝的极少量侵入	ⅡA	极少侵入至翼腭窝
ⅡB	完全占据翼腭窝，使上颌窦后壁移位，上颌动脉分支向外侧/前移位，有或无眶骨侵蚀	ⅡB	完全占据翼腭窝，伴或不伴有眶骨侵蚀
ⅡC	经颞下窝到脸颊部	ⅡC	颞下窝有/或无脸颊部或翼板后部
Ⅲ	颅内侵入	ⅢA	颅底侵蚀——少量颅内侵入
		ⅢB	颅底侵蚀——广泛的颅内侵入，有或没有海绵窦侵犯

良好的手术暴露，同时消除了外部瘢痕。

初始切口在牙龈唇沟和牙龈颊沟并向外侧延伸至上颌骨结节（图 3.6）。沿着鼻中隔做一个转折性切口，然后延伸到前庭边缘周围。鼻部的软组织被剥离，直至眶下孔的水平，暴露出鼻部和上颌骨下面的骨质结构。面中部翻揭术提供了进入鼻腔、鼻咽、PPF、翼颌间隙、ITF、上颌窦和蝶窦、面颊和眼眶的途径。面中部翻揭术的风险包括：面部麻痹、鼻腔瘢痕、口角瘘和外听道瘘。如果肿瘤明显累及

ITF 并向内侧侵入至海绵窦，Le Fort Ⅰ 截骨术可以提供更好的暴露（图 3.7）。从梨状孔到翼状板做一骨折将上颌骨与颅底分离，从而可以暴露中央颅底。这种方法还涉及上颌窦后壁的切除，可以很好地观察到上颌骨的情况。

这种方法还涉及上颌窦后壁的切开以更好地观察到供血动脉并尽量减少出血。这种方法的风险包括：儿童发育中上颌骨垂直生长受阻、牙齿变性、上颌骨无菌性坏死、脑脊液（CSF）漏和眼外神经

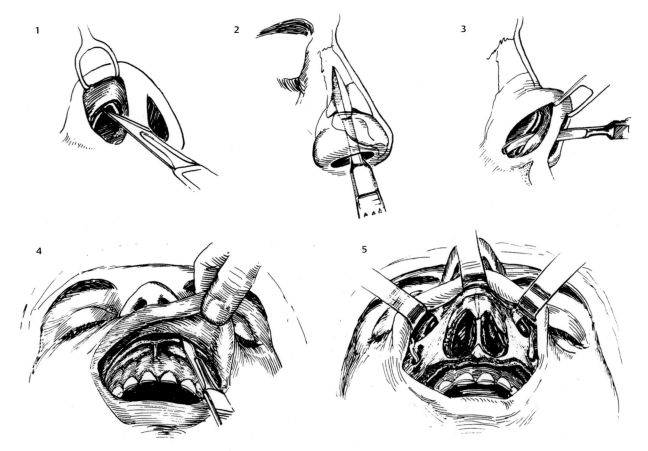

图 3.6 面中部翻揭术。面中部翻揭术联合双侧鼻内侧（1）、软骨间（2）、鼻中隔贯通（3）和唇下（4）切口，然后在骨膜下抬高中面部的所有软组织（5）来完成中面部分离

图 3.7 Le Fort I 截骨术。仔细抬高鼻黏膜。虚线代表 Le Fort I 截骨术的位置

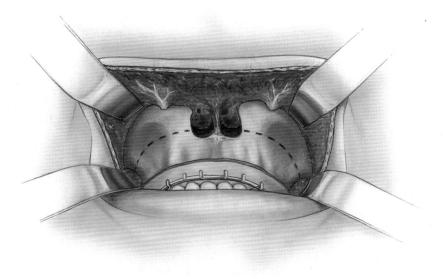

麻痹。

对于侵袭到 ITF、颅中窝和海绵窦外侧壁的肿瘤，可采用经颞下窝（ITF）入路。由于暴露范围大，上颌动脉被识别并在早期结扎以改善术中出血。从外观上看，这种方法可以最大限度地减少面部瘢痕且没有中面部畸形的风险。然而，这种方法无法到达侵入到海绵窦内侧外展神经的肿瘤，因此需要应用其他能到达海绵窦内侧区的手术入路。

近年来，技术和工艺的进步使得用内镜技术进入 PPF 及以上区域成为可能，并使内镜成为 JNA 手术的可行选择（图 3.8）。内镜下 JNA 切除术的优点包括减少手术时间和缩短术后住院时间。在内镜手术中没有皮肤切口且最大限度地减少了骨质切除，从而避免了与开放性手术方法相关的并发症，包括上睑下垂、三凹征和可能出现的面部生长畸形。

内镜鼻窦手术的主要挑战包括出血控制、操作空间小和术野范围限制。术中出血控制可以通过术前栓塞来解决，这可以减少术中失血达 70%。最常涉及的血管包括上颌动脉的分支（如鼻腭动脉和翼管动脉）、咽升动脉、下颌动脉和面动脉，这些血管可以单独用血管介入超选进行栓塞。等离子低温消融技术的出现进一步提升了术中出血控制。该项技术在低温下（60~70℃）发挥作用，使其在消融肿瘤组织的同时对邻近组织的损害较小，同时还能封住供血血管。最近的研究表明，等离子低温消融技术辅助的内镜 JNA 切除术在减少术中出血及手术时间等方面具有优势，尽管目前的研究仅限于 Radkowski ⅡC 期或以下期的肿瘤。

通过从单人双手到双人四手内镜使用技术，术中止血和术野暴露得到了进一步改善。正如首次描述

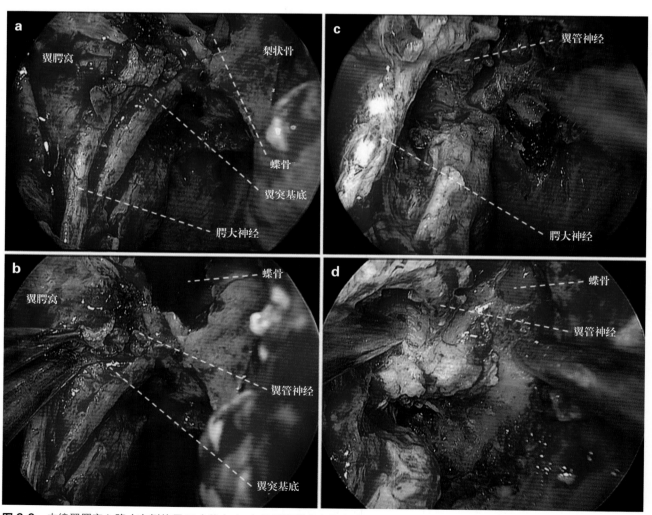

图 3.8 内镜翼腭窝入路（右侧使用 0° 内镜）。（a）暴露翼腭窝和腭大神经。（b）注意翼腭窝外侧移位后的翼管开口。（c、d）翼腭底和翼内侧板被部分切除后，保留了翼管和腭大神经

的那样，这种技术涉及切除骨性鼻中隔和切开双侧鼻黏膜表面，以允许额外的手术器械通过非手术鼻孔进入手术区域。第二位外科医生将肿瘤推移到对面的鼻腔，为第一位外科医生切除肿瘤创造空间和（或）在术中出血的情况下提供额外的抽吸。这种技术被改良后，使用了一个更靠后的经鼻中隔通道提供了一个更宽阔的手术区域并减少了肿瘤分块切除的需要。

随着上述方法的改进，内镜技术开始被接受用于 JNA。尽管与开放性方法相比，暴露仍然受到限制，但使用内镜可以为手术区域带来更好的照明并提供肿块及其周围解剖结构的放大、多角度的视野。此外，利用多模态融合导航技术可以定位重要结构的位置，如眶顶、视神经、海绵窦和颈内动脉。最近的研究显示内镜和开放性方法的疗效相同，甚至对高分期（高达ⅢA）的肿瘤也是如此，因此内镜技术现在很可能适用于所有的 JNA，除了那些有广泛的颅内侵犯的肿瘤。

选择入路

该患者的肿瘤被归类为 Radkowski ⅡC 期，涉及鼻腔、鼻咽、上颌窦、筛窦和蝶窦，以及 PPF、ITF 和眶顶。我们选择了内镜手术，目的是完全切除肿瘤。上述提到的研究表明，开放性手术和内镜技术对高分期的肿瘤具有同等疗效，因此我们选择了内镜方法，目的是完全切除更大的肿瘤。

问题

1. 在知情同意过程中，你会向患者提及哪些手术风险？预计手术后会出现哪些缺陷？

2. 如果手术顺利的话，你会在什么时间进行第一次术后影像学检查？

■ 技术描述

肿瘤切除前，患者接受了脑血管造影并进行了术前栓塞。在脑血管造影中（图 3.9），发现大量的血液供应源自左侧上颌动脉。随后使用 300~500 μm 和 500~700 μm 的 Embosphere 颗粒对左侧上颌动脉进行栓塞，栓塞后血流立即减少。

患者接受了内镜下的 JNA 切除术，涉及鼻腔、鼻旁窦、PPF、ITF、眶顶和翼腭板（参见"入路三要素"）。

患者取仰卧位并按标准方式铺设消毒单。经左侧鼻内镜显示有一个巨大的鼻腔肿块阻塞了鼻前庭。使用 Coblator 手术系统对这个巨大的 JNA 进行分片切除。采用等离子低温消融、单极烧灼、钝性和锐

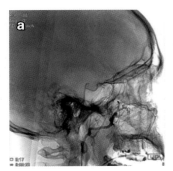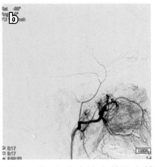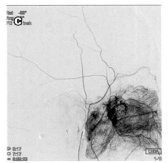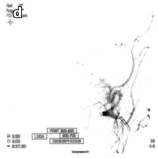

图 3.9　大脑血管造影和蝶腭动脉栓塞。（a）患者栓塞前脑血管造影的矢状图显示有丰富的血管网络为 JNA 提供营养，最突出的是来自左侧上颌动脉。（b~d）左上颌动脉被成功栓塞，血流立即减少

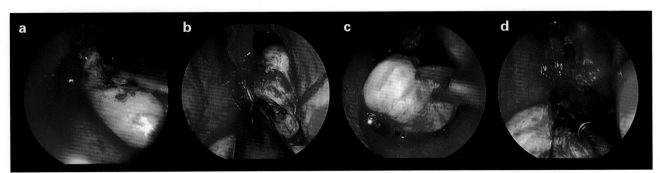

图 3.10　前部肿瘤切除术。使用等离子低温消融技术（a、b）和钝性剥离法（c、d）相结合的方法从鼻腔内切除肿瘤的前部

性剥离相结合的方法对大约前 1/3 的肿瘤进行消融（图 3.10）。利用类似的技术将肿瘤水平一分为二，并从上颌骨处离断鼻腔内、翼腭窝、颞下窝部分的肿瘤。

入路三要素

通道：鼻腔内。

解剖：N/A。

范围：到达 ITF 和 PPF。

通过切除肿瘤的外侧和上部以创造手术操作空间是有必要的。使用单极烧灼法处理来自筛窦的血管。使用类似的手术器械和操作技术将肿瘤的下半部分切除至鼻咽部和蝶骨面。鉴于肿瘤的大小，经口切除肿瘤的后部和下部（图 3.11）。肿瘤被包裹在组织的后部。

接着在内镜下进行上颌骨切开术，同时进行上颌骨前部切开术、筛窦切开术和额窦切开术。使用钝性剥离法将 JNA 从上颌窦中剥离出来，并在上颌窦中放置棉球，将该肿瘤分块送入鼻腔（图 3.12）。使用低温消融与上筛窦和上颌窦肿瘤相连的 PPF 内侧部分，并通过鼻腔取出肿瘤（图 3.13）。使用 Kerrison 咬骨钳，切除 PPF 的前壁（相当于 PWMS 的内侧部分），用锐性和钝性分离技术从前部脂肪和后部神经隔室剥离肿瘤的 PPF 和 ITF 紧贴眶顶部分。用低挡的弯头吸引单极内镜观察下的钝性剥离，来完成这项任务（图 3.14）。

使用双手技术通过同侧鼻孔，双极烧灼，以及单极烧灼切除了 ITF 肿块。

从上颌动脉到肿块的边缘上放置了多个夹子，其中包括上牙槽后动脉、腭降动脉以及鼻腭动脉。

一旦切除了 ITF 肿瘤部分就会获得一个边界并可送病理检查。大块的明胶和 Surgiflo 被放置在 PWMS、PPF 和 Sphenoid 区域。

术后 MRI 检查发现肿瘤残留物涉及眶顶、蝶窦外侧隐窝和 ITF（图 3.15a~c）。我们认为，蝶窦的不充分暴露和蝶窦外侧壁暴露不足是导致问题的因素。因此，患者手术 5 天后被安排二期手术。我们做了蝶窦扩大术，使用 Kerrison 咬骨钳来彻底暴露蝶窦的外侧隐窝。从蝶窦外侧隐窝处切除了两个与翼板、PPF 的内侧内容物和 ITF 相互连接的小哑铃状的肿瘤组织。为了实现完全切除，牺牲了翼管神经和 V2，而保留了 V3。使用烧灼器和夹子进行止血。二期手术结束后，在手术腔内放置止血剂。

手术要点

1. 尽管对该患者进行了活检，但在绝大多数的 JNA 中，这种潜在的出血风险是可以避免的。

2. 使用双人四手技术是成功切除复杂和广泛的 JNA 的关键。它可以提高止血效果，最大限度地扩大手术范围，并尽量减少手术时间。虽然作为内镜手术的常规手术助手，神经外科医生在这种肿瘤切除术中似乎没有发挥什么作用，但在双外科医生模式中，她或他可能是一个合适的助手。

3. 虽然这个手术变成了分期手术，但通过从一开始就积极地拓宽手术通道，可以避免这些手术的常规分期。在第一次手术时，如果做了蝶窦切开术，很可能就不需要对这个患者进行第二次手术。

患者在术后 2 周内回到诊所进行了首次随访。检查时发现沿颅神经 V2 分布的左侧感觉麻木，这

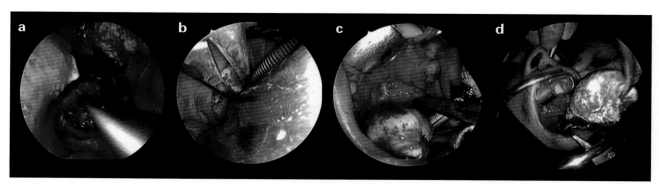

图 3.11 经口腔取出肿瘤。（a）可以看到肿瘤的下部和后部在鼻咽部深处。（b）放置一个口腔撑开器，（c、d）通过口咽通道将肿瘤取出

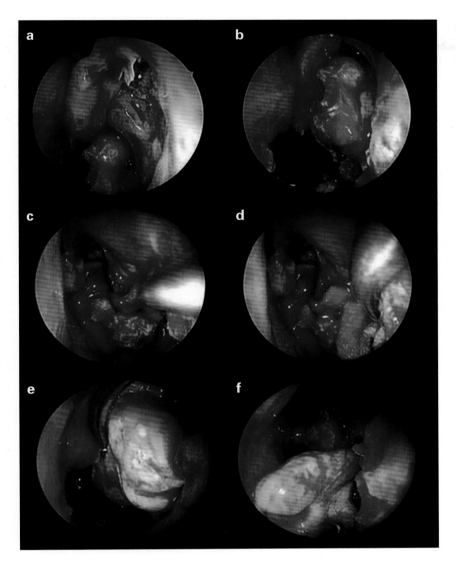

图 3.12 取出上颌窦肿瘤。(a)肿瘤生长至上颌窦。(b)进行上颌骨前切除术以进一步暴露。(c~f)在鼻窦内放置棉球以帮助通过鼻腔取出这部分肿瘤

是术中 V2 牺牲后的结果。没有观察到三叉神经分支（V3）功能缺失或视觉变化。患者也否认术后有鼻衄，他的残存鼻塞和结痂最终在持续使用鼻腔盐水后得到解决。术后的 MRI 显示了预期的术后变化，没有残留的肿瘤（图 3.15d~f）。该患者在门诊进行了持续的随访，2 年的随访 MRI 显示没有残留或复发疾病的迹象，术后的症状也得到了解决。

术后密切的影像学随访有助于发现残留的肿瘤或复发。在手术后 5 天内获得的 Radkowski Ⅲ 期肿瘤患者的早期术后 CT 成像，其特异性为 83%，表明在检测真正的残余肿瘤方面具有很高的可靠性。然而，由于受到术后炎症变化的干扰，任何早于 72h 获得的成像可能价值有限。在影像学上发现有残余肿瘤

的患者必须进一步仔细评估。无症状患者的小的肿瘤残余可通过连续成像观察，因为它们已被证明会变得生长静止或萎缩。

尽管术后影像学检查的确切时间尚不清楚，但一项针对内镜下切除的 JNA 所做的研究，建议在切除后 6~12 周进行 CT 检查，然后在术后 4~6 个月进行第二次 CT 检查以确定肿瘤是否复发。尽管确切的复发率在很大程度上取决于术前的肿瘤分期、生长速度和手术切除的程度，但总的 JNA 复发率为 22%~37.5%。复发率较高的是涉及 ITF、蝶窦、翼板和齿状突、海绵窦、破裂孔和颅前窝的 JNA。对这些区域进行正确地识别、细致的骨膜下剥离和骨质磨除可以成功地防止以后肿瘤的复发。

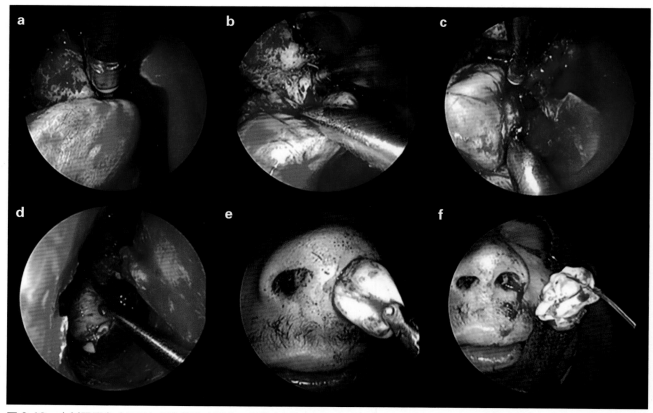

图 3.13 内侧翼腭窝（PPF）部分的肿瘤剥离。用等离子低温消融技术切除 PPF 内侧部分，与肿瘤的上筛窦和上颌窦部分相衔接（a~c），然后通过鼻腔取出（d~f）

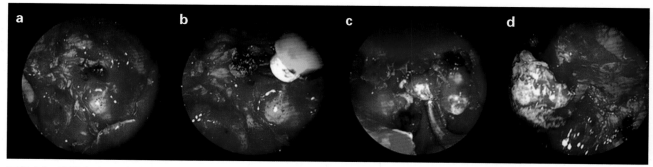

图 3.14 翼腭窝（PPF）和颞下窝（ITF）部分的肿瘤剥离。切除 PPF 前壁（未显示）以暴露 PPF 和 ITF 肿瘤部分。使用抽吸式单极（a）和钝性剥离（b~d）来进行紧贴眶顶的肿瘤剥离

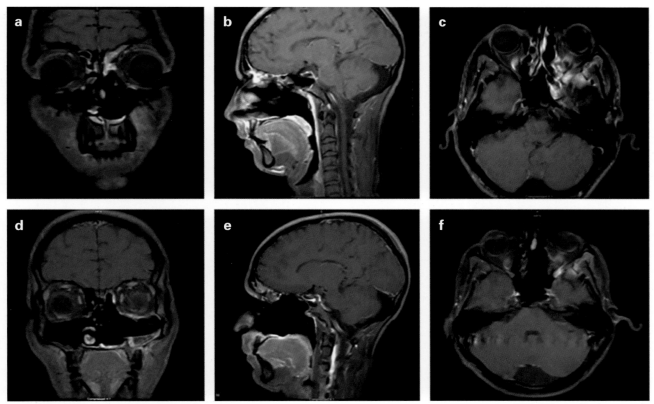

图 3.15　术后 MRI。（a~c）术后即刻 MRI 和（d~f）术后复查 MRI。（a）冠状位、（b）矢状位和（c）轴位 T1 加权 MRI 图像显示在蝶窦外侧、颞下窝和眶顶有残留的肿瘤组织。（d~f）二期手术后 MRI 图像显示肿瘤完全切除

观点

Hussam Abou-Al-Shaar, Wayne D. Hsueh, Jean Anderson Eloy, James K. Liu

■ 概述

上一节中，作者详细地描述了如何巧妙地利用鼻内镜技术切除了一个大的 JNA，且避免了经脑部手术涉及的多种风险。然而，尽管有技术的进步、设备的改进和经验的积累，鼻内镜方法仍然有其固有的局限性。其中一个局限性是对于多腔室侵袭至颅底外侧的大型 JNA 不能充分进入和暴露。对于这样的大型肿瘤，其侵袭到 ITF，可能达到其外侧的极限，如果利用多个内镜通道相互结合，可以获得额外的暴露空间。我们在本节中讨论这种策略的应用。

■ 病例介绍

一名既往体健、鼻塞 6 个月的 13 岁男性患儿来我院就诊。神经系统检查无异常。双侧鼻腔的内镜检查显示鼻咽部肿块延伸至右侧鼻腔。CT 和 MRI 显示：鼻咽部有一个巨大的肿块，延伸到双侧鼻腔、双侧蝶窦、右侧 PPF、ITF 和右侧眶下裂，在前齿龈和翼板也有明显的侵蚀（图 3.16）。

■ 诊断和评估

青少年男性出现的一系列症状包括鼻塞、鼻衄

和鼻咽部肿块，应高度怀疑 JNA。这些患者应接受进一步的评估，并由多学科的颅底团队制定明确的治疗方案。所有的 JNA 患者都应该接受高分辨率的 CT 和 MRI 检查以评估骨质结构，确定肿瘤的位置和范围并计划手术方案。

由于上一节已经讨论过，典型临床表现的情况下通常没有必要进行活检，但如果有非典型病史或临床表现需则要进行病理诊断。由于肿瘤的高血供性和潜在的危及生命的出血风险，该手术应在手术室内全麻下进行。对 JNA 的各种分期系统也进行了讨论，最常用的系统包括 Radkowski、Andrews–Fisch 和 Snyderman（UPMC）分期系统等。这些分期系统主要根据 JNA 的位置和肿瘤的侵袭来分类，以帮助外科医生计划手术方案。

由于 JNA 是一种高血供性肿瘤，通常建议在手术切除前进行血管内栓塞（图 3.17）。在我们的常规做法中，血管造影和血管内手术是在手术前 24~48h 内完成以防止可能会迅速发生的肿瘤血运重建。我们利用聚乙烯醇颗粒（直径为 150~200 μm）来栓塞血管。这使得肿瘤切除过程中的术中出血更容易得到控制。JNA 的主要动脉血液供应来自上颌动脉。

在诊断性血管造影中，排除与 ICA 或椎基底动脉系统的分流是很重要的，因为在这些情况下的

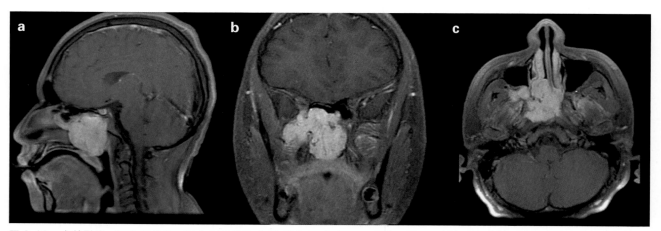

图 3.16 术前影像。（a）矢状位、（b）冠状位和（c）轴位 T1 加权 MRI 图像，显示双侧鼻腔、右侧翼腭窝和外侧颞下窝的 JNA

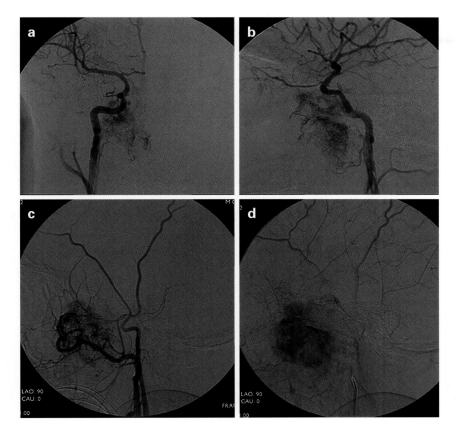

图 3.17 术前血管造影。右侧颈内动脉注射,(a)前后观和(b)侧面观显示 JNA 的血管丰富,动脉供应为右侧海绵段颈内动脉。(c、d)右侧颈外动脉注射和外侧观显示来自右侧上颌动脉的供应。术前,只有来自颈外动脉的动脉供养可以被安全地移位

栓塞可能导致灾难性的中风。识别来自 ICA 循环的动脉供血血管也很重要,这通常见于有颅内侵袭的较大和巨大的 JNA。这些 ICA 分支血管通常不能被安全地栓塞,使得这些肿瘤的切除手术更具挑战性。

■ 解剖和治疗考量

我们病例中患者有典型的 JNA 表现。基于他的年龄,以及他的临床和影像学表现我们选择手术切除,目的是实现肿瘤全切。如前所述,JNA 多种分类和分期方案可帮助外科医生规划和选择最佳的手术方案。无论选择哪种方案,最重要的是详细进行影像学分析以便更好地计划手术方案。

我们的病例中巨大的肿瘤以鼻咽部为中心,双侧生长至鼻腔以及双侧蝶窦、右侧 PPF、ITF 和右侧眶下裂。鉴于肿瘤的横向生长,单纯的 EEA 可能无法提供足够的暴露空间以有效切除肿瘤。另外,也可以利用开放的经面部的手术方法来暴露肿瘤,这些方法包括鼻侧开术、面中部翻揭术、Le Fort I 截骨术、经颈部和面部移位术。然而,这些方法视野有限、缺乏足够的照明以及有美容方面的并发症,

如面部发育迟缓、错位、面部瘢痕和面神经损伤。

选择入路

鉴于肿瘤的多室侵袭生长,我们选择了内镜下多角度、多通道的联合方法来切除 JNA。这种内镜辅助的联合技术使我们能够充分暴露肿瘤并避免了经面部方法相关并发症。我们已经将这些方法应用于各种肿瘤,并取得了良好的效果。表 3.2 概述了手术通道、方法以及可以使用这些内镜多角度、多通道进入。由于我们病例中的肿瘤占据了两侧的鼻咽部并向右侧 ITF 有明显的横向生长,我们选择使用 EEA-唇下(Caldwell-Luc)上颌骨切开术,同时使用双鼻孔-鼻腔以及唇下-上颌骨通道(图3.18)。

■ 技术描述

术前栓塞后进入手术室,进行全身麻醉并控制血压(平均动脉压目标为 60~70mmHg)。患者仰卧位,采用 15°~20° 的对侧旋转头部且头低位以降低中心静脉压力。将浸有 10mL 1:1000 肾上腺素的棉条(7.5cm×1.3cm)置于鼻内收缩鼻腔黏膜。在中鼻甲

表3.2 渐进式多通道入路的定位目标

外科通道	入路	位置评估
单鼻孔	单侧上颌骨内侧切开术、蝶窦切开术、筛窦切开术、经翼管切开术	同侧鼻腔、蝶窦、筛窦、额窦、半侧颅底（筛板）、上颌窦、翼腭窝、鼻咽后部
双鼻孔	双侧蝶窦切开术、鼻中隔黏膜切开术、双侧筛窦切开术、双侧额窦切开术、单侧上颌骨内侧切开术、经翼管切开术	双侧鼻腔、蝶窦、筛窦、额窦、完整筛板、同侧上颌窦、翼腭窝、鼻咽后部、颞下窝内侧
双鼻孔 + 上颌窦根治术	双侧蝶窦切开术、鼻中隔黏膜切开术、双侧筛窦切开术、双侧额窦切开术、单侧上颌骨内侧切开术、经翼管切开术、上颌骨下壁切开术	双侧鼻腔、蝶窦、筛窦、额窦、完整筛板、同侧上颌窦、翼腭窝、鼻咽后部、颞下窝内侧和外侧
双鼻孔 + 上颌窦根治术 + 经颅	双侧蝶窦切开术、鼻中隔黏膜切开术、双侧筛窦切开术、双侧额窦切开术、单侧上颌骨内侧切开术、经翼管切开术、下颌骨切开术、经眶开颅术	双侧鼻腔、蝶窦、筛窦、额窦、完整筛板、同侧上颌窦、翼腭窝、鼻咽后部、颞下窝内侧和外侧、颅内、海绵窦

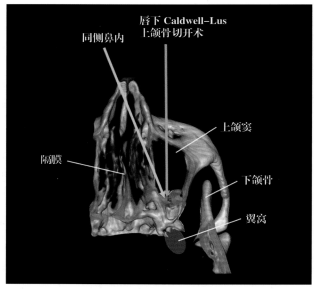

图 3.18 侧颅底的解剖（左侧）。蓝色箭头指示唇下 Caldwell-Luc 上颌骨切开术的切开位置。黄色箭头指示鼻内切开位置

根部、鼻腔侧壁和鼻中隔注射 1% 利多卡因和 1:10 万肾上腺素。

采用双鼻孔经鼻内镜入路暴露鼻咽部的肿瘤，并鼻中隔黏膜膜切开以允许双鼻孔内镜入路（图3.19）。

使用同侧内镜上颌骨内侧切口（上颌骨切开术、下鼻甲切除术）从右侧暴露 ITF 中的肿瘤，同时通过唇下切口进行右侧唇下 Caldwell-Luc 上颌骨切开

术（图 3.19b）。在进行 Caldwell-Luc 上颌骨切开术时要注意避免损伤上方的眶下神经和下方的牙根。总共开放了 3 个入口（同侧鼻孔、对侧鼻孔、同侧唇下上颌骨切开术），以实现多入口、多通道进入。内镜被用于所有 3 个通道，以获得切除肿瘤的最佳术野。

对于这些远外侧 JNA，增加唇下颌骨切开通道可以更直接地进入 ITF 的远侧部分，使手术器械有更好的手术自由度（图 3.20）。在该患者手术中，将内镜置于右鼻孔并通过左鼻孔和右侧上颌骨切开通道进入器械时可以实现最大的手术操作自由度。在颅底手术中，我们也喜欢使用 30° 内镜，因为它能提供更多的可视角度。旋转 30° 内镜可以为上颌窦、ITF、前颅底、鼻腔底部和后鼻咽提供最佳的视觉效果。此外，在上颌骨前部通道 30° 内镜可以向内侧倾斜以观察上颌骨前切口和鼻中隔。

用剖削器有效地切除了肿瘤，特别注意避免使用该设备损伤眼眶和 ICA。因此，外科医生必须认识手术操作区域，并在使用剖削器时将器械保持在"安全区域"（鼻咽部、鼻腔、ITF）。即使术前进行了栓塞，但双极烧灼和早期切除上颌动脉对肿瘤断血供是非常重要的。需要使用显微外科技术来安全地将肿瘤从重要的神经血管结构中剥离出来（图3.19d~f）。在该患者手术中，与大多数颅外 JNA 病例一样术中没有发生 CSF 漏。然而，如果术中发现 CSF 渗漏，就应该准备用多层技术重建颅底并使用带蒂鼻中隔黏膜瓣。

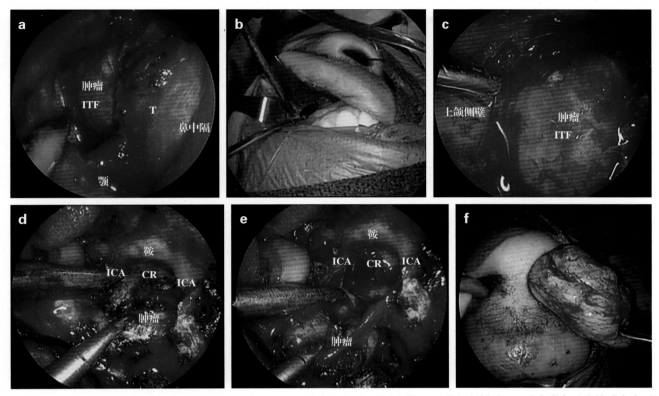

图 3.19　术中内镜视图。（a）将 30° 内镜置于鼻腔内，通过改良的上颌骨内侧切开通道向右侧看，可观察到鼻腔内的肿瘤（T）和颞下窝（ITF）内的肿瘤。（b）以唇下切口进行右侧 Caldwell-Luc 上颌骨切开术。（c）将内镜放入唇下上颌骨切口，以获得 ITF 和上颌骨外侧壁肿瘤的更直接的视野。（d~f）将蝶窦内的肿瘤小心翼翼地从蝶窦下的颅底剥离，从蝶窦凹陷处（CR）剥离。注意不要伤及两侧颈内动脉（ICA）。肿瘤最初用显微剥离器进行剥离，直到可以从鼻孔中取出（f）

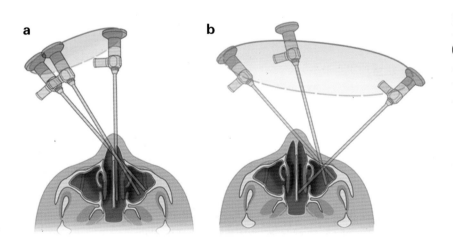

图 3.20　唇下 Caldwell-Luc 上颌骨切开术的手术自由度增加。椭圆形区域是（a）鼻内侧方法和（b）唇下侧方法的手术自由度。在该患者中，在将内镜置于右鼻孔并通过左鼻孔和右上颌骨切开通道进入器械时实现了最大的手术自由度

■ 术后管理

术后常规进行腰大池引流。患者神经系统功能完好，无并发症，于术后第 4 天出院。由于栓塞过程中的辐射，患者后来出现了短暂的脱发并得到了保守治疗。在术后 6 个月的最后一次随访中，患者情况良好，没有任何残余肿瘤或复发的迹象（图 3.21）。此外，他的脱发情况已经完全恢复。

由于 JNA 的高复发率，建议对这些患者在术后至少随访 5 年。在我们的实践中，我们建议在术后 3 个月进行随访鼻内镜检查，之后的 3 年内每 6 个月再进行一次。同样，我们建议在术后 3 个月进行 MRI

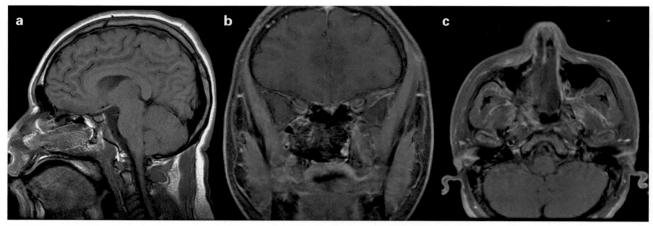

图 3.21　术后影像。（a）矢状位、（b）冠状位和（c）轴位 T1 增强 MRI 显示肿瘤全切除无残留

随访检查，此后每年一次，进行终身随访。如果出现复发，可以采取各种治疗方式，包括再次手术、立体定向放射手术、常规放疗或观察。有些肿瘤在患者成年后可能会萎缩或稳定下来。然而情况并不总是如此。因此，继续进行影像学随访是必要的。

■ 点评

本节所描述的案例阐明了个体化方法对于管理 JNA 的重要性。传统的开放性经面部的方法现在很少用于临床，特别是在年轻的病患群体中其术野范围有限，发病率高，美学效果差。随着手术技术和器械的进步，内镜手术治疗 JNA 的效果更好，并发症更少，出血更少，且与开放性经面部手术相比，有更好的美学效果。然而，尽管 EEA 具有良好的临床和安全考虑，但它也有其固有的局限性和并发症。本章介绍的病例就显示了这样一个局限性。EEA 在处理横向生长的肿瘤时仍然是有限的，因为它占据了多个腔室。我们患者的 JNA 横向生长到 ITF 和眼眶下裂，如果单纯采用经鼻入路从 ITF 的远侧部分解剖肿瘤是具有挑战性的。在这些情况下，加上 Caldwell-Luc 上颌骨切开术就可以通过多孔、多通道直接进入该区域并直接进入前部。该通道提供了更好的术野，增加了手术自由度，并减少了对鼻腔结构的损伤。

对于向颅内生长、海绵窦受累、ICA 供血的复杂 JNA，我们建议在从下而上的经鼻入路的基础上，增加从上而下的经颅入路（大多数情况下是眶内经海绵入路）。从上方的眼眶经海绵窦入路可以使外科医生安全地将肿瘤从海绵窦剥离，并对海绵窦内 ICA

进行早期血管控制。一旦确定了这一点，剩下的肿瘤就可以通过鼻内和经颅骨通道从下面切除。根据我们的经验，这种综合方法对处理这些较大的复杂 JNA 是非常有用的。

我们推荐采用个体化、有针对性的、经内镜多角度、多通道的颅底方法来切除广泛的 JNA（表 3.2）。这些内镜鼻腔和内镜辅助的方法为生长到不同腔室的肿瘤提供了宽阔的通道，这些肿瘤无法用单一的内镜通道完全切除，与传统的经面部方法相比，具有更优越的美学效果。内镜也可以在传统的显微外科通道中使用以观察肿瘤并协助切除。这些双外科医生四手联合的技术正在使开放性经面部手术（有面部畸形和瘢痕的风险）几乎成为过去。

在我们的案例中，JNA 生长至 ITF 的远侧部分。因此，双鼻孔 EEA 和同侧内镜 Caldwell-Luc 上颌骨切开术相结合提供了 3 个不同的通道来完全暴露肿瘤，包括 ITF 部分。Denker 的前内侧上颌骨切开术是 Caldwell-Luc 上颌骨切开术的另一种方法，可用于此类患者。然而我们更倾向于 Caldwell-Luc 上颌骨切开术，因为 Denker 的前内侧上颌骨切开术有较高的鼻部美容畸形和鼻泪管阻塞的风险。

在这些患者中，常规使用术前血管栓塞是最重要的，因为它能很好地栓塞肿瘤血管并大大减少术中出血量（70%），使肿瘤的完全切除更容易、更安全。尽管进行了栓塞，然而术中早期结扎和切开同侧上颌动脉在 ITF 中是很重要的，可以进一步离断肿瘤血供。一旦实现了这一点，肿瘤切除就更容易进行了。最后，即使对于最初的切除是完全的 JNA 患者，都应进行常规、长期的影像学随访。肿瘤延迟复发的情况并不少见。

■ 参考文献

[1] Antonelli AR, Cappiello J, Di Lorenzo D, Donajo CA, Nicolai P, Orlandini A. Diagnosis, staging, and treatment of juvenile nasopharyngeal angiofibroma (JNA). Laryngoscope 1987; 97(11):1319–1325.

[2] Boghani Z, Husain Q, Kanumuri VV, et al. Juvenile nasopharyngeal angiofibroma: a systematic review and comparison of endoscopic, endoscopic-assisted, and open resection in 1047 cases. Laryngoscope 2013;123(4):859–869.

[3] Cloutier T, Pons Y, Blancal JP, et al. Juvenile nasopharyngeal angiofibroma: does the external approach still make sense? Otolaryngol Head Neck Surg 2012;147(5):958–963.

[4] Herman P, Lot G, Chapot R, Salvan D, Huy PT. Long-term follow-up of juvenile nasopharyngeal angiofibromas: analysis of recurrences. Laryngoscope 1999;109(1):140–147.

[5] Huang Y, Liu Z, Wang J, Sun X, Yang L, Wang D. Surgical management of juvenile nasopharyngeal angiofibroma: analysis of 162 cases from 1995 to 2012. Laryngoscope 2014;124(8):1942–1946.

[6] Liu JK, Husain Q, Kanumuri V, Khan MN, Mendelson ZS, Eloy JA. Endoscopic graduated multiangle, multicorridor resection of juvenile nasopharyngeal angiofibroma: an individualized, tailored, multicorridor skull base approach. J Neurosurg 2016;124(5):1328–1338.

[7] Liu ZF, Wang DH, Sun XC, et al. The site of origin and expansive routes of juvenile nasopharyngeal angiofibroma (JNA). Int J Pediatr Otorhinolaryngol 2011;75(9):1088–1092.

[8] Moulin G, Chagnaud C, Gras R, et al. Juvenile nasopharyngeal angiofibroma: comparison of blood loss during removal in embolized group versus nonembolized group. Cardiovasc Intervent Radiol 1995;18(3):158–161.

[9] Naraghi M, Saberi H, Mirmohseni AS, Nikdad MS, Afarideh M. Management of advanced intracranial intradural juvenile nasopharyngeal angiofibroma: combined single-stage rhinosurgical and neurosurgical approach. Int Forum Allergy Rhinol 2015;5(7):650–658.

[10] Nicolai P, Villaret AB, Farina D, et al. Endoscopic surgery for juvenile angiofibroma: a critical review of indications after 46 cases. Am J Rhinol Allergy 2010;24(2):e67–e72.

[11] Nicolai P, Berlucchi M, Tomenzoli D, et al. Endoscopic surgery for juvenile angiofibroma: when and how. Laryngoscope 2003;113(5):775–782.

[12] Petruson K, Rodriguez-Catarino M, Petruson B, Finizia C. Juvenile nasopharyngeal angiofibroma: long-term results in preoperative embolized and non-embolized patients. Acta Otolaryngol 2002;122(1):96–100.

[13] Pryor SG, Moore EJ, Kasperbauer JL. Endoscopic versus traditional approaches for excision of juvenile nasopharyngeal angiofibroma. Laryngoscope 2005;115(7):1201–1207.

[14] Radkowski D, McGill T, Healy GB, Ohlms L, Jones DT. Angiofibroma. Changes in staging and treatment. Arch Otolaryngol Head Neck Surg 1996;122(2):122–129.

[15] Robinson S, Patel N, Wormald PJ. Endoscopic management of benign tumors extending into the infratemporal fossa: a two-surgeon transnasal approach. Laryngoscope 2005;115(10):1818–1822.

[16] Roger G, Tran Ba Huy P, Froehlich P, et al. Exclusively endoscopic removal of juvenile nasopharyngeal angiofibroma: trends and limits. Arch Otolaryngol Head Neck Surg 2002;128(8):928–935.

[17] Snyderman CH, Pant H, Carrau RL, Gardner P. A new endoscopic staging system for angiofibromas. Arch Otolaryngol Head Neck Surg 2010;136(6):588–594.

[18] Szymańska A, Szymański M, Czekajska-Chehab E, Szczerbo-Trojanowska M. Invasive growth patterns of juvenile nasopharyngeal angiofibroma: radiological imaging and clinical implications. Acta Radiol 2014;55(6):725–731.

[19] Wormald PJ, Van Hasselt A. Endoscopic removal of juvenile angiofibromas. Otolaryngol Head Neck Surg 2003;129(6):684–691.

[20] Ye L, Zhou X, Li J, Jin J. Coblation-assisted endonasal endoscopic resection of juvenile nasopharyngeal angiofibroma. J Laryngol Otol 2011;125(9):940–944.

第二部分
前侧方颅底肿瘤

第四章 前床突区

Michael C. Huang, Walter C. Jean

杨魁 刘志雄 / 译

关键词：前床突，床突切除术，眶上锁孔，内镜，翼点入路

■ 病例介绍

一名患有慢性阻塞性肺疾病（COPD）和哮喘的 57 岁男性，因长达 1 个月的严重右侧头痛史来我院就诊。据其描述，头痛呈锐性，仿佛有一个"冰镐"卡在了右额部。他提到有右眼间歇性模糊视力，但无复视。神经系统体查显示，他的右眼视力为 20/25、左眼视力为 20/20（Snellen 分数记录，分别相当于 0.8 和 1.0）。颅神经、运动和感官检查无特殊异常。患者就诊时携带了计算机断层扫描（CT）和磁共振成像（MRI）图像，显示右侧有一个 4.3cm × 3.3cm × 4.7cm 的肿块（图 4.1）。

> **问题**
>
> 1. 根据 MRI 结果，您的鉴别诊断是什么？
> 2. 肿瘤起源于何处？解剖定位标志在哪里？
> 3. 应考虑进行哪些其他研究来完成这项工作？

■ 诊断和评估

MRI 显示为一个钆给药后均匀强化的巨大脑外肿瘤。肿瘤以右前床突（ACP）为中心，分别沿着蝶骨平台和右侧蝶骨大翼向右颅前窝和颅中窝生长（视频 4.1）。肿瘤累及右侧眶尖，并紧邻右侧视交叉和视神经，但后二者无明显移位。肿瘤周边脑实质呈 T2 高信号，提示脑水肿。

前床突是蝶骨小翼内侧根部的突起。它通过两个脚与蝶骨体内侧相连：前 / 上脚自 ACP 延续为视神经管顶部，后 / 下脚从 ACP 下内侧延续为视柱（图 4.2）。ACP 与视柱和颈动脉沟一起在形成环绕颈内动脉的骨环。在外侧 ACP 延续为蝶骨小翼，形成眶上裂的顶部。

因为前床突位于前、颅中窝交界处，常被起源于这两处的脑膜瘤所累及。起源于 ACP 的脑膜瘤过去经常被描述为蝶骨大翼内侧或鞍上脑膜瘤。然而，前床突脑膜瘤具有与众不同的行为特点，给手术带来了独特的挑战。蝶骨内侧脑膜瘤向前长入颅中窝，经常累及海绵窦。与此不同，前床突脑膜瘤易向颅内或视神经孔生长，很少累及海绵窦。本案例中的肿瘤生长特点更符合床突脑膜瘤而不是蝶骨翼脑膜瘤。同样可见 ACP 骨质增生，CT 扫描显示更加直观（图 4.1a）。

术前还做了脑血管造影术。提供了与肿瘤相关的详细血管解剖结构，并显示了肿瘤内的血供丰富程度。通常，可以在术前栓塞肿瘤的大型供血动脉以减少术中失血。本案例中肿瘤晕染极小，因此没有尝试栓塞。

■ 解剖和治疗考量

数个重要的神经血管结构与 ACP 毗邻。如前所述，ACP 向上内延续形成视神经管的顶部，而视神经从 ACP 内侧经过，进入视神经管。颈内动脉（ICA）从远端硬脑膜环起沿 ACP 的下内侧表面走行。动眼神经沿 ACP 的下外侧走行进入海绵窦顶部。

Al-Mefty 根据起源部位和肿瘤与 ICA 的附着关系将床突脑膜瘤分为 3 型。I 型，肿瘤起源于 ACP 的下表面，并在 ICA 出海绵窦进入硬膜下腔被蛛网膜覆盖之前，即黏附于 ICA 裸露的外膜上。这类肿瘤直接附着于 ICA，没有蛛网膜界面，使得从动脉壁分离肿瘤不能实现。II 型，肿瘤起源于 ACP 的上表面和（或）外侧面，远离自海绵窦入颅的 ICA。虽然这类肿瘤可能会随着生长而推移或包裹 ICA 及其分支，但完整的蛛网膜界面会将肿瘤与血管外膜分开，从而使解剖分离变得可行。最后，III 型，肿瘤起源于视神经孔并长入视神经管。这类肿瘤通常会在早期出现症状，当它们仍很小时即被发现。

由于紧邻视神经，床突脑膜瘤最常引起单侧视觉障碍。据报道，7%~77% 的床突脑膜瘤患者有视神经管受累。归类床突脑膜瘤切除术后的视力变化，可见术后视力改善率为 10%~84.6%。然而，在多个研究中也报道了 4%~32% 的术后视力恶化和完全视力丧失。

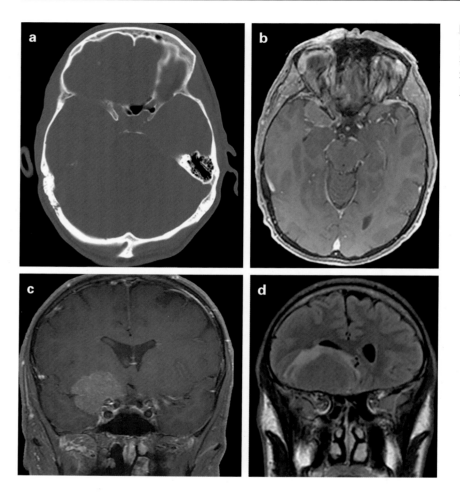

图 4.1 术前影像。（a）CT 提示右前床突（ACP）轻度骨质增生。（b）MRI 证实了这一发现。（b）和（c）显示起源于右侧 ACP 的脑外病变。（d）显示该病变周围的脑水肿

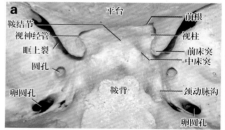
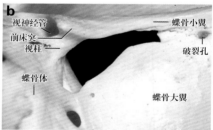
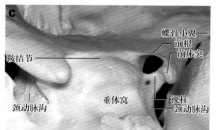

图 4.2 前床突（ACP）的骨性关系。（a）上面观。环绕颈内动脉床突段的骨性结构包括外侧的前床突、前方的视柱和内侧的颈动脉沟。前床突从蝶骨小翼向后突出，通常跨越颈动脉沟的外缘。蝶骨小翼的前脚向内侧延续形成视神经管的顶部。小翼的后脚，即所谓视柱，从前床突的下内侧延伸到蝶骨体。颈动脉周围的骨环由前床突、视柱和颈动脉沟形成，其自前床突上表面向颈动脉沟呈向内、向下斜行。另一个小的突起，中床突，位于颈动脉沟内侧，处于前床突尖端水平，向上方和外侧突出。有时可见前、中床突之间有骨桥相连。当蝶骨气化良好时，颈动脉沟即蝶窦外侧壁中低于鞍底水平的突出部分。（b）视柱、视神经管和眶上裂的后面观。视柱隔开视神经管和眶上裂，形成视神经管的顶部和眶上裂顶部的上内侧部分。视柱后表面容纳 ICA 床突段的前壁。颈内动脉在沿着床突的内侧缘向上走行之前，可能在前床突下部的内侧部分走行时形成颈动脉沟。（c）右视柱的斜后面观。围绕颈内动脉床突段的骨环的外侧部分由前床突构成，其前部则由视柱的后表面和位于前床突内侧的颈动脉沟的一部分构成。与其外侧的前床突附着部相比，视柱后表面同其内侧的颈动脉沟间的接触面更宽。视柱从其外侧端向下倾斜，使得骨环的内侧部分低于骨环与前床突的连接部

虽然所有脑膜瘤手术的理想目标是完全切除，但每个病例的手术目标必须个体化。

手术目标的设计需考虑肿瘤的临床和影像学特征及其预期的自然病程和患者情况，如年龄和合并症。还必须考虑用于控制肿瘤的立体定向放射外科与普通放疗。对以上因素的透彻了解以及对患者需求和愿望的理解，将成为制订手术策略的基础。

除了脑膜瘤手术的基本原则，如早期离断血供和早期识别神经血管结构外，在考虑床突脑膜瘤的手术入路时还必须考虑一些具体的技术因素。必须优化开颅术，以显露肿瘤，兼顾可视化和灵活地操作手术器械。后者通常被称为"手术自由度"。还需对骨窗进行调整和修改，以尽量减少脑组织牵拉。如果需要切除床突，则需要衡量硬膜外与硬膜内床突切除术的优缺点。最后，无论肿瘤是否侵入视神经管，都需要在术前仔细考虑，何时需打开视神经管，不管是作为常规还是仅在特定情况下。

入路选择

在前外侧通道内，翼点和更复杂的颅底入路已被提倡用于切除床突脑膜瘤。翼点开颅可经侧裂通道显露肿瘤。由于在该技术中沿由远及近的方向分离外侧裂，因此首先显露的是肿瘤的后囊（图4.3）。正常大脑中动脉（MCA）远端分支的识别提供了返回显露MCA近心端、ICA分叉部、视神经和视交叉以及动眼神经的路线图。这种"传统"开颅手术的优点是"直接明了"，并且为大多数外科医生所熟悉。更广泛的颅底骨质去除所带来的潜在并发症与这一入路本身无关。然而，当切除具有广泛脑膜侵犯的肿瘤时，这一入路的可视化程度和手术自由度

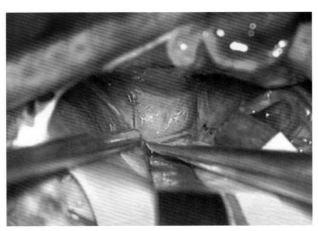

图4.3 翼点入路。术中照片所示为外侧裂充分打开后，显露的床突脑膜瘤

是受限的。此外，使用这种硬膜内经侧裂的方法切除肿瘤，不能在早期离断肿瘤的血液供应。手术进程的后期方能识别ICA、视神经和动眼神经，因为只有切除大部分肿瘤后才有可能显露。

前床突切除术的引入使得早期离断肿瘤血供和去除被肿瘤侵犯的骨质成为可能。对于硬膜外前床突切除尤其如此，蝶骨大翼内侧和ACP会被尽可能切除，而此时硬膜下的神经血管结构仍然被保护在硬膜内侧。通过硬膜外切除具有潜在骨质增生的ACP，显露受肿瘤累及的额下硬膜，可离断其下方肿瘤的血供。然而，硬膜外前床突切除具有技术挑战性且耗时。作为备选方案，ACP可以在打开硬膜后去除。这种硬膜内方法从显露额叶下方的ACP开始，随后切开覆于ACP上的硬膜，切口通常呈T形以显露ACP体部。之后，用金刚石磨钻或类似的工具将其磨除。这一技术允许更具选择性和个体化的ACP切除，但硬膜内神经血管结构完全显露并可能容易受到损伤。磨除过程中产生的骨屑可分散于蛛网膜下腔，并可能引起脑膜刺激。此外，肿瘤本身可能会阻碍硬膜内显露ACP和周围的结构，因此，对于大型肿瘤，可能需等到肿瘤大部分切除后方能进行硬膜内前床突切除。

当考虑硬膜内或硬膜外前床突切除术时，必须仔细研究术前CT以寻找潜在的解剖变异。ACP气化预示床突切除术后脑脊液（CSF）漏的风险增加，（术中）必须特别注意修复硬膜缺损。前床突与中床突有骨性连接时，则形成环绕颈内动脉的骨性圆环，称为床突孔。在前、后床突之间也可能有一个骨桥。前床突与中、后床突之间的这些骨性连接对前床突切除造成了额外的挑战。

床突脑膜瘤手术中常规打开视神经管顶壁仍存在争议。该操作存在对视神经造成直接损伤或热损伤的风险。然而，打开视神经管顶壁，尤其是作为硬膜外床突切除术的一部分，连同切开视神经上方的镰状韧带，可进行视神经早期减压和松解。这减轻了来自浸润到视神经管中肿瘤的压迫，此外，也防止了在随后的肿瘤操作过程中，对视神经的牵引损伤。在某一研究中，行视神经管开放的患者的预后视力有改善的趋势。

选择入路

透彻了解这些解剖学细微差别和手术技术，对于设计手术入路是必要的。本例中，决定进行一体式改良右眶颞开颅及硬膜外床突切除术。在额颞开颅术中增加眶上骨质切开术将扩大至这个大型肿瘤上极的手术通道。硬膜外前床突切除术和打开视神

经管顶壁将利于视神经的早期减压、肿瘤血供离断以及颅底关键神经血管结构的识别。

■ 技术描述

患者处仰卧位，胸部抬高 10°，头部用 Mayfield 三钉头架牢固固定。头部向左旋转 30° 并向地面倾斜，使颧弓隆起处于术野最高点。患者的面部特征已与先前获得的 MRI 扫描数据匹配，以进行立体定向导航。甘露醇、地塞米松和轻度过度换气用于松弛脑组织（参见"入路三要素"）。

在发际线后面做一个弧形切口，起于耳屏前 1cm，靠近颧骨根部，止于中线。头皮被牵开，颅骨膜留在颅骨上。从颧骨根部到 MacCarty 关键孔切开颞浅筋膜。经脂肪垫向下解剖至颞深筋膜，并进行筋膜间解剖以避免损伤面神经的额支。持续解剖分离直至显露颧弓上缘和眶外缘。颅骨膜在外侧沿颞上线，后方沿皮肤切口切开。它被小心地从颅骨上分离并保护好。眶上缘向内侧显露至眶上切迹。自眶上切迹至外侧刚好越过额颧缝，将眶骨膜自眶内侧面解剖分离。沿颞上线切开颞肌筋膜，同时保留 1cm 的肌筋膜袖带，继而沿头皮切口后缘切开。颞肌抬高并向下牵开，显露翼点（参见"手术设置"）。

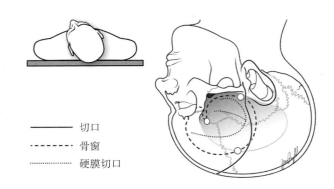

—— 切口
---- 骨窗
⋯⋯ 硬膜切口

颅骨切开术

使用标准技术进行了一体式改良眶颧开颅术（额颞开颅术及眶上骨质切开）。首先，MacCarty 关键孔位于额颧骨连接处后方，额蝶缝上方约 1cm 处（图 4.4）。该孔的上部可见额部硬脑膜，下部可见眶骨膜，可见眶顶壁将二者隔开。颞部骨孔设置于颧骨根部稍前上方。使用颅骨铣刀，自颞骨骨孔向上和向前切开至眶上嵴，达眶上切迹外侧（图 4.5）。从 MacCarty 关键孔的额部开始，向下向后切开蝶骨嵴，达颞骨骨孔。继续开颅，从 MacCarty 关键孔的眶部开始，沿眶外侧壁向下切开至眶下裂，并在额颧缝外停止。此时，刀头向外转动 90° 并穿过眶外侧壁，使用钻头和骨刀的组合，将终止于眶上嵴的骨切开口切割延伸到眶缘并进入眶顶 1cm。最后，用一个小骨刀从 MacCarty 关键孔穿过眶顶切开至眶骨内侧。一旦分离一体式颅眶骨瓣，眶顶壁前外侧骨质就得以去除，并且蝶骨小翼已被切除至眶上裂和眶脑膜带。

硬膜外前床突切除术

此时，术野位于显微镜下。将眶脑膜带切割约 5mm（图 4.6a），这样可以进一步回缩额颞颅底的硬膜（图 4.7a）。ACP 已显露，可见骨质增生。使用连续冲洗的金刚石磨钻，将眶顶壁打薄并用细刮匙去除。在视神经管内识别出视神经（图 4.7b）。用金刚石磨钻去除 ACP 的中央松质骨，并断开视柱。将剩余的骨碎片自韧带附件中分离，用垂体咬骨钳取出并送病理学检查（图 4.7c）。用 Fibrillar（止血纱）和明胶海绵控制海绵窦的静脉性出血。

肿瘤切除

硬膜呈弧形剪开。翻开硬膜后，在外侧裂近心端中很容易识别出肿瘤。肿瘤的解剖首先关注于界定肿瘤的包膜和范围。沿 M2 分支由远心端向近心端

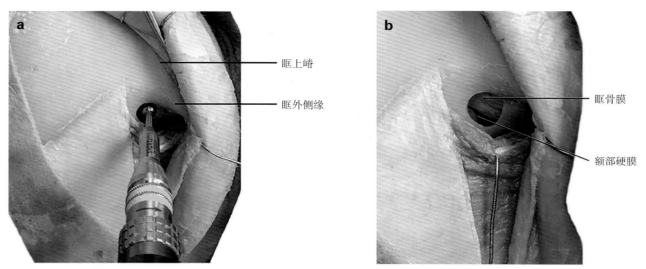

图 4.4 尸体解剖（右侧）显示 MacCarty 关键孔的位置，可同时进入颅前窝和眶内。（a）MacCarty 关键孔位于额颧骨连接处后方，额蝶缝上方约 1cm 处。（b）该孔的上部可见额部硬脑膜，下部可见眶骨膜，可见眶顶壁将二者隔开

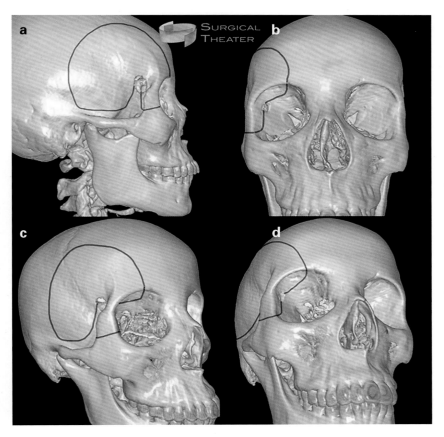

图 4.5 颅骨 3D 渲染图，及一体式改良眶额开颅术（包含眶上骨质切开）。（a~d）颅骨侧视图、前后视图和各种斜视图，展示一体式改良眶额开颅术（包含眶上骨质切开）。线条展示了颅骨切开的技术。请注意，在本病例中，没有使用颞部骨孔。从 MacCarty 关键孔的额部开始。铣刀运行轨迹接近完整的圆形，止于眶上切迹外侧。然后用它来切开眶外侧壁，从 MacCarty 关键孔的眶部开始，朝向眶下裂向下切开，然后转动 90° 切开眶外侧眶壁。随后用骨刀切开眶顶壁

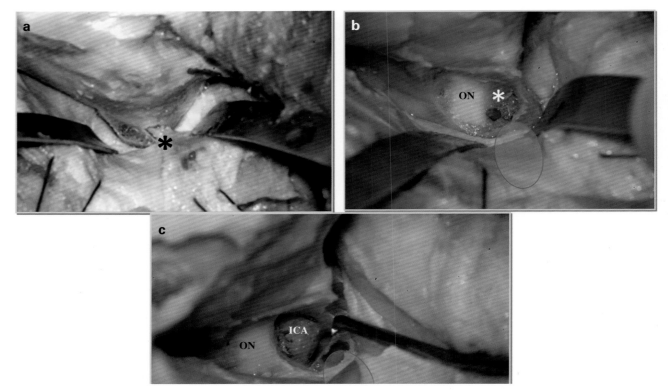

图4.6 尸体解剖展示硬膜外床突切除术。（a）磨除蝶骨小翼，直至打开眶上裂顶壁。所见为眶脑膜带（黑色＊）。随后将其切开以允许进一步回缩额颞颅底硬膜。（b）用金刚石磨钻去除眶顶壁，直至显露视神经。随后磨除视柱（白色＊）。蓝色椭圆示意前床突（ACP）在硬膜下的位置。（c）磨除视柱后，向外折断去除ACP。请注意，此标本中为气化的ACP。ON. 视神经；ICA. 颈内动脉

广泛打开外侧裂。注意到肿瘤非常坚韧，包膜完整，且纤维成分多。接下来，沿外侧裂朝向视神经管内视神经的方向切开硬膜。切开视神经上方的镰状韧带进行减压。自硬膜外部分回溯追踪视神经，可识别出位于肿瘤内的（视神经）脑池段。覆于视神经上的蛛网膜广泛增厚，但是在肿瘤和视神经之间仍然形成了一个解剖界面。沿前颅底进行分离，以离断肿瘤血供。肿瘤尤喜附着于ACP、视神经管和蝶骨平台。受侵犯的硬膜随肿瘤一并切除。

当肿瘤自前颅底分离后，注意力转向于识别关键的神经血管结构。回到颅底已显露的右侧视神经，切除覆于神经上的肿瘤，沿肿瘤和视神经之间的解剖界面，显露视交叉及左侧视神经（图4.7d）。视交叉前池未见肿瘤。在右侧视神经的外侧操作时，识别出右侧ICA，并注意到其外膜没有肿瘤侵袭。此时，剩余的大部分肿瘤限制了进一步的解剖分离。因此，额叶下方的肿瘤被迅速切除。随着肿瘤被切除，肿瘤包膜游离至术野，予以电凝切除。最初，肿瘤包

膜和脑实质之间有一个清晰的解剖界面，但随着继续向上进入额叶切除肿瘤，可见肿瘤变得更加黏附于脑组织。

鉴于术前MRI的T2像信号异常，这一发现处意料之中（图4.1d）。在切除肿瘤的额叶部分后，从肿瘤包膜中分离出M2分支并追溯到M1。覆盖在M1上的肿瘤更加黏附于其外膜和从其背侧表面产生的穿支血管。为了避免血管损伤，残留一小块黏附于M1段及其穿支上的肿瘤。去除颅中窝中最后剩余的肿瘤，可见右侧动眼神经的脑池段走行至动眼神经三角。本例无明显海绵状窦受累。

至于关颅，用之前预留的骨膜作为硬膜补片行硬膜水密性缝合。前床突切除部位用Fibrillar和明胶海绵填充。开颅时开放了额窦，将含碘的明胶海绵填入窦内，并用一块骨膜旋转覆盖缺损。硬膜中间悬吊后，使用钛板和螺钉将骨瓣固定回原位。将Medpor翼点移植物覆盖翼点以用于美容和支撑。颞肌和头皮分层缝合。

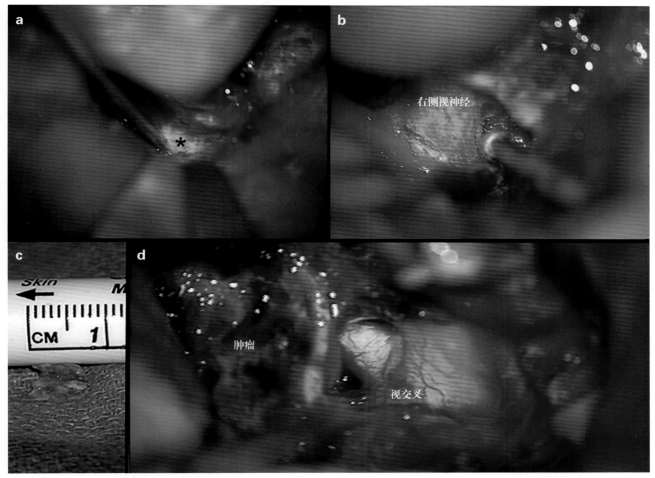

图 4.7 术中图像。(a) 切开眶脑膜带后,显露前床突 (显示为 ＊)。(b) 用金刚石磨钻磨除视柱。(c) 硬膜外取出 ACP。(d) 在显微镜下,将肿瘤从视器上切下

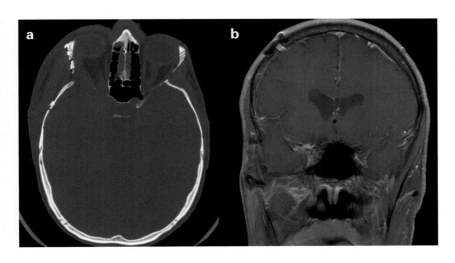

图 4.8 术后影像。(a) CT 显示右侧 ACP 被切除。(b) 除了为避免 MCA 损伤,而特意留下少量残瘤外,肿瘤被成功切除

手术要点

1. 将皮瓣自额骨分离时，保留骨膜很重要。如果开颅时开放了额窦的外侧角，则可以将其当作带血管蒂皮瓣覆盖该区域，以防止术后脑脊液鼻漏。外科医生以不同的方式"获取"骨膜；有些人喜欢一开始将其与帽状腱膜保持在一起，之后将其与皮肤/帽状腱膜侧分离，而另一些人则喜欢最初将其与颅骨保持在一起，并在使用前将其从颅骨上游离。我们更喜欢用后者，因为它似乎可以产生更坚固和完整的组织用于封闭鼻窦。

2. 松弛的脑组织极利于硬膜外前床突切除术。因此，行腰大池引流，甚至在适当的情况下，行脑室外引流，可以使前床突切除术更容易和更安全。如果这些方法不可行，则于额部颅底硬膜行小切口，为 CSF 释放提供通道。这应该在手术早期进行，就在骨瓣游离之后，以便在床突切除术前有足够的时间让 CSF 流出。

3. 为获得足够的暴露以进行硬膜外前床突切除术，眶脑膜带（图 4.6a）的松解显得至关重要。如果沿颞叶硬膜的轮廓切开时，从前外侧弯曲到后内侧，则在此过程中损伤动眼神经的风险极低。

4. 术前薄层 CT 评估对于探测与 ACP 相关的任何解剖变异至关重要。一些变异，如前文提到的骨桥，可以使前床突切除术变得不能实现。其他如床突气化（图 4.6），可以增加术后并发症的发生率。

■ 术后管理

患者在医院内的术后恢复过程符合常规，没有新的神经功能损伤。术前存在的视力模糊在术后得到改善。术后影像证实，肿瘤以及右侧 ACP 均成功切除（图 4.8）。同时可见一个非常小的肿瘤残留，这是为避免损伤 MCA 而特意留下的。后续的随访数据提示，这部分肿瘤保持稳定已有 3 年。

■ 可能的并发症及相应处理

除了常规类固醇和抗癫痫药分别用于预防术后脑水肿和癫痫发作，一旦患者麻醉复苏后清醒，应立即检查患者的视力和眼球运动。通常在术后第 1~3 天，右眼会肿胀闭合。如果可能的话，这将使同侧眼睛的评估变得非常困难。手术是在紧邻视器和动眼神经的部位进行的，因此，这些视力检查应尽可能完成。

尽管术前和术中非常小心，额窦（开颅术期间）和筛窦（床突切除术期间）的小开口有时仍会被忽视。应监测患者术后的脑脊液鼻漏情况。

观点

Nikolai J. Hopf

■ 概述

前床突脑膜瘤定义为起源于前床突（ACP）的脑膜瘤，但是这些肿瘤有不同的生长模式。总体来说，都不同程度地沿着蝶骨嵴的外侧生长。一类肿瘤主要沿着平台、前颅底、鞍上区生长。其他的主要沿着海绵窦外侧壁或者蝶骨小翼生长。

前床突脑膜瘤最常用的手术入路是经侧裂入路，良好的肿瘤上方和下方显露是选择此入路的原因。侧裂入路可以选择标准的翼点开颅，伴有或者不伴有眶颧开颅的扩展，也可以选择微创的锁孔翼点开颅。另外，主要位于额部和前方的前床突脑膜瘤可以通过额下通道切除。这可以采取标准的额外侧开颅，切口为发际内的额外侧切口或者双额冠状切口。此入路的另一种微创的变化是切口位于眉弓的眶上锁孔开颅，这是值得考虑的（图 4.9）。此外，近期的一些报道建议经鼻内镜入路来切除某些前床突脑膜瘤。

经侧裂有明显的优势，可以同时提供肿瘤围绕前床突的下方（颞部）和上方（额部）的通道。但是也有一些缺点。大范围的显露需要广泛的软组织分离，特别是颞肌的损伤可能引起术后的不适感和美容上的问题。这些入路，如本章第一部分描述的，费时并且有额外的眶内容物和颞下颌关节损伤的风险。

内镜锁孔入路可以克服这些缺点。锁孔入路的宗旨是通过有计划地设置小的骨瓣，操作器械的通道是足够而非过度的，由于内镜的抵近观察效果，使从切口到病灶切除的医源性损伤减小了（图 4.10）。Reisch 等发现眉弓切口的眶上入路与轻微的术后不适和容貌改变有关。后文所述的锁孔开颅仅仅需要单一的、狭窄的抵达病灶的通道和平行操作器械的视野。熟练的内镜技巧是以不同角度观察病灶和周围结构所需要的，精细的手术技巧是在狭窄通道操作器械时所需要的。总体而言，广泛的显露对医生更方便，而锁孔对患者更方便。

■ 病例介绍

一位 79 岁男性因精力不济、记忆力下降和近几个月疲倦入院。体查发现患者神志清醒，定向力部分正常。患者能在 1min 内回忆 3 个目标中的 2 个。患者颅神经检查正常，感觉系统检查无异常。患者 MRI 显示边界清除的强化肿瘤，起源于右侧前床突和明显的瘤周水肿（图 4.11）。肿瘤的内外侧长度为 4.7cm，上下径为 4.0cm，前后径为 4.7cm。考虑诊断为脑膜瘤。

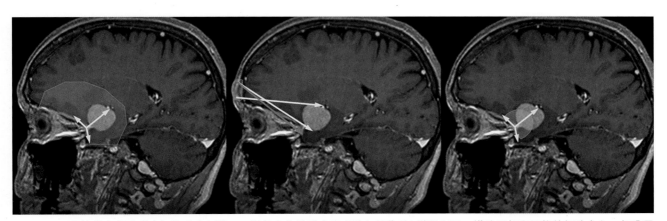

图 4.9　不同的前床突脑膜瘤切除手术入路。一例前床突脑膜瘤患者的矢状位 T1 增强 MRI，描绘开颅和可能的切除方向，标准翼点入路（左图）、眶上锁孔入路（中图）和锁孔翼点入路（右图）

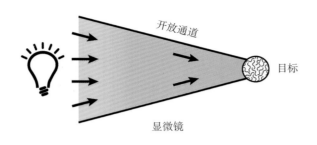

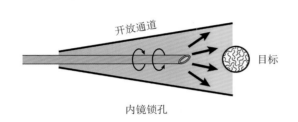

图 4.10 内镜锁孔概念演示图。对于"开放性"显微手术，照明主要依靠显微镜的光源。因此，开放通道必须足够宽敞以使光线照入，相应的理念是"切口必须大于骨瓣，骨瓣必须大于肿瘤"。在锁孔理念下，内镜通过设计的小的窗口将光线抵近目标，使通道的范围随着深度的增加而增加。在一定的深度下，旋转角度镜可以提供不同的病灶和病灶周围的观察角度

■ 解剖学和治疗考量

除了沿着蝶骨嵴生长，肿瘤表现上方、前方生长模式，以及显著的额叶和颞叶的瘤周水肿。虽然彻底切除是脑膜瘤的手术目标，但全切除对于这样高龄的、症状轻微的患者并非最优先的考虑。手术的目标是减少肿瘤的占位效应，解除脑组织、视神经和血管压迫，以及以最小的创伤减轻水肿。

基于肿瘤的特定生长方式，眶上入路利用额下通道对于完成上述目标是合适的。另外，此入路也让全切除有完成的可能性。为了减少医源性损伤和与老年患者相关的入路损伤，选择锁孔入路。尽管肿瘤的体积很大，主体部分位于前颅窝。因此，额下通道有阻断肿瘤血供和早期分辨重要神经结构的机会，以及处理肿瘤各个部位的足够空间。

■ 技术描述

患者采取仰卧位，类似前述翼点入路。患者胸部稍微抬高，头部用 Mayfield 头架固定，向左侧旋转30°。颈部轻微延展。神经导航、甘露醇、地塞米松、过度通气等设备、药物及措施并没有使用。

右侧眉毛外侧做 4cm 长皮肤切口，不延伸至肌肉层。从额肌筋膜和颞肌浅筋膜表面将皮肤分离，颞部仅分离颞上线前面部分。在额肌附着眼轮匝肌的上方 1cm 处从内侧向外侧方向切开，位于眶上神经和颞上线之间。颞肌筋膜从颞上线分离，拉钩用于使软组织分离。

在颞上线外侧钻孔，用枪状咬骨钳向前颅底扩大骨孔。平行于前颅底塑形 2cm 长骨瓣切口和 C 形上方的外侧至内侧切口，形成了 2cm×1.5cm 的额外侧基底部开颅骨瓣（图 4.12a）。硬膜从额底钝性分离，以金钢砂钻磨除颅骨内板和眶顶的骨嵴。

弧形剪开硬膜翻向下方。额叶饱满但脑搏动良好。额叶组织并未从硬膜窗疝出，即便肿瘤巨大以及伴有脑水肿。首先尝试从肿瘤内侧或者外侧到达额底池释放脑脊液的操作没有获得成功。因此肿瘤基底首先用电凝烧灼，然后切除肿瘤的前面部分。这

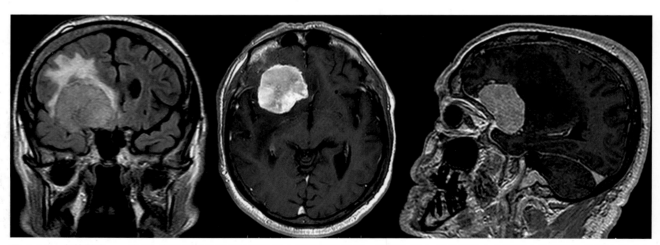

图 4.11 术前影像。一位 79 岁老年男性患者诊断为巨大前床突脑膜瘤，冠状位 Flair 影像显示上方至下方的延伸和前额水肿（左图）。T1 加权增强成像显示肿瘤前后和左右的范围（中图）和上下方的肿瘤生长范围（右图）

个过程有些困难，因为肿瘤质韧并且有明显的钙化。

部分肿瘤减容后，终于能够到达额底池和侧裂池，用钻石刀片打开脑池（图 4.12b）。脑脊液在 2~3min 内缓慢释放。颅内压明显下降，额叶组织重力牵拉下塌陷离开硬膜，这样在整个手术过程中无须牵拉。

这时开始使用双手技术围绕肿瘤轴位精细的分离和操作。可用助手持镜，如果需要视野变化的话，也可以使用固定臂（如果视野固定的话）。肿瘤边界清晰，从额叶和颞叶的蛛网膜容易分离。然后如术前 T2 相所显示，肿瘤与脑组织有粘连。MCA 的分支逐步显示并从肿瘤薄膜分离，按照从远端到近端的顺序。接下来肿瘤的最内侧界，在毗邻视神经和颈内动脉处进行分离。打开镰状韧带使右侧视神经松解，医源性损伤的机会较少。在切除过程中保持视神经轴位蛛网膜界面的完整。此后，颈内动脉、前动脉、中动脉的近端得以显示和游离（图 4.12c~e）。幸运的是肿瘤的供血动脉分支不多。使用 30° 内镜检查整个手术区域，证实肿瘤全切除（图 4.12f）。最后，双极电凝反复烧灼肿瘤的硬膜基底，注意避免视神经损伤。

关颅，硬膜标准缝合，并且通过 TachoSil 实现水密缝合。小骨瓣复位固定，肌肉和皮肤分层缝合。

■ 术后管理

患者术后恢复顺利，无新发神经功能障碍。术后早期的 MRI 证实肿瘤全切除（图 4.13）。伤口愈合良好，美容情况也极佳。患者术后迅速恢复至正常生活和体力活动，术后 4 周开始打网球。

■ 评论

本节的这个病例突出了在老年患者中的微侵袭理念。微侵袭并不仅仅指小的开颅，重要的是，这应该理解为提供个体化的治疗策略理念。在本例中，主要的目的是减轻肿瘤的占位效应，同时对症状轻微的老年患者减少医源性的损伤。激进的手术切除并不是手术目的。

内镜锁孔入路提供了充分的肿瘤视野，包括

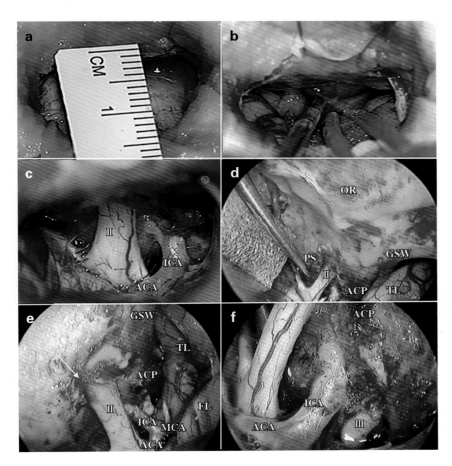

图 4.12　术中情况。（a）打开硬膜前的显微镜下观。（b）打开额底池释放脑脊液的显微镜下观和（c）部分切除肿瘤后可见视神经（Ⅱ）、颈内动脉（ICA）、大脑前动脉（ACA）。（d）该病例的内镜图像。肿瘤全切后可以看到整个区域的整体观，包括眶顶（OR）、蝶骨大翼（GSW）、蝶骨平台（PS）、前床突（ACP）、视神经（Ⅱ）、颞叶（TL）。（e）30° 内镜抵近向外侧观察，显示打开的镰状韧带（箭头）以松解视神经以及大脑中动脉（MCA）向侧裂走行于额叶（FL）和颞叶之间。（f）30° 内镜抵近观察内侧范围，显示电凝的围绕前床突（ACP）的肿瘤硬膜基底和颈内动脉（ICA）和保留的动眼神经（Ⅲ）

外侧、上方、前方的延伸视野。暴露的范围不仅对控制所有的关键结构是足够的，而且提供了肿瘤全切的机会。患者术后恢复顺利，数周后即恢复正常生活。

微创开颅也有其不利的地方。到达病变的视角是单一的，器械和技巧都需要相应调整。而且，在狭窄通道操作需要足够的内镜使用经验，这是充分显露和成功应用锁孔的先决条件（图4.10）。

眶上锁孔开颅适用于本例中肿瘤向颞叶延伸不多的情况。如果肿瘤沿着蝶骨小翼生长，朝向颅中窝前部和海绵窦外侧壁，适用侧裂入路。本章的第一部分的病例是这样一个例子。锁孔翼点入路将标准翼点入路缩小，仅仅显露必要的部分。锁孔翼点入路包括1.5cm的在翼点下方、上方、后方的区域，提供有限但是多样的开颅方式（2cm×3cm）（图4.14）。锁孔翼点入路的切口更小，可能损伤颞肌和软组织的操作更少。除了大小，切除的方向和解剖的方向与标准的翼点入路一致，保持术者的舒适区域。

从标准入路到锁孔入路的变化需要逐步的过程。从分析设计开始，至手术结束终止，评估哪一部分的开颅是实际用到的和哪一部分是过度的。这种分析可以得到相同的操作过程，即通过更小的开颅达到。小心的、逐步的减小开颅和皮肤切口是下一步逐步演变的过程。然而，眶上锁孔入路，如本部分所展示，不仅仅是小的开颅，也是策略性地重新定位开颅范围，将手术优势点转移至陌生的解剖方向。据此，实验室的实操训练对于术者调整和扩展手术舒适区是必要的。

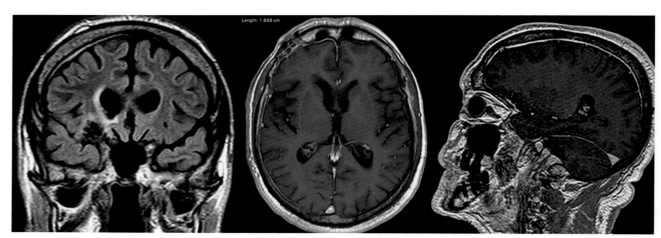

图4.13 术后影像。同一患者的MRI图像显示了术后8周肿瘤全切除和水肿的消退，其Flair图像（左图）、T1加权轴位（中图）和矢状位（右图）图像。手术通过右侧眶上锁孔入路切除，开颅范围小于2cm（中图）

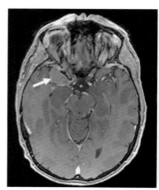
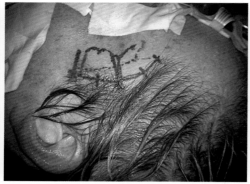
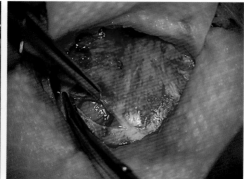

图4.14 锁孔翼点开颅。床突脑膜瘤部分（箭头）从蝶骨翼向颅中窝延伸。这部分通过眶上锁孔是无法达到的。小的翼点锁孔入路却是适用的。切口轻度弧形的"C"形，位于颞部发际线后方。位于蝶骨嵴后方的垂直线大致平分"C"形切口。头位放置使额骨颧突位于最高部。骨瓣位于颞肌下方，骨瓣成形后，蝶骨嵴应像标准开颅一样予以磨除

■ 参考文献

[1] Al-Mefty O. Clinoidal meningiomas. J Neurosurg 1990;73 (6):840–849.

[2] Aldahak N, El Tantowy M, Dupre D, et al. Drilling of the marginal tubercle to enhance exposure via mini pterional approach: an anatomical study and clinical series of 25 sphenoid wing meningiomas. Surg Neurol Int 2016;7(Suppl 40):S989–S994.

[3] Attia M, Umansky F, Paldor I, Dotan S, Shoshan Y, Spektor S. Giant anterior clinoidal meningiomas: surgical technique and outcomes. J Neurosurg 2012;117(4):654–665.

[4] Aziz KMA, Froelich SC, Cohen PL, Sanan A, Keller JT, van Loveren HR. The one-piece orbitozygomatic approach: the MacCarty burr hole and the inferior orbital fissure as keys to technique and application. Acta Neurochir (Wien) 2002;144(1):15–24.

[5] Bardeesi AM, Alsaleh S, Ajlan AM. Endoscopic transnasal suprasellar approach for anterior clinoidal meningioma: a case report and review of the literature. Surg Neurol Int 2017;8:194.

[6] Bassiouni H, Asgari S, Sandalcioglu IE, Seifert V, Stolke D, Marquardt G. Anterior clinoidal meningiomas: functional outcome after microsurgical resection in a consecutive series of 106 patients. Clinical article. J Neurosurg 2009;111(5):1078–1090.

[7] Chi JH, Sughrue M, Kunwar S, Lawton MT. The "yo-yo" technique to prevent cerebrospinal fluid rhinorrhea after anterior clinoidectomy for proximal internal carotid artery aneurysms. Neurosurgery 2006;59(1, Suppl 1):ONS101–ONS107, discussion ONS101–ONS107.

[8] Jägersberg M, Brodard J, Qiu J, et al. Quantification of working volumes, exposure, and target-specific maneuverability of the pterional craniotomy and its minimally invasive variants. World Neurosurg 2017;101:710–717.e2.

[9] Lee JH, Sade B, Park BJ. A surgical technique for the removal of clinoidal meningiomas. Neurosurgery 2006;59(1, Suppl 1):ONS108–ONS114, discussion ONS108–ONS114.

[10] Mariniello G, de Divitiis O, Bonavolontà G, Maiuri F. Surgical unroofing of the optic canal and visual outcome in basal meningiomas. Acta Neurochir (Wien) 2013;155(1):77–84.

[11] Pamir MN, Belirgen M, Özduman K, Kiliç T, Özek M. Anterior clinoidal meningiomas: analysis of 43 consecutive surgically treated cases. Acta Neurochir (Wien) 2008;150(7):625–635, discussion 635–636.

[12] Reisch R, Perneczky A. Ten-year experience with the supraorbital subfrontal approach through an eyebrow skin incision. Neurosurgery 2005;57(4, Suppl):242–255, discussion 242–255.

[13] Reisch R, Marcus HJ, Hugelshofer M, Koechlin NO, Stadie A, Kockro RA. Patients' cosmetic satisfaction, pain, and functional outcomes after supraorbital craniotomy through an eyebrow incision. J Neurosurg 2014;121(3):730–734.

[14] Rhoton AL Jr. The sellar region. Neurosurgery 2002;51(4, Suppl): S335–S374.

[15] Rhoton AL Jr. The cavernous sinus, the cavernous venous plexus, and the carotid collar. Neurosurgery 2002;51 (4, Suppl):S375–S410.

[16] Romani R, Laakso A, Kangasniemi M, Lehecka M, Hernesniemi J. Lateral supraorbital approach applied to anterior clinoidal meningiomas: experience with 73 consecutive patients. Neurosurgery 2011;68(6):1632–1647, discussion 1647.

[17] Sughrue M, Kane A, Rutkowski MJ, Berger MS, McDermott MW. Meningiomas of the anterior clinoid process: is it wise to drill out the optic canal? Cureus 2015;7(9):e321.

第五章　鞍旁池

Michael C. Huang

李储忠 / 译

关键词：表皮样囊肿，Kawase 四边形，脚间池，经岩入路

■ 病例介绍

一名 42 岁男性就诊于急诊，主诉头痛、恶心和呕吐 2 周余。在急诊室，突发意识状态恶化，伴强直阵挛性癫痫发作。对该患者进行气管插管以保护气道，并给予大剂量劳拉西泮控制癫痫发作。体格检查发现他左侧偏瘫，随后进行了头颅 CT 和 MRI 检查。

> **问题**
>
> 1. 该占位性病变位于什么解剖区域？它起源于何处？
> 2. 需主要考虑的鉴别诊断是什么？
> 3. 该病灶最可能的生长方式和自然史是什么？

■ 诊断和评估

CT 显示体积较大的低密度病变，约 3cm×6cm×5cm。病灶似乎位于视交叉池的中心，并向脚间池和脉络裂延伸。右侧颞叶、脑干和右侧脑室及第三脑室均受压移位，中线移位达 1cm。在 MRI 上，病变呈分叶状，不强化，T1 像呈低信号（图 5.1a），T2 像呈高信号（图 5.1b~d），弥散加权成像（DWI）呈高信号（图 5.1e）。病变包绕了多条颅内动脉，包括基底动脉、双侧大脑后动脉的近端部分、双侧小脑上动脉和右侧颈内动脉（ICA）的床突上段。

这种自视交叉池延伸至脚间池并包绕血管的分叶状病变最可能的诊断是表皮样囊肿。颅内表皮样囊肿是先天性囊肿，占原发性颅内肿瘤的 0.2%~1.8%。病变位于中线旁，最常见于桥小脑脚（CPA）池，其次是第四脑室和鞍旁区域。在 CT 上，表皮样囊肿表现为典型的与脑脊液等密度且不增强的占位性病变。在 MRI 图像中，表皮样囊肿在 T1 和 T2 加权像上对 CSF 信号是等信号的或稍高信号的；FLAIR 序列上表现为不完全的抑制；弥散加权序列上，表皮样囊肿表现出对自由水的限制并显示明亮的信号。通常病变不会增强，但大约 25% 的病例会出现微小的边缘强化。

表皮样囊肿的主要鉴别诊断包括蛛网膜囊肿、皮样囊肿、脑囊虫病和囊性肿瘤。蛛网膜囊肿在 CT 和所有 MRI 序列（包括 DWI）上表现为与 CSF 相似的信号特征。但是，它们通常推挤而不是包裹神经血管结构。皮样囊肿占表皮样囊肿的 1/9~1/4，常见于中线，有类似脂肪而不是 CSF 的成像特征。脑囊虫病和囊性肿瘤可通过造影剂给药而增强，并且通常与其邻近的脑实质可见到水肿。

表皮样囊肿在妊娠第 3~5 周神经管闭合期间由外胚层发育而来。白色反光的囊肿壁由多层鳞状上皮组成，囊肿类似于正常人体皮肤周期的线性生长速率缓慢生长，随着上皮层不断脱落和角蛋白及胆固醇分解产物的积累而增大。肿瘤质地软，可以通过脑沟、裂隙和脑池，延伸生长，占据多个颅腔。

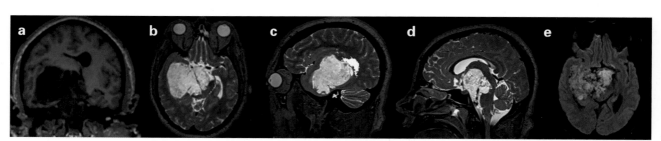

图 5.1　术前图像。（a）T1 冠状位、（b）T2 轴位、（c、d）T2 矢状位和（e）DWI 图像显示病变位于视交叉池和脚间池，延伸至脉络膜裂中。根据病变信号特征以及与动脉的关系判断，病变可能是表皮样囊肿

表皮样囊肿可包绕神经血管结构，临床症状随着这些关键结构受压而发展，如三叉神经痛、复视、面瘫和听力下降。由于肿瘤生长速度缓慢，相关临床症状仅在肿瘤体积明显增大后才出现，因此在明确诊断之前，临床体征和症状可能已经进展多年。

■ 解剖和治疗考量

由于表皮样囊肿是良性肿瘤，因此手术目的是全切肿瘤以避免复发。但由于肿瘤通过蛛网膜下腔延伸，包绕并黏附于众多神经血管结构，如脑干、脑神经、穿支动脉等，囊肿内容物会诱发化学性脑膜炎，可能会加重粘连。为避免发生严重并发症，应避免从神经血管结构中扩大切除肿瘤包膜。在这种情况下，外科手术应着重于通过去除囊内容物和未粘连的囊壁以达到减容和减轻症状的目的。由于表皮样囊肿是先天性病变，且大多数患者在中年发病，因此次全切除后可能在未来的数十年内都不需要再次手术。

在这个病例中，表皮样囊肿同时占据幕上和幕下（视频 5.1），从丘脑、下丘脑经视交叉池延伸第三脑室底部，并继续向下经脚间池延伸至脑干前方的斜坡，略低于内听道水平。肿瘤向前方发展使视交叉向上移位，但未侵入颅中窝底，垂体和垂体柄未受影响；向后方压迫中脑和脑桥的前缘；向侧方延伸至右侧脉络裂隙并侵入右侧脑室颞角。

入路选择

与其他颅底手术一样，表皮样囊肿切除的手术入路应在对神经血管结构创伤最小的同时，提供最佳的视野和手术操作空间。表皮样囊肿内容物柔软且易于吸除，随着肿瘤内部分块减压，将建立很好的"手术通道"，以到达肿瘤深处。最大的风险在于分离肿瘤包膜，它们通常粘连在纤细的神经血管结构上。因此，术中必须充分暴露包膜和重要结构之间的层面。适合切除跨小脑幕表皮样囊肿的入路包括颞下入路、枕下乳突后入路或者一期或二期完成幕上幕下联合入路。

在本病例中，手术入路必须提供从第三脑室底部至内听道，从脑桥前缘向外至右侧脉络裂的广泛空间，需要结合多种颅底操作技巧。额眶颧开颅可以充分显露病变，可以为脚间池区域提供前外侧和颞下外侧的手术空间，去除眶缘可以为经颅前窝底至第三脑室方向的手术操作提供更大的空间，颧弓的切除可使颞肌进一步向下方翻转，从而增大颞骨切开范围，使沿着中窝底部的骨窗更为平坦（图 5.2）。

幕上注意事项

额眶颧入路可以选择单骨瓣或双骨瓣开颅。在

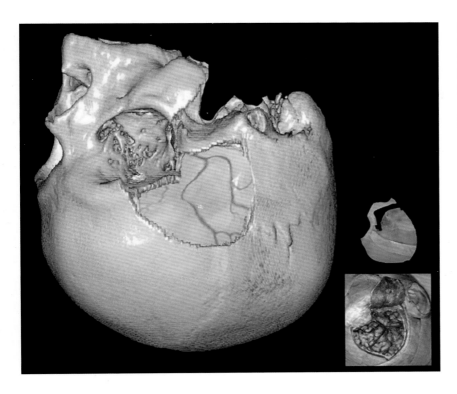

图 5.2　右侧眶颧开颅示意图。去除眶缘和颧弓可以为术者提供从下至上的视野，宽阔的切口可以提供前外侧和外侧的操作空间。此外，去除颧弓后可使颞肌更向下方分离，从而达到颅中窝底骨窗更平坦的目的。插图：眶颧开颅手术的骨瓣和尸头解剖中硬脑膜切除展示

双骨瓣操作中，首先进行标准的翼点开颅，然后进行眶颧开颅。在单骨瓣操作中，为完成单个骨瓣的整体成形，利用 MacCarty 关键孔和眶下裂作为眶部骨切开的连通点。相对来说，双骨瓣操作更为简单，并能保留眶顶和眶外壁的较大部分，减少术后眼球内陷，同时还可以保留咬肌与颧弓的附着，以避免术后咀嚼功能受影响的问题。但与单骨瓣操作相比，双骨瓣在额骨上形成的分离线可能会带来潜在的美容效果不佳等问题，此外双骨瓣的术后关颅过程也可能带来美容问题。最后，单骨瓣和双骨瓣的选择要取决于术者的熟练程度和偏好，这两种开颅技术的熟练掌握和操作都可以带来很好的效果和最小的并发症。

幕下注意事项

针对该表皮样囊肿的手术入路最终需要进入颅后窝以处理幕下部分的肿瘤。虽然颞下入路可以将小脑幕分离同时牵拉颞叶来开辟手术空间。但这些操作容易损伤颞叶的桥静脉，尤其是 Labbé 静脉。此外，即使分离小脑幕，颞下入路的视野角度也会因岩骨边缘遮挡而受限。

选择入路

为避免这些潜在的问题，须在额眶颧开颅的基础上再增加岩前入路的操作技巧。Kawase 四边形前为三叉神经，后为弓状隆起，外侧为岩浅大神经，内侧为岩骨嵴、岩上窦（图 5.3），其内无重要结构通过。磨除岩尖 Kawase 四边形可以达到颅后窝，暴露上至鞍背水平下，至内听道水平间的区域（图 5.4）。除了扩大操作空间之外，岩前入路还能够缩短到达中线结构的距离，并缩短牵拉颞叶的时间，降低牵拉颞叶的张力。

出于上述原因，为最大限度地安全切除肿瘤，手术计划行单骨瓣额眶颧开颅联合岩前入路。

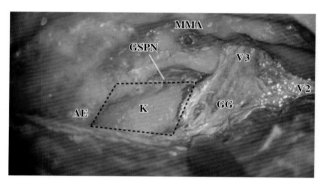

图 5.3 左侧中窝底部的尸头解剖。Kawase 四边形（K）由 V3、岩浅大神经（GSPN）、弓状隆起（AE）及岩骨嵴围成。GG. 半月神经节；MMA. 脑膜中动脉

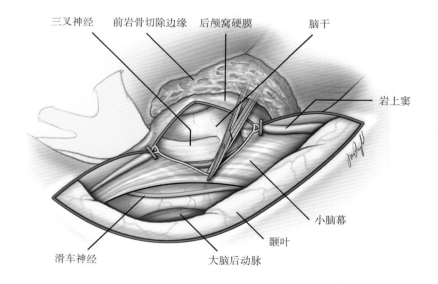

图 5.4 通过岩前入路观察右侧颅后窝。平行于颅中窝底部打开颞下硬脑膜，切口以绿色边表示，颅后窝硬脑膜与之垂直打开，以橙色表示。两个切口在岩上窦处相连。结扎并切断该窦，从外侧缘开始切开小脑幕，逐渐向内侧扩展，直到完全切开小脑幕

■ 技术描述

软组织分离

术前经 Kocher 点行左侧脑室穿刺外引流，在岩前入路操作时可以有效降低脑组织压力，便于硬膜外操作。患者头位向左旋转 30°。神经电生理监测三叉神经、面神经和听觉诱发电位（参见"入路三要素"）。

做一弧形切口从发尖向后至耳屏前缘。分离皮瓣至骨面。沿颧弓根至翼点的方向切开颞深筋膜的浅层，分离脂肪垫向下解剖至颞深筋膜，并进行筋膜间分离以暴露整个颧弓，同时保护面神经的额支（图 5.5a）。向前内侧分离暴露整个颧弓和眶外侧壁。

眶上缘向内侧暴露至眶上切迹，从眶上切迹向下直至眶下裂将眶周游离，使其脱离眶内表面。沿颞上线肌切开颞肌，同时保留一个 1cm 宽的肌筋膜用于关颅时复位。然后垂直于该切口切开颞肌并向下剥离，暴露翼点和眶下裂（图 5.5b）。

单骨瓣额眶颧开颅术

此时开始行单骨瓣额眶颧开颅。首先，在额颧关节后方约 1cm 处的额蝶骨缝上形成 MacCarty 关键孔，额部硬膜暴露于该孔上部，由眶顶分开的下半部分为眶周。颞部的一个钻孔位于紧邻颧弓根部。（参见"手术设置"）。

单骨瓣额眶颧开颅采用六步法骨切除（图 5.6）：

1. 铣刀由 MacCarty 关键孔的前方经蝶骨嵴向下达到颞骨孔，然后向上向前延伸至眶上嵴，达到眶上切迹外侧为止。

2. 从 MacCarty 关键孔的眶侧开始，铣刀沿眶外侧壁向下直达沟通眶下裂的前外侧。

3. 切割钻在颧面孔上方切开颧骨体部，沟通眶下裂的前外侧。

4. 在颧弓根部后方切断，完全离断颧弓。

5. 在保护眶周的同时，于眶上切迹的外侧向后方切开眶上缘，沿眶顶向后延伸至少 1cm。

6. 最后一次切割，用铣刀从 MacCarty 关键孔切过眶顶以与眼眶内侧切口相连接。

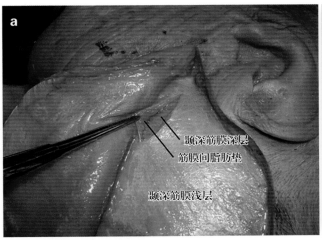
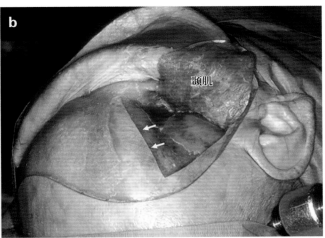

图 5.5 尸头解剖展示额眶颧开颅的软组织处理。（a）在颞深筋膜的浅层切开以暴露颞深脂肪垫。分离颞筋膜的浅层与颞深筋膜，将浅层筋膜与头皮一起翻起，以保护面神经的额支。（b）切开颞肌并翻转牵开。白色箭头指示颞上线下方保留约 1cm 的肌筋膜，该筋膜用于关颅时复位肌肉

体位：仰卧，头部旋转 30°。
切口：曲线形，自耳屏跨越中线。
开颅术：单骨瓣额眶颧开颅术。
硬膜切开：基于翼点 C 形切开。

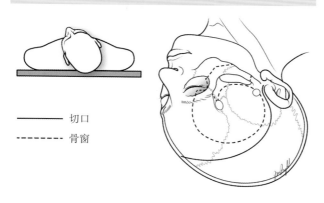

—— 切口

------ 骨窗

抬起骨瓣时，去除眶顶前外侧部分骨质，并将蝶骨小翼切除到脑膜眶带。操作时未进入额窦。

岩前入路

患者体位进一步向左旋转，使上矢状窦更接近水平。通过调整显微镜视角和 EVD 引流减低脑组织压力，沿从后向前的方向抬起中窝颞叶硬膜，以避免拉伸岩浅大神经。脑膜中动脉在棘孔处电凝并切断，以便向岩骨嵴方向分离（图 5.7）。颅中窝底的主要定位标志为前方穿过卵圆孔的三叉神经下颌支、GSPN 和后方的弓状隆起。岩浅大神经可通过面神经刺激器来确认（图 5.8）。

以弓状隆起与 GSPN 之间夹角的平分线来估计内听道的位置。磨除弓状隆起的顶壁直至可通过残留骨片隐约可见上半规管（即蓝线）。识别这个解剖标志之后，将岩骨嵴向下方磨除至内听道开口。确认内听道开口后，将岩骨嵴磨除至 Meckel 腔，该操作可以有效暴露颅后窝硬膜。向外侧可将骨质磨除至 GSPN。对于后外侧耳蜗上方的骨质需保留完整，以保留听力。

肿瘤切除

以蝶骨嵴为基底，C 形切开硬膜。可见肿瘤位于颞中回上方，切开一小段颞中回皮质，显露肿瘤外侧部分。肿瘤包膜为白色，闪闪发亮，与珍珠的光泽相似。肿瘤内部含有蜡样和片状物质，柔软易吸出。切除部分肿瘤向中线进一步分离，可见基底动脉尖。从双侧大脑后动脉和小脑上动脉及穿支动脉上仔细剥离肿瘤。沿右侧后交通动脉起源进入大脑后动脉的汇入点追溯至右侧颈内动脉。采取非常谨慎的措施来保护所有主要动脉和穿支动脉。双侧动眼神经也被识别和充分保护。

随着向下切除肿瘤，术区空间变得愈发狭窄。

图 5.6 行单骨瓣额眶颧开颅所需的六步法骨切除

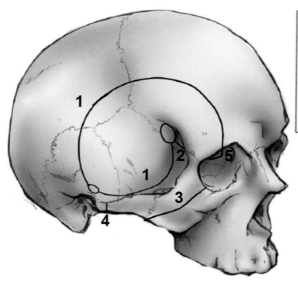

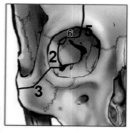

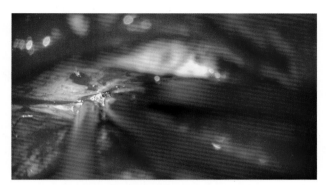

图 5.7　术中图像。电凝脑膜中动脉，然后在棘突孔处切断，可以使颞下硬膜从颅中窝底一直向岩尖方向自由抬起

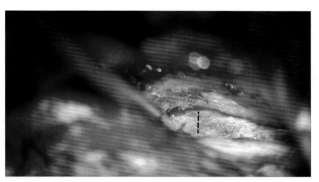

图 5.9　术中图像。经岩前入路的术区视野，颅后窝硬膜已切开（虚线）。颞下硬膜平行于颅中窝底切开。两个垂直切口相交的点是岩上窦，电凝切断后再向外侧切开小脑幕

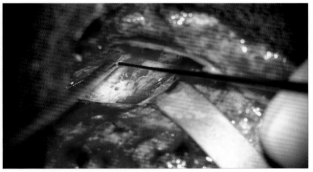

图 5.8　术中图像。使用面神经刺激器探针确定岩浅大神经（GSPN）的位置

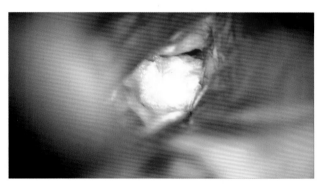

图 5.10　术中图像。通过图 5.9 中描述的硬膜切开，可在脚间池显露表皮样囊肿

因此，需调整方向来充分利用岩前入路的优势。将患者再次向左侧旋转一些，并确定岩前入路位点。垂直切开颅中窝和颅后窝硬膜，电凝并切断位于其间的岩上窦（图 5.9）。向中线方向切开小脑幕，同时避免损伤滑车神经。拉开切开的小脑幕，可在脚间池内见到白色珍珠样的肿瘤（图 5.10）。吸除质地软的肿瘤，直至可见基底动脉。继续想下方切除肿瘤，直至可见面神经和前庭蜗神经。直接刺激确认面神经。面听神经复合体下方仍可见少量肿瘤，但为保护面听神经功能，不再向下强行切除肿瘤。

此时，转向切除上方肿瘤。再次经过肿瘤分块减压后形成的通道向下丘脑和第三脑室底部方向进行分离。囊内容物易于吸出，但是少量肿瘤囊壁与下丘脑粘连紧密。避免造成下丘脑损伤，保留这些囊壁不强行剥离。经由第三室底部继续向对侧侧脑室进行分离。此时，除附着于下丘脑的肿瘤囊壁外，所有上方、内侧、外侧可见的肿瘤均已切除。在面神经下方和延髓前方仍存在部分肿瘤，但是从目前的幕上入路角度无法再进行操作。准备进行关颅操作。

关颅

仔细冲洗整个术区，去除被冲洗出的残余肿瘤，水密缝合额颞硬膜。对颞窝和颅后窝经岩前入路产生的硬膜缺损，用颞肌筋膜进行重建，并利用 TISSEEL 加强重建。额眶颧单骨瓣用钛板和螺钉固定，留置一根帽状腱膜下引流管然后分层缝合切口。

手术要点

1. 全面掌握 MacCarty 关键孔和眶下裂解剖对精通单骨瓣额眶颧开颅至关重要。

2. 岩前入路中磨除岩尖可暴露鞍背至内听道的范围。

3. 岩前入路的硬膜外剥离和骨质磨除操作中，减低脑组织压力至关重要。可能需要腰大池引流或 EVD。

4. 颅中窝底覆盖 ICA 的骨质可能极薄或缺如。在岩前入路和抬起颞叶硬膜的过程中必须注意避免损伤岩骨段 ICA。

5. 分离小脑幕时避免损伤切口附近走行的滑车神经。

■ 术后管理

该患者术后被送往 ICU 进行监护。考虑到手术时间较长，保留气管插管同时保留 EVD 引流开放。术后给予类固醇激素，以减少由于肿瘤切除过程中囊内容物流出而导致无菌性脑膜炎的风险。术中为避免下丘脑损伤而保留了部分残余肿瘤包膜，术后影像学检查中发现残留的肿瘤位于脑干的前方（图 5.11），需进行影像学定期检查。目前已有表皮样囊肿恶性转化的报道，推测与术中囊肿内容物泄漏引起的继发性慢性炎症有关。

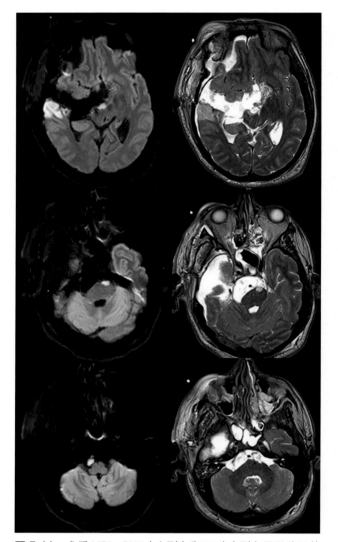

图 5.11 术后 MRI。DWI（左列）和 T2（右列）显示脑干前方的少量残留

观点

Wenya Linda Bi, Ossama Al-Mefty

■ 概述

表皮样囊肿符合颅底肿瘤的一般规律：越复发，代价越高。不同于其他颅底肿瘤还可以选择辅助放疗或有限的药物治疗，外科手术是治疗表皮样囊肿的唯一方法。在原发病例中真正全切肿瘤可以做到肿瘤的治愈，但是任何肿瘤的残余都可以在远期复发。对于原发和复发病例，手术治疗均可以提升 KPS 评分，改善生活质量。然而，由于包膜与神经血管结构之间蛛网膜腔隙随着粘连不断变窄，每一次复发都会增加手术的难度，大大提高神经损伤的风险。此外，与理想的全切相比，次全切除所带来的无菌性脑膜炎发生率、脑积水发生率、死亡率更高。

因此，尤其是对于原发病例，应尽一切努力做到肿瘤全切。对于实现全切除的目标而言，至关重要的是细致的显微外科技术，其中包括：将包绕神经血管的囊壁从蛛网膜下腔中进行双手分离，暴露最佳视野的颅底入路；术中神经电生理监测；内镜辅助观察和处理盲区。手术入路的选择取决于病变的范围、肿瘤的质地和与周围结构的粘连、术前神经功能障碍和术中遇到的静脉结构。必要时，可以联合多种颅底入路技巧获得最佳的、多角度的暴露。

尽管有这些努力，仍需认识到肿瘤与重要神经血管结构（穿支动脉、脑神经、脑干）的严重粘连会阻碍手术全切，能行次全切并可能导致远期复发。由于每位患者可接受的风险 / 收益比不尽相同，因此针对复发性表皮样囊肿的手术决定更需因人而异。

■ 病例介绍

一名 35 岁男性出现头晕、眩晕、吞咽困难和进行性步态不稳 6 个月余。视频吞咽测试中提示吞咽功能障碍，右侧听力中度丧失。患者眼肌运动无异常，面肌力量和肢体力量也未见异常。脑部 MRI 显示从鞍上区域延伸至颅后窝水平严重压迫脑干的约 6cm T1 低信号、T2 高信号且弥散受限的肿物（图 5.12）。

■ 解剖和治疗考量

病变的 MRI 特征与表皮样囊肿一致。表皮样囊肿通常隐匿起病，在出现明显症状前可显著增大，沿蛛网膜下腔穿过多个颅底区域并可同时累及幕上和幕下空间。该例巨大表皮样囊肿从视交叉池延伸至颅后窝，累及右侧 CPA 区域并延伸至颈静脉孔水平。在中线区域，肿瘤穿过脚间池达到对侧脑干腹侧。

入路选择

影像学检查显示多对颅神经受累，肿瘤在脑干腹侧向对侧延伸，决定了手术显露时需要从后外侧暴露颅后窝。在不损伤重要引流静脉的前提下充分暴露幕上空间，需要经耳前断颧弓入路以暴露整个颅中窝。因此，为了能够从尾侧向头侧最佳暴露肿瘤，我们选择了岩后入路（迷路后岩后入路）联合耳前断颧弓岩前入路（岩前入路 /Kawase 入路）。

传统的联合岩骨入路需要切开小脑幕和岩上窦。但是，如果在极少情况下，颞下的引流静脉回流至岩上静脉，会产生严重的后果，尤其是在该侧为优势颞叶的情况下。因此，术前动态 CT 血管造影或 CT 静脉造影，可以观察肿瘤区域和手术入路中的静脉解剖结构，手术暴露过程中注意及保护好 Labbé 静脉和颞下静脉。对于柔软、可吸除的病变（如表皮样囊肿），如果要保留听力，则必须保护迷路和中耳结构。采用内镜辅助到达腹侧或对侧进行操作，多数情况下不需要联合经迷路或经耳蜗入路。

尽管存在明显的脑积水，考虑到只要彻底切除肿瘤，就可以解决梗阻性脑积水的病因，故没有进行术前脑脊液分流。将粘连在重要结构上的部分肿瘤囊壁保留在原位来减少术后并发症的理念可能会适得其反，因为终有一日肿瘤会因此复发，而对于复发肿瘤的治疗会带来更多的手术并发症。对于未来这种可预见的风险，谨慎地完全切除肿瘤包膜是明智的选择。我们的目标应是尽力去尝试仔细保

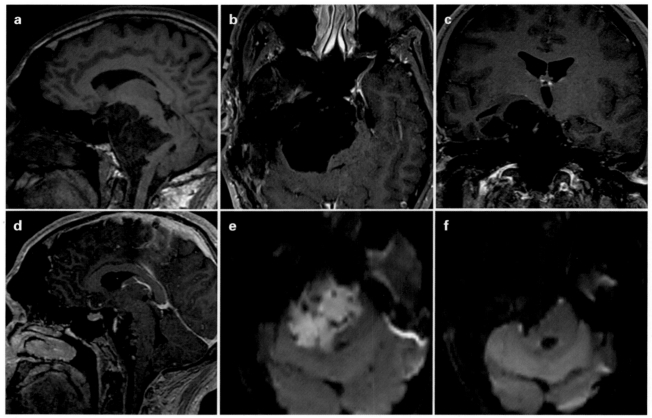

图 5.12 术前（a）矢状位、（b）轴位和（c）冠状位 T1 加权对比增强 MRI 显示从鞍上区域延伸至颈静脉孔水平，严重压迫脑干的巨大低信号占位性病变。（d）术后矢状位 T1 加权对比增强 MRI 显示表皮样囊肿已完全切除。（e）术前和（f）术后轴位弥散加权 MRI 显示术前肿瘤内弥散受限，术后无弥散受限

存囊壁与神经血管结构之间的蛛网膜界面并全切肿瘤。

■ 技术描述

患者仰卧位，同侧垫肩抬高。头向对侧旋转15°，颈部略曲向对侧肩膀，从而可以暴露岩骨嵴上方和下方。神经电生理监测颅神经Ⅲ、Ⅴ、Ⅵ、Ⅶ、Ⅹ、Ⅺ和Ⅻ以及体感诱发电位。自耳屏前 1cm 起行鱼钩样切口，上行后拐向后方经耳上颞区后弧形向下止于乳突后方。因皮瓣翻向自前方和下方，此宽基底皮瓣可保持良好血供。锐性切开颞筋膜并与下面的颞肌分离，向下翻转至胸锁乳突肌方向，保持良好血供以备重建时使用。游离颧弓上表面的筋膜附着并在其前后端点切断。然后以骨膜下方式分离颞肌，并翻向前下方以暴露颅中窝底部。总共 4 对骨孔：2 对紧邻横窦，1 对骨孔位于颞骨基部和前方额侧的界限处，再钻 1 对位于颅后窝的骨孔。硬膜

外分离后，在幕上幕下进行开颅骨瓣切口，同时用钻头将跨越横窦的骨孔从骨表面磨至横窦水平（图5.13）。

术中保留乳突骨质以备关颅时使用，在保留迷路和面神经管的前提下扩大磨除乳突和岩后入路磨除岩后嵴，使乙状窦轮廓化（图 5.14）。在乙状窦前硬膜做一小切口释放脑脊液，然后开始颅中窝操作。沿颅中窝底进行硬膜外分离，直到可见 GSPN、弓状隆起、海绵窦外侧壁和下颌神经鞘以及其包围的岩尖（Kawase 四边形）。电凝脑膜中动脉并用骨蜡封堵棘孔。用钻头磨除岩尖（岩前入路），直到可见后颅凹硬膜。在颅后窝乙状窦前进一步打开硬膜并沿着颞叶底部连接岩上窦远端和小脑幕外侧，此时需注意避开重要颞底静脉的引流。

通过联合经岩入路可使肿瘤完全暴露，暴露呈珍珠样胶状物质样的肿瘤，并逐步切除（图 5.15）。与颅底暴露同样重要的是表皮样囊肿的显微处理，在高放大倍数下进行双手操作，将囊肿包膜从附着

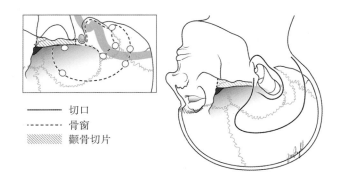

——— 切口

- - - - 骨窗

▨▨▨ 颅骨切片

图 5.13 皮肤切口和骨窗。头皮自耳屏前 1cm 鱼钩形切开，切口先向上行而后在颞区弧形向后，最终弧形切口向耳后方向止于乳突。充分游离颞弓表面筋膜组织，暴露其前后端点并离断。横跨横窦钻 2 对骨孔，以利磨除骨质至横窦水平

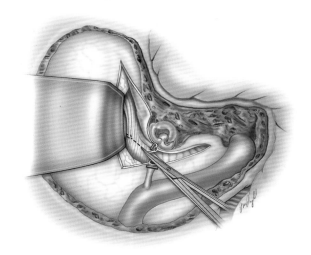

图 5.14 迷路后岩后入路。岩后入路需对乙状窦轮廓化并去除岩后嵴，同时保留迷路和面神经管。岩上窦远端结扎并切断。沿岩上窦平行切开小脑幕并向后延伸至滑车神经进入小脑幕的后方。联合岩前入路的暴露（图 15.5），联合的岩骨磨除可以更好地显露表皮样囊肿的幕上、幕下部分

的脑神经、穿支血管、脑干和其他神经结构中分离。分别检查颅神经Ⅶ / Ⅷ，以及后组颅神经，沿蛛网膜间隙切除肿瘤。逐渐向内侧分离肿瘤可暴露基底动脉及其穿支动脉和脑干表面，妥善保护这些结构。肿瘤越过中脑和脑桥的腹侧延伸至脑干对侧。依次连续可见外展神经走行至 Dorello 管，在其尾侧可见三叉神经，在脚间池可见动眼神经、滑车神经以及大脑后动脉和颈内动脉。仍有一大部分肿瘤位于鞍上区域，推挤第三脑室和下丘脑导致梗阻性脑积水，这部分肿瘤最后切除。

考虑到表皮样囊肿穿过颅底多个空间并包绕脑神经，进入硬膜返折或骨孔，必须全面仔细检查肿瘤残余的可疑区域。使用内镜来观察巨大表皮样囊肿切除后的视觉盲区，包括对侧腹外侧脑干、Meckel 腔及面神经和后组颅神经的腹侧面。

完成肿瘤切除之后使用腹部脂肪堵塞岩尖和乳突，用颅骨骨膜修复 Meckel 腔以保护暴露出的三叉神经。硬膜采用大腿阔筋膜修补。将先前准备好的血供良好的颞筋膜翻转向已磨除岩骨嵴和岩尖的岩骨，防止术后 CSF 漏。然后将颞叶硬膜悬吊固定以消除大的硬膜外腔，将骨瓣复位并用乳突骨质和羟基磷灰石修复。

尽管进行了精心的手术切除，但表皮样囊肿内容物的溢出仍可能引发轻微的化学性脑膜炎，术中和术后使用固醇类激素可减少此类炎症发生。同时，切除期间避免过度冲洗，以防止囊肿内容物在蛛网膜下腔向远端扩散。

术后患者出现一过性的外展受限。术后 1 周的吞咽动作评估显示吞咽困难已缓解，未出现呼吸功能障碍。

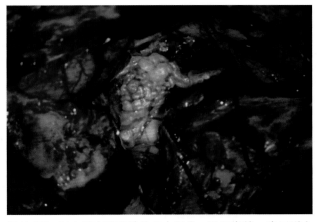

图 5.15 巨大表皮样囊肿的术中图像，采用岩前 – 岩后联合入路暴露，可见白色珍珠样物质

■ 评论

通过选择宽阔且角度灵活的入路，可以有效切除占据颅底多个解剖间隙的巨大表皮样囊肿。沿着蛛网膜界面尽量分离肿瘤包膜，以实现全切肿瘤的目的。显微镜结合内镜的使用可以彻底地清除残余肿瘤。考虑到复发表皮样囊肿切除术后具有更多的并发症和较高的死亡率，因此需要根据患者的临床状况、合并症和年龄来调整复发病例的手术目标。

对于复发表皮样囊肿的患者，症状加重可能比单纯的影像学进展更需要手术干预。尤其对于老年患者，单纯囊内容物减压就可能得到数年的症状缓解。原发病例通常具有最好的机会去完全切除囊肿包膜，但是对于复发病例，术后的粘连和分隔使全切的机会要少得多。

■ 参考文献

[1] Abdel Aziz KM, Sanan A, van Loveren HR, Tew JM, Keller JT, Pensak ML. Petroclival meningiomas: predictive parameters for transpetrosal approaches. Neurosurgery 2000;47(1):139–150, discussion 150–152.

[2] Aboud E, Abolfotoh M, Pravdenkova S, Gokoglu A, Gokden M, Al-Mefty O. Giant intracranial epidermoids: is total removal feasible? J Neurosurg 2015;122(4):743–756.

[3] Al-Mefty O, Fox JL, Smith RR. Petrosal approach for petroclival meningiomas. Neurosurgery 1988;22(3):510–517.

[4] Al-Mefty O, Anand VK. Zygomatic approach to skull-base lesions. J Neurosurg 1990;73(5):668–673.

[5] Andaluz N, van Loveren HR, Keller JT, Zuccarello M. The one-piece orbitopterional approach. Skull Base 2003;13(4):241–245.

[6] Aziz KMA, Froelich SC, Cohen PL, Sanan A, Keller JT, van Loveren HR. The one-piece orbitozygomatic approach: the MacCarty burr hole and the inferior orbital fissure as keys to technique and application. Acta Neurochir (Wien) 2002;144(1):15–24.

[7] Aziz KM, van Loveren HR. Tew Jr. Chicoine MR. The Kawase approach to retrosellar and upper clival basilar aneurysms. Neurosurgery 1999;44(6):1225–1234, discussion 1234–1236.

[8] Berger MS, Wilson CB. Epidermoid cysts of the posterior fossa. J Neurosurg 1985;62(2):214–219.

[9] Bi WL, Brown PA, Abolfotoh M, Al-Mefty O, Mukundan S, Dunn IF. Utility of dynamic computed tomography angiography in the preoperative evaluation of skull base tumors. J Neurosurg 2015;123(1):1–8.

[10] deSouza CE, deSouza R, da Costa S, et al. Cerebellopontine angle epidermoid cysts: a report on 30 cases. J Neurol Neurosurg Psychiatry 1989;52(8):986–990.

[11] Dutt SN, Mirza S, Chavda SV, Irving RM. Radiologic differentiation of intracranial epidermoids from arachnoid cysts. Otol Neurotol 2002;23(1):84–92.

[12] Hao S, Tang J, Wu Z, Zhang L, Zhang J, Wang Z. Natural malignant transformation of an intracranial epidermoid cyst. J Formos Med Assoc 2010;109(5):390–396.

[13] Harris FS, Rhoton AL. Anatomy of the cavernous sinus. A microsurgical study. J Neurosurg 1976;45(2):169–180.

[14] Kawase T, Bertalanffy H, Otani M, Shiobara R, Toya S. Surgical approaches for vertebro-basilar trunk aneurysms located in the midline. Acta Neurochir (Wien) 1996;138(4):402–410.

[15] Kawase T, Toya S, Shiobara R, Mine T. Transpetrosal approach for aneurysms of the lower basilar artery. J Neurosurg 1985;63(6):857–861.

[16] Lunardi P, Missori P. Transtentorial epidermoid cysts. Acta Neurochir (Wien) 1991;113(3-4):125–130.

[17] Nagasawa D, Yew A, Safaee M, et al. Clinical characteristics and diagnostic imaging of epidermoid tumors. J Clin Neurosci 2011;18(9):1158–1162.

[18] Osborn AG, Preece MT. Intracranial cysts: radiologic-pathologic correlation and imaging approach. Radiology 2006;239(3):650–664.

[19] Toglia JU, Netsky MG, Alexander Jr. Epithelial (epidermoid) tumors of the cranium. Their common nature and pathogenesis. J Neurosurg 1965;23(4):384–393.

[20] Yamakawa K, Shitara N, Genka S, Manaka S, Takakura K. Clinical course and surgical prognosis of 33 cases of intracranial epidermoid tumors. Neurosurgery 1989;24(4):568–573.

[21] Yaşargil MG, Abernathey CD, Sarioglu AC. Microneurosurgical treatment of intracranial dermoid and epidermoid tumors. Neurosurgery 1989;24(4):561–567.

第六章 海绵窦

Georgios A. Zenonos, Juan Carlos Fernandez-Miranda

洪涛 / 译

关键词：海绵窦，Kawase，Hakuba，Dolenc

■ 病例介绍

53 岁，女性，因右前臂突发麻木刺痛就诊，伴眼球向右上方凝视及轻微复视 2 个月。查体发现患者部分右侧外展麻痹，同时伴有动眼神经麻痹的瞳孔逃避反应及一定程度的上睑下垂，右侧眼球突出。既往有右侧弱视病史，视力检查提示右眼视力 0.67、左眼视力 0.8。颅脑 MRI 显示右侧海绵窦及小脑幕区域一均匀强化灶，病变向颅中窝底内侧、Meckel 腔、大脑脚池、环池、颅后窝的桥前池外侧延伸。CT 血管造影显示颈动脉被肿瘤包裹变窄（图 6.1）。胸腹部及骨盆 CT 未见明显异常。

问题

1. 病变的鉴别诊断对下一步治疗有何影响？
2. 哪些解剖结构和腔隙的受累可以解释患者的症状？

■ 诊断和评估

该病变 MRI 上的脑膜尾征以及增强后的均匀强化基本排除了所有其他可能性，最有可能的诊断是蝶骨海绵窦小脑幕脑膜瘤。仅从学术角度，鉴别诊断应包括转移瘤（由于全身 CT 扫描结果为阴性这种可能性极小），以及炎症性病变，如非常罕见的结节病。

以脑膜瘤为主要诊断，与患者讨论的治疗方案如下：

1. 以治愈为目的的激进性手术切除：这需要进行球囊闭塞试验（BTO）来评估颈内动脉（ICA）闭塞的风险；不能耐受者可能需要血管搭桥重建血运，同时该手术还可能导致永久性颅神经麻痹。实际上，对累及颅神经的肿瘤而言，要做到手术全切，不可避免地会损伤颅神经。

2. 以最大限度地切除肿瘤为目标，同时最大限度地减少手术并发症的针对性手术切除：除海绵窦和 Dorello 管内的肿瘤外，切除包括小脑幕、颅后窝及颅中窝区域的所有肿瘤，并对海绵窦和视神经管

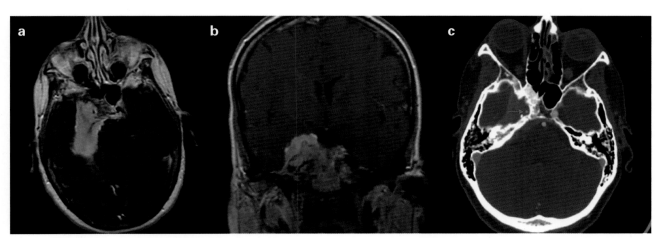

图 6.1 术前图像。（a、b）影像学显示广泛的颅底病变，病灶均匀强化，累及右侧海绵窦及小脑幕，延伸至颅中窝底内侧、Meckel 腔、大脑脚池、环池、颅后窝的桥前池外侧。（c）CT 血管造影显示颈动脉被肿瘤包裹变窄（红色箭头）

进行减压。海绵窦内的肿瘤可以用 3~5 中的任何一种方法来治疗。

3. 分步放射治疗，作为唯一的治疗或用于针对性切除后。

4. 放射手术，作为唯一的治疗或用于针对性切除后。

5. 继续观察。

考虑到患者年轻，肿瘤体积大，和颅神经功能障碍引起的复视，我们推荐手术切除病变。观察对于巨大和症状性的肿瘤不是患者的最佳选择，放射外科或者放射治疗对于这种体积和部位的肿瘤作为单一治疗也不适合。对于手术选择，激进或者订制性切除，我们推荐后者，因为最可能在中期（3~6 个月）改善患者的神经功能障碍，并且带来长期的肿瘤控制，特别是残余肿瘤经过放射治疗后，对于小的肿瘤我们推荐放射治疗。血管损伤和中风的可能，颞叶肿胀或者出血，颅神经障碍的加重，脑脊液漏和伤口相关的并发症在签署知情前都进行了讨论。特别强调了复视有可能会加重，并且在 3~6 个月后改善。

尽管全切除过程中有短暂的停止，一种选择可能会导致永久的神经功能缺失引起右眼闭合失用，我们建议的"精确"地切除仍然很激进对于位于海绵窦内的残留组织。更少程度的切除是另一种选择，但是这会降低功能恢复和肿瘤控制的效果。

■ 解剖和治疗考量

这个病例的颅底脑膜瘤解剖复杂，累及多个关

键解剖结构及腔隙。患者的症状继发于 Dorello 管内和海绵窦内的外展神经受压，以及动眼神经脑池段和海绵窦段受压。肿瘤从前床突基底部累及小脑幕，刚好越过后侧四叠体板的水平，向外侧延伸至颅中窝底，紧靠颞中叶，向下延伸至环池和桥前池外侧，向上延伸至大脑脚池外侧、视颈动脉池和海绵窦后上方的动眼三角。此外，肿瘤还向右侧海绵窦内浸润，并占据了右侧海绵窦内的所有腔隙，使颈动脉海绵段管腔变窄（视频 6.1）。

对于任何此类复杂的肿瘤手术来说，必须熟练掌握海绵窦及其周围结构的解剖。海绵窦顶壁有一个前三角，也称为床突三角，包含内侧的颈内动脉床突段和外侧的动眼神经。磨除前床突是打开和进入海绵窦内的关键步骤，可暴露海绵窦内动眼神经的前段部分和颈内动脉床突段，可以让管腔内的视神经充分减压。海绵窦顶壁的后三角，即动眼三角，由前岩床韧带、后岩床韧带和床突间韧带围成，动眼神经在真正进入海绵窦床突三角之前沿着岩床前反折下方穿过海绵窦顶壁的动眼神经三角进入海绵窦（图 6.2）。

为了相对安全地实现在颅神经减压的同时最大限度地切除海绵窦外所有肿瘤这一手术目标，必须遵循以下两大原则：第一，通过将海绵窦与固定它的硬脑膜进行物理分离，来暴露海绵窦；第二，在海绵窦外辨别颅神经和颈动脉，并追踪它们进入海绵窦的位置。这部分需要在硬膜外和硬膜内两个相互关联的手术阶段进行。

图 6.3 简要回顾了一些相关的外科解剖，而图 6.4 展示了该手术硬膜外和硬膜内相关的操作技术，

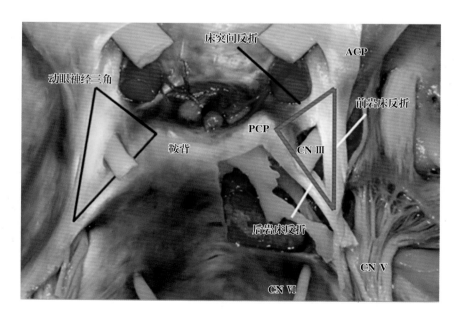

图 6.2 动眼神经三角的解剖图。动眼神经三角形成海绵窦的后顶，其边界为前岩床韧带（反折）、后岩床韧带和床突间韧带。ACP. 前床突；PCP. 后床突；CN. 颅神经

这些技术以其标志性的发明者命名。Hakuba技术是指将颞叶硬膜从海绵窦外侧壁分离，V2和V3由前向后分离，其中辨别和切开眶脑膜返折是关键步骤。Kawase技术是指从后向前将颅中窝的硬脑膜分离，以显露岩尖，其主要标志为岩浅大神经（GSPN）。Dolenc技术是在硬膜内进行的，切开动眼三角处的岩床前反折的脑膜层，暴露动眼神经，从海绵窦自

上而下分离颞叶硬脑膜。

入路选择

如果要通过开颅手术来完成肿瘤切除和海绵窦减压的话，眶颧入路（OZ）开颅术就可以很好地暴露相关的解剖结构，同时还可以做到最大限度地减少对额叶（眼眶截骨术）和颞叶（颧骨截骨术）的

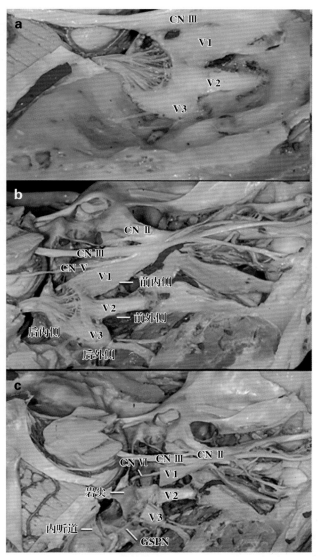

图6.3 海绵窦及颅中窝解剖图。（a）打开硬脑膜脑膜层后，海绵窦和Meckel腔暴露在颅中窝底。（b）打开海绵窦硬脑膜暴露其外侧壁的颅神经。图中描绘了4个颅中窝三角形（前内、前外侧、后内、后外侧）。（c）打开Meckel腔暴露破裂孔和海绵窦后部，从后内侧磨除岩尖至岩浅大神经（GSPN）暴露颅后窝。CN. 颅神经

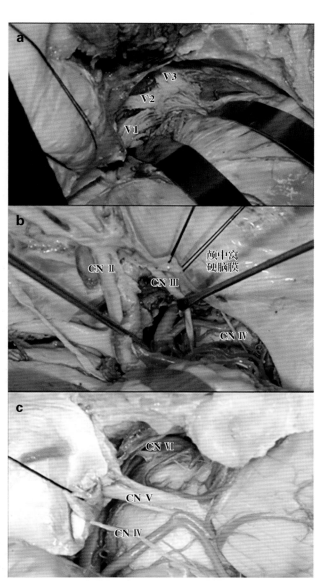

图6.4 Hakuba技术、Dolenc技术、Kawase技术。（a）Hakuba技术是指将颞叶硬脑膜从海绵窦壁分离，V2和V3由前向后分离。（b）Dolenc技术是在硬脑膜内进行的，在动眼三角处分离岩床前反折，随后将颞叶硬脑膜从上向下分离。（c）Kawase技术则是从后向前分离硬脑膜，暴露岩尖及内侧的岩浅大神经。CN. 颅神经

操作。另外，也可以考虑简单的翼点开颅术，但它在保护额叶和颞叶方面效果较差。同样，通过外侧内眦切口行外侧眼窝微创切开术虽然可以很好地暴露颅中窝，但它没有足够的操作空间来切除岩骨、前床突和小脑幕。

选择入路

这里我们选择了眶颞入路开颅，通过切除前岩骨和前床突，从硬膜外进入颅中窝，结合 Hakuba 技术、Dolenc 技术、Kawase 技术打开硬脑膜的脑膜层暴露海绵窦。在这种入路中，一些关键的解剖结构存在着操作风险，其中就包括：磨除前床突时的视神经和颈动脉床突段，分离海绵窦顶壁时的动眼神经，切开小脑幕时的滑车神经，前岩骨切除或打开颅后窝硬脑膜时的三叉神经，Dorello 管的外展神经，以及小脑上动脉（SCA）、大脑后动脉、基底动脉和颈动脉。

问题

1. 什么是眶脑膜带？它对于从海绵窦硬脑膜上分离硬脑膜脑膜层有什么意义？

2. 除了眼眶切开术，还有其他什么方法可以提高颞叶的安全性？

3. 该手术中最易损伤哪根颅神经？

■ 手术描述

气管插管后，给予类固醇激素（地塞米松 10mg）、

抗癫痫药（左乙拉西坦 1000mg）、抗生素（头孢唑林 2g）、甘露醇（25g）。在手术开始时，首先行腰大池外引流置管，促进脑脊液引流的同时降低颅内压。然后，患者取平卧位，右侧肩部稍向上翻转，头向左侧旋转 30°~45°，三钉头架固定头部。因为术中要从颞叶方向打开外侧裂，所以这里头部旋转不超过 45° 非常重要。采用背侧伸展体位，使颧弓位于手术视野的顶部，这有助于将额叶与前颅底分离。外侧伸展则有助于将颞叶与中颅底分开。腹部准备脂肪移植（参见"入路三要素"）。

入路三要素

入路：前外侧。

开颅术：眶颧骨切开术。

修正术：前床突切除术，前岩骨切除术，暴露海绵窦外侧壁。

采用额颞部切口，使用筋膜间分离技术抬高头皮皮瓣，保护面神经额支（由 Yaşargil 首次提出的在颞筋膜浅层和深层之间进行分离）。与筋膜下技术相比，筋膜间分离技术的优点在于它提供了一个自然的分离平面，可以完全暴露颧弓而不需要任何筋膜切口。然后向后绕过颞肌避免切断肌肉纤维，切开颞筋膜，分离额骨颧突、颞上线、乳突上嵴。采用钝性分离法将颞深筋膜（骨膜）抬高远离骨面，避免术中电刀损伤从颞下窝（颞中深动脉）进入颞深筋膜的这些血管，从而保证术中肌肉的血供。一旦肌肉完全分离后，就只附着在冠突和颞下嵴处，这时可将肌肉整个向下旋转。

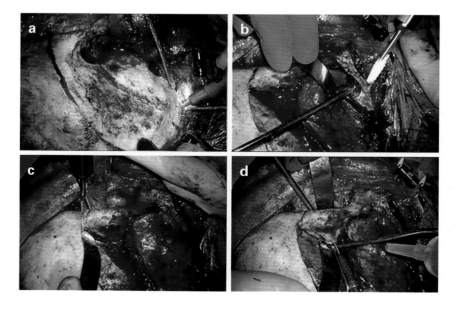

图 6.5 眶颧入路开颅步骤。（a）开颅时首先钻孔 3 个。然后在（b）颧骨根、（c）眶缘和（d）眶顶处进行截骨手术

此时，可进行额颞开颅术，然后将颞肌向上翻，分别完成眶颧截骨术，其关键步骤如图6.5和图6.6所示。

颅中窝硬膜外手术

随后我们进行硬膜外的手术部分，正如 Hakuba 首次描述的那样，我们从海绵窦的真性外侧壁开始，从前向后分离颅中窝硬脑膜。这个过程的第一步涉及眼眶脑膜返折的电凝和分离，它将颞叶硬脑膜从眼眶中游离出来（眼眶脑膜返折是颞前和眶周的硬脑膜连接，其间穿过连接中脑膜动脉分支的吻合血管泪腺动脉返支）。然后用锐性和钝性分离将颞叶硬脑膜从海绵窦壁剥离，由上向下暴露：前床突、眶上裂、上颌支柱和V2。进一步解剖颅中窝硬脑膜，暴露V3的前部和 Meckel 腔，这是在棘孔辨别脑膜中动脉

的关键步骤。相比于在棘孔上方钻孔，经验丰富的神经外科专家（JFM）更倾向于在棘孔周围钻孔，来打开棘孔和电凝其内部的动脉，因为这样可以避免不必要的出血、电凝过度和颅中窝硬脑膜的破裂。

然后，按照 Kawase 的描述，从后往前分离颞叶硬脑膜，避免牵拉 GSPN 和膝状神经节（面神经），并确定经岩前入路的边界：GSPN，弓状隆起，岩脊上岩窦和V3后缘。追寻 GSPN 至V3下方，这里是岩尖处最前方岩内颈动脉管最薄的地方，追踪它进入破裂孔的位置，可以很好地辨别颈内动脉岩段。多普勒超声可以帮助确认 ICA 的位置，通过单极电刺激我们可以确认 GSPN 的走行。同样重要的是要记住，在大约15%的病例中，膝状神经节是开裂的，易受医源性损伤。步骤总结如图6.7所示。

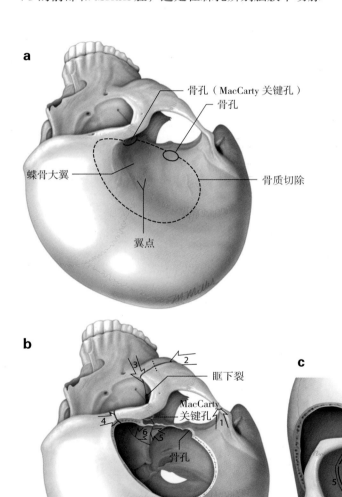

图6.6 两骨瓣法眶颧入路开颅。（a）标准额颞部位一期开颅手术的范围。（b）从手术医生的视角展示成形眶颧瓣需要的颅骨切除范围。（c）正面图。手术顺序如下：1.颧骨根部；2.颧骨下部；3.眼眶外侧；4.眼眶上部；5.眶下裂至蝶翼；6.蝶翼至上眼眶

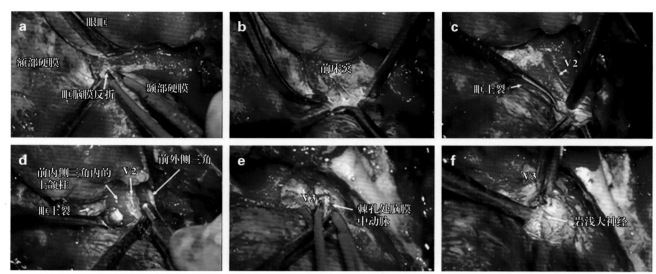

图 6.7 颞叶硬脑膜。由海绵窦真性壁层从前向后（Hakuba 技术）和从后向前分离（Kawase 技术）颞叶硬脑膜的步骤。（a）从眼眶脑膜返折的重叠和分离处分离颞叶硬脑膜，将其从海绵窦侧壁分离（b、c）。在眶上裂、V2 周围的蝶翼上钻孔以打开前外侧三角，便于向前分离 V3（d）。（e）电凝并分离脑膜中动脉，使颞叶硬脑膜前后分离（f）

颅底钻孔

在被肿瘤累及的眶上裂和 V2 上方的颅中窝前内侧三角的颅骨上广泛钻孔时，注意不要进入蝶窦外侧隐窝。在前外侧三角钻孔暴露 V3 的前部时，也要注意不要暴露颞下窝。在岩骨切开之前，我们要先辨别内听道（IAC）的大概位置（大概平行于弓状隆起和 GSPN 构成的夹角平分线，同时通过术中导航进行确认），以及耳蜗的大概位置（IAC 和 GSPN 的交点）。然后，正如前面提到的我们通过辨别 V3 下方和破裂孔处的位置，明确 ICA 岩段走行，并通过术中导航和超声多普勒进行确认。接着我们从最安全的岩尖最内侧区域，由内到外，从后往前开始钻孔。外侧界为岩内 ICA 管的皮质骨或岩内 ICA，后外侧界为耳蜗，后内侧界为 IAC 的硬脑膜，下界（深度）为岩下窦和岩斜裂。在这个过程中最关键是要认识到，前岩骨切除术前部受限不是因为 V3，而是因为破裂孔，但如果 V3 暴露不充分我们也很难进入破裂孔。完成岩骨切除并暴露颅后窝硬脑膜后，在硬脑膜切开一小口可以直接进入小脑中脑池外侧，进一步释放脑脊液和降颅压（图 6.8）。

接下来我们要切除硬膜外的前床突。在床突切除术开始时，我们通过观察视神经进入视神经管的位置，来辨认硬膜外的视神经。在精密的高速磨钻配合持续的冲洗下打开前床突顶壁。然后我们依次磨除床突体，并将它从 3 个附着点（上方蝶骨平面（视神经管）、侧方的蝶骨小翼和视神经管下方的视神经支柱）上分离出来（图 6.8c~e）。最后，将剩余的床突从硬脑膜附着处小心剥离，并完全切除，暴露海绵窦顶壁下方的床突三角，其内侧为 ICA 床突段周围，外侧则是动眼神经（参见"手术设置"）。

> **手术设置**
>
> 体位：仰卧，头转 30°。
> 切口：颧骨根至对侧瞳孔中线。
> 骨窗：额颞眶颧骨。
> 硬膜切开：沿外侧裂长轴 T 形切开，从颞叶方向进入颅后窝。

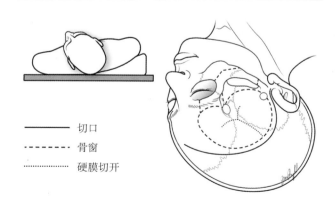

切口 —————
骨窗 - - - - -
硬膜切开 ············

硬膜内的手术

在完成硬膜外手术部分后，沿着外侧裂长轴朝海绵窦（床突三角）顶壁方向 T 形切开硬脑膜。从平行于眶上裂下方（颞侧）和镰状韧带（额侧）的

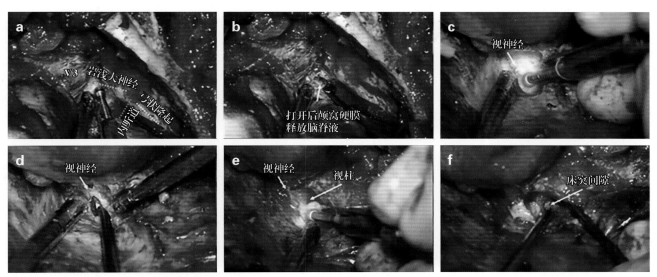

图 6.8 颅底钻孔。（a）弓状隆起和岩浅大神经（GSPN）构成的夹角平分线类似内听管（IAC）的位置。（b）打开颅后窝释放脑脊液，降低颅内压。（c）前床突切除术，先将视神经管顶部颅骨磨至极易去除的蛋壳厚度（d）。（e）磨除视神经支柱，使前床突断开。将前床突从其 3 个附着体（蝶骨平台、蝶骨嵴和视柱）进行分离后，切除剩下的床突（f）暴露包含了颈动脉的床突段的床突间隙

方向切开硬脑膜，切至距离海绵窦和视神经管约 1cm 处。切口这样设计是为了切除被肿瘤浸润的颞叶硬脑膜，同时也便于进入硬膜外和硬膜内。

采用经典的由内向外的方法打开外侧裂至基底池，通过分离蛛网膜，辨认动眼神经并分离钩回外侧、后交通动脉（PCOM）和 ICA 内侧，从脚间窝和大脑脚向下追踪至被肿瘤包裹的动眼三角（图 6.9）。打开 Liliequist 膜，解除动眼神经周围的蛛网膜粘连，进一步暴露颞叶。在切除占据动眼神经周围间隙的肿瘤后，我们继续切开岩床前韧带，可以清楚地看到动眼三角。这时我们就可以按照 Dolenc 描述的那样以一种从上到下的方式，进一步分离颞叶硬脑膜（图 6.10）。这也是将硬膜外和硬膜内连接起来的关键手术步骤，可以完全打开海绵窦的壁，对海绵窦内被肿瘤压迫并推挤至岩床前韧带上的动眼神经进行减压。然后将颅中窝硬脑膜与海绵窦进行分离，由前上向后下推进，将海绵窦外部的颅神经Ⅲ、Ⅳ、V1 分离出来。接着，在颅神经Ⅳ进入海绵窦位置的前方切开硬脑膜，完全分离颞叶硬脑膜。这种切开仅涉及已经从海绵窦分离的颅神经和颞叶硬脑膜。

在颞叶硬脑膜被切除后，我们将聚焦被肿瘤浸润的小脑幕及幕下肿瘤的切除。从肿瘤中分离出由脑桥池外侧发出的三叉神经，在进入三叉神经孔的部位再次被肿瘤包裹。将三叉神经孔的硬脑膜环打开，以便切除 Meckel 腔内的肿瘤，同时可以进一步暴露

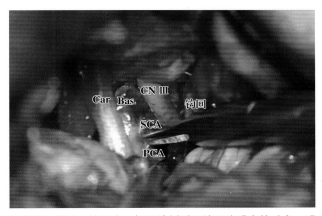

图 6.9 硬膜内的手术。打开外侧裂开始硬脑膜内的手术，明确动眼神经走向，将其从蛛网膜粘连中松解出来。在颈动脉（Car）和动眼神经（CN Ⅲ）之间可以看到基底动脉（Bas）、小脑后动脉（PCA）和小脑上动脉（SCA）

三叉神经和小脑幕，从而扩大进入幕下空间的手术通道。然后从外向内横向切开小脑幕，注意保护和辨别滑车神经、后脑、SCA 及其分支。在切开小脑幕的最内侧之前，通过颞下硬膜入路观察滑车神经进入海绵窦的位置，在它的后方切开小脑幕。鉴于本病例中肿瘤累及范围较广，岩上窦几乎没有开放。只需在四叠体池和小脑幕切迹后方切除小脑幕。在切除小脑幕的过程中，我们不小心撕裂了 SCA 的小脑幕分支，利用血管夹保住分支血管并修复了 SCA 的血供（图 6.11）。

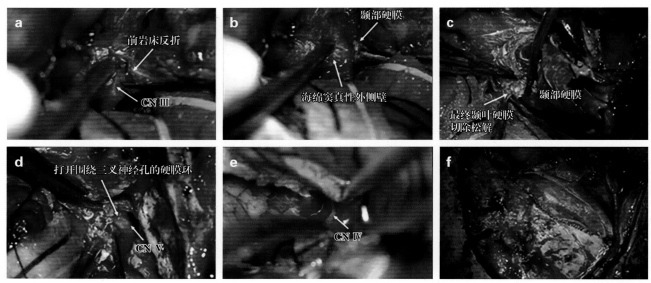

图 6.10 切除颞叶硬脑膜和小脑幕的关键步骤。（a）沿动眼神经切开构成动眼三角外侧的前岩床韧带。（b）分离海绵窦周围硬脑膜的最后一步，就如 Dolenc 所述从上至下将颞叶硬脑膜从海绵窦真性外侧壁剥离。（c）在切除颞叶硬脑膜后，继续切除小脑幕。（d、e）打开三叉神经孔周围的硬脑膜环，以便进一步切除肿瘤，最后完全切除小脑幕，注意不要损伤 CN Ⅳ。（f）最后，使用硬脑膜替代物修复硬脑膜缺损

最后，除海绵窦和 Dorello 管内的肿瘤外，我们切除了其他区域的所有肿瘤。成功解剖分离了颅神经Ⅲ ~ Ⅵ（视频 6.2）。

手术要点

1. 一个关键的手术要点是从海绵窦周围的硬脑膜中打开海绵窦真性外侧壁。这需要用到 Hakuba 技术、Kawase 技术、Dolenc 技术，采用硬膜外和硬膜内联合入路，切除硬膜外和硬膜内肿瘤，这样做可以让外科医生在保留关键神经血管结构的同时最大限度地切除肿瘤。

2. 辨别海绵窦外未被肿瘤侵犯的颅神经，尽量将它们保住或减压。这样外科医生可以根据它们进入海绵窦的入口点，将海绵窦外的肿瘤和颅神经所在的海绵窦内的肿瘤进行分离。

3. 每一个成功的颅底手术都要从正确的术前规划和入路选择开始，手术的每一步都要有明确的目的。本病例中，切除前床突进入海绵窦顶壁，横切岩床前韧带和切除颅中窝硬脑膜是保留动眼神经的关键步骤；前岩骨切除对于辨别三叉神经，进入幕下空间，打开 Meckel 腔至关重要；打开外侧裂，暴露颞叶，找到动眼神经的脑池段；需要颞下硬膜内入路来辨别脑池滑车神经并横切小脑幕。

4. 在神经外科解剖实验室进行专门的训练和学习，对于熟练掌握复杂的颅底手术至关重要。术前规划与精准的影像学研究（CT 血管造影 /CT 静脉造影，FIESTA 序列和薄扫 MRI）也非常重要的，最新的 3D 打印和 VR 模拟是一种很好的补充，但在这之前应全面了解复杂的三维显微外科解剖。

■ 术后管理

术后保持腰大池引流通畅，并以 5~10mL/h 引流 72h，以防止假性硬脊膜膨出形成。术后立即进行 MRI 检查，除海绵状部分外，肿瘤全部切除（图 6.12）。患者术后临床表现良好，但术后立即出现颅神经Ⅲ、Ⅳ完全麻痹及颅神经Ⅵ部分麻痹。术后第 5 天出院回家，随访 3 个月，除颅神经Ⅵ部分轻度麻痹外，其他的所有麻痹几乎完全缓解。组织病理学结果提示 WHO Ⅰ级脑膜瘤。在与患者讨论后，她选择了放射手术治疗海绵窦内残留肿瘤。在 6 个月的随访中，外展麻痹完全消失，患者有正常的眼外运动，没有复视。

■ 可能的并发症及相应处理

在这个手术中，血管损伤是致命的，也是最严

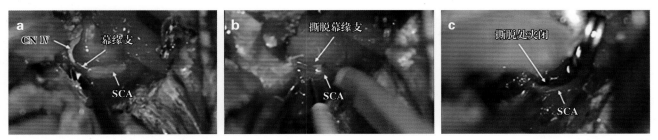

图 6.11 血管损伤。在切除小脑幕（a）期间，小脑上动脉（SCA）的小脑幕分支被撕脱（b）。在 SCA 侧面用一个有角度的血管夹进行修复，没有阻塞主血管（c）

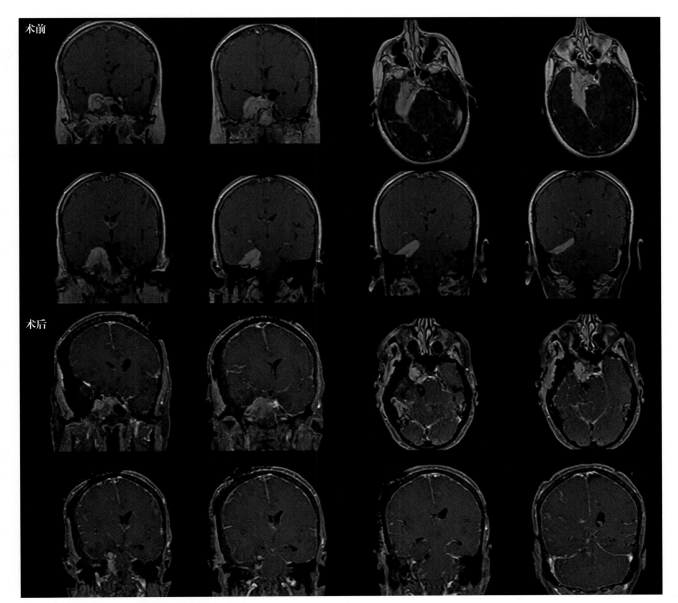

图 6.12 手术预后。术前和术后影像学比较显示除海绵窦外肿瘤全部切除

重的并发症。因此，我们建议临床中所有颅底手术患者均行 CT 血管造影检查，以明确病变与血管关系。有时还需要做 DSA，尤其是那些术前考虑栓塞治疗的，如果考虑牺牲一条主要血管则还需要进行额外的 BTO。实际上，我们这个病例术中 SCA 的小脑幕分支撕裂是一个致命且严重的并发症。虽然开始想尝试在撕裂部位进行止血，但由于有损伤主血管的风险故而放弃了这种方法。考虑到手术操作空间有限，以及术后假性动脉瘤及血管狭窄的风险，缝合血管也并不是一个好的选择。最终，我们使用一个弯曲的小血管夹重建动脉侧壁，充分保留了主血管的血供，术中多普勒超声可以证实。弥散成像未发现术后脑卒中的证据。

另一类主要的并发症就是脑脊液漏和假性脊膜膨出。广泛切除颅中窝硬脑膜后，由于硬脑膜切除已扩大到远端硬脑膜环、视神经管硬脑膜和海绵窦外侧壁，硬脑膜的水密性闭合必然较差。在这种情况下，首先尽可能严密缝合可关闭的硬脑膜，然后将硬脑膜替代移植物填在颅中窝底部重建颞部硬脑膜。用腹部脂肪填充所有空隙并通过胶原蛋白来加固。虽然气房不发达，岩骨切除术后的缺陷也需用一小块脂肪来封闭，并且用另一个小的胶原基质块和一块小的脂肪移植物修补颅后窝的开口。用肌肉封住额窦的小裂口。此外，我们还用骨蜡修补了中颅底外侧乳突气房的顶部。

术后可能会出现短暂性的颅神经麻痹。围手术期类固醇激素的使用可以降低这种风险。在进行 OZ 开颅术时，虽然颅神经的神经电生理监测可能具有挑战性，但在手术中通过无菌插入导联可能有助于识别肿瘤内的神经。最重要的是，辨别海绵窦外以及没有被肿瘤包裹的颅神经，可以让外科医生以此来最大限度地全切肿瘤并保留神经。

脑部操作造成的脑挫伤，尤其是颞叶的挫伤，以及因引流静脉牺牲而引起的静脉性中风，都可能是令人非常头疼的并发症。在这些手术中，一定程度的脑挫伤是很常见的，且通常患者术后耐受性良好，但最重要的是通过脑脊液引流（腰大池引流和脑池切开）降低颅内压。虽然在此过程中可能需要牺牲颞部桥静脉，但重要的是明确静脉引流的变异情况，以预防可能增加术后静脉卒中风险，如具有前引流模式的基底静脉或通过颅中窝向后引流至岩窦的大蝶顶窦。

观点

Harry R. van Loveren, R. Tushar Jha, Siviero Agazzi

■ 概述

首先，前一节作者的观点是正确的，在绝大多数病例中，海绵窦脑膜瘤的诊断是相对确定的，在诊断脑膜瘤后就可以做出临床手术决策。然而，在少数情况下，也可能存在需要特别注意的不确定性。有时良性脑膜瘤的影像学表现与临床表现并不相符。

脑膜瘤是一种进展缓慢的肿瘤，平均每年仅生长 1~2mm。海绵窦或海绵窦岩骨脑膜瘤患者可表现为缓慢进行性眼肌麻痹，以复视症状最为常见。然而，如果患者出现快速进展及严重的眶后疼痛或眼瘫，则必须考虑其他诊断，如感染（即鼻咽真菌或细菌）和恶性肿瘤（即鼻咽癌、淋巴瘤）。如果影像学资料显示肿瘤沿着颅底下的上颌和下颌神经延伸，这时神经外科医生在做决策时也应三思。

■ 病例介绍 1

74 岁，男性，曾因鼻腔黑色素瘤和右额叶基底细胞癌等皮肤癌行多次手术治疗，在治疗的第 3 周出现持续的右眼肌麻痹和右半面麻木。神经学检查显示右眼肌麻痹、瞳孔固定、上睑下垂。右侧 V1、V2、V3 分布区有密集针刺样麻木和轻触感，右侧颞肌和咬肌萎缩。MRI 显示右侧海绵窦内一个大小约 11mm×7mm 的强化病灶，向 Meckel 腔及前方的眶尖延伸（图 6.13）。

解剖和治疗考量

该患者有黑色素瘤、基底细胞癌等多种皮肤癌的病史，因此，神经外科医生应该考虑转移瘤的诊断，而不是脑膜瘤。该患者的病变非常小，没有压

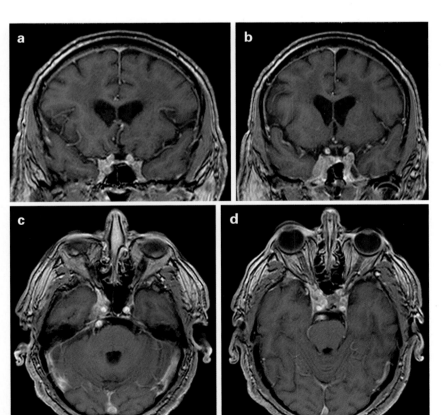

图 6.13　病例 1 图像。（a、b）冠状位和（c、d）轴位 MRI 显示：右侧海绵窦强化病灶向前方的眶尖延伸，后方向 Meckel 腔延伸。脑干没有占位效应，无须手术减容

迫脑干。因此，明确诊断是首要任务。为避免大范围手术以及适当治疗的延迟，可以通过活检来确诊。

对海绵窦区的肿瘤，外科医生要有活检的概念而不是所有肿瘤都采取一刀切的手术方案，这一点至关重要。我们可采用两种技术进行活检，即经鼻蝶窦神经内镜活检，或者采取治疗三叉神经痛的经皮卵圆孔进入 Meckel 腔的入路来取活检。在此病例中，我们采用经皮活检技术获取组织以作诊断。患者的海绵窦 /Meckel 腔病变被确诊为转移性黑色素瘤，随后患者接受了化疗和放疗。在该病例中我们强调的是，在决定治疗及手术方式时，应仔细考虑患者的病史、临床表现和鉴别诊断。就该病例而言，无论切除多大范围，都无法治愈患者，而通过我们仔细的分析比较，可以使患者免于手术而采取其他更优的治疗方案。

当诊断脑膜瘤时，应该认真考虑暂不干预定期复查这一选项。当然，在之前作者提出的病例中，患者有症状，需要进行必要的干预。即使这样，也有一些有症状的患者，手术干预可能并不能让患者获益。在考虑手术切除肿瘤利弊的时候，外科医生也应该仔细观察在大多数海绵窦和海绵窦蝶骨脑膜瘤中都可观察到的海绵窦外侧壁硬脑膜的轮廓。这条线可以区分肿瘤的哪些部位位于海绵窦内，哪些部位（即颅中窝、颅后窝等）位于海绵窦外。安全切除海绵状窦外的肿瘤，可以降低肿瘤的占位效应和颅内压，可以对视神经、海绵状窦外动眼神经和外展神经这些神经血管结构进行减压，有时还可

以缓解海绵状窦病变的"腔室综合征"（筋膜间隙综合征）。

海绵窦内肿瘤的处理则完全不同，具体如下所述。

■ 病例介绍 2

50 岁，女性，以缓慢进展的右眼睑下垂及视物模糊就诊。患者在就诊前 6 个月回顾自己过去 1~2 年的照片时首次发现右眼睑下垂。最近开始出现视力模糊，尤其是在向左看时。神经学检查证实右眼上睑下垂及左眼复视。

解剖和治疗考量

眼科医生建议行颅脑 MRI 检查。MRI 发现一个 3.1cm×2.7cm×2.5cm 的海绵窦肿瘤（图 6.14）。与之前的男性病例的不同，这名女性没有恶性肿瘤病史，并且症状是非常缓慢的进展，这些均是海绵窦脑膜瘤的典型表现。在这个病例中，我们可以很肯定地推测这个病变是脑膜瘤。图 6.14 中 MRI 清晰地显示海绵窦的外侧壁。肿瘤几乎完全位于海绵窦内，因此这就是一个海绵窦内脑膜瘤。

我们向患者解释，打开海绵窦切除脑膜瘤的风险远大于手术获益。同时必须要告知患者，手术实际上会加重眼肌麻痹，术后恢复不会比术前更好，更不会恢复正常。因此，术后她很可能还会复视。考虑到这些海绵窦内脑膜瘤的特点和手术效果不佳，

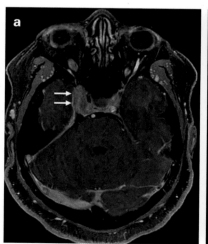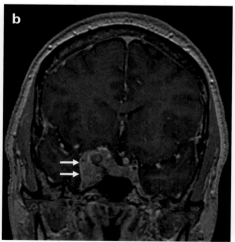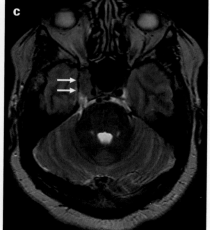

图 6.14 病例 2 图像。（a）轴位和（b）冠状位 MRI 显示右侧海绵窦增强病变。箭头指示海绵窦外侧壁。脑膜瘤完全包含在海绵窦内。这种海绵窦内脑膜瘤最好选择非手术治疗，应用类固醇和放射治疗。（c）箭头指示海绵窦外侧壁，在 T2 轴位 MRI 上可见明显的暗线。肿瘤完全局限于海绵窦内

我们选择用短期类固醇激素和调强放疗（IMRT）的方案来治疗。

点评

现在部分神经外科医生有一种相当成熟的观点，即填充海绵窦、包裹颈动脉、没有明显超出侧壁的海窦内脑膜瘤，手术切除肿瘤必然会造成颅神经的永久性损伤。当然，用于根治性切除良性肿瘤牺牲ICA海绵窦段和搭桥手术在很大程度上已经被抛弃。在目前神经内镜发展的热潮中，有很多关于从神经内镜经鼻蝶入路的内侧视角来治疗这些海绵窦内脑膜瘤的讨论。理论上，这种入路避开了位于海绵窦的外侧面阻碍经颅入路进入海绵窦通道的动眼神经、滑车神经、V1和V2。他们希望通过避开这些颅神经，可以很好地解决眼部症状。虽然我们发现这种方法对于缓解疼痛、活检确诊和部分肿瘤减容是有效的，但对于海绵窦内脑膜瘤患者，这种技术逆转颅神经受压的能力有限。

最近有研究报道了53例海绵窦内脑膜瘤患者的自然病程，平均随访时间为10.8年。这些肿瘤本质上是惰性的。此外，患者的临床症状与脑膜瘤的初始大小或进行性生长无关联性。该研究结果还表明，有症状的患者应首先接受1~2个月的类固醇激素治疗，如果症状复发，甚至应进行第二次治疗。同时还应考虑使用棱镜来减轻这些患者的复视。如果对症治疗失败，像立体定向放射（SRS）和IMRT等放射治疗则是海绵窦内脑膜瘤最合适的治疗方式。

■ 病例介绍 3

52岁，女性，发现左侧蝶骨海绵窦一大小约为5cm×4.6cm×4.8cm的脑膜瘤（图6.15）。患者因炎症性乳腺癌行正电子发射断层扫描（PET）后发现了该病变。回忆过去2年，患者发现左侧额颞区丰满，存在部分视力模糊。神经学检查发现，患者除了左眼有一个已知的中央暗点外，其他情况都很好。

解剖和治疗考量

尽管这个患者有乳腺癌病史，我们仍然非常有

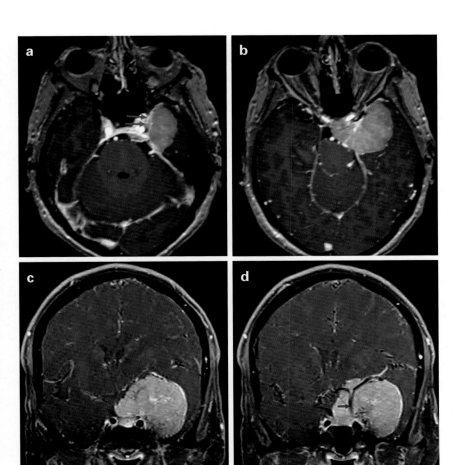

图 6.15 病例3图像。（a、b）轴位和（c、d）冠状位MRI显示一个大小约5cm×4.6cm×4.8cm的脑膜瘤，位于左侧前床突、蝶翼和海绵窦外侧壁区域（红色箭头），包绕左侧颈内动脉（蓝色箭头）和大脑中动脉。左侧中脑受压凹陷，左侧视神经和视神经束均受压。该肿瘤大部分是海绵窦外的，因此适合手术治疗

把握地认为该病变是脑膜瘤。因为转移瘤的生长速度往往更快，症状也会更严重。此外，肿瘤周围水肿可能会更加明显。对于偶然发现这么大的一个肿瘤，一般都是缓慢生长的肿瘤，如脑膜瘤。

本病例中的脑膜瘤虽然也靠近海绵窦，但在解剖学上与病例 2 有很大的不同。该肿瘤附着并浸润海绵窦外侧壁，并向外轻微延伸。实际上，肿瘤大部分是海绵窦外的。与病例 2 的海绵窦内脑膜瘤不同，该肿瘤需要手术干预。MRI 上可以看到明显的瘤周水肿（图 6.16），病变向幕下延伸至桥前池，压迫中脑和脑桥。手术目的是减轻肿瘤占位效应，同时保留海绵窦内的颅神经。为了保护患者完整的神经功能，我们不打算切除任何局限在海绵窦外侧壁内的肿瘤。

对于像这样的蝶骨海绵窦脑膜瘤，和上一节的作者一样，我们倾向于使用一些不同的额颞眶颧（FTOZ）开颅术（图 6.17）。尤其是对于较大的肿瘤来说，这样做可以明显缩小额颞部的骨窗。这里应该说明的是，这并不是 Vinko Dolenc 教我们做这个手术的方式，他使用的是翼点开颅术、中后眶切开术和前床突切除术，没有 FTOZ。同样要注意的是，与所有的颅底入路相似，每一种入路都有它潜在的并发症。FTOZ 的并发症包括眼窝疼痛、眼球内陷、搏动性突眼和罕见的眼部损伤，因此也需谨慎使用。

■ 总结

结合 Kawase 技术、Hakuba 技术和 Dolenc 的方法暴露海绵窦外侧壁的叙述可能是颅底 / 海绵窦外科医生需要理解的最重要的概念，也是资深作者在与 3 位大师级外科医生手术时学到的。在这个前提下，没有真正的海绵窦外侧壁。取而代之的是颞叶硬脑膜，它是颅中窝硬脑膜的延续，覆盖鞍旁区的静脉、神

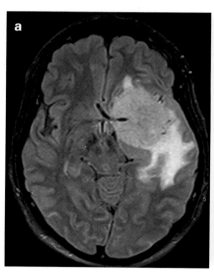
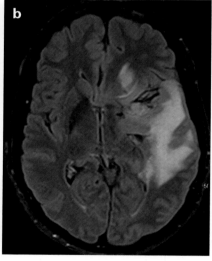

图 6.16 案例 3 FLAIR 图像。（a、b）颞叶瘤周水肿

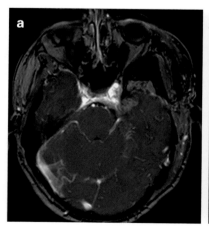
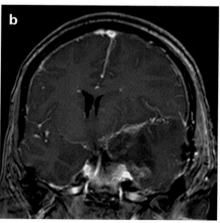

图 6.17 病例 3 术后图像。（a）轴位和（b）冠状位 MRI 对比显示使用 FTOZ 开颅术完全切除海绵窦外脑膜瘤

经和动脉，并延伸为床突、鞍膈、鞍结节甚至斜坡的硬脑膜。对于 Hakuba 技术来说，总是在眶上裂与前颞硬膜的交界处从前向后暴露海绵窦外侧壁。在这里没有必要切开，也没有硬脑膜开口。而 Kawase 技术则会沿着卵圆孔和圆孔迅速分离硬脑膜，然后从下往上直接切开，先切开 Meckel 腔，然后切开海绵窦。至于 Dolenc 技术，则会先打开硬脑膜然后找到海绵窦后方的动眼神经传出孔，然后沿动眼神经由后至前全部切开，以便从上至下分离外侧壁（图 6.18）。

当蝶骨海绵窦脑膜瘤穿过海绵窦壁或仅侵入海绵窦外侧壁时，均需分离海绵窦的外侧壁。以何种顺序进行这些操作并不重要。外科医生在对每种肿瘤都进行了探索后，发现通常根据肿瘤的结构和质地就可以确定哪种方法效果更好，哪种更具有挑战性。最后，切除海绵窦外肿瘤，打开海绵窦，腔室综合征得到缓解，无论好坏，海绵窦内肿瘤仍存在。

最后要指出的是，不仅对于海绵窦脑膜瘤手术，对于一般的脑瘤手术，也同样永远不要忘记"感谢"肿瘤对病例预后的影响。所以，我们经常把不好的预后归咎于肿瘤或患者自身或他们的原生质。我们很少向我们的同事、我们的听众或站在讲台上的自己承认，在某些很好的情况下，肿瘤质地柔软、缺乏附着点或它的其他配置促成了我们的良好预后，虽然这些不一定可以代替手术技巧，但肯定与之相匹配。

■ 参考文献

[1] Abdel-Aziz KM, Froelich SC, Dagnew E, et al. Large sphenoid wing meningiomas involving the cavernous sinus: conservative surgical strategies for better functional outcomes. Neurosurgery 2004;54(6):1375–1383, discussion 1383–1384.

[2] Amelot A, van Effenterre R, Kalamarides M, Cornu P, Boch AL. Natural history of cavernous sinus meningiomas. J Neurosurg 2018:1–8.

[3] Dolenc V. Microsurgical removal of large sphenoidal bone meningiomas. Acta Neurochir Suppl (Wien) 1979;28(2):391–396.

[4] Dolenc V. Direct microsurgical repair of intracavernous vascular lesions. J Neurosurg 1983;58(6):824–831.

[5] Fernandez-Miranda JC. Extended middle fossa approach with anterior petrosectomy and anterior clinoidectomy for resection of spheno-cavernous-tentorial meningioma: the Hakuba-Kawase-Dolenc approach: 3-dimensional operative video. Oper Neurosurg (Hagerstown) 2017;13(2):281.

[6] Guo X, Tabani H, Griswold D, et al. Hearing preservation during anterior petrosectomy: the "cochlear safety line". World Neurosurg 2017;99:618–622.

[7] Hakuba A, Tanaka K, Suzuki T, Nishimura S. A combined orbitozygomatic infratemporal epidural and subdural approach for lesions involving the entire cavernous sinus. J Neurosurg 1989;71(5 Pt 1):699–704.

[8] Janjua RM, Wong KM, Parekh A, van Loveren HR. Management of the great mimicker: Meckel cave tumors. Neurosurgery 2010;67(2, Suppl Operative):416–421.

[9] O'Sullivan MG, van Loveren HR, Tew JM Jr. The surgical resectability of meningiomas of the cavernous sinus. Neurosurgery 1997;40(2):238–244, discussion 245–247.

[10] Theodosopoulos PV, Cebula H, Kurbanov A, et al. The medial extra-sellar corridor to the cavernous sinus: anatomic description and clinical correlation. World Neurosurg 2016;96:417–422.

[11] Tripathi M, Deo RC, Suri A, et al. Quantitative analysis of the Kawase versus the modified Dolenc-Kawase approach for middle cranial fossa lesions with variable anteroposterior extension. J Neurosurg 2015;123(1):14–22.

[12] van Loveren HR, Keller JT, el-Kalliny M, Scodary DJ, Tew JM Jr. The Dolenc technique for cavernous sinus exploration (cadaveric prosection). Technical note. J Neurosurg 1991;74(5):837–844.

a（Hakuba 技术）

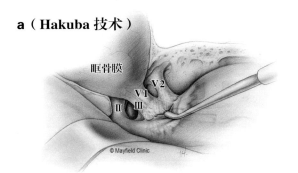

b（Kawase 技术）

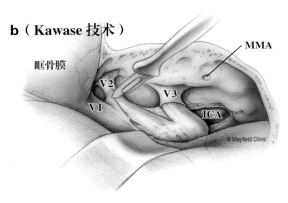

c（Dolenc 技术）

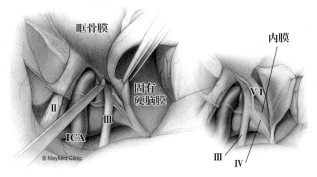

图 6.18 暴露海绵窦外侧壁的 3 种技术。（a）Hakuba 技术，（b）Kawase 技术，（c）Dolenc 技术

第三部分
侧颅底肿瘤

第七章　Meckel 腔

R. Tushar Jha, H. Jeffrey Kim, Walter C. Jean

谢涛　张晓彪 / 译

关键词：岩骨前部切除术，半月神经节，内镜经翼突入路，翼管神经，斜坡旁段颈内动脉

■ 病例介绍

患者女性，45 岁，因新发左侧颌面部麻木伴有左侧额部间歇性轻度头痛就诊于急诊科，既往高血压病史。体格检查发现，患者左侧颌面部感觉障碍，舌轻微右偏。头部 MRI 显示，左侧颅中窝哑铃形占位；病变考虑为"良性"，脑桥受压。患者被告知在此后 3 个月、6 个月和 1 年时进行一系列的头部 MRI 平扫检查进行观察，MRI 显示病灶在复查间隔持续生长。患者被转诊至我们的颅底专科。

> **问题**
>
> 1. MRI 表现的鉴别诊断有哪些？
> 2. 回顾来看，一段时间的随访观察是合理的选择吗？
> 3. 肿瘤的独特形状如何影响手术入路的选择？

■ 诊断和评估

在我们神经外科门诊就诊时，MRI 显示左侧颅中窝 Meckel 腔区有一个边界清楚、不均匀强化的哑铃形肿块（图 7.1）。鉴别诊断主要包括脑膜瘤和三叉神经鞘瘤，但我们更考虑三叉神经鞘瘤，因为它是 Meckel 腔区最常见的肿瘤病变。三叉神经鞘瘤约占 Meckel 腔区肿瘤的 33%，根据其生长模式可分为 3 种类型。Ⅰ 型局限在颅中窝；Ⅱ 型为哑铃形，可分别向前延伸至海绵窦和向后延伸至颅后窝；Ⅲ 型主要通过三叉神经孔生长进入颅后窝并轻微延伸至颅中窝。其他肿瘤病变不太常见，但仍值得考虑，包括头颈部肿瘤的逆行性延伸、表皮样囊肿、脂肪瘤和岩尖部脑膨出等。

在这个病例中，Meckel 腔区哑铃形占位的测量大小为 3.5cm×3.2cm×2.4cm（前后径 × 横径 × 高度）。肿瘤延伸至左侧桥前池，对脑桥有中度的占位效应；与 1 年前 MRI 相比，脑桥受压增加。肿瘤沿着左侧海绵窦旁的颅中窝向前延伸，向后通过三叉神经孔进入桥前池，向下进入左上桥小脑角。在桥小脑角区，肿瘤毗邻左侧颅神经Ⅶ / Ⅷ复合体。这些发现有利于 Ⅱ 型三叉神经鞘瘤的影像学诊断。

三叉神经鞘瘤是一种良性肿瘤，通常生长缓慢。考虑到这类病变的惰性和手术处理的复杂性，大多数患者在诊断后进行一段时间的观察是合理的。但是，当诊断时患者伴有脑干受压应当引起我们的注意。这个患者就诊于门诊时，已经影像学随访 1 年，

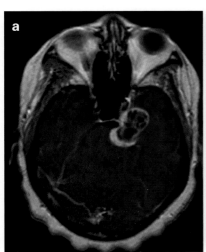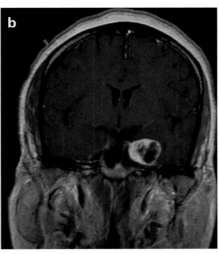

图 7.1 术前 MRI。（a）轴位和（b）冠状位 MRI 显示在左侧 Meckel 腔区有哑铃形的增强占位

脑干受压加重，手术是此时唯一可行的选择。

■ 解剖和治疗考量

在考虑肿瘤的各种手术入路之前，重要的是要考虑颅中窝的解剖结构和 Meckel 腔、海绵窦以及这些结构彼此之间的关系（图 7.2）。颅中窝前部为蝶骨两翼，后部为颞骨岩部，外侧由颞骨鳞部构成，内侧为蝶鞍部分；蝶鞍外侧是海绵窦。海绵窦的详细解剖超出了我们目前讨论的范围，但与我们患者的肿瘤相关：强调海绵窦侧壁的双层结构非常重要。表面较厚的一层与颞叶固有硬脑膜相连，形成 Meckel 腔的后壁；而较深的网状层与颅神经Ⅲ、Ⅳ、Ⅵ的神经外膜相连。手术中这两层结构的分离非常重要。

Meckel 腔位于海绵窦的后外侧（图 7.3）。它是一个三指手套状的硬脑膜隐窝，包含有半月神经节、V1、V2 和 V3 的感觉支以及三叉神经的运动支，其开口位于岩上窦下方的岩尖部。此外，Meckel 腔可以向前向下延伸至岩骨的前面直至感觉支和运动支到达它们相应的裂孔处。岩骨段（C2）和破裂孔段（C3）的颈内动脉在 Meckel 腔下方的岩骨内走行。

患者的肿瘤扩展到 Meckel 腔。在颅中窝，哑铃形肿瘤的"前叶"累及海绵窦的外侧壁，"后叶"位于颅后窝的桥前池，下方这一"叶"毗邻内听道的颅神经Ⅶ/Ⅷ复合体。

该患者肿瘤最具威胁性的特征是它对脑干的占位效应。因此，首要的手术目标必须是对脑干进行减压，次要目标才是肿瘤的全切除。如果肿瘤的组织病理学特征的确是 WHO Ⅰ级脑膜瘤或神经鞘瘤，那么全切除肿瘤有可能治愈患者；术中，如果部分肿瘤与关键的神经血管结构相粘连，那么只要达到首要目标，留下少量的残余肿瘤也是可以接受的。

入路选择

Meckel 囊在颅底手术中是特殊的，因为它可以合理地通过多条手术入路进入。广义上讲，入路主要分为前方入路、侧方入路和后方入路 3 种，它们各有优缺点。

前方入路是通过鼻内镜下经翼突入路进行。该方法需要打开筛窦、蝶窦以及去除上颌窦的后壁到达翼腭窝。然后，循着翼管神经去识别翼突内侧板，进一步磨除该区域的骨质以获得足够的暴露，跟随 V2 神经通过圆孔进入 Meckel 腔（图 7.4）。

采用这种技术，无须牵拉颞叶，牵拉颞叶是侧

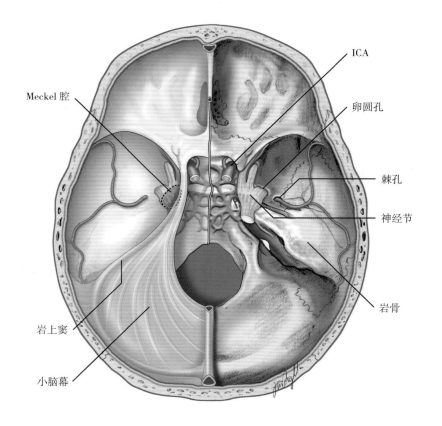

图 7.2 颅中窝的边界。示意图显示了颅中窝的边界以及 Meckel 腔、岩骨、岩上窦和海绵窦段颈内动脉之间的关系

Meckel 腔

ICA

卵圆孔

棘孔

神经节

岩骨

岩上窦

小脑幕

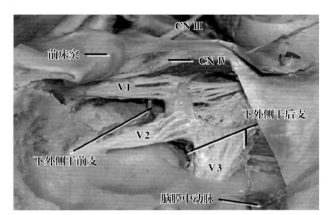

图 7.3　中颅底和 Meckel 腔的神经血管关系。小脑幕和 Meckel 腔的硬脑膜被去除

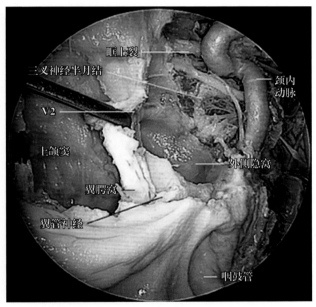

图 7.4　内镜视角下进入 Meckel 腔的概览。磨除上颌窦的后壁以暴露翼腭窝，可以看到翼管和圆孔。必须磨除翼突才能进入蝶窦的侧隐窝。翼管神经走行在侧隐窝的底部，上颌神经（V2）走行于外侧壁。两条神经并行向后方走行，并作为引导入路的重要手术标志。沿着翼管神经向后一直到破裂孔可以观察到颈内动脉的侧面，上颌神经向后汇聚到位于斜坡旁段颈内动脉后外侧的三叉神经半月节。眶上裂是海绵窦向前的延续，位于 Meckel 腔的前上方和鞍旁段颈内动脉的前外侧

方入路脑损伤的常见原因。然而，该入路需要精细的磨钻技术来暴露斜坡旁段颈内动脉，这在技术上具有挑战性。对我们的患者来说，经鼻入路最大的缺点是进入颅后窝的距离长且狭窄。由于主要目标是对脑干减压，因此经翼突入路并不是最佳选择。

如果前方入路难以到达脑干，那么必须考虑后

方入路，因为这种方法距离脑干最近。通过标准的乙状窦后入路开颅，Meckel 腔的暴露通常会被内听道上缘的内听道上结节所遮挡。但是，通过磨钻磨除内听道上结节，不仅可以暴露 Meckel 腔，岩尖部以及颅中窝的后部都可以得到暴露。

乙状窦后 – 内听道上入路的优点在于能够早期暴露脑干的三叉神经，从而能够有效地进行脑干的减压。但是对于我们的患者而言，即使在内镜的辅助下进入颅中窝，附着在海绵窦侧壁的肿瘤依然会给后方入路带来很大困难。就像前方入路处理哑铃形肿瘤的"后叶"有困难一样，后方入路处理"前叶"也有同样的问题。

我们接下来考虑的是侧方入路。这个方法以颅中窝开颅和颞下硬膜外入路为核心，理论上可以为哑铃形肿瘤的两个叶提供相同的通道，在岩尖前部保持平衡。颅中窝开颅也可以到达海绵窦侧壁，使侧壁的两层结构相互分离，将肿瘤从海绵窦外侧分离出来。但是，颅后窝呢？根据定义，颅中窝开颅是在幕上的，那么为了完成对脑干减压的首要目标，颅后窝又如何暴露呢？

这些问题的答案在于增加岩骨前部的切除。Kawase 四边形的边界是外侧的岩浅大神经（Greater Superficial Petrosal Nerve，GSPN），前侧的第 V 对颅神经下颌支，内侧的岩上窦（Superior Petrosal Sinus，SPS）和岩骨嵴，下后方的内听道（Internal Acoustic Canal，IAC）（图 7.5）。通过磨除 Kawase 四边形补充颅中窝开颅术，可以暴露患者肿瘤的后下部。此外，通过去除岩骨前部，外科医生就对岩上窦和小脑幕外侧缘有了十足的控制；如果进一步去除后部的骨质，颅后窝也可以进入。

侧方入路的主要缺点是需要牵拉颞叶以充分显露岩骨嵴。此外，在磨除岩骨前部时会危及耳蜗以及岩骨段颈内动脉，以及磨除后下方时会危及的颅神经Ⅶ / Ⅷ复合体。

选择入路

考虑到上述所有因素，我们给患者做了一个艰难的决定。前方经鼻入路处理颅后窝内容物风险太大，而且考虑到手术的首要目的是脑干减压，因此排除了内镜经鼻入路（Endoscopic Endonasal Approach，EEA）。乙状窦后入路进入颅中窝的距离太长，因此最终选择采用外侧入路。在颅中窝开颅术的基础上，辅以岩骨前部切除术，可以达到减压脑干的目的，并分离海绵窦侧壁，充分切除该患者的肿瘤以防止复发（参见"入路三要素"）。

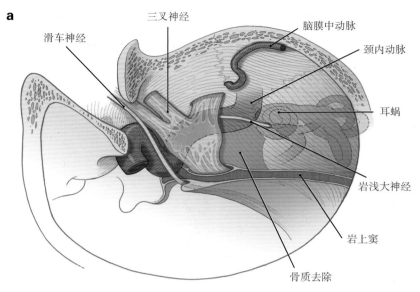

a

滑车神经

三叉神经

脑膜中动脉

颈内动脉

耳蜗

岩浅大神经

岩上窦

骨质去除

图 7.5 岩骨前部切除术。（a）Kawase入路的解剖标志。前缘为三叉神经，外侧缘为岩浅大神经，下缘为颈内动脉，内侧缘为岩上窦。后侧应保留耳蜗，防止损伤听力。图示骨质切除范围（绿色区域）。（b）岩骨前部切除术增加了对脑干腹外侧的暴露。磨除岩骨的内侧尖部增加了对斜坡和上基底动脉的暴露。（c）岩骨前部切除术所提供的最后解剖暴露

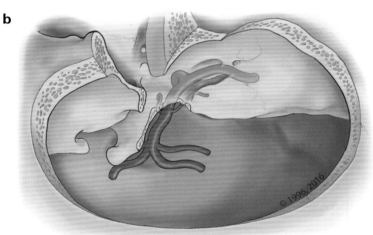

b

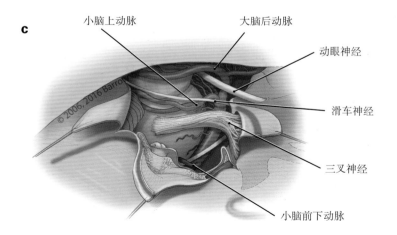

c

小脑上动脉

大脑后动脉

动眼神经

滑车神经

三叉神经

小脑前下动脉

入路三要素

通道：颞下入路。

开颅术：颅中窝。

修正辅助：岩骨前部切除术。

问题

1. 术中如何辨认 Kawase 四边形的边界？

2. 在岩骨前部切除术中，哪些关键结构可能"处于危险之中"？

3. 如果需要切开小脑幕，应如何操作？从哪里开始？在这个切口中，哪些组织"处于危险之中"？

■ 技术描述

患者在全身麻醉下气管插管，在摆放手术体位之前，将患者侧卧位放置腰椎引流管。这将在术中用来释放颅内空间。患者放置平卧位，左肩下放置肩枕，胸部抬高 10° 促进静脉回流，头部向右肩旋转至接近与地面平行，颈部轻微后仰，头部向下倾斜，使颧骨位于手术区域的最高点。这种头部位置使颞叶在重力作用下的协助下远离颅中窝底。在铺单前放置面神经监测电极。

从耳屏前开始向上弯曲、先向后再向前移行做一个问号形的切口。将颞肌切开，与前下方的皮瓣一起反折，留下一个后肌筋膜袖在手术结束时协助颞肌缝合。暴露颧骨的颞部根，在此处进行钻孔；然后行颅中窝开颅术形成 5cm×5cm 的方形骨瓣，将骨窗下方的骨缘咬除直至颅中窝底。此时，打开腰椎引流管引流脑脊液（Cerebrospinal Fluid，CSF），以促进大脑松弛。

岩骨前部切除术

在硬膜外用 Penfield 1 号剥离子抬高颞叶（图7.6），直到分离出岩骨嵴。在棘孔处寻到脑膜中动脉，继续分离，进一步抬高颞叶硬脑膜。然后可以看到岩浅大神经（GSPN）和 V3 神经，使用面神经刺激器可以辨认 GSPN。岩骨前部切除术在 V3 后方、GSPN 内侧开始钻孔，然后就可以清晰地看到肿瘤已经侵蚀了 Kawase 四边形的大部分（图 7.7）。

通过钻孔可以暴露岩浅大神经下外侧的颈内动

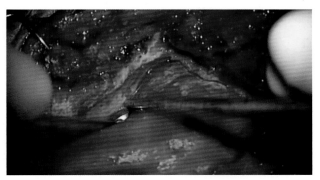

图 7.6 颅中窝底。用 Penfield 1 号剥离子从颞叶硬脑膜外抬高颞叶

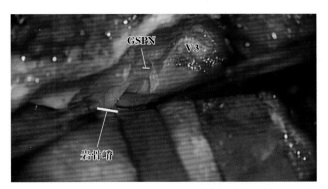

图 7.7 Kawase 四边形。行岩骨前部切除前通过手术显微镜观察颅中窝底。淡黄色阴影区域为 V3，蓝色阴影区域为 Kawase 四边形。剥离子指示的岩骨嵴部分被肿瘤侵蚀

脉岩骨水平段，岩浅大神经和弓状隆起（Arcuate Eminence，AE）形成了 120° 的夹角。通过夹角平分线来评估内听道的方向，然后继续在耳道内侧平面磨除骨质以识别整个通道。磨钻沿着 Meckel 腔硬脑膜向岩下窦的后下方进入颅后窝。此时，从内听道的底部（侧面）走行到岩浅大神经（GSPN）和膝状神经节的面神经（颅神经Ⅶ）被暴露出来；同时，避开了位于内听道底部前面的耳蜗。小心地去除 ICA 和 IAC 交界处的骨皮质，直至遇到颜色较浅、较硬的听软骨囊。耳蜗呈"蓝线"，至此完成岩骨前部切除术（参见"手术设置"）。

颅后窝

硬脑膜在靠近颅中窝底并与之平行处剪开。抬高颞叶，暴露小脑幕。通过岩骨前部切除暴露颅后窝硬脑膜，平行于脑干剪开。这两个相互垂直的硬膜切口交汇的地方就是岩上窦引流和分支的地方。

手术设置

体位：平卧，头向右转接近 90°。

切口：问号切口，从耳屏前开始。

骨窗：颅中窝，约 5cm²。

硬脑膜切开线：平行于颅中窝底，平行于脑干。

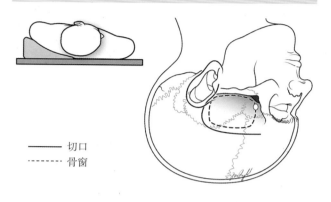

—— 切口
------- 骨窗

使用超声吸引器切除肿瘤。颅神经 V 作为辨认脑干的起始位置，上面黏附了大量的肿瘤；因此，小心地从脑干分离出神经根部。从岩上窦部位进一步向内侧剪开硬脑膜，暴露出滑车神经（图 7.8）。最后一次剪开小脑幕明显地释放松解了肿瘤，使肿瘤从脑桥上被分离后切除（图 7.9）。此时将肿瘤从颅后窝完全切除，获得脑干减压的目的。

颅中窝

使用超声吸引器对肿瘤的前半部分进行减压，以进一步暴露海绵窦。通过松动剥离海绵窦外侧壁，将 Meckel 腔内以及海绵窦附近最后残余的肿瘤完全切除。为了实现这一目的，分别在圆孔和卵圆孔辨认出 V2 和 V3 神经，并在保持内层网状层完整的同时剥离其外层硬脑膜（即固有硬脑膜）。通过

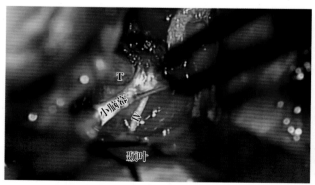

图 7.8 小脑幕切口。随着小脑幕切口的接近完成，可以在切口处看到滑车神经（Ⅳ）。小脑幕切开后的松弛减轻了肿瘤（T）对脑干的压迫

这种方法，切除了依附在海绵窦壁上的肿瘤，对海绵窦内颅神经的损害最小，并保护了海绵窦内的颈内动脉。

在手术结束时，所有可见的肿瘤都已被切除（图 7.10）。颞叶没有受损，面神经对来自硬脑膜下脑干 0.5mA 的刺激有反应。最初入路时的空腔用胶原硬脑膜填充，岩尖缺损处取颞肌填补。缝线缝合硬脑膜边缘，用骨蜡封堵乳突气房。还纳骨瓣，缝合皮肤，术后留存腰椎引流管。

此操作视频的编辑版本附文末（视频 7.1）。

手术要点

1. 岩骨前部切除是一个非常"深"的操作，因为在开颅和磨除岩骨之间有非常远的距离。因此，必须要抬高颞叶硬脑膜，对颞叶的保护是最重要的。摆放头部位置，让重力协助颞叶回缩，减少损伤的风险。腰椎引流管的使用是有争议的，

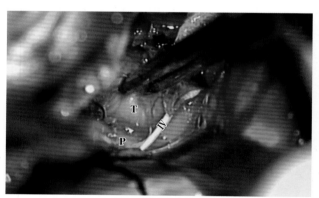

图 7.9 脑干减压。随着小脑幕的切开，肿瘤（T）最终可以从脑桥（P）和滑车神经（Ⅳ）上分离出来

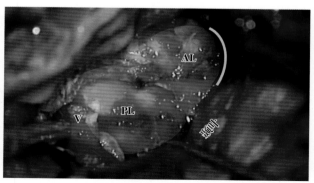

图 7.10 切除完毕。淡黄色区域为全切肿瘤后的肿瘤"床"。黄线为切除肿瘤后的海绵窦侧壁。AL. 哑铃形肿瘤的前叶；PL. 哑铃形肿瘤的后叶；V. 三叉神经残端

但作者的习惯是使用它来松弛必要的颞叶牵拉。

2. 耳蜗损伤在岩骨前部切除中是非常常见的，在此入路中最常见的是损伤耳蜗的基底转。识别耳蜗的重要标志包括岩浅大神经（GSPN）、膝状神经节、内听道和岩骨段颈内动脉；但是，由于患者之间存在广泛的解剖差异，耳蜗没有固定的标志。基底转通常位于膝状神经节的内侧，在面神经迷路段与岩浅大神经（GSPN）的夹角处（图7.11）。基底转内侧缘与面神经迷路段内侧缘的平均距离为 4.4mm（3.7~5.1mm）。在岩骨前部切除术中，可以切除侧方的骨质，直到发现硬耳囊。耳囊与典型的岩尖骨相比，看起来明显更硬，颜色更浅。岩浅大神经和面神经迷路段被描绘成内听道的底，当磨除骨质深入面神经迷路段内侧和岩骨段颈内动脉后膝的后方时，应极其谨慎避免损伤耳蜗的基底转。

3. 完全切开小脑幕是手术的关键；如果不切开小脑幕，肿瘤就会对脑干形成压迫。从岩上窦开始切开小脑幕。永远不必去寻找岩上窦，通过打开中颅后窝的两个相互垂直的切口，自然可以定位岩上窦。一旦锁定岩上窦，那么切开天幕的位置是"不证自明"的。

■ 术后管理

患者手术后恢复良好。床头抬高至30°，开放腰椎引流，持续引流脑脊液 5mL/h，以减少脑脊液漏的机会。术后首次检查显示患者左侧面瘫（House-Brackmann Ⅱ / Ⅵ），而且如预期的，左侧面部麻木。使用地塞米松帮助患者治疗面瘫。术后的下午开始预防深静脉血栓。

术后第 5 天夹闭患者的腰椎引流管，第 6 天拔除，因为患者没有脑脊液漏的证据。在术后第 7 天患者出院回家，那时她的面部无力已经完全消除。激素停止使用。术后 MRI 显示肿瘤全切，脑干受压解除（图 7.12）。标本的组织病理学诊断为神经鞘瘤，MIB 指数（Ki-67）为 1%~3%。

■ 可能的并发症及相应处理

这个手术的并发症可以分为与入路相关和与切除相关的并发症。岩骨前部切除可并发脑脊液漏、颅神经Ⅶ损伤、失聪和颞叶挫伤。脑脊液漏和伤口不愈合可以通过使用骨蜡、自体组织或硬脑膜替代品堵塞任何暴露的气房来预防。通过准确地描绘出 GSPN 和 AE，以及将两者结构形成的夹角平分的 IAC，可以减少对颅神经Ⅶ / Ⅷ复合体的损伤。在用金刚磨钻磨去 IAC 上覆盖的骨质时使用大量的冲洗，可以最大限度地减少 IAC 硬膜的渗透和神经的热损伤。如果采取了这些预防措施后依然发生了面神经麻痹，它可以通过术后短期服用类固醇激素来治疗。为了减少失聪的风险，在磨除岩尖部时必须注意回避耳蜗。这已经在"手术要点"部分讨论过了。暴

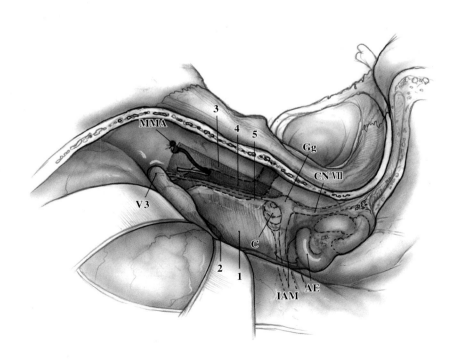

图 7.11 耳蜗位于颅中窝底。注意耳蜗的位置。基底转位于膝状神经节的内侧，位于面神经迷路段与岩浅大神经的夹角处。1. Kawase 三角；2. 三叉神经压迹；3. Glasscock 三角；4. 颈内动脉岩骨段；5. GSPN。AE. 前半规管的弓状隆起；C. 耳蜗；Gg. 膝状神经节；IAM. 内听道；MMA. 脑膜中动脉；V3. 下颌神经

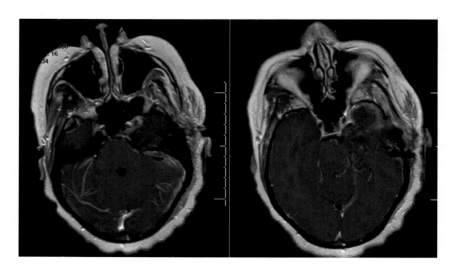

图 7.12 术后 MRI。轴位 MRI 显示完整切除 Meckel 腔的神经鞘瘤并对脑干进行减压

露颅中窝底时如果过度牵拉收缩颞叶,颞叶组织可能会受到挫伤。脑脊液引流和使用最少的必要牵拉是可能避免这种情况的方法。

当在脑干周围操作时,通过细致的显微外科技术可以尽量减少与切除相关的并发症。颅神经Ⅳ~Ⅷ在颅后窝及小脑幕切口处均可不同程度黏附于肿瘤包膜;如有,必须小心游离。松弛分离海绵窦外侧壁不仅可以最大限度地切除肿瘤,而且可以使海绵窦免受损伤。使用切除器械时"迷失"到海绵窦可能会有灾难性的后果,特别是当 ICA 被穿透损伤时。

观点

Alexandre B. Todeschini, Bradley A. Otto, Ricardo L. Carrau, Daniel M. Prevedello

■ 概述

　　Meckel 腔的解剖结构复杂，因此 Meckel 腔肿瘤的手术难度很大。没有一种入路可以自由地进出整个区域，而且 Meckel 腔的肿瘤往往是多叶的，更增加了复杂性。与往常一样，需要确立明确的手术目标和具备全面的解剖学和技术知识去选择最安全的通道切除病变作为理想的手术入路；通常必须要组合两个或更多的入路才能达到满意的效果。

　　对于上一节所述的病例，手术目标和解剖结构都已经明确。颅中窝入路可以直接通过颅中窝在硬脑膜外剥离肿瘤的前部，后部的肿瘤可以通过切除岩骨前部来剥离，是该病变的最佳选择。

　　我们再展示另一个病例来关注 EEA。

■ 病例介绍

　　患者男性，67 岁，因右侧面部麻木（V1~ V3）伴有轻度头痛就诊于门诊。影像学检查显示 Meckel 腔和右颅中窝内侧一个巨大的占位，不均匀增强信号，肿块延伸至邻近区域，包括颅后窝。最有可能的诊断是三叉神经鞘瘤（图 7.13）。

■ 解剖和治疗考量

　　与前一个病例的影像相比，我们注意到第一个病例的颅后窝病变更大，病变位于 ICA 的后面，没有突出到蝶窦。相比之下，我们这个病例中在颅后窝只有很小的一部分，但突出到 ICA 前的蝶窦外侧隐窝，因此 EEA 是治疗它的理想选择（图 7.13）。

入路选择

　　当三叉神经鞘瘤的主要部分位于颅中窝、ICA 前方时，选择颅中窝入路硬膜外剥离肿瘤是最好的选择。这已经在前面讨论过了。当三叉神经鞘瘤的主要成分在颅后窝，只有一小部分在 Meckel 腔时，可以采用乙状窦后入路。在这种情况下，可以通过磨除内听道上结节到达 Meckel 腔，这通常在内镜辅助下操作。

　　另一种在颅底外科医生中越来越流行的治疗策

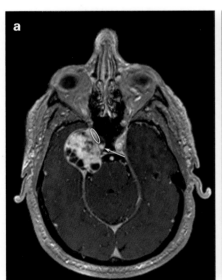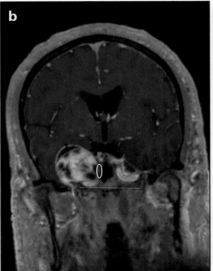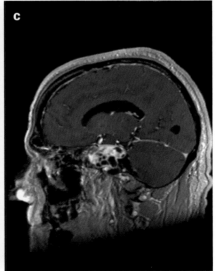

图 7.13　术前影像。增强 MRI。（a）轴位。颈内动脉 ICA 被推向后方（箭头），与肿瘤之间形成一个通畅的轨迹（椭圆形）。（b）冠状位。与对侧相比（细线），ICA 的尾侧移位进一步帮助并增加了肿瘤的类似通道（椭圆形）。（c）矢状位。颅后窝部分比较小

略，特别是对于多叶的良性肿瘤，就是分期手术，即有计划地分多次手术切除肿瘤。考虑到方法的安全限制，当肿瘤的目标部分已被切除时，即停止操作。第二阶段，是在第一次术后一段时间，采用适用于肿瘤剩余部分的手术入路进行肿瘤切除。这种策略的好处在于利用每一种入路的优势，因为只有最容易接近的部分肿瘤被切除；缺点就是患者不得不接受多次手术，增加了每一次手术的风险。

选择入路

回到我们这位患者，他的肿瘤位于颈内动脉前方的蝶窦，可以充分利用解剖上的这种细微差别来直接进行手术。事实上，EEA 就是利用前内侧通道进入 Meckel 腔，特别适用于这类肿瘤（图 7.14）。

这项技术从内镜下经翼突入路开始，然后沿着翼管神经一直到岩骨段 ICA 所在的位置。磨除覆盖在斜坡旁段颈内动脉和鞍旁段颈内动脉上的骨质，然后广泛磨除圆孔周围的骨质。接下来就可以通过由下方和内侧的 ICA、外侧的 V2 上颌神经、上方的外展神经围成的四边形空间进入 Meckel 腔，由此形成的空间提供了一个直接的腹侧通道去到达 Meckel 腔的前部和内侧下部。没有其他的空间可以提供这样的通道，因为对于这个区域的病变而言，三叉神经本身就阻断了其他所有方向的入路。

■ 技术描述

该方法由一名耳鼻喉科医生和一名神经外科医生共同合作完成。患者采用平卧位，头部向左倾斜，使用三钉头架固定头部并轻微向右旋转。局部应用羟甲唑啉收缩鼻腔血管，并且使用影像导航。

手术开始，经翼突入路首先切除右侧中鼻甲，左侧中鼻甲推向一侧，骨折推移双侧下鼻甲。在入路的对侧，将带蒂鼻中隔瓣抬高，确保保留动脉血供，以备用于后续的颅底重建。行后鼻中隔切除术（1.5cm）、广泛双侧蝶窦开放切除术及后面的筛窦开放切除术。然后将蝶骨底的基底咽部筋膜剥离下来，磨至斜坡隐窝水平（图 7.15a）。接下来，分离并电凝（因此保留对侧鼻中隔蒂）从蝶腭孔分出的血管（蝶腭和鼻后动脉）。然后进行后上颌窦造口术，在保持骨膜完整的情况下，将翼腭窝内容物侧移后确定翼突内侧板。

此时，可以清楚地看到在翼突内侧板底部从翼管发出的翼管神经和动脉（图 7.16）。沿蝶骨底从内向外的方向，通常在蝶骨底的连接处发现翼管，因为

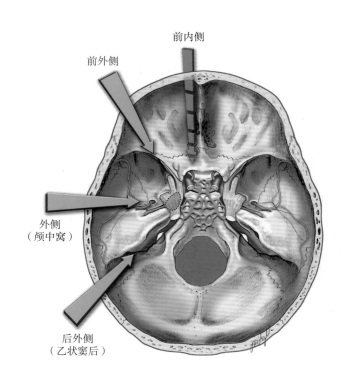

图 7.14 可选择的入路。经鼻内镜经翼突入路采用前内侧通道，特别适合于颅后窝部分小、侵犯到位于颈内动脉前方蝶窦内的 Meckel 腔肿瘤。由于三叉神经从其他所有方向阻断了入路，所以对于主要位于 Meckel 腔区内下侧的肿瘤，经鼻内镜经翼突入路是最好的入路。绿色区域表示 Meckel 腔

它外侧逐渐消失并过渡到内侧的蝶骨翼（图 7.15b）。经翼突入路最重要的标志是岩骨段 ICA，而翼管可以帮助识别它。一旦确定了翼管，磨除骨质就沿着翼管的下内侧方向小心地向前向破裂孔方向行进。当前膝位置（岩骨段向斜坡旁段过渡）在破裂孔处建立时，表明在 ICA 上的骨质磨除进展良好。

将前膝、水平段和鞍旁段颈内动脉隆起处的骨质磨至蛋壳厚度并移除，使颈内动脉侧向移动而避免限制（图 7.15c）。向下磨除岩骨 – 斜坡交界处的斜坡内侧部分，直到识别舌突并去除，直接暴露 ICA 周围的骨膜层。接下来，扩大向腹侧方向的暴露，可以进入下海绵窦、四边形空间和 Meckel 腔。

下一个标志是 V2 上颌神经。侧向扩大上颌窦开口以暴露上颌骨后壁，并分离圆孔上方的 V2 神经。继续磨除骨质，直到 V2 穿透颅中窝硬脑膜的位置。V2 神经和翼管之间指向岩骨水平段和前膝连接处的 ICA 表面骨质也被磨除了（图 7.15d）。

如前文所述，进入 Meckel 腔的入口是四边形空间，由内侧的斜坡旁段 ICA、下方是岩骨段 ICA 的水

图中标注：前内侧、前外侧、外侧（颅中窝）、后外侧（乙状窦后）

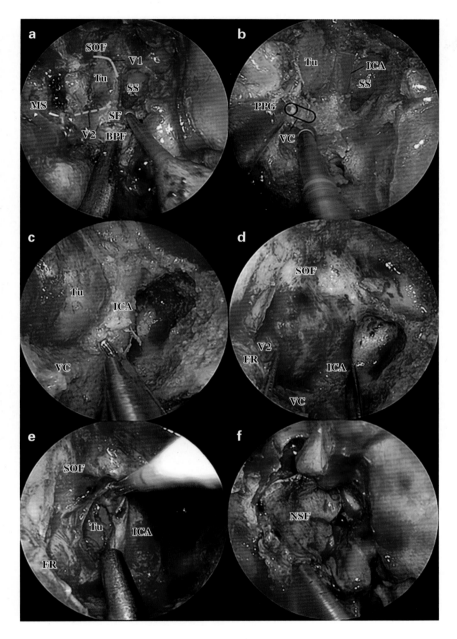

图 7.15　行 EEA 切除肿瘤的术中图像。（a）在最初的步骤之后，将基底咽部筋膜从蝶骨底剥离，从内侧向外侧磨除骨质的过程中识别翼管。注意肿瘤向蝶窦侧隐窝膨出，使 V1 和 V2 从正常位置发生移位。（b）翼腭神经节偏向一侧；一旦在前方识别出翼管（内含翼管神经和动脉），从其下面向后方追踪，识别并暴露趴在翼管上方的 ICA 前膝。（c）以翼管为标志，识别 ICA 的前膝，磨除其上方的骨质。（d）一旦颈内动脉上方的骨质被磨除，解剖标志就清晰可见；在神经刺激和微多普勒的帮助下，确定没有神经反应的窗口。通过这个窗口通道，我们进一步切除肿瘤。（e）硬膜打开后，可以识别并切除肿瘤，同时保护颅神经和 ICA。（f）使用内嵌胶原基质和鼻中隔瓣重建缺口。BPF. 基底咽部筋膜；FR. 圆孔；ICA. 颈内动脉；MS. 上颌窦；NSF. 鼻中隔皮瓣；PPG. 翼腭神经节；SF. 蝶骨底；SOF. 眶上裂；SS. 蝶窦；Tu. 肿瘤；V1. 三叉神经的眼支；V2. 三叉神经的上颌支；VC. 翼管

平部分、外侧的颅中窝硬脑膜和 V2 神经以及上方的外展神经作为边界围成（图 7.17）。在手术期间监测颅神经 Ⅲ ~ Ⅵ 的运动支，并确定刺激后无神经反应的窗口。在 V2 水平进入肿瘤，由于三叉神经位于侧方，只有在切除结束时才能完全看到三叉神经。在肿瘤全部切除后，包括切除颅后窝部分，未发生术中并发症（图 7.15e）。

重建时不仅使用了鼻中隔黏膜瓣，还放置了自体脂肪以保护 ICA 免受干燥和（或）创伤（图 7.15f）。

■ 术后管理

术后检查证实肿瘤全切除（图 7.18）。几天后，患者出现发热和白细胞计数升高。脑脊液样本检查结果为白细胞升高、培养阴性，此后患者接受了 14 天静脉注射抗生素治疗。患者术后 14 天出院，无新发神经功能障碍。

8~12 个月后，患者面部感觉恢复正常；至今无面部疼痛或麻木主诉。目前已术后 4 年，患者定期

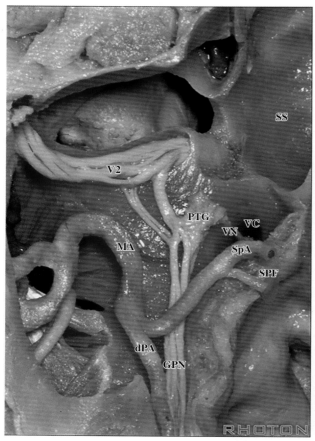

图 7.16 右侧翼腭窝内容物。上颌窦位于翼腭窝的前面。在尸体解剖中去除上颌窦的后壁暴露翼腭窝；在手术中，上颌窦后壁造口后暴露翼腭窝。翼管神经在蝶窦侧隐窝的底部走行，它向后面直到在破裂孔处与颈内动脉侧面相交。dPA. 腭降动脉；GPN. 腭大神经；MA. 上颌动脉；PTG. 翼腭神经节；SpA. 蝶腭动脉；SPF. 蝶腭孔；SS. 蝶窦；V2. 上颌神经；VC. 翼管；VN. 翼管神经

随访接受影像学检查，无复发征象（图 7.19）。

■ 点评

Jho 和 Carrau 在 20 世纪 90 年代中期概述了内镜技术的原则，开创了内镜技术的先河。在过去的 30

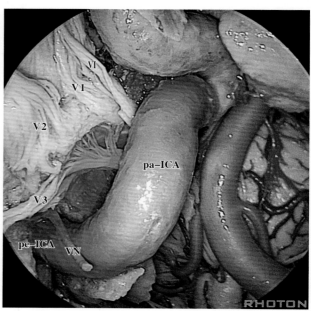

图 7.17 进入 Meckel 腔。在这个尸体解剖中打开颅中窝的硬脑膜，暴露 Meckel 腔。绿色阴影区域代表了进入 Meckel 囊的四边形空间，它以内侧的斜坡旁段颈内动脉、下方的岩骨段颈内动脉、外侧的 V2 神经和上方的外展神经为边界。pa-ICA. 斜坡旁段颈内动脉；pe-ICA. 岩骨段颈内动脉；VI. 外展神经；VN. 翼管神经

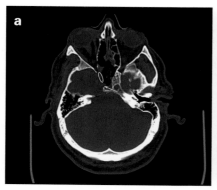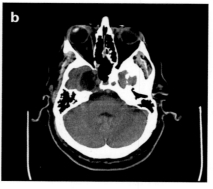

图 7.18 术后 CT。（a）骨窗。按照术前计划，打开 Mullan 三角，连通蝶窦侧隐窝和颅中窝（卵圆形），切除肿瘤。注意，颈内动脉的表面骨质已被磨除，保留了血管（箭头）。（b）软组织窗。肿瘤全切，包括颅后窝部分

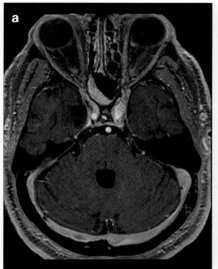 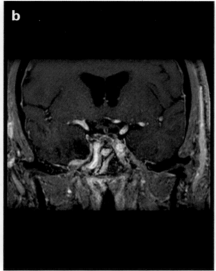 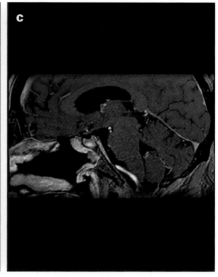

图 7.19　术后 4 年随访 MRI 影像。（a）轴位，（b）冠状位，（c）矢状位。鼻中隔黏膜瓣用于重建和保护颈内动脉缺损，没有肿瘤残余或者复发的表现

年里，随着大量的解剖学研究、监测技术的创新以及光纤和影像导航技术的改进，内镜在颅底手术特别是经蝶垂体瘤手术中的应用稳步增长。如今，扩大的 EEA 基于神经外科和耳鼻喉科的持续合作，这使得内镜技术能够处理的颅底病变和区域越来越多。这些扩展的技术对不同的颅底病变有许多优点，如提供病变全景暴露的同时，保持对大脑、神经和血管的最小操作。另一方面，它也是一种具有挑战性的技术，学习曲线陡峭，需要专门的培训。

然而，重要的是要认识到，颅底外科医生不能试图对所有患者都使用相同的技术。仔细分析周围的解剖结构，特别是相关的颅神经和血管结构的位置，是选择最安全入路处理病变的关键。与三叉神经鞘瘤相关的，EEA 不适用于颈内动脉在前方阻挡的、没有突入到蝶窦内的或颅后窝部分较大的肿瘤；相反，它特别适用于位于 ICA 的前内侧、位于 Meckel 腔前方和内下方的肿瘤。一如既往的，在确定 EEA 最终是否最适用于患者之前，手术的目标必须明确定义，手术团队的经验必须仔细评估。

■ 参考文献

[1] Abdel Aziz KM, Sanan A, van Loveren HR, Tew JM, Keller JT, Pensak ML. Petroclival meningiomas: predictive parameters for transpetrosal approaches. Neurosurgery 2000;47(1):139–150, discussion 150–152.

[2] Dolci RL, Ditzel Filho LF, Goulart CR, et al. Anatomical nuances of the internal carotid artery in relation to the quadrangular space. J Neurosurg 2018;128(1):174–181.

[3] Dolenc VV. Frontotemporal epidural approach to trigeminal neurinomas. Acta Neurochir (Wien) 1994;130(1-4):55–65.

[4] Kasemsiri P, Solares CA, Carrau RL, et al. Endoscopic endonasal transpterygoid approaches: anatomical landmarks for planning the surgical corridor. Laryngoscope 2013;123(4): 811–815.

[5] Kassam AB, Prevedello DM, Carrau RL, et al. The front door to Meckel's cave: an anteromedial corridor via expanded endoscopic endonasal approach—technical considerations and clinical series. Neurosurgery 2009;64(3, Suppl): ons71–82, discussion ons82–83.

[6] Kassam AB, Vescan AD, Carrau RL, et al. Expanded endonasal approach: vidian canal as a landmark to the petrous internal carotid artery. J Neurosurg 2008;108(1):177–183.

[7] Miller CG, van Loveren HR, Keller JT, Pensak M, el-Kalliny M, Tew JM Jr. Transpetrosal approach: surgical anatomy and technique. Neurosurgery 1993;33(3):461–469, discussion 469.

[8] Raza SM, Donaldson AM, Mehta A, Tsiouris AJ, Anand VK, Schwartz TH. Surgical management of trigeminal schwannomas: defining the role for endoscopic endonasal approaches. Neurosurg Focus 2014;37(4):E17.

[9] Sabancı PA, Batay F, Civelek E, et al. Meckel's cave. World Neurosurg 2011;76(3-4):335–341, discussion 266–267.

[10] Samii M, Alimohamadi M, Gerganov V. Endoscope-assisted retrosigmoid intradural suprameatal approach for surgical treatment of trigeminal schwannomas. Neurosurgery 2014;10(Suppl 4):565–575, discussion 575.

[11] Shin SS, Gardner PA, Stefko ST, Madhok R, Fernandez-Miranda JC, Snyderman CH. Endoscopic endonasal approach for nonvestibular schwannomas. Neurosurgery 2011;69(5):1046–1057, discussion 1057.

[12] Wang J, Yoshioka F, Joo W, Komune N, Quilis-Quesada V, Rhoton AL Jr. The cochlea in skull base surgery: an anatomy study. J Neurosurg 2016;125(5):1094–1104.

第八章　小脑幕切迹

Hasan R. Syed, Matthew J. Shepard, Walter C. Jean

张喜安 / 译

关键词：经小脑幕，小脑幕切迹，基底静脉，大脑大静脉

■ 病例介绍

女性患者，45 岁，主诉进行性左侧面部麻木和右侧上肢无力数周。查体显示左侧面部 V1 和 V2 支配区麻木。颅脑磁共振成像（MRI）检查发现左侧颞下小脑幕切迹区幕上、下病变，病变产生占位效应，压迫中脑导致中脑导水管狭窄和轻度幕上梗阻性脑积水（图 8.1）。

> **问题**
>
> 1. 最可能的诊断是什么？如何从解剖上对此肿瘤进行分类？
> 2. 肿瘤的供血最可能的来源是哪些？

■ 诊断和评估

MRI 显示均匀增强的脑外占位病变，压迫脑干上部，病变内侧极已达中线。初看此占位病变附着

于岩骨嵴，但实际上它的基底位于小脑幕并有脑膜尾征（图 8.2）。尽管脑干压迫程度很重，但让人惊讶的是患者仅仅出现右侧上肢的无力和左侧面部麻木，而再无其他症状，这就提示肿瘤生长很可能是缓慢的。肿瘤的上下径从第三脑室中点（中间块水平）至颅后窝上部。在外侧，肿瘤几乎达到靠近岩上窦的岩骨嵴。

此例患者的影像学表现是起源于小脑幕切迹的脑膜瘤的典型范例。以硬膜为基底的肿瘤的鉴别诊断包括血管外皮瘤、孤立性纤维性肿瘤、结节病、累及硬膜的转移瘤。尽管单凭影像学难以将这些累及硬膜的疾病与脑膜瘤区分开来，但病史和影像学上细微的差别有助于诊断。脑膜瘤通常生长缓慢，因此起病隐匿。该病例没有恶性肿瘤病史，累及硬膜的转移瘤不太可能，而没有颅骨破坏或病变内的流空，又使血管外皮瘤的可能性很小。

尽管小脑幕的面积大，覆盖小脑并分隔幕上、下，但小脑幕脑膜瘤仅占颅内脑膜瘤的 3%~6%。小脑幕自后方的枕内隆突向前附着于岩骨嵴，并通过硬膜韧带向前延伸至前床突，小脑幕脑膜瘤包括解剖部位不同的肿瘤，可生长于颅后窝，或是颅中窝。因此，此类脑膜瘤可产生多种多样的神经系统表现，

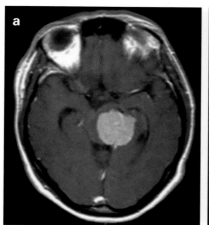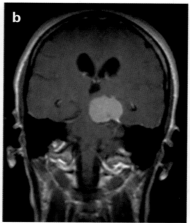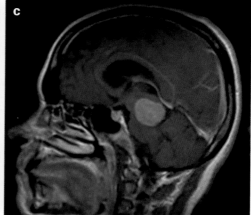

图 8.1 （a）轴位、（b）冠状位和（c）矢状位 T1 加权像增强 MRI 显示小脑幕内侧缘同时累及幕上、下的强化性病变。病变产生占位效应并导致轻度脑积水

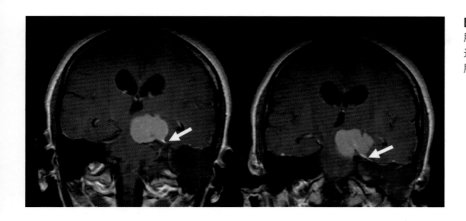

图 8.2 术前解剖评估。MRI 冠状位证实肿瘤基底位于小脑幕，完全与岩尖不相连。粉色阴影区：颞骨岩部；白色箭头：肿瘤与岩尖之间的间隙及脑膜尾征

这就导致有时初诊可能是困难的。实际上，不少作者指出，此类肿瘤发现较晚，使得肿瘤在就诊时通常体积较大。Yasargil 将小脑幕脑膜瘤按照肿瘤生长点相对于内环（小脑幕游离缘）或外环（沿着横窦）的位置进行分型。内环型小脑幕脑膜瘤可起源于小脑幕顶（大脑大静脉和直窦的汇合部）或小脑幕切迹。外环型小脑幕脑膜瘤可起源于镰幕交界、横窦 / 乙状窦，以及窦汇附近。或者，肿瘤可位于旁中央区域。小脑幕脑膜瘤的基底既可以位于小脑幕上表面，也可以位于其下表面，因此，肿瘤可完全位于幕上或幕下，也可以同时累及幕上、下。

在此例患者中，肿瘤位于小脑幕切迹（小脑幕三角形的内环）并同时累及幕上、下。Rhoton 将小脑幕切迹划分为 3 个解剖间隙：（1）单个的前切迹间隙（AIS，脑干前方）；（2）成对的中切迹间隙（MS，中脑外侧）；（3）单个的后切迹间隙（PIS，脑干后方）（图 8.3）。Samii 指出小脑幕切迹的脑膜瘤通常居于 MIS 或 PIS，按照 Samii 分型该例患者属于 MIS 型。

由于此例患者逐渐加重的症状为良性肿瘤所致，没有明显的伴发疾病，手术是唯一合理的处理方法。手术的首要目的是脑干减压和防止脑积水加重，其次是在不产生新增神经功能障碍的基础上最大限度地切除肿瘤。在这样年轻的患者，当然希望能够全切肿瘤以最大限度降低肿瘤复发的风险。患者入院后行密切的神经监护，由于并无瘤周水肿，术前无须使用抗癫痫药和类固醇激素。术前行磁共振静脉成像（MRV）检查，明确肿瘤周围的深静脉引流模式和 Labbé 静脉的走行，以利于手术方案的设计。小脑幕脑膜瘤的主要供血通常来自 Bernasconi–Cassinari 动脉（脑膜垂体干的分支）、下外侧干的幕缘支，以及大脑后动脉和小脑上动脉的硬膜支。这些小脑幕供血动脉的选择性栓塞是困难的，因此该例患者没有采用术前肿瘤供血动脉栓塞。

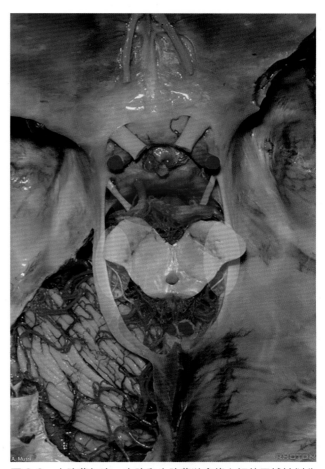

图 8.3 小脑幕切迹。中脑和小脑幕游离缘之间的区域被划分为位于脑干和第三脑室前壁前方的前切迹间隙（红色区）、位于中脑外侧的成对的中切迹间隙（黄色区）以及位于中脑后方的后切迹间隙（绿色区）。中切迹间隙有大脑脚池和环池，后切迹间隙有四叠体池

■ 解剖和治疗考量

小脑幕外环附着于颞骨岩部（附着部构成岩上

窦）和枕内隆突（附着部构成横窦和窦汇）。自这些附着部向内，小脑幕向上倾斜并与大脑镰会合，形成镰幕交界并围合而成直窦。小脑幕切迹是小脑幕三角的开口，并是小脑幕唯一没有直接骨性附着的部分。如上所述，小脑幕切迹脑膜瘤容易生长进入MIS 或 PIS。

MIS 是位于小脑幕游离缘和脑干之间的区域，与颞叶内侧部、深静脉引流通道、后循环关系密切。

小脑幕游离缘位于脑桥中脑沟水平，后者分隔中脑和脑桥，并且是 MIS 的内侧界。颞叶内侧面，包括钩回和海马旁回，形成 MIS 的外侧界。视束、内侧和外侧膝状体形成 MIS 的顶壁。MIS 的幕上部分包括大脑脚池和环池，大脑脚池位于大脑脚和钩回之间，而环池向后与四叠体池相延续。

MIS 主要的动脉包括脉络膜前动脉、大脑后动脉和小脑上动脉（图 8.4）。脉络膜前动脉恰走行于

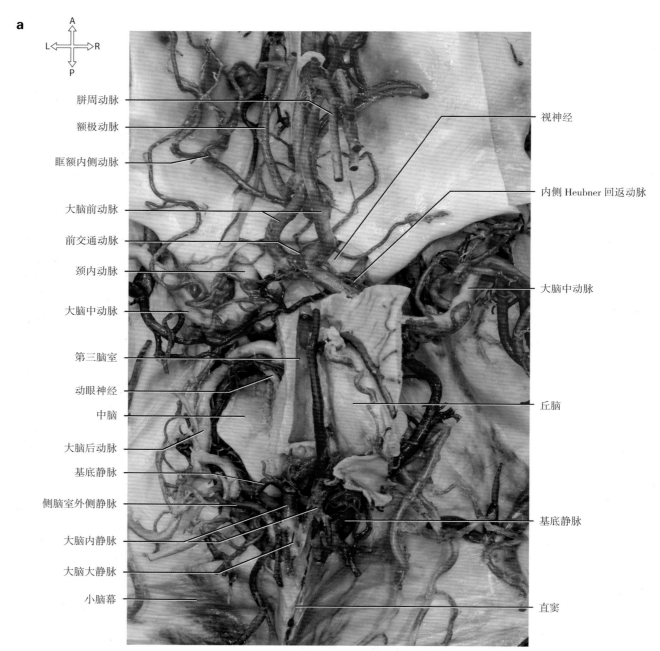

a

胼周动脉
额极动脉
眶额内侧动脉
大脑前动脉
前交通动脉
颈内动脉
大脑中动脉
第三脑室
动眼神经
中脑
大脑后动脉
基底静脉
侧脑室外侧静脉
大脑内静脉
大脑大静脉
小脑幕

视神经
内侧 Heubner 回返动脉
大脑中动脉
丘脑
基底静脉
直窦

图 8.4 小脑幕切迹上面观。（a）小脑幕中切迹主要的动脉包括脉络膜前动脉、大脑后动脉和小脑上动脉。（b）Rosenthal 基底静脉在小脑幕中切迹穿过环池

b

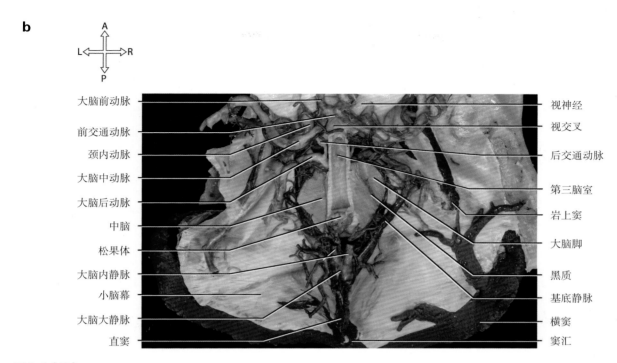

大脑前动脉
前交通动脉
颈内动脉
大脑中动脉
大脑后动脉
中脑
松果体
大脑内静脉
小脑幕
大脑大静脉
直窦

视神经
视交叉
后交通动脉
第三脑室
岩上窦
大脑脚
黑质
基底静脉
横窦
窦汇

图 8.4（续）

小脑幕游离缘上方，而大脑后动脉在小脑幕游离缘水平走行于大脑脚池和环池内，发出数个皮层支跨过小脑幕游离缘至颞叶底面。位于 MIS 内的大脑后动脉其他分支包括脉络膜后内、外侧动脉，前者供应第三脑室脉络丛，后者供应侧脑室三角部脉络丛。另一支位于环池 / 大脑脚池的大脑后动脉分支，丘脑膝状动脉，供应丘脑和膝状体。小脑上动脉在小脑幕游离缘下方水平走行。MIS 内的静脉引流主要是通过 Rosenthal 基底静脉，此静脉最终引流至四叠体池内的大脑大静脉。

三叉神经和滑车神经与中切迹区关系密切。滑车神经在四叠体池、下丘下方离开脑干，然后在大脑后动脉和小脑上动脉之间走行于 MIS 内。在中脑顶盖水平，滑车神经位于小脑幕游离缘内侧，但在大脑脚水平，滑车神经在穿入动眼神经三角之前贴小脑幕游离缘走行。在进入海绵窦之前，滑车神经被前岩床韧带包裹，后者是小脑幕向前延伸并附着于前床突的部分。三叉神经位于小脑幕游离缘下方，走行于 MIS 幕下部分，随后进入 Meckel 腔。

入路选择

在初次看本例患者的 MRI 结果时，容易和岩斜坡区脑膜瘤混淆，后者的手术切除可能需要采用岩骨后部切除。当你再仔细阅片后，就会明确该肿瘤

完全与中颅底和岩尖无关。就在该患者的肿瘤逐渐生长的那些年里，影像学技术方面的进步已使我们可以从二维阅片进展至三维影像透视（图 8.5）。这些三维影像结果再次证实肿瘤与颞骨无关，看似"漂浮"于岩骨嵴上方，大约 2/3 位于小脑幕上方，1/3 位于小脑幕下方。由于该肿瘤位于中、颅后窝，手术入路自然需要考虑幕上入路、幕下入路或幕上下联合入路。

如果采用单纯幕下入路，如采用乙状窦后的后外侧入路，优点是可避免优势侧颞叶的牵拉。借助重力的小脑牵开可提供充分的旁正中小脑上手术通道，通过沿着小脑幕下表面向深部暴露，肿瘤幕下部分很容易暴露。通过电凝和切开小脑幕，该手术入路就演化为小脑上经小脑幕（SCTT）入路，这样就可以进一步切除肿瘤的幕上部分。尽管该手术通道较小，即使是有较大的幕上部分的肿瘤也可以切除，因为逐步的电凝小脑幕可使肿瘤去血运，逐步的肿瘤切除可进一步扩大手术通道。显而易见，幕下入路的优势在于掌控颅后窝结构。然而，由于该入路是从下至上的手术视角，SCTT 入路在暴露肿瘤幕上部分的上内侧极时，实际上提供了比幕上入路更优的视角，因为后者通常需要相当程度的颞叶牵开才能满意暴露同一区域。幕下入路的缺点在于工作距离相当长，并且，在如此长的工作距离下，绕

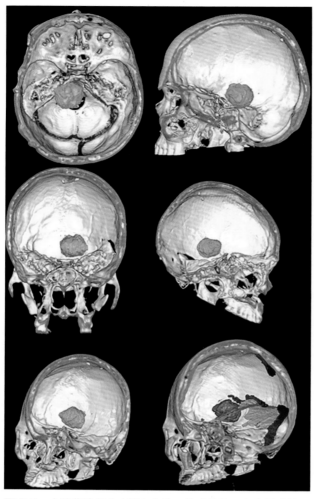

图 8.5 小脑幕肿瘤（水蓝色）的三维成像显示与岩骨嵴的关系。注意肿瘤"漂浮"于颞骨岩部旁，因其附着于小脑幕而非岩骨。小脑幕重建为黄色，当沿小脑幕外侧部平面观察肿瘤时，肿瘤 2/3 位于幕上，1/3 位于幕下

过脑干和小脑幕操作从技术上来说难度高，特别是当肿瘤是高血运时。

相比 SCTT 入路，颞下入路具有工作距离短、手术通道直接的优势。由于此例患者的肿瘤主体位于小脑幕上方，通过肿瘤减压可快速扩大手术通道，这样就使得电凝和切开小脑幕、肿瘤去血运更加便利。该入路的另一个优势在于，如果肿瘤与脑干存在粘连，该入路较为宽大和直接的手术通道，可为松解粘连的显微操作提供显著的便利。然而，该入路主要的缺点在于，要通过颞下通道暴露小脑幕切迹区需要牵拉颞叶，同时还有损伤 Labbé 静脉的风险。在此例患者，颞叶牵拉和静脉损伤均可导致优势半球侧的颞叶损伤。

最近也有报道，采用经颧弓入路联合颞下回部分切除来减少颞叶牵拉和降低 Labbé 静脉损伤风险。但是，通过将手术通道向前挪，手术操作距离又被拉长了，几乎和 SCTT 入路一样。另一种避免颞叶牵拉的选择是前述的岩骨后部切除入路。通过摘除岩骨嵴，将岩上窦电凝并切断。然后，由外向内切开小脑幕，这样就可以借助后外侧手术通道同时摘除肿瘤的幕上、下部分（图 8.6）。当选择这种手术入路时，手术通道是通过摘除岩骨嵴来扩大，这样就可以避免颞叶牵拉。但是，岩骨后部切除显著延长了手术时间，其优势可能被这一不足所抵消。

选择入路

最终，我们所设计的骨瓣既可以提供颞下通道，又可以提供旁正中小脑上通道。由于肿瘤主体位于幕上，我们的目标是，首先利用较短且较为直接的颞下通道快速地进行肿瘤减压和去血运。然而，由

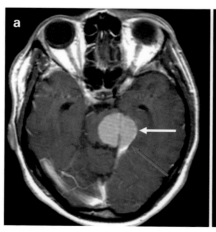
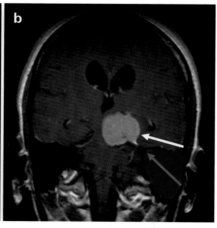

图 8.6 外侧和后外侧手术通道的比较。术前（a）轴位和（b）冠状位 MRI 显示两种手术通道。白箭头：颞下入路提供的外侧手术通道；粉红色箭头：岩骨后部切除提供的后外侧手术通道。虽然岩骨后部切除可使颞叶牵拉最小化，但对本例患者这样做会显著延长手术时间

于该例患者地肿瘤上极位置很高，已达颅中窝上方2cm，我们担心要暴露肿瘤的上内侧极需要相当重的颞叶牵拉。因此，我们同时完成了左侧旁正中枕下开颅，通过小脑上入路来暴露肿瘤的幕下部分。这样就完成了一个颞下和SCTT的联合入路。

与该患者手术时间的10年前的术前计划手段相比，如今，我们已经可以利用三维重建技术，通过手术实际的骨窗来观察肿瘤，并且能够对旁正中小脑上通道和外侧颞下通道的有利位置进行比较（图8.7）。

问题

　　1. 患者的手术体位如何摆放？如何设计联合入路的手术切口？

　　2. 在手术中保护左侧的横窦需要采取那些措施？

　　3. 有哪些措施能够降低颞叶牵拉的风险？

■ 技术描述

患者全麻后，放置腰大池引流管以降低术中颅压。患者摆右侧卧位，头部下斜以利于枕下区和颅中窝底的暴露。由于颞下通道是我们暴露肿瘤主要

的通道，体位摆放时将颧弓根置于最高点（头顶点与地面角度约20°），以利于借助重力使颞叶离开颅中窝底。在体位摆放时，要避免颈部的过度旋转，因为这可导致颈静脉回流不畅和术中出血增加（参见"入路三要素"）。

入路三要素

　　通道：颞下。

　　开颅：颅中窝/颞部。

　　增加的环节：小脑幕切开。

手术采用倒置的U形头皮切口，始于左侧耳屏前，向上，然后向后，再向下至枕下区，拐向乳突尖。颞肌向下翻开。颅骨钻4个孔，横窦两侧各钻2个孔，然后以高速磨钻连接对应的2个孔，再进一步形成L形的骨瓣，长肢位于颞骨鳞部。跨横窦的骨瓣以Kerrison咬骨钳咬开。在掀开L形骨瓣后，颞骨鳞部向下磨平至中颅底。硬膜以倒置的U形剪开，并将剪开的硬膜瓣向下牵开至颅中窝底，在此阶段颅后窝硬膜暂不打开。通过腰大池引流管释放脑脊液，然后抬起颞叶。借助导航，定位颞叶下方小脑幕切迹的肿瘤。利用超声吸引器进行瘤内减压（参见"手术设置"）。

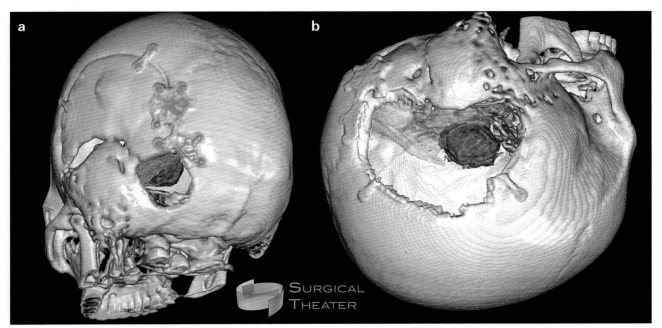

图 8.7　三维重建图。患者肿瘤的术前影像学结果与术后骨窗的影像学结果融合。（a）通过乙状窦后骨窗、沿小脑幕下表面观察患者的肿瘤（蓝色）。（b）通过颞下骨窗、沿着小脑幕上表面观察患者的肿瘤

体位：侧卧位，左侧在上。
切口：倒置 U 形。
骨窗：L 形的颞下 / 乙状窦后骨窗。
硬膜切口：颞叶表面的倒置 U 形切口。

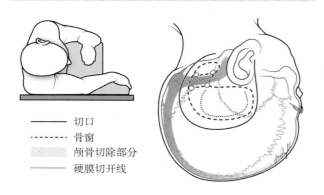

—— 切口
--- 骨窗
颅骨切除部分
硬膜切开线

通过逐步的瘤内减压，将肿瘤包膜逐步与脑干分离，并最终全部切除。在这一过程中，对瘤周小脑幕进行电凝并切开，从而开放颅后窝（图 8.8）。术中可见滑车神经位于肿瘤下方，未使损伤。在此例患者手术中，合理的骨窗和明智的术中腰大池引流使我们能够从颞下入路全切肿瘤，小脑上通道最终未使用。

有人可能会质疑，打开了颅后窝骨窗又未使用是一种"并发症"。但对我们而言，这样做是为了增加手术安全性。目前尚无术前能完全准确地预估肿瘤上内侧极是否能从脑干顺利剥离的检测方法。在此例患者手术中尽管是如此，但是假如肿瘤与脑干粘连，

则利用幕下手术通道从下往上的视角，尽管操作距离很长，但将会对此部分肿瘤的安全分离大有助益。

1. 当采用颞下入路暴露小脑幕切迹时，牵开颞叶是不可避免的。利用腰大池引流是必要的，有助于脑的松弛和防止过度牵拉颞叶。类似的，在摆放头位时，头顶点向下倾斜可利用重力（而非机械性力）促进颞叶的牵开。

2. 在颞下入路，Labbé 静脉必须保留。Labbé 静脉的损伤会导致颞叶静脉性梗死。在术前影像片上辨认此静脉至关重要。在剪开硬膜和放置牵开器时，应特别注意避免损伤此静脉。

3. 在颞下入路切开小脑幕可获得进入颅后窝的通道，在切除扩展至幕下的小脑幕切迹脑膜瘤时可能是必要的。此时要注意，在滑车神经走行靠近小脑幕游离缘处要避免损伤该神经。

■ 术后管理

患者术后出现了语言功能，具体来说是语言理解方面的障碍。由于术中颞叶的牵开，术后处理上给予了短期快速递减剂量的地塞米松治疗和 1 周的抗癫痫药物预防。患者术后第 5 天出院，术后 3 个月随访时 MRI 显示肿瘤全切（图 8.9）。该患者作为一名专业的编辑，她在语言理解方面的障碍使她在相当长的一段时间里无法工作。幸运的是，通过语言功能康复治疗，她的语言功能完全恢复正常，并最终重返工作。最终病理结果回报为脑膜瘤，WHO Ⅰ 级。

在初次手术后 5 年，随访的 MRI 发现小脑幕游离缘肿瘤复发。由于复发的肿瘤很小，我们选择了利用放射外科处理此复发肿瘤。肿瘤体积 $3.5cm^3$，采用分 5 次给予总量为 3000cGy 的剂量照射。放射治疗后 5 年，在撰写本书时，患者的肿瘤在影像片上基本看不到了（图 8.10）。

■ 可能的并发症及相应处理

与其他任何开颅手术相同，术后出血、癫痫发作或感染，是可能出现的术后并发症。颞下开颅后最可怕的并发症，是 Labbé 静脉的损伤，可导致颞叶静脉性梗死，并由此导致颞叶出血、癫痫和糟糕的神经功能预后。术前的静脉成像（如 MRV 或 CTV），对于评估此静脉在引流至横窦乙状窦交界之前、在

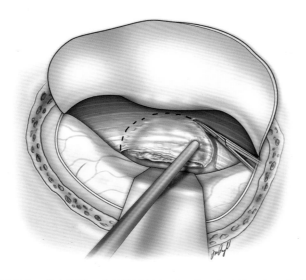

图 8.8 术中所见。左侧颞叶抬起后显露了小脑幕上表面的肿瘤。将瘤周的小脑幕切开即可暴露肿瘤的颅后窝幕下部分

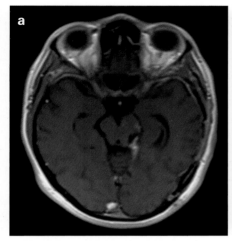
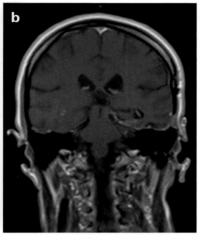

图 8.9　术后影像学结果。术后的（a）轴位和（b）冠状位 T1 加权像增强 MRI 显示小脑幕切迹脑膜瘤全切。术前肿瘤对脑干产生的占位效应消失

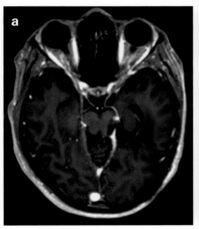
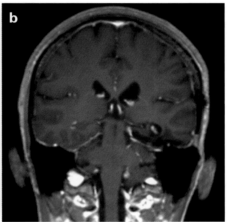

图 8.10　术后 10 年随访的影像学结果。术后 10 年的（a）轴位和（b）冠状位 T1 加权像增强 MRI 结果。患者的肿瘤在术后 5 年复发，复发肿瘤小，采用放射外科治疗，其后 5 年，在原术区无可见肿瘤

颞叶表面的走行方式很有帮助。这些静脉成像结果有助于根据静脉走行的特点，来调整颞下手术通道的角度，从而降低 Labbé 静脉损伤的风险。颞叶长时间或过度的牵开也可以造成静脉的血栓形成和之后的静脉性梗死。因此，采用使颞叶牵拉最小化的手术策略（腰大池引流、合理的头位）是必要的。在特定病例，如果 Labbé 静脉直接通过颞下入路必经之处，可能不得不选择其他的手术入路。

　　任何程度的脑牵拉都可以导致随后的脑水肿和脑损伤。在优势侧颞叶，这可以导致语言功能障碍，

就如同我们讨论的这例患者。另外，脑皮层的过度牵拉也可以导致术后癫痫发作，尤其是在需要抬起颞叶内侧部时，这在此类手术中是必需的。此类患者通常需要预防性短期使用抗癫痫药物，尽管这种用法的循证医学证据仍缺乏。术后脑脊液漏是颞下入路另一个可能的并发症。如果开放了乳突气房，这些气房必须在开放时和关颅前彻底地用骨蜡封闭。任何硬膜的缺损均应充分闭合，可直接缝合或利用硬膜补片进行缝合。当硬膜缺损大时，可利用脂肪或肌肉进行修补。

观点

Omer S. Sahin, Ulas Cikla, Mustafa K. Baskaya

■ 概述

小脑幕切迹脑膜瘤由于位置深在、毗邻复杂的神经血管，是小脑幕脑膜瘤最具挑战性的类型。小脑幕切迹，或小脑幕裂孔，是连通幕上、下的唯一通道，也是小脑幕唯一不附着于颅骨的部分。理解小脑幕切迹复杂的解剖和神经血管关系，对于暴露小脑幕肿瘤和该区其他病变（包括动脉瘤、动静脉畸形、硬脑膜动静脉瘘）至关重要。

■ 病例介绍

女性患者，51 岁，表现为就诊前 3 个月间非特异性的语言和行走困难，伴有右眼感觉异常。在神经系统查体时，患者没有局灶性运动、颅神经或感觉障碍。患者有轻度的左侧辨距不良。颅脑 MRI 检查发现幕下分叶状、均匀强化的占位病变。病变大小约 4cm×5cm，伴有瘤周脑组织血管源性水肿。病变还对脑干和左侧小脑产生了显著的占位效应（图 8.11）。

■ 解剖和治疗考量

如前一节所述，小脑幕切迹可根据其与脑干的

关系分为 3 个间隙（图 8.3）。AIS 位于脑桥和中脑的前方，从终板至脚间窝。从 AIS 穿过的颅神经包括视神经和动眼神经。位于 AIS 内的结构还包括后交通动脉、脉络膜前动脉、脉络膜后内侧动脉、基底动脉分叉以及脚间池。AIS 内还有 Rosenthal 基底静脉，该静脉从前穿质下方起源，依次穿过 AIS、MIS、PIS，然后引流进入大脑大静脉。

成对的 MIS 位于脑干外侧。在上方，MIS 是一位于中脑和颞叶之间狭窄的间隙。在下方，MIS 位于脑干上部和小脑之间。丘脑的下表面是 MIS 的顶，而 MIS 的外侧壁由海马内侧面的海马构成。MIS 的内侧壁由脑桥上部和间脑外侧面构成。MIS 内的结构包括大脑脚池和环池、滑车神经和三叉神经、大脑后动脉、小脑上动脉、脉络膜前动脉。大脑后动脉的分支，包括丘脑膝状动脉和脉络膜后外侧动脉，走行于小脑幕游离缘的内侧。

PIS 位于中脑后缘和小脑幕顶之间，具有顶、底、前壁和侧壁。穹隆脚、海马联合、胼胝体压部的下表面，一起构成了 PIS 的顶。PIS 的前壁主要是由四叠体板构成。小脑蚓部和小脑半球四方小叶构成 PIS 的底。两侧的丘脑枕、穹隆脚、大脑半球内侧面构成了 PIS 的外侧壁。大脑后动脉和小脑上动脉走行于 PIS 内。大脑内静脉和 Rosenthal 基底静脉在 PIS

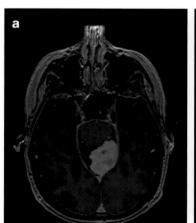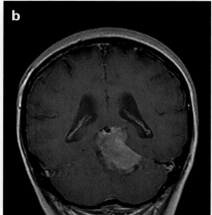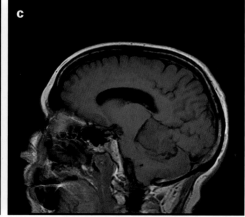

图 8.11 术前影像学图像。（a）轴位和（b）冠状位 T1 加权像增强 MRI 显示位于后切迹间隙的巨大小脑幕脑膜瘤。（c）矢状位 T1 加权像非增强 MRI 显示肿瘤对中脑和小脑的压迫

内汇合而成大脑大静脉。

本例患者的 MRI 结果显示位于左侧小脑幕、分叶状、强化的轴外占位病变，符合脑膜瘤特征。该占位病变对左侧小脑半球、脑干、大脑大静脉和直窦汇合区产生了占位效应。第四脑室受压，但无脑积水（图 8.11）。虽然患者仅有轻度的左侧辨距不良，但其瘤周脑组织的水肿预示病情将很快加重，并将出现其他症状。由于患者年轻且健康，手术的目标是最大限度地安全切除。

入路选择

翼点入路是用于处理 AIS 多种病变的应用最广泛的入路。由于 AIS 内有很多动脉分叉点，动脉瘤在 AIS 是非常常见的，该区的手术常常涉及此类疾病。处理 AIS 病变第二常用的入路是颞下入路。

MIS 的手术常用于处理颞叶内侧部靠近颞底的胶质瘤、丘脑肿瘤、脑膜瘤、Meckel 囊肿瘤。暴露 MIS 病变最常用的入路是翼点入路、颞下入路或二者的联合入路，后者也称为一半一半入路。对于累及环池或小脑间脑裂的病变，术者可能会选择从外侧、利用旁正中 SCTT 入路，因为此入路可完全避免对颞叶的牵拉。这一点对左侧病变尤其具有优势，如在本章前一节中所讨论的、肿瘤累及优势侧颞叶的病变。

PIS 最常见的病变是起源于小脑幕下表面或上表面的脑膜瘤、镰幕交界区脑膜瘤、松果体区肿瘤、胶质瘤。对于 PIS，根据肿瘤的位置，有 4 种不同类型的手术入路可供选择：（1）小脑上幕下（SCIT）入路及其变异入路如旁正中入路和经小脑幕入路；（2）枕部经小脑幕入路；（3）后纵裂入路；（4）SCIT 入路和枕部经小脑幕入路的联合入路。

SCIT 入路通常用于暴露位于中线或靠近中线的 PIS 下半部分。该入路对于肿瘤主体位于小脑幕下方、压迫小脑山顶和四叠体板的肿瘤尤为理想。如果肿瘤起源于大脑大静脉上方，应考虑采用枕部经小脑幕入路或后纵裂入路。对于位于峡部区、累及海马旁回后部和舌回的脑内肿瘤，可选择枕部纵裂间入路。另外，对于这些部位，SCTT 入路也是应该考虑的选项。最后，对于同时累及幕上下、非常巨大的肿瘤，不少神经外科医生采用小脑上入路和枕部入路的联合入路。

选择入路

回到本例患者，其肿瘤主要位于 PIS，部分肿瘤扩展至左侧的 MIS。肿瘤主体位于幕下，但有少许扩展至小脑幕上方。由于肿瘤主体位于大脑大静脉下方，我们决定采用 SCIT 入路暴露肿瘤，并通过小脑幕切开来切除肿瘤的幕上部分（图 8.12）。

■ 技术描述

首先放置运动、体感和脑干听觉诱发电位的监测电极。然后将患者摆放为俯卧位并屈颈。采用中线枕下手术切口，从枕外隆突上方 2cm 向下至 C4 水平。我们在开颅时将骨窗偏向左侧，因为肿瘤大部分位于左侧。需要注意的是骨窗要暴露横窦非常重要，这样才能充分向上牵开硬膜扩大此入路的暴露范围。

在剪开硬膜后，用悬吊线向上充分牵开硬膜瓣，以提供经横窦下方的手术通道（图 8.13）。小脑表面的硬膜不打开，这样小脑就不会被剪开的硬膜缘嵌压损伤。解剖小脑上表面的蛛网膜，不使用自持牵开器，暴露肿瘤（图 8.13b）。肿瘤似乎有钙化，质地相当硬。瘤周分离和瘤内减压交替进行，逐步暴露肿瘤的小脑幕附着部。因为肿瘤与大脑大静脉粘连，此处需要在高倍放大条件下仔细地进行显微分离。在切除了肿瘤的幕下部分后，必须切开左侧小脑幕。大片的小脑幕连同肿瘤幕上部分被一并摘除。在切除此部分小脑幕过程中，需要特别重视滑车神经和 Rosenthal 基底静脉的位置，以避免损伤这些结构。在整个手术过程中，体感、运动、脑干听觉诱发电位均未发生变化。

■ 术后管理

患者对手术耐受良好，术后康复过程顺利，并在术后很快出院。病理结果显示为 WHO Ⅰ 级脑膜瘤。术后 MRI 显示肿瘤全切，并在 10 年的随访中未见复发（图 8.14）。

■ 可能的并发症及相应处理

SCIT 入路最适用于位于 PIS、松果体区、中脑顶盖区的中线肿瘤。如果肿瘤向上或向外侧扩展至小脑幕上方，则通过此入路暴露此部分肿瘤会很困难。部分 PIS 的肿瘤，如松果体细胞肿瘤，可能血供非常丰富。为了防止出血性并发症，细致完善的止血非常关键。还需要在开颅阶段小心避免横窦和窦汇的损伤，在肿瘤分离切除阶段避免大脑大静脉的损伤。如果这些血管发生小的撕裂，应首先尝试

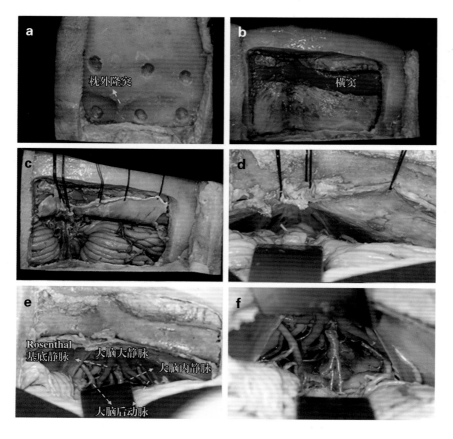

图 8.12 尸头解剖图模拟中线小脑上幕下入路。在横窦和矢状窦两侧多处钻孔以利于安全的分开硬膜（a）。掀开骨瓣后的暴露范围，注意开颅骨窗偏向左侧（b）。剪开硬膜并将硬膜瓣用缝线牵向横窦侧（c、d）。暴露的后切迹间隙内的血管结构包括 Rosenthal 基底静脉，大脑大静脉、大脑内静脉和大脑后动脉（e、f）

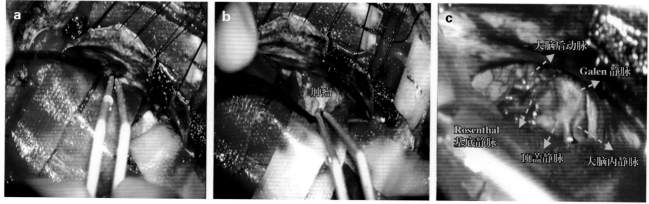

图 8.13 术中所见。（a）在左侧小脑上方的初步硬膜下暴露。（b）在解剖小脑上间隙后暴露的肿瘤，同时注意用多个湿 Telfa 棉片覆盖小脑以减少小脑损伤，在此例患者手术全程未使用自持牵开器。（c）肿瘤切除后所见的血管结构

用止血材料如明胶海绵或外科止血材料轻柔地压迫。当发生血管大的撕裂时，应该考虑显微缝合修补或血管重建。如果手术采用坐位，采取防止空气栓塞的措施非常重要，一旦发生空气栓塞需立即做相应处理。

切除 PIS 肿瘤时，最具挑战性的难题之一时切除肿瘤下部、与中脑背侧邻近或粘连的部分。此处的分离可能需要向下压迫小脑，这就有造成小脑上蚓部挫伤的潜在风险。因此，应尽可能避免或最大限度减少使用自持牵开器。

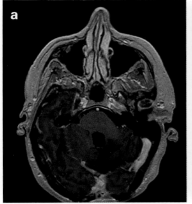
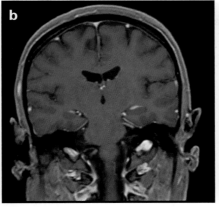
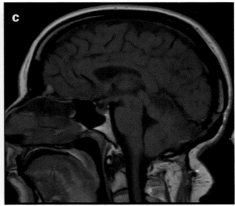

图 8.14 术后影像学图像。（a）轴位和（b）冠状位 T1 加权像增强 MRI 显示肿瘤全切。（c）矢状位 T1 加权像 MRI 显示肿瘤对中脑和小脑的占位压迫效应已显著缓解

■ 参考文献

[1] Ammirati M, Bernardo A, Musumeci A, Bricolo A. Comparison of different infratentorial-supracerebellar approaches to the posterior and middle incisural space: a cadaveric study. J Neurosurg 2002;97(4):922–928.

[2] Ansari SF, Young RL, Bohnstedt BN, Cohen-Gadol AA. The extended supracerebellar transtentorial approach for resection of medial tentorial meningiomas. Surg Neurol Int 2014;5(1):35.

[3] Barrows HS, Harter DH. Tentorial meningiomas. J Neurol Neurosurg Psychiatry 1962;25(1):40–44.

[4] Bassiouni H, Hunold A, Asgari S, Stolke D. Tentorial meningiomas: clinical results in 81 patients treated microsurgically. Neurosurgery 2004;55(1):108–116, discussion 116–118.

[5] Bret P, Guyotat J, Madarassy G, Ricci AC, Signorelli F. Tentorial meningiomas. Report on twenty-seven cases. Acta Neurochir (Wien) 2000;142(5):513–526.

[6] de Oliveira E, Tedeschi H, Siqueira MG, Peace DA. The pretemporal approach to the interpeduncular and petroclival regions. Acta Neurochir (Wien) 1995;136(3-4):204–211.

[7] Guidetti B, Ciappetta P, Domenicucci M. Tentorial meningiomas: surgical experience with 61 cases and long-term results. J Neurosurg 1988;69(2):183–187.

[8] Hashemi M, Schick U, Hassler W, Hefti M. Tentorial meningiomas with special aspect to the tentorial fold: management, surgical technique, and outcome. Acta Neurochir (Wien) 2010;152(5):827–834.

[9] La Pira B, Sorenson T, Quillis-Quesada V, Lanzino G. The paramedian supracerebellar infratentorial approach. Acta Neurochir (Wien) 2017;159(8):1529–1532.

[10] Lee EJ, Park ES, Cho YH, Hong SH, Kim JH, Kim CJ. Transzygomatic approach with anteriorly limited inferior temporal gyrectomy for large medial tentorial meningiomas. Acta Neurochir (Wien) 2015;157(10):1747–1755, discussion 1756.

[11] Ono M, Ono M, Rhoton AL Jr, Barry M. Microsurgical anatomy of the region of the tentorial incisura. J Neurosurg 1984;60(2):365–399.

[12] Poppen JL. The right occipital approach to a pinealoma. J Neurosurg 1966;25(6):706–710.

[13] Rhoton AL Jr. Tentorial incisura. Neurosurgery 2000;47 (3, Suppl): S131–S153.

[14] Rincon-Torroella J, Benet A, Quiñones-Hinojosa A. Supracerebellar Infratentorial Approach. Video Atlas of Neurosurgery E-Book: Contemporary Tumor and Skull Base Surgery. 2016 Oct 26:40.

[15] Samii M, Carvalho GA, Tatagiba M, Matthies C, Vorkapic P. Meningiomas of the tentorial notch: surgical anatomy and management. J Neurosurg 1996;84(3):375–381.

[16] Shukla D, Behari S, Jaiswal AK, Banerji D, Tyagi I, Jain VK. Tentorial meningiomas: operative nuances and perioperative management dilemmas. Acta Neurochir (Wien) 2009;151(9):1037–1051.

[17] Swanson KI, Cikla U, Uluc K, Baskaya MK. Supracerebellar transtentorial approach to the tentorial incisura and beyond. Neurosurg Focus 2016;(40 Video Suppl 1):20161.1.Focus-Vid.15444.

[18] Talacchi A, Biroli A, Medaglia S, Locatelli F, Meglio M. Surgical management of anterolateral and posteromedial incisural tentorial meningioma. Oper Neurosurg (Hagerstown) 2018;15(2):120–130.

[19] Yaşargil G. Meningiomas. In: Microneurosurgery of CNS Tumors. Vol. 4B. New York, NY: Thieme;1996.

第九章 颞叶内侧

Garni Barkhoudarian, Daniel F. Kelly

张协军 / 译

关键词：颞叶内侧，天幕，内镜，坐位

■ 病例介绍

71 岁男性，有原发性头皮黑色素瘤病史，3 年前行手术切除（T1aN0M0 期）。有糖尿病（2 型）、抗磷脂抗体综合征和冠心病病史，并在 11 年前进行过冠状动脉支架植入术。黑色素瘤术后未行辅助治疗。术后 3 年出现胸壁肿块，活检发现与转移性黑色素瘤相符。癌症中心进行彻底检查，发现了多个转移病灶，包括胸壁病灶、肠系膜病灶、多个淋巴结和多个皮下病灶。检查中，患者主诉间歇性头痛和左侧视力障碍。在神经学检查中，他表现出左侧上斜视（左侧"天上派"视野缺损）。因此，进一步行颅脑 MRI 平扫 + 增强（图 9.1）。

■ 诊断和评估

MRI 显示右颞枕部直径约 2.5cm 的孤立强化病灶，T1WI 呈高信号，提示出血或黑色素含量。梯度回旋序列显示低衰减区域，提示为血肿信号。T2-WI 见血管源性水肿，增强后显示病灶强化（图 9.1）。弥散张量成像（DTI）显示视辐射位于病灶外侧（图 9.2）。鉴别诊断包括转移性肿瘤（可能是转移性黑素瘤）、多形性胶质母细胞瘤、新近出血的海绵状畸形和自发性脑出血。

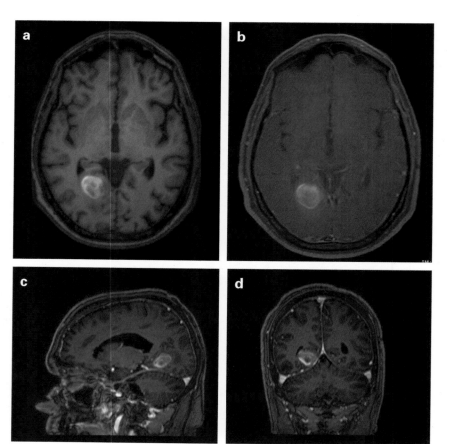

图 9.1 术前 MRI 检查。（a）T1 平扫；（b~d）T1 增强扫描后可见颞叶内侧 T1 高信号病灶，轻度强化。T1 信号反映了肿瘤内的出血和黑色素细胞。肿瘤紧贴天幕，其长轴指向内下

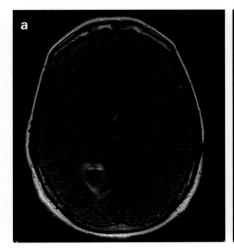
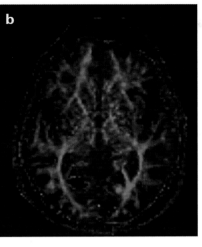

图 9.2 术前 MRI 检查（a）FLAIR 序列和（b）纤维示踪序列显示肿瘤周围轻度血管源性脑水肿。视觉辐射纤维位于肿瘤外侧

综合患者最近被诊断为转移性黑素瘤的病史，黑素瘤患者颅内转移的高发生率（＞40%）以及影像学特征，该病灶被认为与转移性和黑色素瘤相一致。该患者既往肿瘤标志物检测抗 -PD1 阳性，提示可能对抗 PD-1 治疗有效（Pembrolizumab）。由于患者是症状性颅内单发转移瘤，并且从肿瘤学的角度来看患者预后良好，推荐患者手术切除后再进行立体定向放射（SRS）外科手术。

入路选择

该患者肿瘤位于颞枕叶交界区，肿瘤周边主要神经结构为视辐射。到达颞枕交界区肿瘤有多种手术入路选择：右颞经脑沟入路或经皮层入路（经脑室枕角入路）、右枕半球间入路、左枕大脑镰入路或小脑上经小脑幕（SCTT）入路（图 9.3）。经皮层和经脑沟操作是比较简单的手术方式，但从神经保护的角度来看，它们也是最具"侵入性"的操作。这种手术方式大概率会导致更严重的视野缺损，可能伴有同向偏盲。大脑半球间入路利用大脑镰和枕叶之间的自然间隙进入，但需要推挤功能区皮层才能到达病灶，并且肿瘤腔的视线仍会部分受阻挡。对侧半球间经大脑镰入路为可以提供良好的实现，避免了同侧视觉皮层牵拉导致视力损伤的风险。然而，

这种入路也可能导致对侧枕叶皮层损伤，对于本例患者，对侧枕叶皮层功能良好。

选择入路

本例患者肿瘤基底靠近天幕，肿瘤长轴向内下方（图 9.3、图 9.4），因此 SCTT 入路是该患者的理想选择。这种手术方式可以选择俯卧位，但需要对小脑进行一定程度的牵拉，可能会增加小脑挫伤或梗死的风险。另一种方案是进行坐位手术，这样可

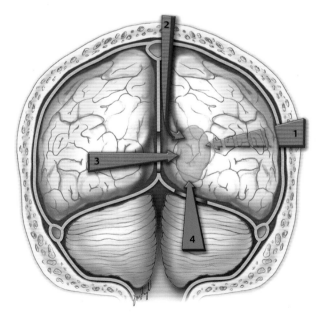

图 9.3 手术方案。1. 右侧经皮层入路（经脑室枕角入路）；2. 右枕半球间入路；3. 左枕经大脑镰入路；4. 小脑上经小脑幕入路

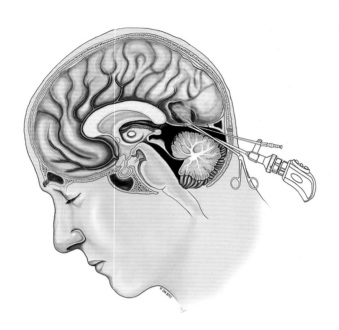

图 9.4 内镜辅助 SCTT 入路示意图

以借助重力作用使小脑下陷,减少脑组织牵拉风险。坐立位手术相关的静脉气栓风险已经有相当多的文献叙述,但是,只要手术和麻醉团队保持警惕,这种风险是可以降低的。

患者进行了标准的术前评估和心脏评估。患者有冠心病病史,但评估显示无心肌缺血证据。患者冠脉支架植入术后 11 年,术前停用抗血小板药物是相对安全的。术前行心脏彩超和发泡试验,排除了右心房向左心房分流现象,这是坐位手术的禁忌证。

问题

1. 需要考虑哪些相关的解剖结构?
2. 什么样的手术方法有助于减少这些结构的损伤?
3. 这些方法可能会发生什么潜在的并发症?

■ 技术描述

体位

手术操作需关注手术体位和手术技术。为确保术中安全和术后良好恢复,坐位手术需要一个综合团队协作。为保证坐位手术顺利执行,最重要的是要有一个有经验的神经麻醉学专家,熟悉坐位手术并且静脉空气栓塞的处理。其次,一位有经验的内镜操作助手也是非常重要的。在作者单位,所有坐位手术均需行桡动脉插管进行动脉压监测和动脉血液评估。常规使用留置上腔静脉中心静脉管,以便在术中快速补液。经食管连续超声心动图是静脉空气栓塞监测的首选方法(相对于心前区多普勒)。神经电生理监测可用于躯体感觉诱发电位和脑电图评估。精确的神经导航计划有助于开颅和随后的小脑幕切开。考虑到 3 点固定原则,患者头部固定需要配置头部适配器。背部尽量抬高,颈部尽量屈曲(为避免气道压迫,建议下巴距离胸部 3cm)。腿部略微抬高以防止静脉淤积。胳膊上垫垫子,放在患者的腿上。固定气动臂于手术床边缘,并调整气动臂的活动度范围(参见"入路三要素")。

入路三要素

手术入路:幕下小脑上。
开颅位置:枕下开颅。
关键步骤:切开天幕。

视野

放大镜或外镜下施行切皮和开颅。显微镜或外镜下剪开硬脑膜和进行颅内操作。使用 4mm 0° 和 30° 硬质神经内镜完成主要颅内操作和肿瘤切除过程。对于神经内镜操作,我们通常用有经验的助手徒手持镜,或者使用气动臂进行内镜固定操作。

开颅和肿瘤切除

考虑到幕下开颅中横窦和枕窦的限制,颅骨去除为病灶同侧后正中线旁开 1.5~2cm。本手术无须暴露枕窦。在这个手术中,可采用"曲棍球棒"切口来提供足够的横向暴露。皮肤切开后,游离肌肉,在窦汇边缘处使用颅骨钻钻孔。颅骨去除后可使用术中多普勒超声探头识别静脉结构,并验证立体定向神经导航的准确性。骨瓣上缘显露下方横窦,2mm左右,可以为术中手术器械向上移动提供方便(图9.5a)。为保护静脉窦,建议使用金刚石钻头修整骨窗边缘,并电凝颅骨内的小静脉通道。使用骨蜡封闭松质骨或骨缘静脉出血,以防静脉空气栓塞(参见"手术设置")。

经小脑幕入路有两个独立的硬膜切口。第一个是进入小脑上区域的枕下硬脑膜(图 9.5b)。第二个是肿瘤上方的小脑幕硬脑膜。U 形切开枕下硬脑膜。为避免硬脑膜切开位置过低导致小脑疝处或小脑皮层损伤,硬膜在骨缘中心打开,侧方硬脑膜打开范围尽可能大,向上应该尽可能安全地向上到达横窦。

再次，使用多普勒超声有助于在这一过程中确定的边缘静脉流动。

手术设置

体位：坐立位。
切口："曲棍球棒"，长肢位于中线，短肢向右。
骨窗：右侧枕下，横窦下方。
硬膜切开：以横窦为基底的 U 形切开。

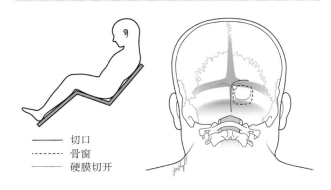

—— 切口
------ 骨窗
········· 硬膜切开

找到小脑幕和小脑上表面之间的手术间隙后，可使用棉片隔离小脑组织，以免挫伤脑组织（图9.5c）。游离小脑上表面间隙时，需分离桥静脉，为避免术中操作导致静脉撕脱带来空气栓塞风险，部分阻挡手术视野小静脉可予提前离断，以获得更大操作空间。

术中采用神经导航定位天幕上肿瘤位置，再利用术中超声确认。使用钩刀和剪刀，以肿瘤远端基底为基础，U 形切开天幕，硬膜边缘烧灼止血。充分暴露肿瘤基底后，通常采用双手操作进行肿瘤切除，必要时使用钝性和锐性剥离以及双极电凝（图9.5f）。对于肿瘤上极，可利用 30° 内镜、向上的刮环和双极电凝对肿瘤进行分块切除。手术的目的包括最大限度地安全切除肿瘤和确认组织诊断。肿瘤切除后止血的典型方法包括使用双极电凝、凝血酶、明胶海绵、速即纱和过氧化氢溶液。术后天幕无须完全缝合，但需进行硬膜复位，颅后窝表面硬脑膜可以使用人工硬脑膜修补，骨瓣用钛板和螺钉固定。

手术技术部分可见附带视频（视频 9.1）。

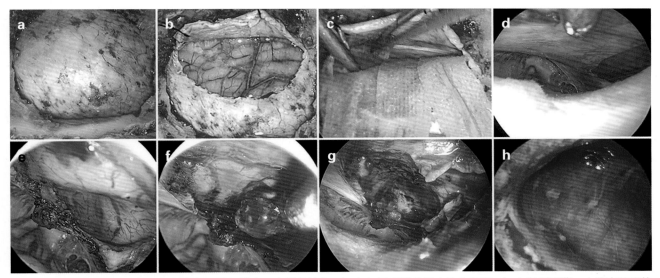

图 9.5　术中图像。（a）枕下暴露注意上界是横窦，内界是枕窦。（b）打开硬膜显露小脑上表面。（c）暴露天幕，小脑表面用棉条保护。（d）肿瘤在天幕上的位置和硬膜瓣。（e）暴露颞叶内侧和枕叶皮层，皮质表面可见肿瘤。（f）切除肿瘤和血肿。（g）检查瘤腔（45° 内镜）。（h）检查瘤腔（90° 内镜）

手术要点

1. 选择这种更复杂入路（而非侧方经皮层或经沟入路）主要是为了保留肿瘤同侧的视觉辐射和初级视觉皮层。为了实现这个目标，术前使用解剖标志和纤维束成像来识别功能结构。多模态神经影像导航的使用，有助于将损伤最小化，避免视力损害的风险。

2. 通常情况下，开颅手术计划在肿瘤的同侧，以减少小脑的向下收缩，尽管有时需要对侧入路，以便与肿瘤长轴更平行。然后根据计划的开颅位置来设计切口，可以使用"曲棍球棒"或纵向切口。"曲棍球棒"切口允许横向更多的调整。但是，切断枕部神经，术后发生枕部神经痛的概率更高。纵行切口可以更好地上下调整，并减少枕神经损伤的机会。

3. 由于坐位有空气栓塞的风险，完善的手术计划和术中足够警惕是减少并发症的关键。术前常规评估从右至左静脉分流情况，麻醉和手术团队在手术过程中都应高度警惕。

4. 正确的定位也是成功的关键。因为有大量的人员和设备参与这项工作，如气动臂、神经导航和显微镜之间的相互协调必须提前仔细计划。

5. 带角度仪器（内镜、解剖器、双极）的使用是成功的关键，特别是在功能皮层周围。

■ 术后管理

与大多数内镜下 SCTT 入路手术后恢复良好的患者不同，本例患者术后立即出现 ST 段抬高的心肌梗死（ST Elevation Myocardial Infarction，STEMI）。由于

患者开颅术后无法进行介入治疗，患者接受了支持性治疗。患者从这次 STEMI 中恢复得很好，进行了阿司匹林、他汀类药物和抗高血压药物的治疗，出院时没有再发生不良事件。手术后 2 周，患者视力恢复良好，术前视野缺损恢复，无新发神经功能缺陷。术后 MRI 显示肿瘤切除满意（图 9.6）。为预防肿瘤复发，计划采用 SRS 进行瘤腔照射。不幸的是，在 SRS 的当天，患者又发生了第 2 次 STEMI，并进行了心脏介入手术，随后并发多发性脑梗死。他后来死于这次卒中和心力衰竭。

虽然患者术后发生 STEMI 的原因尚存争议，但手术时间相关性肯定会对其病因提出质疑。该患者有心肌梗死（MI）的两个危险因素，包括先前的心肌梗死和高凝状态（抗磷脂综合征和转移性癌）。虽然空气栓塞是坐位手术的主要关注点，但其影响是即时的，不会导致延迟闭塞心血管事件。

■ 可能的并发症及相应处理

该手术方式的潜在并发症包括颅内出血、静脉空气栓塞、张力性气颅、脑脊液（CSF）漏、初级视觉皮质或视觉放射损伤。考虑到与其他方法相比，本手术方式的小骨窗，如何进行深部止血可能需要重点关注。因此，要小心地进行血管剥离，避免动脉撕脱，动脉撕脱后收缩难以控制会带来大出血风险。如果进入脑室枕角或颞角，在切除肿瘤时，可使用胶原海绵暂时封住脑脊液通路，最终用胶原海绵封闭脑脊液通路，防止脑外积水。

静脉空气栓塞是坐位手术关注的基本问题。如前所述，采用高度敏感的监测方式（经食管多普勒和呼吸末二氧化碳分压），并采用中心静脉管置入心

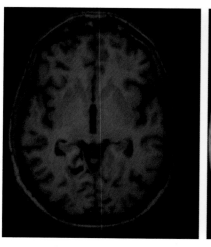 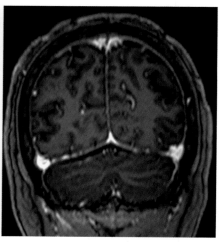

图 9.6 术后即刻轴位（左）和冠状位（右）MRI 显示肿瘤全切除

房，发生栓塞时可进行气体置换。这一策略降低了症状性空气栓塞的发生率。此外，任何可能导致意外静脉损伤的操作风险都被最小化。部分外露的横窦用硬膜瓣保护，阻碍内镜或器械操作的桥静脉可以评估后进行离断，较大的静脉通常位于中线处，采用胶原蛋白海绵或薄纱布保护以防止迟发性损伤和空气栓塞。

通常，我们会在术后立即进行头颅 CT 扫描，以识别颅内血肿，并确定颅内积气的程度。颅内积气用 100% 氧疗治疗 24h。张力性颅内积气是一种罕见的并发症，通常是由于手术过程中脑脊液外流引起。在这些手术中，我们一般不常规放置腰大池或脑室外引流管。如果术前有明显的脑积水，则在坐位之前进行内镜下第三脑室造瘘术（如果技术上可行），保留脑室外引流管仅用于颅内压（ICP）监测。在少数情况下，如果脑积水只能通过脑室外引流来控制，只有在需要控制颅内压时，才会小心地引流脑脊液。

使用这种手术入路的脑脊液漏的发生率很低，除非患者有未经治疗的脑积水。硬膜内或硬膜外修补的方法提供了足够的保护，防治脑脊液漏。由于这种手术方式骨窗小且位于横窦下方（与颅颈交界处相比），脑脊液较低，这有助于降低脑脊液漏发生率。在作者单位，即使脑室系统引流障碍，也没有脑脊液漏的情况发生。

■ 结论

综上所述，坐立位内镜 SCTT 入路适合于颞枕内侧区肿瘤的切除，尤其是在视辐射的内侧。使用有角度的内镜和器械可以帮助到达目标区域，而不需要切除皮层结构。通过细致的术前评估和围手术期监护，尽量避免了并发症的发生。一个经验丰富的手术团队，包括麻醉师、巡回和器械护士以及一个熟悉内镜操作的助手，这是安全操作的必要配备。

观点

João Paulo Almeida, Heros Almeida, Mateus Reghin-Neto, Evandro de Oliveira

■ 概述

颞叶内侧是幕上最复杂的解剖区域之一。了解其解剖结构对正确选择手术入路和获得良好的临床效果至关重要。基于解剖学和外科手术的原因，颞叶内侧可以分为3个不同的部分（图9.7，图9.8）。前部包括钩回和海马旁回的前部，并以钩回后缘的一条假想线为界；中间部包括海马旁回后部和枕颞回，并由前压线与后部分开；后部与枕叶基底面相关，包括扣带回、胼胝体压部、楔前叶的下部。

对于内侧颞叶内侧病变，可以采用不同的手术入路，包括颞下入路、枕叶半球间入路、颞叶经皮

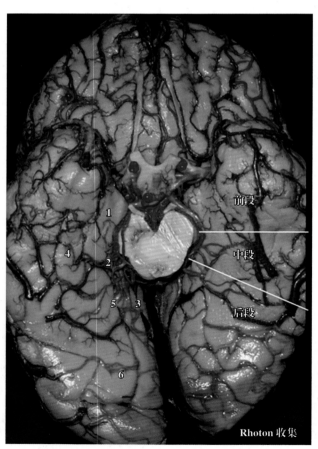

图9.7 颞叶内侧解剖——三段法。1. 钩回；2. 海马旁回；3. 扣带回峡部；4. 枕颞回；5. 侧副沟；6. 枕叶基底部

层入路和颞前经侧裂入路。然而，这些手术入路均有局限性。经颞下入路可显露中段及脚间池，然而这种入路有损伤 Labbé 静脉导致颞叶梗死的风险。如果优势颞叶发生这种情况可能会导致语言障碍。对于内侧颞叶各部分病变，经皮层入路也是一种可选入路。然而，经颞叶手术切除可能会导致与颞下入路相似的并发症。此外，如果视辐射损伤，可能会导致视力下降。颞前入路可经侧裂、颞极、颞下显露内侧颞叶，能够充分暴露前段和中段病变。虽然这种入路限制了颞叶的手术操作，但静脉损伤的风险仍然存在，因为在显露颞极及颞下时可能会损伤 Labbé 静脉和侧裂表浅静脉。经侧裂入路，打开岛沟下方（Yaşargil 技术）能够有效显露内侧颞叶前部，但不能充分显露颞叶后部和基底节区病变。

另一种切除颞叶内侧病变的方法是小脑上经小脑幕（Supracerebellar Transtentorial，SCTT）入路。这种手术入路最初由 Voigt 和 Yaşargil 提出，经过改进，通过切开天幕，可以将手术范围拓展到环池和颞叶内侧远方，到达颞叶基底部侧方和前方区域。

■ 病例介绍

患者为 17 岁女性，因左侧内侧颞叶动静脉畸形（AVM）入院评估。患者 4 年前因脑出血检查发现左颞叶内侧 AVM，行放射治疗，随访时发现 AVM 残留，现入院进一步评估。

入院查体未见明确异常。术前颅脑 MRI 和 DSA 全脑血管造影显示病灶位于左侧海马旁回后部，直径约 2cm，由左侧大脑后动脉（Posterior Cerebral Artery，PCA）分支供血，通过 Galen 静脉引流（图9.9，图9.10）。

■ 解剖和治疗考量

病变位于海马旁回的后部。我们建议采用 SCTT 入路切除病变，SCTT 入路可避免脑实质损伤，并能够暴露内侧颞叶基底部的后部、环池和供应 AVM 的 PCA 分支动脉。如前所述，广泛切除天幕可进一步

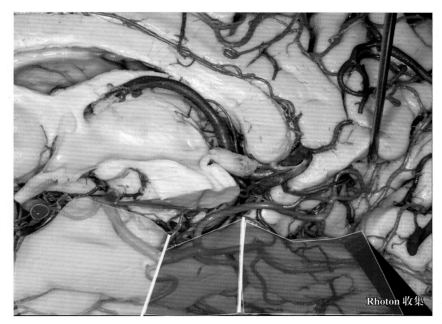

图 9.8　颞叶内侧基底部解剖（内侧观）。前段（黄色）、中段（绿色）和后段（红色）显示。前段由钩回和海马旁回的前部组成，面对大脑脚前 2/3；中段主要由海马旁回后部组成；后段由舌回和压部旁区域组成，延伸至枕叶基底部

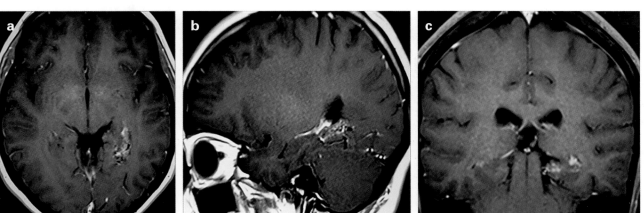

图 9.9　术前图像。（a）轴位、（b）矢状位和（c）冠状位 MRI T1 增强显示左颞叶内侧后部动静脉畸形累及海马旁回后部

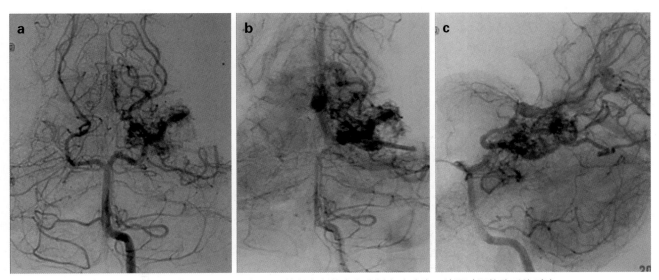

图 9.10　动静脉畸形（AVM）血管造影。（a~c）AVM 的供血血管来自左侧大脑动脉，并通过深静脉系统引流

扩大手术范围，但熟练的显微外科技术和天幕解剖是成功的关键。

我们采用半坐位体位实施 SCTT 入路，这种临床体位有助于在切开天幕后显露基底颞叶，并避免了收缩脑组织必要。然而，这种体位需要专业的麻醉团队，麻醉团队必须熟悉这种体位，并能够处理术中可能出现的并发症（如空气栓塞）。对于手术计划，除了 MRI 和血管造影（用于血管病变）外，所有患者术前都要进行超声心动图评估，以排除卵圆孔未闭/室间隔缺损的存在。如果有上述情况，我们会采用俯卧位手术。

对于半坐位手术的患者，建议留置中心静脉管和使用经食管超声心动图。术中持续冲洗和彻底止血可以减少空气栓塞的风险。

■ 技术描述

全身麻醉后，将患者置于半坐位，用 Sugita 头架系统（Mizuho America, Inc.）固定头部。颈部弯曲以暴露枕下区域，保持天幕与地面平行。手术应取马蹄形皮瓣，中线切口从枕外隆突到 C2 棘突，暴露左侧小脑（图 9.11a）。皮肤与皮下组织做游离皮瓣，拉钩向下牵拉。骨窗应足够大，以暴露横窦窦和窦汇，向上可显露天幕，并暴露横窦乙状窦转折区（图 9.11b）。

U 形切开硬脑膜，显露枕下和小脑幕面。开放枕大池，释放脑脊液，松弛小脑。半坐位 SCTT 入路的主要优点之一就是利用重力作用，开放小脑和天幕之间的自然空间（图 9.11c）。术中应尽可能保留桥静脉，如果必须要离断桥静脉时，应将小脑上侧的桥静脉分开，静脉必须尽可能靠近小脑表面电凝。如果显露空间不足，可以在小脑上表面使用自动牵开器，以增加内侧和外侧的暴露，但这种操作通常不需要。

沿着横窦和乙状窦的边界切开天幕，显露颞叶内侧基底部。暴露海马旁回后部和梭状回后，打开环池，识别 PCA 远端分支（距状裂动脉和顶枕动脉）。这些分支是 AVM 的供血动脉，仔细探查后电凝止血，供血动脉处理完后再电凝引流静脉，最后切除畸形血管团（图 9.11d）。硬膜缝合前残腔仔细止血，硬脑膜需行水密缝合，避免术后脑脊液漏。复位骨瓣，常规缝合肌肉、皮下组织和皮肤。

■ 术后管理

术后送神经重症监护病房（NICU）观察 72h。

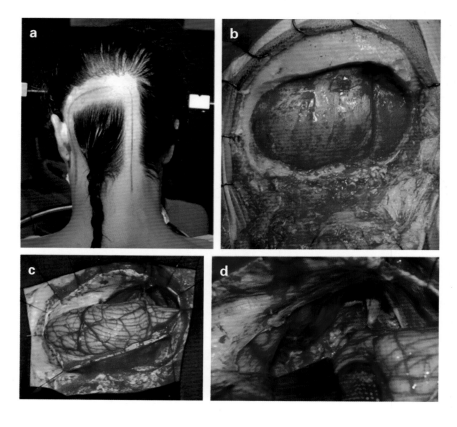

图 9.11 SCTT 入路术中图像。（a）采用坐姿，显示头皮切口。（b）行左侧枕下开颅，显露窦汇和左侧横窦。（c）电凝离断小脑上表面桥静脉，显露枕下天幕。（d）AVM 切除后术区情况。值得注意的是，左侧天幕部分也被移除

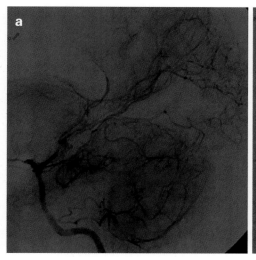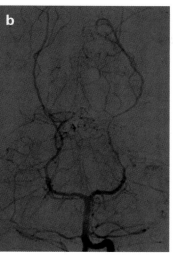

图 9.12　术后血管造影。(a、b) AVM 已完全切除

本例患者术后无新发神经功能障碍和手术并发症。对于 AVM 患者，术后常规在 ICU 观察 2~3 天，严格控制血压，减少术后出血的风险。ICU 监护 2~3 天后转入病房，可进行术后血管造影检查，确定 AVM 是否全切（图 9.12）。

■ 点评

在本节中，我们以血管病变为例演示了 SCTT 入路的应用，但该方法也适用于切除该区域的脑内病变（胶质瘤、海绵状瘤）和脑外病变（脑膜瘤、大脑后动脉远端动脉瘤）。如前所述，我们通常使用这种方法来处理颞叶内侧后段的病变，但它也可用于处理特定的中、前段的病变。

对于位于颞叶内侧基底部后方的病变，除了已经提到的显微手术入路外，内镜和微通道经皮层入路也值得关注。本章第一部分讨论了内镜小脑上入路，它是一种有效的微创方法，可以切除该区域的部分肿瘤。在我们看来，病例选择是最重要的，因为单纯的内镜手术应该局限于非过度血管化的中小型病变。虽然过去 10 年，内镜技术有了显著进步，但在内镜技术中止血仍然是一个挑战，而在显微镜下止血更容易操作。此外，由于主要引流静脉和周围神经结构的损伤可能导致不良的临床预后，因此，建议有丰富内镜操作经验的医生施行内镜手术。尽管如此，我们认为内镜技术对于显微术后残腔评估是非常有用的，并应广泛应用。内镜探查有助于识别术腔角落残余肿瘤，保证肿瘤的全切除。在神经导航和 DTI/ 功能磁共振的指导下，经通道皮层手术可能对某些脑内病灶有益。然而，我们应该尽量避免任何经皮层的手术方法。根据我们的经验，我们建议使用脑池间隙施行显微外科手术切除肿瘤和血管病变。

综上所述，对于颞叶内侧基底部后方病变，SCTT 入路是我们的首选入路。如果这种入路无法实施，我们倾向于半球间（同侧或对侧）入路。

■ 参考文献

[1] Arbit E, Shah J, Bedford R, Carlon G. Tension pneumocephalus: treatment with controlled decompression via a closed water-seal drainage system. Case report. J Neurosurg 1991;74(1):139–142.

[2] Caron JL, Worthington C, Bertrand G. Tension pneumocephalus after evacuation of chronic subdural hematoma and subsequent treatment with continuous lumbar subarachnoid infusion and craniostomy drainage. Neurosurgery 1985;16(1):107–110.

[3] de Oliveira E, Siqueira M, Ono M, Tedeschi H, Peace D. Arteriovenous malformations of the mediobasal temporal region. Neurosurgeons 1992;11:349–358.

[4] de Oliveira JG, Párraga RG, Chaddad-Neto F, Ribas GC, de Oliveira EP. Supracerebellar transtentorial approachresection of the tentorium instead of an opening-to provide broad exposure of the mediobasal temporal lobe: anatomical aspects and surgical applications: clinical article. J Neurosurg 2012;116(4):764–772.

[5] de Oliveira E, Tedeschi H, Siqueira MG, Peace DA. The pretemporal approach to the interpeduncular and petroclival regions. Acta Neurochir (Wien) 1995;136(3-4):204–211.

[6] Furuya H, Suzuki T, Okumura F, Kishi Y, Uefuji T. Detection of air embolism by transesophageal echocardiography. Anesthesiology 1983;58(2):124–129.

[7] Gore PA, Maan H, Chang S, Pitt AM, Spetzler RF, Nakaji P. Normobaric oxygen therapy strategies in the treatment of postcraniotomy pneumocephalus. J Neurosurg 2008;108(5):926–929.

[8] Himes B, Mallory G, Abcejo A, et al. Contemporary analysis of the intraoperative and perioperative complications of neurosurgical procedures performed in the sitting position. J Neurosurg 2017;127(1):182–188.

[9] Izci Y, Seçkin H, Ateş O, Başkaya MK. Supracerebellar

transtentorial transcollateral sulcus approach to the atrium of the lateral ventricle: microsurgical anatomy and surgical technique in cadaveric dissections. Surg Neurol 2009;72(5):509–514, discussion 514.

[10] Jaffe RA, Siegel LC, Schnittger I, Propst JW, Brock-Utne JG. Epidural air injection assessed by transesophageal echocardiography. Reg Anesth 1995;20(2):152–155.

[11] Jittapiromsak P, Deshmukh P, Nakaji P, Spetzler RF, Preul MC. Comparative analysis of posterior approaches to the medial temporal region: supracerebellar transtentorial versus occipital transtentorial. Neurosurgery 2009;64(3, Suppl): ons35–ons42, discussion ons42–ons43.

[12] Kishan A, Naidu MR, Muralidhar K. Tension pneumocephalus following posterior fossa surgery in sitting position. A report of 2 cases. Clin Neurol Neurosurg 1990;92(3):245–248.

[13] Knisely JP, Yu JB, Flanigan J, Sznol M, Kluger HM, Chiang VL. Radiosurgery for melanoma brain metastases in the ipilimumab era and the possibility of longer survival. J Neurosurg 2012;117(2):227–233.

[14] Mori Y, Kondziolka D, Flickinger JC, Kirkwood JM, Agarwala S, Lunsford LD. Stereotactic radiosurgery for cerebral metastatic melanoma: factors affecting local disease control and survival. Int J Radiat Oncol Biol Phys 1998;42(3):581–589.

[15] Panigrahi M. Supracerebellar transtentorial approach. J Neurosurg 2001;95(5):916–917.

[16] Silverman DA, Hughes GB, Kinney SE, Lee JH. Technical modifications of suboccipital craniectomy for prevention of postoperative headache. Skull Base 2004;14(2):77–84.

[17] Stein BM. The infratentorial supracerebellar approach to pineal lesions. J Neurosurg 1971;35(2):197–202.

[18] Villanueva P, Louis RG, Cutler AR, et al. Endoscopic and gravity-assisted resection of medial temporooccipital lesions through a supracerebellar transtentorial approach: technical notes with case illustrations. Oper Neurosurg (Hagerstown) 2015;11(4):475–483.

[19] Voigt K, Yaşargil MG. Cerebral cavernous haemangiomas or cavernomas. Incidence, pathology, localization, diagnosis, clinical features and treatment. Review of the literature and report of an unusual case. Neurochirurgia (Stuttg) 1976;19(2):59–68.

[20] Yonekawa Y, Imhof HG, Taub E, et al. Supracerebellar transtentorial approach to posterior temporomedial structures. J Neurosurg 2001;94(2):339–345.

[21] Ziyal IM, Ozgen T. Transtentorial approach to the posterior temporomedial structures. J Neurosurg 2001;95(3):541.

第四部分
中央颅底肿瘤

第十章　鞍背区

Jonathan A. Forbes, Charles Alex Riley, Ashutosh Kacker, Theodore H. Schwartz

王文波　夏学巍 / 译

关键词：脑室内，颅咽管瘤，鞍背，内镜，经蝶，经胼胝体，经脉络膜

■ 病例介绍

患者男性，44岁，左利手，因"头痛伴记忆力减退1年余"于神经外科门诊就诊，既往无特殊用药史，头颅 MRI 提示鞍背可见 2.4cm × 2.0cm × 2.0cm 大小强化明显的肿物，向第三脑室扩展（图 10.1）。视力视野评估发现双颞下象限视野轻度丢失，无视盘水肿。

> **问题**
>
> 1. 根据 MRI 影像结果，该病的鉴别诊断有哪些？
>
> 2. 对于不同的诊断，我们可以采取哪些相应的诊疗措施？
>
> 3. 我们在切除肿瘤时可以选择哪些手术入路？

■ 诊断和评估

患者头颅 MRI 提示脑积水证据不足，头颅 CT 提示肿瘤未见明显钙化。然而，尽管影像学未见囊性成分或钙化，其表现仍考虑颅咽管瘤可能性大。其他病理学（如室管膜瘤、脉络膜胶质瘤、中枢神经细胞瘤、脑室内脑膜瘤）也被考虑在内，但可能性不大。肿瘤大部分是实性的，完全在鞍上。视交叉位于前方，肿瘤完全位于视交叉后方。肿块位于鞍背，向后倾斜，累及脚间池，其上缘可到达室间孔。

常规请内分泌科会诊，实验室检查提示继发性甲状腺功能减退，该患者予补充甲状腺素治疗，同时，患者早期存在尿崩症，内分泌功能的缺失增加了颅咽管瘤诊断的可能性，建议在行手术全切病变前进行脑室镜活检以明确组织病理学诊断。然而，考虑到颅咽管瘤的可能性大、患者年龄小以及整体健康状况良好，最终决定进行手术，目标是全切肿瘤。

■ 解剖和治疗考量

对于位于鞍背延伸至第三脑室和脚间池的大型肿瘤，可以考虑多种手术方式。一般来说，开放的显微外科手术入路可分为两类：额下经前或前外侧入路，或经侧脑室入路（图 10.2）。对于前一种入路，我们需要通过终板切除第三脑室肿瘤；对于后一种入路，我们可以经皮质或经胼胝体入路进入侧脑室。当无法暴露病变时，我们可以通过解剖脉络膜裂，充分扩大室间孔以获得更宽的进入第三脑室的路径。对于少数有透明隔间腔存在的病例，可考虑经胼胝体入路进入第三脑室。虽然经侧脑室入路的工作距离比较长，且存在损伤动静脉及神经结构的风险，

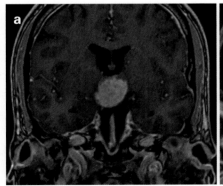
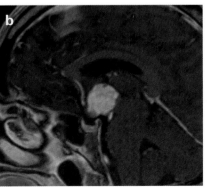

图 10.1　术前 MRI。（a）冠状位和（b）矢状位 T1 加权图像提示完全位于第三脑室的密度均匀增强的占位性病变

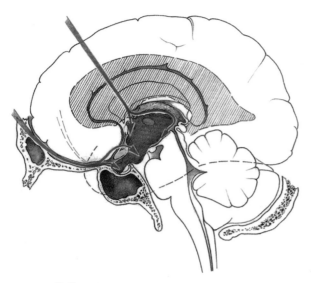

图 10.2 鞍背和第三脑室区的显微外科手术入路示意图。该区域的肿瘤可以选择额下经前或前外侧入路（联合或不联合终板入路），或者可以经侧脑室入路、经皮质或经胼胝体入路（联合或不联合经脉络膜裂入路）

但该入路对下丘脑侧方解剖肿瘤有很好的显露，因此，对于较大的、单纯的脑室内肿瘤，经侧脑室入路有时优于经终板入路。然而，损伤穹隆的风险也值得注意，因为这会导致患者永久性记忆障碍。

相比之下选择额下经前或前外侧入路的优势在于可以更好地显露延伸至第三脑室旁的肿瘤，以及早期地显露及保护 Willis 环和视神经。然而，这些入路受到前交通动脉和视交叉的限制，比如前外侧的经翼点入路，对同侧肿瘤边缘的解剖不能提供足够的视野。因此，经额下入路，无论是否结合经终板入路，仅限于鞍背较小的肿瘤切除。

入路选择

直到最近，还没有报道单纯使用神经内镜经鼻入路（EEA）切除具有明显向后向上生长的巨大视交叉后颅咽管瘤。事实上，早期内镜下扩大经鼻入路颅咽管瘤切除术的文献中，并不建议使用 EEA 手术治疗此类肿瘤。然而，近年来，对于生长至脑室内颅咽管瘤的治疗理念发生了重大变化。EEA 手术的优点包括能够更好地接近腹侧中线结构，同时最小限度地进行相关的神经血管操作。此外，神经内镜抵近观察的技术优势可以更好地显示下丘脑与肿瘤的界面，研究表明，在 EEA 手术治疗的颅咽管瘤患者中，尤其是在视力改善方面，疗效显著。当然，EEA 手术也有其不足，包括 EEA 手术需要使用

较长的手术器械进行操作，以及较高的术后脑脊液（CSF）漏的风险。为避免经颅和经侧脑室入路的风险，特别是穹隆的潜在损伤，该患者最终选择 EEA 手术入路。

问题

1. 在选择 EEA 作为第三脑室颅咽管瘤切除术的手术入路时，应做哪些影像学评估？
2. 垂体上动脉有哪些分支及其临床意义？
3. 哪些经鼻入路可以进入第三脑室？

■ 技术描述

我们进行术前规划，完善术前头颅 MRI 平扫、增强及手术导航。术前影像学检查有助于评价手术路径。我们可以基于前交通动脉的位置对视交叉的位置进行直接和间接评估，再通过垂体的位置进一步确定垂体柄与视交叉的距离，就是所谓的视交叉下间隙，通常是由于肿瘤生长、扩展，将视交叉推挤向前而形成的（图 10.3）。正如我们所知，视交叉 – 垂体通道（CPC），是一种主要的鼻内镜手术入路，用于治疗伴第三脑室扩张的巨大视交叉后颅咽管瘤。虽然术前评估很重要，但是 CPC 狭窄并不影响选择经鼻入路切除巨大的第三脑室内肿瘤。在 CPC 狭窄的病例中，可考虑选择在垂体柄后和视交叉上的替代入路（如经鼻视交叉上终板入路）（参见"入路三要素"）。

入路三要素

通道：经蝶窦入路。
开颅：不适用。
改良：经视交叉下间隙。

术前放置腰大池引流管，鞘内注射 0.25mL 10% 荧光素（AK–FLUOR，Akorn），以帮助观察肿瘤切除期间和肿瘤切除后的术中 CSF 漏。患者仰卧位，头部用 Mayfield 钳夹式三点固定架固定，并进行神经导航注册。头部抬高，略微向左倾斜，并向右旋转 10° ~15°。采用双鼻孔入路到达鼻咽部，将中鼻甲推向外侧，采取鼻中隔黏膜瓣后行鼻中隔后部切除，然后进行蝶窦切开术和双侧筛窦切开术，切除左上鼻甲的下 2/3，为放置内镜创造足够的空间。随后，使用固定支臂将 4mm×30cm 的 0°内镜

固定在左鼻孔的适当位置。切除蝶窦黏膜后，用磨钻磨除蝶窦骨性分隔，切除蝶窦黏膜有利于防止术后黏液囊肿的形成。充分磨除蝶骨嘴，以备鞍底重建阶段鼻中隔黏膜瓣的翻转（参见"手术设置"）。

　　神经导航用于规划骨窗范围，包括大部分蝶鞍前部的骨质、鞍结节和部分蝶骨平台，可以为到达肿瘤的后方提供更大的前后方向的操作空间，内侧视神经颈动脉陷凹构成了骨窗的外侧缘。切除骨质时应考虑到便于随后"垫片密封"方式的重建（见下文）。

　　骨性切除术后，分离海绵上间窦并用双极电凝烧灼后切断（图10.4a，图10.5）。用Kerrison咬骨钳切除残留的硬脑膜。然后使用显微手术剪锐性打开蛛网膜，显示下方的视交叉、垂体柄和垂体上动脉及相关分支（图10.4b）。应特别注意避免视交叉区末梢小动脉分支断裂，以防止术后视力下降。另外，罂粟碱浸泡的明胶海绵可用于预防术后血管痉挛。

　　肿瘤的生长会将视交叉向前推挤，使视交叉与垂体柄之间的距离变宽。在这些病例中，视交叉垂体间隙（即CPC）形成了首选的手术通道。在CPC中，有时也需要在垂体柄的左、右两侧区域进行操作。通常情况下，肿瘤的生长会将第三脑室的底部拉伸成一个半透明薄膜，这个半透明薄膜可以用显微手术剪锐性分离。在经鼻入路手术切除肿瘤早期，肿瘤与间脑结构之间通常可见清晰的界线。先行包

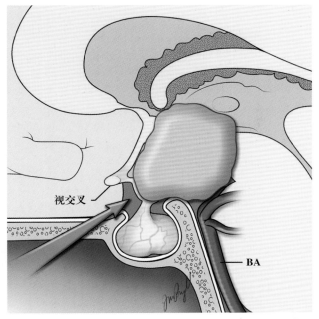

图10.3　视交叉－垂体通道（CPC）。该图显示了垂体顶部和视交叉底部之间的手术通道，称为视交叉－垂体通道（CPC，蓝色箭头）。CPC是经鼻入路切除视交叉后颅咽管瘤的主要手术通道。在一组接受鼻内切除术的颅咽管瘤患者中，平均CPC为10.1mm（范围为5.2~19.1mm）。在这项研究中，小的CPC并不影响肿瘤的全切率。BA.基底动脉

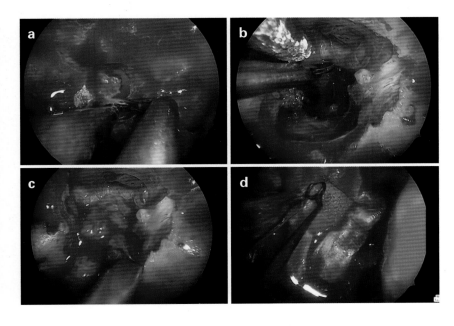

图10.4　术中所见。本病例中介绍的颅咽管瘤的鼻内切除过程中进行的每一步手术操作。（a）电凝海绵上间窦。（b）锐性分离蛛网膜下腔至视交叉。（c）逐步切除肿瘤。（d）使用垫片密封技术进行重建

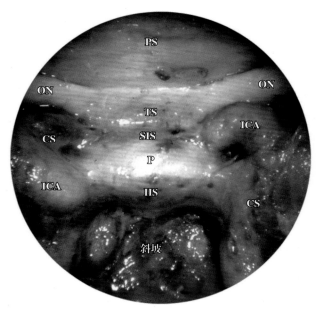

图10.5 内镜下蝶窦解剖。CS. 海绵窦；ICA. 颈内动脉；IIS. 海绵下间窦；ON. 视神经；P. 垂体；PS. 蝶骨平台；SIS. 海绵上间窦；TS. 鞍结节

膜内肿瘤切除后，再分离包膜与周围的神经血管结构（图10.4c）。直视下操作是将肿瘤从后循环及邻近血管上成功剥离的关键，角度内镜和器械有助于显露肿瘤的上方边界，在肿瘤剥离和切除过程中，应尽可能地保护垂体柄的完整。

切除肿瘤后对术腔进行探查并妥善止血。采用"垫片密封"技术进行鞍底重建（图10.4d）。即从大腿外侧取阔筋膜内嵌于鞍底骨窗，在阔筋膜外用人工骨（Stryker，Englewood，NJ）修补骨缺损，并将备用的鼻中隔黏膜瓣翻转贴附，然后用聚乙二醇水凝胶密封加固。该例手术操作视频的简短编辑版本可在视频10.1中查阅。

手术要点

1. 神经导航用于规划骨窗，骨窗必须足够大，为手术操作提供空间，但大小和形状需适当，以便放置人工骨移植物进行"垫片密封"重建。

2. 鞍底硬膜切口设计应充分暴露海绵上间窦，并将其电凝后切断，同时做部分蝶骨平台后部的

切除，这样的硬膜切口可为达到肿瘤后方边界提供前后方向上更大的操作空间。

3. 垂体上动脉有相当大的变异性，它与来自对侧的动脉分支以及来自后交通动脉的分支吻合，形成一个环绕垂体漏斗部的血管网（图10.6）。通常两侧的垂体上动脉会发出分支至视交叉下表面、垂体柄和鞍膈。一般情况下，需要牺牲一侧鞍膈的降支血管，以获得足够空间进入视交叉垂体间隙，而其他分支应该予以保留。

4. 在肿瘤剥离和切除过程中，应尽量保证垂体柄的完整。只有在少数垂体柄被肿瘤完全浸润并且有肿瘤全切可能性的情况下，才考虑切断垂体柄，当因肿瘤浸润而切断垂体柄后，可获得更大的进入第三脑室下方的空间。如果肿瘤扩展至鞍内，则可切除垂体上部，以确保肿瘤的全切。

■ 术后管理

术后患者情况良好。患者在术后第1天出现了短暂的视力模糊，第2天症状消失。术后腰大池引流持续共48h。术后头颅MRI显示肿瘤全切（图10.7）。手术病理回报：乳头型颅咽管瘤。患者的垂体前叶功能不全在手术后恶化，随后予补充氢化可的松和人绒毛膜促性腺激素（hCG）以及术前的左甲状腺素方案。到目前为止，患者还未出现垂体后叶功能不全。术后2个月的随访显示，术前双侧颞下象限视野缺损症状有所改善。

■ 可能的并发症及相应处理

颅咽管瘤扩大经鼻入路切除术后可能存在多种并发症。考虑到肿瘤与垂体柄之间往往关系密切，在肿瘤切除后，垂体前叶或后叶功能可能会出现短暂性或永久性下降。术后垂体后叶功能不全通常的表现为尿崩症（DI），其特点就是不能够正常地浓缩尿液。大多数情况下，尿崩症患者需注意无限制的水摄入可能会导致大量低渗液体的流失。去氨加压素（DDAVP）可以用于治疗尿崩症，缓解多饮多尿的症状。对于伴有意识障碍的术后尿崩患者需要特别注意，因其口渴机制受影响可能导致危及生命的

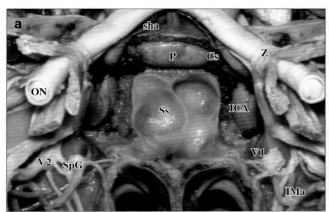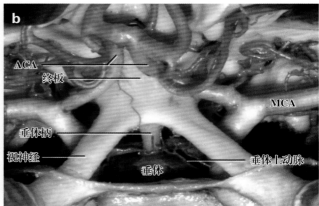

图 10.6　垂体上动脉的两个视角。（a）冠状面解剖。Cs. 海绵窦；ICA. 颈内动脉；IMa. 上颌动脉；ON. 视神经；P. 垂体；sha. 垂体上动脉；SpG. 蝶腭神经节；Ss. 蝶窦；V2. 上颌神经；V1. 翼管神经；Z. 总腱环。（b）垂体上动脉穿过视交叉池到达视交叉和垂体柄的下缘。ACA. 大脑前动脉；MCA. 大脑中动脉

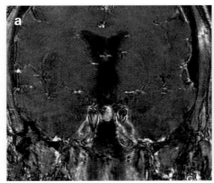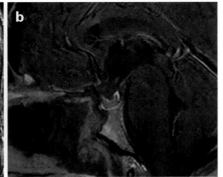

图 10.7　术后 MRI 检查。（a）冠状位和（b）矢状位 T1 加权后对比图像，显示了术前所见肿瘤全切除

高钠血症，需要严格定期评估血清钠和渗透压水平。

颅咽管瘤经鼻内手术切除的患者经常会出现垂体前叶功能不全，常规地使用糖皮质激素直至术后 4~12 周的内分泌评估，能够预防患者在出院后出现潜在的、可能危及生命的皮质醇缺乏。术后甲状腺功能减退可以通过手术后 3~7 天进行游离 T4 血清测试来评估，如果发现甲状腺功能不足应立即进行补充。生长激素缺乏和性腺功能减退的内分泌评估可在门诊选择性进行，因为在术后短期内的诊断并不准确，而且也不急于进行替代治疗。

术后脑脊液漏检查是 EEA 切除侵犯至脑室内的颅咽管瘤患者常规护理的重要组成部分。鞘内（IT）注射荧光素，鼻内纱布出现荧光染色往往说明出现早期术后脑脊液漏。在不能进行鞘内荧光素照影或者延迟出现脑脊液漏的情况下，术后脑脊液漏的诊断更具挑战性，通常要依靠临床表现进行评估。如患者在身体前倾一段时间后有清亮液体流出，则很可能存在脑脊液漏。常规的血清学检查通常是正常的，如果能获得足够的标本，对 β 转铁蛋白、前列腺素 D 合成酶和甲状腺素运载蛋白等标志物的生化检查可有助于区分脑脊液和术后鼻腔分泌物，但这些检查结果回报的延迟往往限制了其临床应用。在多数病例中，术后脑脊液漏的诊断仅通过临床经验判断即可。

当怀疑术后脑脊液漏时常规要进行 CT 检查。经鼻蝶窦扩大手术（尤其是涉及前额叶的手术）后几

乎总是出现气颅。聚集在鞍区、鞍旁、纵裂或者凸面的气体，可疑诊脑脊液漏，但仍然不具有确诊的特异性。适当的黏膜瓣可以防止空气通过缺损进入颅内，因此，如果鼻中隔黏膜瓣位置良好，有些病例可以行腰大池引流；对于这些患者，推荐定期行CT扫描来预防颅内积气进行性的增加。延迟脑脊液漏会增加患者细菌性脑膜炎的风险。因为有时脑脊液鼻漏可能在出院回家后才变得明显，所以在这方面进行适当的患者出院教育是必要的。在少数情况下，潜在的脑积水会导致多次术后脑脊液漏修补失败，在这种情况下，可能需要先行脑室腹腔流术。

除了上面讨论的并发症外，颅咽鼓管瘤的EEA切除还可能出现一些比较少见的并发症，即术后新发的神经功能缺失，如视力丧失、颅神经病变或精神状态的变化等，这种情况下应进行急诊头颅CT检查。考虑是术后血肿或填塞的材料导致占位效应时，需要紧急返回手术室进行探查；对于以亚急性方式进展的轻微病变，通常选择头部MRI检查。

观点

Walter C. Jean

■ 概述

近年来，随着内镜技术的发展，神经外科文献中出现了多篇报道，比较颅咽管瘤开颅手术与内镜手术。这些文章多数由从事内镜手术的专家撰写，不出意料地，他们都认为内镜技术具有更大的优势，尤其是对位于鞍背、向视交叉后方生长的颅咽管瘤的病例。这些文章的数据表明，经颅手术组的肿瘤全切除率、视力改善程度均低于内镜手术组，而且经颅手术组具有较高的术后癫痫发作的风险。这可能是因为，开颅手术无论是前方经额下入路，还是前外侧经翼点入路，都必须穿过视交叉和Willis环，需要进一步地牵拉额叶以显露肿瘤的上部。作者还指出，与内镜相比，即使脑组织很大程度地被牵拉，手术显微镜对视交叉后肿瘤的光照和视野仍较差。

对内镜手术治疗脑深部肿瘤的主要反方观点是，这项技术的学习曲线极其陡峭，正如本章之前所强调的，每个手术团队在进行这项极具挑战性的手术之前都必须正确地评估自己的能力。关于两种手术比较的文献几乎都来自世界知名内镜中心，这就使人质疑这些研究的结果是否可以在其他医疗中心成功地复制，尤其是对于完全位于蝶鞍上方，从蝶鞍背向后倾斜的复杂颅咽管瘤。原因有两个：第一，经鼻内镜下切除肿瘤的路径需要穿过蝶鞍到达垂体的上方，要将垂体和垂体柄移位而不损害内分泌功

能，这要求手术医生有丰富的手术经验和技巧。第二，肿瘤与Willis环的解剖关系密切，基底动脉几乎总是贴附在肿瘤后壁的后面，两条后交通动脉可能贴附瘤壁的两侧。这些血管的损伤，特别是基底动脉的损伤，会导致动脉性的出血，即使是最好的内镜颅底外科医生也很难控制。基于这两个原因，对于这些鞍背区的肿瘤，我个人仍然倾向于开颅显微神经外科手术。

■ 病例介绍 1

患者女性，27岁，既往有颅咽管瘤病史，在本院就诊前一年内曾有两次切除手术史。两种手术均经左前外侧入路进行，术后左眼失明，用DDAVP治疗尿崩症。MRI检查提示肿瘤残留有明显进展（图10.8）。

治疗策略的选择

肿瘤从蝶鞍和鞍背向上生长，至室间孔水平，肿瘤的后部累及脚间池，中脑和基底动脉顶端被向后推。与其他起源于鞍背的病变一样，该肿瘤有两个重要的界面：一个位于鞍上、下丘脑的起源区域，另一个是在脑室内。前外侧入路从下方较容易到达肿瘤的起源区域，可在手术早期提供良好的暴露和视交叉的保护，但需要进一步抬起额叶，才能到达第三脑室肿瘤的上极。而且该手术入路已经使用了

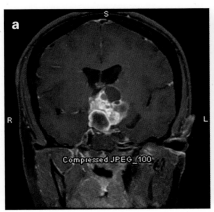 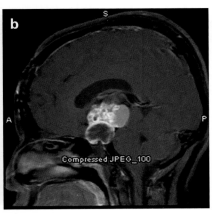

图 10.8 病例 1 术前（a）冠状位和（b）矢状位 MRI 图像显示视交叉后肿瘤从鞍背向上生长。自从这个患者 1 年前最后一次手术以来，肿瘤已经有了明显的进展

两次，瘢痕组织可能增加解剖的难度。如采用从下方经鼻内镜手术入路，切除肿瘤同样也是在前两次手术的区域开始，这些瘢痕组织也会为手术制造困难。经脑室入路到达脑室内肿瘤的上表面，这片未开发的"处女地"，似乎是一个好的选择；然而，它的缺点是视交叉和 Willis 环都位于肿瘤的远端，在解剖分离的过程中很难保护。综合以上因素，权衡再三，我们最终选择了经脑室入路。

手术过程

在这本书后面的章节中，我们将用一整章的篇幅来介绍经胼胝体脉络裂入路（见第三十一章），因此这里只进行简述。患者平卧，头正位。做一个基底部位于侧方的 U 形切口，从中线到颞上线暴露右侧冠状缝。在中线的冠状缝上及前后方各钻一个骨孔，形成右额骨瓣。弧形切开硬脑膜，翻向中线，小心暴露大脑半球及纵裂，保留从皮层到上矢状窦的所有桥静脉。继续向深部解剖纵裂，找到并妥善保护大脑前动脉，暴露并切开胼胝体，进入左侧脑室。

穿过室间孔可见肿瘤顶部，其后方可见脉络裂，向后依次解剖脉络裂及丘脑带（图 10.9）。充分暴露

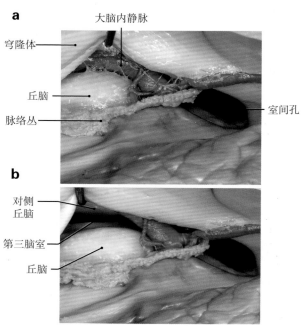

图 10.9 经脉络裂入路。（a）侧脑室及其与丘脑、穹隆和脉络丛的关系。脉络裂可在穹隆和脉络丛之间（穹隆带）或丘脑和脉络丛之间（丘脑带）打开。（b）在穹隆侧打开脉络裂的经脉络裂入路。打开丘脑侧的脉络裂可以最大限度地减少对穹隆的损伤。在打开丘脑侧脉络膜裂时，脉络丛可作为"软垫"，以减少对穹隆的牵拉

a
穹隆体
大脑内静脉
丘脑
脉络丛
室间孔

b
对侧丘脑
第三脑室
丘脑

肿瘤。先行瘤内减压，然后探查肿瘤的后界，使用脑棉妥善保护，由于患者有两次手术病史，肿瘤的边缘与两侧的丘脑粘连明显，通过仔细轻柔的解剖，逐步全切肿瘤。切除肿瘤后完美地显露了基底动脉顶端和左侧 Dorello 管（图 10.10）。视频 10.2 中提供了此操作视频的简短编辑版本。

术后管理

术后 MRI 显示无肿瘤残余。术后患者的神经功能逐渐恢复到基线水平，但出现了严重的认知和记忆障碍，尿崩症的治疗也持续了相当长的一段时间。

■ 病例介绍 2

患者女性，80 岁，在过去的几个月里有进行性视力下降、尿急和进行性痴呆病史。神经系统查体：神清，定向力正常，双颞侧偏盲，1min 内只能回忆出 1/3 的事物。头颅 MRI 显示鞍区巨大占位，从鞍背一直延伸到第三脑室（图 10.11）。拟诊颅咽管瘤。

治疗策略的选择

起初由于患者年龄较大，考虑对症支持治疗可能优于外科手术，但她的家人强调患者的健康状况良好，直到发病前，患者还独立生活且精力充沛。患者本人也表现得很有理智，能清楚地感受到自己的精神状况正在逐步下降，她明确地表示，尽管有风险，她还是要努力延长自己的生命和维持现有的视力。因此，我们制订了手术方案，目标是进行视神经减压以阻止视力进一步下降，如果术中条件允许，尽可能全切肿瘤。

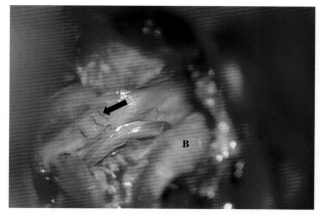

图 10.10 肿瘤全切后的颅后窝俯视图。B. 基底动脉；黑色箭头指向 Dorello 管和外展神经

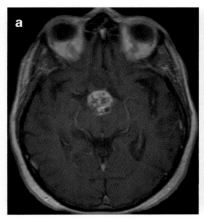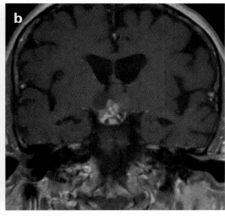

图 10.11　病例 2 的术前 MRI 图像。（a）轴位和（b）冠状位提示位于鞍背视交叉后占位病变，考虑颅咽管瘤

此例颅咽管瘤位于鞍背，几乎完全在前置视交叉的后方，顶端向后侵入脚间池，基底动脉尖端位于肿瘤正后方。肿瘤的顶部刚好在第三脑室顶部的前下方，在室间孔可以观察到肿瘤，无脑积水表现。

在权衡额下或经脑室入路选择时，这次不像上一个病例那样，并没有明显的胜出者。从鞍上或经脑室切除该肿瘤的利弊与前述病例相同。前外侧入路的优势是尽早显露并保护 Willis 环和视交叉，而经脑室入路可以更好地显露肿瘤的上部。如果将两种入路结合为改良联合入路，则可摒弃两种入路的不足，适用于此例患者。

手术过程

在左侧的 Kocher 点做小直切口，钻骨孔后建立脑室镜工作通道，探查左侧脑室可见肿瘤的囊性部分，取出脑室镜，插入工作通道的内芯，并将工作通道在整个手术过程中留置在脑室内。同时行右侧单骨瓣眶颧入路开颅，打开眶上缘和部分眶外侧壁（图 10.12）。小心磨除右侧视神经管顶壁，进入硬脑膜下，探查右侧视神经并切断其上方的镰状韧带，为视神经提供了一些活动度，避免在手术操作中因过度牵拉而受到损伤。在显微镜下，先通过视神经-颈内动脉间隙进行肿瘤切除，到达视交叉后移开显微镜，改为内镜下操作，与前面使用脑室镜一样，内镜可提供不同的视野范围，显露视交叉后部的肿瘤要优于显微镜。术者采用单手操作技术，非优势手持镜，优势手分别使用吸引管、剪刀和取瘤钳切除肿瘤（图 10.13、图 10.14）。

当大部分的视交叉后肿瘤被切除后，显微镜替换内镜再次置于前外侧的主手术通道，脑室镜置于辅助手术通道，其发出的光可被用作显微镜从下方

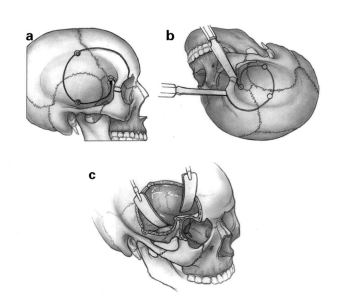

图 10.12　单骨瓣眶颧入路开颅（a）钻孔及开颅的位置。注意 McCarty 关键孔的扩展。（b）骨刀形成骨瓣。（c）骨瓣移除后

切除肿瘤的指引，而且通过脑室镜注射生理盐水有助于切除突入脑室内的肿瘤（图 10.14d）。当脑室镜下见到通过主手术通道进入的剥离子时，提示两个通道间的肿瘤已经被成功地切除，手术结束时在直视下放置脑室外引流。术后 MRI 提示肿瘤完全切除（图 10.15）。

术后管理

患者右眼的视力在手术后出现了短暂的恶化，经过类固醇治疗后视力恢复到基线水平。术后 1 年内，患者出现过间歇性的意识混乱和幻觉。此外，她有过几次疑似的癫痫发作，虽然脑电图（EEG）检查未

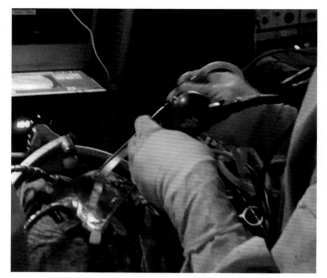

图 10.13 手术器械的布置、内镜观察及肿瘤切除。术者主要经前外侧入路操作，左手控制内镜，处理肿瘤。很好地显露了视交叉后的肿瘤

能捕捉到发作的波形，她仍服用了抗癫痫药物治疗。

■ 讨论

　　最后一个病例凸显了内镜在现代神经外科中的作用，它不仅适用于经鼻和脑室入路，还可应用于"传统"显微神经外科，提供照明及进行病变的切除。在这个病例中，与显微镜相比内镜在视交叉后的视野要好很多，而且内镜下的手术查找需要牵拉额叶的程度较小。当然，用非优势手持内镜，优势手使用多种器械切除肿瘤需要一定的耐心和经验。此外，内镜不能观察其后方的物体，在视交叉后方操作时，必须保持内镜的稳定，以免牵拉视神经或损伤颈动脉。经脑室和经前外侧联合入路不仅避免了入路的缺点，还发挥了它们各自的优势：脑室镜的照明为显微镜下切除提供了很好的指引；通过用生理盐水冲洗（或 4F 球囊）向下推挤脑室内的肿瘤，使难以

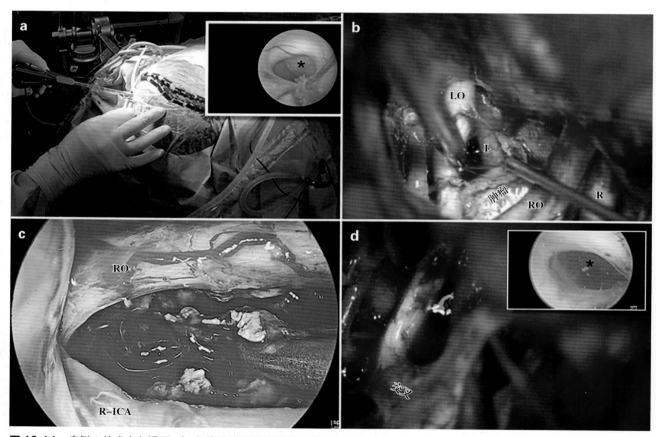

图 10.14 病例 2 的术中各视图。（a）使用脑室镜的辅助手术通道所见。图 a 中 ＊ 所示为肿瘤的囊壁。（b）使用显微镜的主手术通道所见。L. 左侧颈内动脉；LO. 左侧视神经；R. 右侧颈内动脉；RO. 右侧视神经。（c）使用神经内镜在主手术通道中所见，应用取瘤钳切除右侧视神经（RO）下方的肿瘤。R-ICA. 右侧颈内动脉。（d）显微镜的主手术通道和脑室镜辅助通道的组合视图，图 d 中 ＊ 所示为脑室镜下观察室间孔

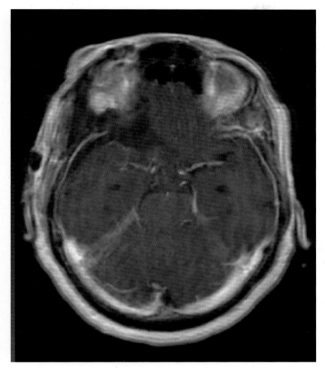

图 10.15　术后头部增强 MRI。轴位影像显示肿瘤已完全切除

到达的部位被"推送"到主手术通道中。

　　本章这两个病例与近期比较开颅显微镜手术和经鼻内镜手术的文献报道相一致：经颅手术术后更容易出现癫痫、颅神经功能障碍、认知和视觉障碍等症状；住院时间更长。第二个病例术后出现了癫痫发作，使患者丧失了对其本人十分重要的生活自理能力。考虑到经鼻手术入路是向上直达垂体的，文献报道中经颅手术更有可能导致垂体功能减退似乎有些违背常理，对经鼻手术进行正常垂体移位所导致的术后垂体功能低下发生率的研究可能为这个问题提供合理的解释。两种手术入路的全切率和复发率大体相当，经鼻内镜手术的脑脊液漏发生率较高。文献报道血管损伤很罕见，位于鞍背的大型肿瘤不可避免地会侵及脚间池内的基底动脉尖端，因此术中对基底动脉的保护至关重要。经颅手术中，当分离至肿瘤后极时，如果发生基底动脉损伤，血管夹的使用有机会立即控制出血。同样的情况在经鼻手术中可能很难做到，一次致命的失误足以永远改变医生对鞍背区病变的手术策略。

■ 参考文献

[1] Banu MA, Szentirmai O, Mascarenhas L, Salek AA, Anand VK, Schwartz TH. Pneumocephalus patterns following endonasal endoscopic skull base surgery as predictors of postoperative CSF leaks. J Neurosurg 2014;121(4):961–975.

[2] Cavallo LM, Solari D, Esposito F, Cappabianca P. The endoscopic endonasal approach for the management of craniopharyngiomas involving the third ventricle. Neurosurg Rev 2013;36(1):27–37, discussion 38.

[3] Fatemi N, Dusick JR, de Paiva Neto MA, Malkasian D, Kelly DF. Endonasal versus supraorbital keyhole removal of craniopharyngiomas and tuberculum sellae meningiomas. Neurosurgery 2009;64(5, Suppl 2):269–284, discussion 284–286.

[4] Gu Y, Zhang X, Hu F, et al. Suprachiasmatic translamina terminalis corridor used in endoscopic endonasal approach for resecting third ventricular craniopharyngioma. J Neurosurg 2015;122(5):1166–1172.

[5] Jeswani S, Nuño M, Wu A, et al. Comparative analysis of outcomes following craniotomy and expanded endoscopic endonasal transsphenoidal resection of craniopharyngioma and related tumors: a single-institution study. J Neurosurg 2016;124(3):627–638.

[6] Kassam AB, Gardner PA, Snyderman CH, Carrau RL, Mintz AH, Prevedello DM. Expanded endonasal approach, a fully endoscopic transnasal approach for the resection of midline suprasellar craniopharyngiomas: a new classification based on the infundibulum. J Neurosurg 2008;108(4): 715–728.

[7] Kassam AB, Prevedello DM, Thomas A, et al. Endoscopic endonasal pituitary transposition for a transdorsum sellae approach to the interpeduncular cistern. Neurosurgery 2008;62(3, Suppl 1):57–72, discussion 72–74.

[8] Kitano M, Taneda M. Extended transsphenoidal surgery for suprasellar craniopharyngiomas: infrachiasmatic radical resection combined with or without a suprachiasmatic translamina terminalis approach. Surg Neurol 2009;71(3):290–298, discussion 298.

[9] Komotar RJ, Starke RM, Raper DMS, Anand VK, Schwartz TH. Endoscopic endonasal compared with microscopic transsphenoidal and open transcranial resection of craniopharyngiomas. World Neurosurg 2012;77(2):329–341.

[10] Konovalov AN. Third ventricle craniopharyngiomas. World Neurosurg 2014;82(6):1023–1025.

[11] Koutourousiou M, Gardner PA, Fernandez-Miranda JC, Tyler-Kabara EC, Wang EW, Snyderman CH. Endoscopic endonasal surgery for craniopharyngiomas: surgical outcome in 64 patients. J Neurosurg 2013;119(5):1194–1207.

[12] Krisht AF, Barrow DL, Barnett DW, Bonner GD, Shengalaia G. The microsurgical anatomy of the superior hypophyseal artery. Neurosurgery 1994;35(5):899–903, discussion 903.

[13] Leng L, Greenfield JP, Souweidane MM, Anand VK, Schwartz TH. Endonasal, endoscopic resection of craniopharyngiomas. Analysis of outcome measures including extent of resection, CSF leak, return to productivity and body mass index. Neurosurg 2011;70(1):110–123.

[14] Moussazadeh N, Prabhu V, Bander ED, et al. Endoscopic endonasal versus open transcranial resection of craniopharyngiomas: a case-matched single-institution analysis. Neurosurg Focus 2016;41(6):E7.

[15] Nishioka H, Fukuhara N, Yamaguchi-Okada M, Yamada S.

Endoscopic endonasal surgery for purely intrathird ventricle craniopharyngioma. World Neurosurg 2016;91: 266–271.

[16] Omay SB, Almeida JP, Setty SR, et al. Does chiasm-pituitary corridor size important for achieving gross-total resection during endonasal endoscopic resection of craniopharyngiomas? J Neurosurg 2018;129(3):642–647.

[17] Placantonakis DG, Tabaee A, Anand VK, Hiltzik D, Schwartz TH. Safety of low-dose intrathecal fluorescein in endoscopic cranial base surgery. Neurosurgery 2007;61(3, Suppl):161–165, discussion 165–166.

[18] Schwartz TH. Editorial: does chiasmatic blood supply dictate endonasal corridors? J Neurosurg 2015;122(5):1163–1164.

[19] Theodosopoulos PV, Sughrue ME, McDermott MW. Craniopharyngiomas. In: Quinones-Hinojosa A, ed. Schmidek and Sweet's Operative Neurosurgical Techniques: Indications, Methods, and Results. 6th ed. Philadelphia, PA: Saunders/Elsevier;2012:292–302.

[20] Wannemuehler TJ, Rubel KE, Hendricks BK, et al. Outcomes in transcranial microsurgery versus extended endoscopic endonasal approach for primary resection of adult craniopharyngiomas. Neurosurg Focus 2016;41(6):E6.

[21] Wen HT, Rhoton AL Jr., de Oliveira E. Transchoroidal approach to the third ventricle: an anatomic study of the choroidal fissure and its clinical application. Neurosurgery 1998;42(6):1205–1217, discussion 1217–1219.

[22] Yu T, Sun X, Ren X, Cui X, Wang J, Lin S. Intraventricular craniopharyngiomas: surgical management and outcome analyses in 24 cases. World Neurosurg 2014;82(6):1209–1215.

第十一章 鞍上区

Lai-Fung Li, Gilberto Ka-kit Leung

杨刚 / 译

关键词：垂体腺瘤，上下联合，眶上锁孔，内镜，经蝶

■ 病例介绍

一位 48 岁的女性主诉进行性视力下降。患者有复杂的非功能性垂体腺瘤的病史，经历了多次手术。第一次手术是 20 年前经蝶手术，次全切除肿瘤，残留肿瘤随后行外放射治疗。从那以后她一直在服用甲状腺激素和皮质醇替代治疗。6 年后，因肿瘤复发接受了第二次经蝶手术。2 年后，肿瘤再次复发。这次通过开颅经纵裂间入路切除肿瘤。术后并发感染和脑积水，术后不久行了脑室 - 腹腔分流术。

那以后，因为肿瘤复发、肿瘤卒中患者又做了两次内镜经鼻手术，术后视力下降。在每一次手术后，

尽管是次全切除肿瘤，她的视力都有改善。最后一次手术后，她的右眼视敏度为 20/100，左眼只有光感。总之，她接受了 4 次经蝶手术、1 次开颅手术和放疗。

这次，她再次主诉 1 个月前开始视力下降。检查时发现双眼均无光感。眼底检查显示双侧视盘均苍白。但幸运的是，没有眼肌麻痹的征象。脑和垂体 MRI 见图 11.1。

问题

1. 除了肿瘤复发，她的视力下降还需要考虑哪些诊断？

2. 考虑到她过去的病史，有哪些潜在的问题需要紧急干预？

3. 这次 MRI 上哪些征象对治疗决策影响最大？

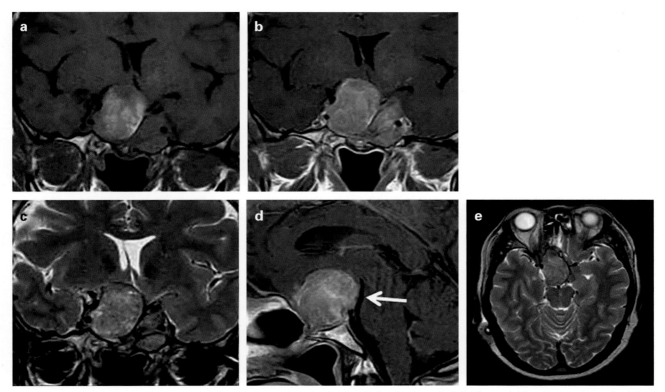

图 11.1 术前垂体瘤 MRI。（a）T1 冠状位，（b）T1 增强，（c）T2 冠状位，（d）T1 矢状位增强。在增强前，T1 和 T2 序列均显示肿瘤明显侵犯海绵窦。矢状位显示基底动脉（BA）与肿瘤后缘紧贴（箭头所示）。（e）T2 轴位，肿瘤的后界与基底动脉紧贴

■ 诊断和评估

由于该患者有肿瘤反复出血的病史，其视力下降的鉴别诊断包括肿瘤复发和垂体卒中，二者均可因占位效应对视神经产生压迫。然而，考虑到视力恶化呈亚急性发生，视力下降的另一个重要的考虑是放射引起的视神经损害。对于肿瘤复发和复杂治疗病史的患者，重要的是不要忽略内分泌检查。患者皮质醇替代不足或不遵从医嘱可能会导致肾上腺皮质危象，这将需要紧急干预。幸运的是，本例患者的血清电解质都是正常的。

MRI 显示鞍区和鞍上区一个大的复发性肿瘤（图 11.1）。肿瘤由两个小叶组成。右侧小叶导致第三脑室受压变形，视交叉和右侧 A2 向上移位。在外侧，右侧小叶紧贴海绵窦和右颈内动脉（ICA）。部分肿瘤侵犯右侧海绵窦但未越过颈动脉间线（即 Knosp 2 级）。

左侧小叶较小，但仍触及视交叉和左侧视神经。肿瘤包裹左侧 ICA（即 Knosp 4 级）。肿瘤向上和向后延伸，推挤基底动脉（BA）（即 Wilson 4E 级）。MRI 显示肿瘤两个小叶内都有出血。更重要的是，肿瘤较 6 个月前的影像有增大。

诊断为复发性垂体腺瘤，伴有肿瘤近期卒中和视通路受压。该患者在肿瘤次全切除后多次复发，虽然她的视力在每次手术后都有所改善，但她的视力总体上还是朝着失明的方向进展。选择再一次保守的次全切除似乎是徒劳的，因为它只会使失明得以推迟但最终不可避免。虽然我们的首要目标是视神经减压以挽救视力，但整个手术计划是彻底治疗她的肿瘤。如果肿瘤有残留，也必须使残留足够小，以便放射外科控制，因为患者没有其他选择了。

■ 解剖和治疗考量

考虑到上述的手术目标，结合患者复杂的肿瘤形态，我们认为因为肿瘤侵犯海绵窦和向鞍后延伸，经蝶无法实现根治性切除。对于向鞍上延伸的垂体大腺瘤 / 巨腺瘤而言标准经蝶手术（TSS）并发症率高，其原因在于：从肿瘤包膜解剖分离重要结构非常困难；切除鞍内部分肿瘤后，鞍上部分肿瘤不能"下沉"入鞍内；继发水肿以及残留肿瘤出血。而这些局限可以通过"扩大"经蝶入路来克服。

入路选择

经鼻通道可向多个方向扩展，以扩大手术暴露（图 11.2）。向前方，经蝶骨平台入路去除前颅底更多骨质可以更好地暴露前交通动脉及视通路。向下方，经斜坡入路去除斜坡骨质可以更好暴露基底动脉。向侧方，经翼突入路切除上颌窦内侧并将翼管神经分开后，可打开海绵窦外侧间腔（图 11.3）。联合使用这些手术入路——经鞍入路、经鞍结节入路、经斜坡入路和经翼突入路，理论上可以完全暴露肿瘤。

对于我们这例患者，主要挑战是她多次手术史、感染、放疗和反复出血，所有这些都可能导致肿瘤包膜和邻近脑结构之间产生严重瘢痕。此外，任何扩大的经鼻颅底开放都需要牢固的修补。针对我们患者，不仅此前的放疗会阻碍愈合，而且因为先前手术后大块鼻中隔缺损导致带血管蒂的鼻中隔黏膜瓣无法获取。

另外，经颅入路将提供多条手术通道来暴露和从重要结构中切除肿瘤。然而，经颅入路的一个主要缺点是对肿瘤的鞍内部分显示不佳。由于"从下方"或"从上方"两种入路都不能达到安全和彻底切除，因此我们考虑采用"上下联合"的方法。这可以分期进行，但需要两次独立的、很可能是长时间的全身麻醉。如果上下同时进行，不仅可以降低麻醉风险，而且两个手术团队术中可以互相帮助。经颅组医生可以集中精力从重要结构上解剖分离肿瘤，并保护这些重要结构不受经蝶组医生操作的影响。事实上，经颅组医生会尽一切努力避免破坏肿瘤包膜，以减少出血进入蛛网膜下腔，并将肿瘤块推向蝶窦。经蝶组医生负责肿瘤切除。经蝶不仅通过导航，而且是在经颅组有经验的同事从上方的引导下进行。在这个方案中，鞍底的打开将被有意地限制，这样它就可以只用脂肪填塞来封闭。在关颅

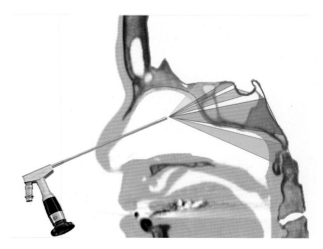

图 11.2 扩大经鼻入路前颅底和中颅底解剖结构示意图。黄色区域：经蝶骨平台入路；粉色区域：经鞍结节入路；紫色区域：经鞍入路；蓝色区域：经斜坡入路；绿色区域：经齿状突入路

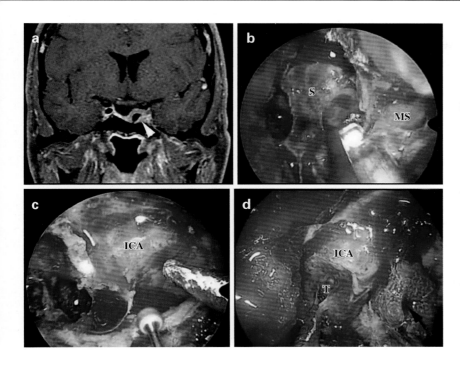

图 11.3　经翼突入路示例（左）。（a）MRI 冠状位显示鞍区肿瘤包裹左侧颈内动脉（箭头所示）。空蝶鞍可见。（b）使用 Kerrison 咬骨钳从蝶腭孔开始切除上颌窦后壁。（c）用磨钻磨除部分翼突。（d）到达海绵窦，颈内动脉内侧和外侧均得以暴露。ICA. 颈内动脉；MS. 上颌窦；S. 蝶鞍；T. 肿瘤（延伸至 ICA 后方）

时，经颅组医生可以从上方观察颅底修复是否完整。

选择入路

在决定采用"上下联合"手术入路后，剩下的唯一需要考虑是采用哪条经颅手术通道。为切除侵犯左侧海绵窦的肿瘤，最佳选择是采取硬膜外 Dolenc 入路，其优点是尽量减少硬膜下出血。考虑到患者的左侧视力差，左侧眼肌麻痹可能不是一个主要担心的问题，如果保护视力好的右眼免受将来的再次复发的影响需要冒以上风险的话，那么该风险是值得的。因此，最终的方案是对左侧海绵窦肿瘤采用 Dolenc 入路，同时从下方采用经鼻入路，目的是将肿瘤向下推送，以便经蝶切除肿瘤。

问题
1. 如果患者有残存功能性视力，术中应使用什么样的神经生理监测技术？ 2. 你将如何安排所有同时操作的手术人员的占位？ 3. 海绵窦段颈内动脉的哪些分支可能受到影响？

■ 技术描述

两个手术团队在位置上都能正常手术操作这点

至关重要。否则，同时两个团队的这种手术方法的任何优势都会因其中一个团队的作用受到妨碍而荡然无存。经蝶团队站在患者的右侧，开颅团队站在头端（图 11.4）。经蝶手术者和助手都位于患者的右侧，共享在患者左侧的显示屏。经蝶洗手护士也在患者的右侧。神经导航系统被放置在内镜显示屏旁

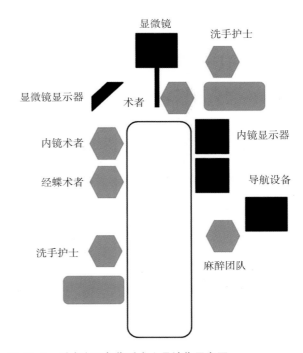

图 11.4　手术室里每位手术人员站位示意图

边，这样两个显示屏都能被两个手术团队看到。开颅团队像普通神经外科手术一样在头端操作。显微操作显示屏放置在开颅团队的右侧，使其与两组手术团队呈 45°角。以便经蝶团队可以看到开颅团队的手术操作区域。开颅洗手护士在开颅团队的左侧（参见"入路三要素"）。

入路三要素

手术通道：上（经前外侧）下（经鼻）联合。

开颅：经翼点。

改良术：前路床突切除术，上下同时联合入路。

全麻诱导前给予预防性广谱抗生素（头孢曲松 2g 和甲硝唑 500mg）和应激剂量皮质醇（氢化可的松 100mg）。术中神经生理监测包括运动诱发电位、体感诱发电位和肌电图（监测颅神经Ⅲ、Ⅳ和Ⅵ功能）。然后将患者置于仰卧位，手术台头部抬高 20°，以便于静脉回流。患者的头向右转约 10°，使鼻梁与地板平行。两个小组同时开始手术。

外移中、下鼻甲。因先前手术的缘故，鼻中隔可见大部缺损，蝶嘴也缺失。解剖结构的失常使得手术入路很困难，但通过依次识别双侧颈动脉突起、鞍结节底面、双侧内、外视神经 – 颈内动脉凹陷，蝶鞍最终得以暴露，并在导航引导下对其范围进行了验证。骨性鞍底被纤维组织和蝶窦黏膜所取代。十字交叉切开肿瘤包膜，然后分块减瘤。手术床向右旋转 30°，以方便开颅组操作（参见"手术设置"）。

手术设置

体位：仰卧，头向右转 10°。

切口：重新切开先前手术的冠状切口和经鼻手术路径。

开颅：左侧翼点开颅。

硬脑膜切开：从远侧向外侧裂环形切开。

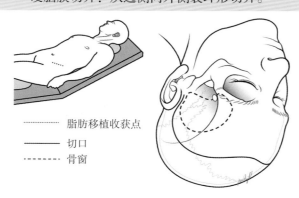

-------- 脂肪移植收获点
——— 切口
-------- 骨窗

开颅组医生沿原冠状切口切开，头皮瓣向前翻转。左侧翼点开颅，颞部骨瓣直至颅中窝底。于硬膜外用固定缝线牵拉额叶和颞叶。磨平蝶骨嵴。切断连接眶上裂外缘和额颞硬脑膜的脑膜 – 眶带，显露前床突（图 11.5）。眶外侧壁打开后，于硬脑膜外用金刚砂钻头磨除前床突。被磨除骨质的视柱表面用骨蜡仔细封填，以防止任何脑脊液漏入蝶窦。

至此暴露出床突三角，然后将海绵窦壁侧壁的外层从内层剥离，从前内侧开始，然后向后外侧分离（图 11.6）。再向后，在颞底硬脑膜解剖出三叉神经（颅神经Ⅴ）的上颌支（V2）和下颌支（V3）分支以及半月神经节。海绵窦外侧壁因肿瘤侵入而凸出，于滑车神经和 V1（Parkinson 三角）之间切开外侧壁（图 11.7）。外侧腔内的肿瘤较软，易于吸出。为了获得进一步的暴露，因为窦壁上致密纤维使其无法分离，因此不得不牺牲滑车神经。向内侧轻柔地牵拉动眼神经，向外侧牵拉颈内动脉和 V1，清除

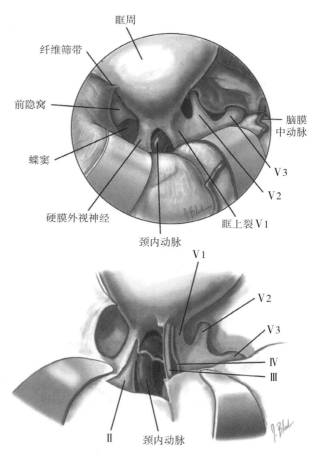

眶周
纤维筛带
前隐窝
蝶窦
硬膜外视神经
脑膜中动脉
V3
V2
眶上裂 V1
颈内动脉

V1
V2
V3
Ⅳ
Ⅲ
Ⅱ
颈内动脉

图 11.5 Dolenc 入路至海绵窦（右）。翼点开颅术后，蝶骨嵴被磨平。打开眶侧壁，磨除前床突，打开视神经管顶，打开眶上裂外侧壁后可使海绵窦外侧壁外层游离

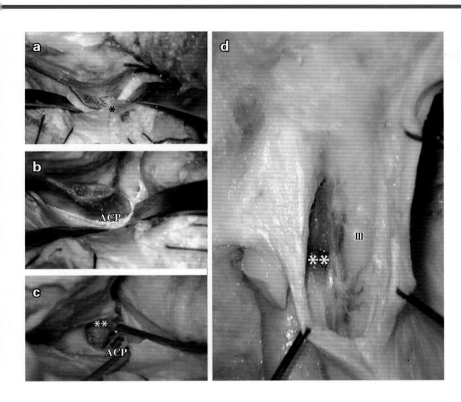

图11.6 尸体解剖（右）显示硬膜外前床突切除术和游离海绵窦侧壁。（a）眶外侧切除后，显露脑膜-眶带（＊）并切断。（b）暴露前床突（ACP）基底部。（c）磨除视柱后，前床突向后外侧折断，暴露出颈内动脉床突段（＊＊）。（d）从动眼神经（Ⅲ）开始，从海绵窦侧壁的内层游离外层（由两条缝线侧向固定）

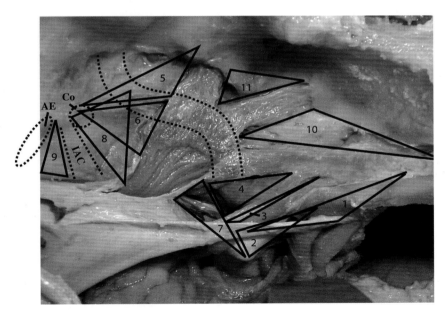

图11.7 海绵窦三角（左）。1. 前内侧三角（Dolenc）；2. 内侧三角（Dolenc, Hakuba）；3. 上三角（Fukushima）；4. 外侧三角（Parkinson）；5. 后外侧三角（Glasscock, Paulus）；6. 后内侧三角（Kanzaki, Kawase）；7. 后下三角（Fukushima）；8. 道前三角（Day, Fukushima）；9. 道后三角（Day, 福岛）；10. 前外侧三角（Mullan）；11. 远外侧三角（侧环）（Dolenc）。AE. 弓状隆起；Co. 耳蜗；IAC. 内听道

内侧腔和后上腔里的肿瘤。源于海绵窦的静脉出血予以填塞止血。取自腹部的皮下脂肪块封闭鞍内和海绵窦内侧壁之间的瘤腔。

　　沿外侧裂向视神经管方向剪开硬膜开始进行开颅硬膜下手术操作。将远端硬脑膜环切开，露出海绵窦顶。肿瘤在海绵窦顶部上方包裹动眼神经，紧贴视神经和视交叉。将肿瘤从所有这些结构中分离出来并切除。此后，在内侧找到蝶鞍上肿瘤的包膜，将其轻轻地推向蝶窦，由经蝶团队切除（图11.8）。从而使视交叉、右侧视神经、双侧床突上段ICA和A2得以有效减压，垂体柄得以保留。向后方打开Liliequist膜，显示基底动脉（BA）。幸运的是，肿瘤

可以很容易从基底动脉中分离开来，肿瘤包膜下降入鞍内，由经蝶组医生切除。

颅底缺损的修复从下面进行。由于蝶鞍开口小，我们采用多层修复，没有使用带血管黏膜瓣。在开颅组医生的观察下，鞍内用脂肪填塞，确保填塞足够而不过度。两个鼻孔都用膨胀海绵 Merocel 填塞。在开颅侧，用颞肌筋膜封闭颅底，并用脂肪和组织胶加固。开颅骨瓣以常规方式还纳和固定。拔除先前的 VP 分流管，而改行脑室外引流（EVD）。

手术要点

1. 尤其在处理鞍上肿瘤部分时，开颅组和经蝶组医生协调一致的合作非常重要。开颅组医生应避免撕破肿瘤包膜，同时不断将肿瘤推入鞍内，以便经蝶组切除。同时，经蝶组医生于鞍内不贸然探向鞍上。这个"解剖分离－下推－切除"的操作循环应该重复进行，两队之间要有良好的沟通。两组同时手术的关键是两组互相帮助。如果手术是分期进行的，术中合作帮助则不可能实现。

2. 鞍膈的开口有时可能太小，无法将肿瘤推送入鞍内。经蝶组医生可能需要在鞍膈上做切口来扩大开口。

3. 对于在患者头部在水平线上转动多少角度，两个治疗团队需要商量。在手术初始阶段应该更多地转向经蝶组医生，以便确定方向。一旦安全进入鞍区，手术台就可以转动以方便开颅组医生操作。

4. 因为正常的解剖结构可能被扭曲，再次经蝶手术时立体定向图像引导是必备条件。

■ 术后管理

我们患者术后恢复良好。她的左眼仍失明，右眼眼前可见手动。术后出现左侧不全性动眼神经麻痹和短暂的左 V1 支配区皮肤感觉异常。通过脑室外引流持续引流脑脊液以促进愈合。脑室外引流和鼻腔填塞保留 5 天。术后没有脑脊液漏，拔除脑室外引流管后也没有脑积水。尽管有短暂的尿崩，患者出院时仍只需和术前一样进行皮质醇和甲状腺激素替代。

术后 MRI 显示左侧海绵窦段颈内动脉前内侧残留肿瘤外近全切除（图 11.9a），但患者拒绝再一个疗

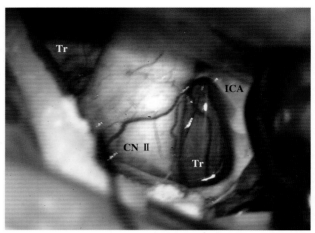

图 11.8 开颅侧术中显微镜下图像。经视神经－颈内动脉三角可见左侧视神经下方残余肿瘤及包膜。CN Ⅱ. 颅神经Ⅱ；ICA. 颈内动脉；Tr. 肿瘤包膜

程的放射治疗。目前已手术后 3 年，肿瘤没有复发的迹象（图 11.9b）。

■ 可能的并发症及相应处理

脑脊液漏是经蝶手术的常见并发症。就本例患者来说，床突切除术后脑脊液有可能通过视柱缺损、海绵窦内侧壁缺损漏入蝶窦。在手术过程中，这些部位应小心地用骨蜡、肌肉、脂肪移植物和人工密封剂封闭。脑脊液漏应积极治疗，预防性使用抗生素和脑脊液引流，必要时进行明确的手术探查和修复。CT 脑池造影在确定脑脊液渗漏部位方面被证明是非常有价值的。对于难治性脑脊液漏，可能需要带血管的黏膜瓣修补，同时应充分考虑是否永久性脑脊液分流。

激素缺乏是另一种常见的并发症，尿崩症是此类大范围手术后最常见的并发症。监测尿量和血清钠水平对诊断至关重要。术后随时可能发生眼肌麻痹和视力下降，其原因可能包括手术损伤、鞍内过度填塞、残留肿瘤、水肿和出血。其中一个很少被讨论的问题是血管痉挛，如果肿瘤包膜被打开，蛛网膜下腔内出现明显出血，就可能发生血管痉挛。患者会出现许多令人混淆的症状。在这种情况下谨慎使用血管造影可以快速诊断和适当的积极治疗。理想情况下，蛛网膜下腔应在关闭前彻底冲洗。

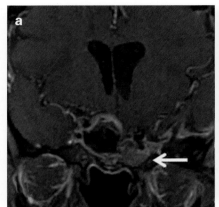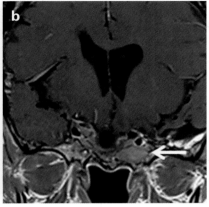

图 11.9　术后 MRI 垂体冠状位 T1 增强图像。(a) 术后 3 个月。(b) 术后 3 年。残留肿瘤 (箭头所示) 保持稳定

观点

Gabriel Zada

■ 概述

上一节的作者展示了一个非常有挑战性的病例病变：一个难治性多次复发的无功能垂体大腺瘤。该患者 20 多年前首次通过经蝶手术治疗，随后在早期接受了放射治疗。其后还接受了经纵裂间开颅手术和另外几次经蝶手术。

无功能性垂体腺瘤当然是良性病变。然而，当分次放射治疗后肿瘤多次复发，肿瘤的治疗就具挑战性，肿瘤生物学行为更像局部恶性肿瘤。对于治疗方案的选择，可能包括手术治疗和非手术治疗。本病例的突出特点包括：（1）患者几乎双侧失明；（2）垂体功能减退；（3）几年前接受过放射治疗；（4）过去曾接受过多次经蝶手术，使得经蝶不那么有利；（5）有脑室 - 腹腔分流。

在这种复杂的情况下，肿瘤细胞的组织病理学特性和生物学行为就很重要。例如，如果手术中的免疫染色数据显示为静息性 ACTH 腺瘤，其治疗策略可能不同于无功能腺瘤。同样，MIB-1 标记指数也可能影响进一步治疗决策。

我同意上一节作者的观点，对于这个复杂的患者，手术的目标应该是最大限度地安全切除肿瘤，同时获取肿瘤组织进行分子表达谱分析和免疫组化分析。考虑到 Knosp 侵袭评分，完全切除而不出现新的和明显的神经功能并发症是不现实的。手术后预期残留的肿瘤可能是后续放射外科治疗的合适靶点。因为患者一只眼几乎已经失明，有垂体功能减退症，多年前接受过放射治疗，这样治疗应该是安全的。

尽管这一总体方案涉及多种手术方式，但实际方案的独特点在于同时进行经颅和经鼻手术。我提供另一个病例供比较讨论。

■ 病例介绍

一名 43 岁男性出现视力下降和性欲下降。检查发现有严重的双颞侧偏盲和低血清睾酮水平。MRI 显示巨大的无功能垂体大腺瘤，肿瘤向鞍上延伸同时压迫视通路（图 11.10a、b）。

■ 解剖和治疗考量

对该例性功能减退的男性，其手术入路的选择包括开颅手术、内镜经鼻入路（EEA）或联合入路。对于首次手术，我更喜欢从下面（即 EEA）切除，以避免开颅手术，并尽可能从下面切除整个肿瘤。虽然在同样的情况下可以同时开颅，以便于切除鞍上部分，但我通常更喜欢从 EEA 开始。如果有必要的话，在后期再开颅。这将缩短患者的手术和麻醉时间，使得患者在两次手术之间得以恢复，并降低术后并发症（如脑脊液漏和脑膜炎）的风险。分期治疗也允许在手术间隔期内进行影像学研究，这有可能显示经 EEA 手术后的残余肿瘤小到足以选择放射外科而不需要再次开颅手术治疗。

下一步计划是决定使用哪种类型的 EEA。与典型内镜经鼻入路相比，扩大经结节入路有更高的视通路减压的可能性，因此该入路对于视力严重受损的大肿瘤患者是最佳选择。

■ 手术技术和临床结果

该例患者采用内镜下扩大经鞍结节入路，术中发现肿瘤血供丰富和质地硬。因为这个原因，出于安全考虑鞍上肿瘤残留。采用自体阔筋膜和带蒂鼻中隔黏膜瓣翻转进行颅底重建。术后 MRI（图 11.10c、d）显示鞍上池内残留肿瘤稍有下降，但仍非常接近视交叉和神经。尽管分次立体定向放射外科手术是一种选择，但由于肿瘤与视通路距离很近，使得该选择不是最佳。此外，考虑到他的年龄小以及放射外科手术效果的持久性值得怀疑，患者和手术团队一致认为再次手术切除是更好的选择。

尽管再次经鼻入路或经鼻 - 开颅联合入路都是可行的选择项，但由于经鼻入路已经用带蒂鼻中隔皮瓣修补，因此选择了经额外侧的开颅入路。而且因为已知肿瘤质地硬和血供丰富，这些方面均可以通过开颅入路得以更好地控制。虽然经翼点是额外侧暴露通道的标准开颅术，但由于眶上眉间入路可以提供了足够的暴露，因此决定采用这种更加微创

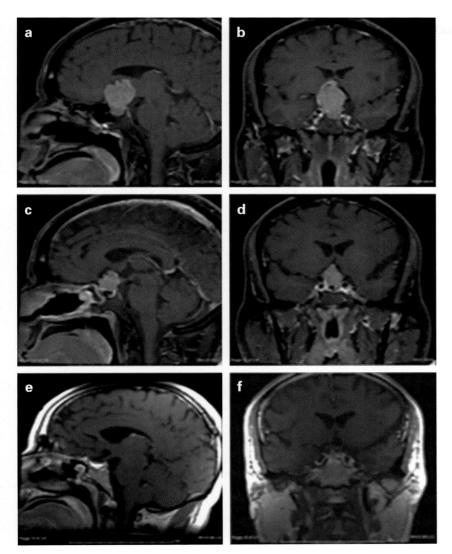

图 11.10 本章所述病例的 MRI 图像。（a、b）术前影像，（c、d）经蝶术后，（e、f）眶上锁孔入路术后

的技术（图 11.11）。

右侧眶上眉间锁孔入路全切除肿瘤（图 11.10e、f）。患者的视力在第二次手术后改善。他的性功能能减退虽仍然存在，但他没有出现任何新的内分泌问题。

■ 点评

这个特殊的病例显示了成功的通过采用分期手术治疗复杂的垂体大腺瘤的手术策略。本章两个病例都需要联合经鼻与经颅的多方向手术入路。两个病例的区别在于手术方式是同时进行还是分期进行。

正如上一节作者指出，采用同步联合手术有一些好处。从理论上讲，上下联合入路从多个角度提供

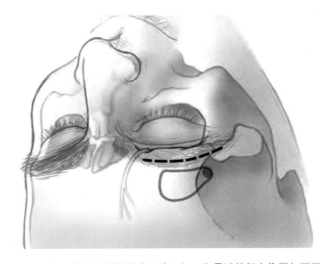

图 11.11 右眶上眉间锁孔入路。切口和骨瓣的相应位置如图示

了更好的视野,从而实现"从上到下解剖"和"从下切除肿瘤"的策略。开颅从上面能更安全将肿瘤从周围的神经血管结构如视神经、Willis 环血管和穿支血管中分离出来,从而促进经鼻从下面更激进地切除肿瘤。

然而,同时上下联合入路技术也有明显的缺点,特别是增加了术后感染的风险。事实上,无论是"上"还是"下",任何一个的并发症,都可能危及两个手术入路,并影响到手术结束时分离鼻腔和颅腔两个腔室的颅底修复。

分期手术策略则没有这些缺点,因为患者在两个手术阶段之间有时间痊愈。分期策略还有几个额外的优点,这最终使它成为我的首选。事实上,第一阶段手术后的残留肿瘤可能很小,可以采用放射外科治疗,从而无须再开颅手术。此外,即使是两个独立的分期手术,总麻醉时间也可能少于同时上下联合同期手术所需的时间。

■ 结论

本章作者展示了一个复杂的病例,他们使用同时联合入路实现了根治性切除,同时避免了术后脑脊液漏或感染。然而,患者确也出现动眼神经麻痹及永久性的近全视力丧失。分期手术策略是值得考虑的另一种选择。然而,对于该患者和类似患者肿瘤,最终成功的长期控制将依赖于其他的多种方法,包括放射外科和药物 / 靶向治疗。

■ 参考文献

[1] Chang EF, Zada G, Kim S, et al. Long-term recurrence and mortality after surgery and adjuvant radiotherapy for nonfunctional pituitary adenomas. J Neurosurg 2008;108(4):736–745.

[2] Dolenc VV. Transcranial epidural approach to pituitary tumors extending beyond the sella. Neurosurgery 1997;41(3):542–550, discussion 551–552.

[3] Knosp E, Steiner E, Kitz K, Matula C. Pituitary adenomas with invasion of the cavernous sinus space: a magnetic resonance imaging classification compared with surgical findings. Neurosurgery 1993;33(4):610–617, discussion 617–618.

[4] Koutourousiou M, Gardner PA, Fernandez-Miranda JC, Paluzzi A, Wang EW, Snyderman CH. Endoscopic endonasal surgery for giant pituitary adenomas: advantages and limitations. J Neurosurg 2013;118(3):621–631.

[5] Koutourousiou M, Vaz Guimaraes Filho F, Fernandez-Miranda JC, et al. Endoscopic endonasal surgery for tumors of the cavernous sinus: a series of 234 patients. World Neurosurg 2017;103:713–732.

[6] Leung GK, Law HY, Hung KN, Fan YW, Lui WM. Combined simultaneous transcranial and transsphenoidal resection of large-to-giant pituitary adenomas. Acta Neurochir (Wien) 2011;153(7):1401–1408, discussion 1408.

[7] Leung GK, Yuen M, Chow WS, Tse PY, Lui WM. An endoscopic modification of the simultaneous 'above and below' approach to large pituitary adenomas. Pituitary 2012;15(2):237–241.

[8] Losa M, Mortini P, Barzaghi R, et al. Early results of surgery in patients with nonfunctioning pituitary adenoma and analysis of the risk of tumor recurrence. J Neurosurg 2008;108(3):525–532.

[9] Sugawara T, Aoyagi M, Tanaka Y, Tamaki M, Kobayashi D, Ohno K. Chronic encapsulated expanding hematoma in nonfunctioning pituitary adenoma. Neurosurg Rev 2013;36(3):395–402.

[10] Wass JA, Reddy R, Karavitaki N. The postoperative monitoring of nonfunctioning pituitary adenomas. Nat Rev Endocrinol 2011;7(7):431–434.

[11] Wilson CB. A decade of pituitary microsurgery. The Herbert Olivecrona lecture. J Neurosurg 1984;61(5):814–833.

[12] Zada G, Du R, Laws ER Jr. Defining the "edge of the envelope": patient selection in treating complex sellar-based neoplasms via transsphenoidal versus open craniotomy. J Neurosurg 2011;114(2):286–300.

[13] Zada G, Laws ER Jr. Simultaneous transsphenoidal and intraventricular endoscopic approaches for macroadenomas with extensive suprasellar extension: surgery from below, above, or both? World Neurosurg 2010;74(1):109–110.

第十二章　后床突

Hiroki Morisako, Takeo Goto, Kenji Ohata

屈延 / 译

关键词：岩骨切除，部分迷路切除，锁孔，蝶骨基底静脉，内镜

■ 病例介绍

一位既往体健的 39 岁男性，因近 2 个月来出现构音障碍及步态失衡就诊于社区医院。上述症状逐步进展，在上个月其亲属发现患者出现吞咽困难表现。神经外科查体显示该患者存在躯干共济失调及部分左侧肢体弛缓性瘫痪。头颅磁共振成像（MRI）显示该患者后床突部位存在巨大占位性病变（图 12.1）。

问题

1. 根据此病变所处的独特位置，从 MRI 表现中可得出哪些鉴别诊断？

2. 在进一步外科治疗前，还需要哪些检查？

■ 诊断和评估

患者术前的血常规检查及垂体前叶功能检查均正常。个人及家族史无明显异常。头颅 MRI 显示该病变界线清楚，直径为 5cm，在 T1 加权相上为等信号，T2 加权相为高信号，鞍内及鞍上病变均一强化，并且未见钙化灶。侧脑室及第三脑室扩张。关于此病变的鉴别诊断包括脑膜瘤及纤维型间充质肿瘤。

这类间充质肿瘤很罕见（＜1% 所有中枢神经系统肿瘤），包括之前曾被单独归类为纤维型脑膜瘤及血管内皮细胞瘤的组织光谱。发病率的高峰集中于40~50 岁，男性发病率略高于女性。此类肿瘤中的多数起源于硬膜，颅底、矢状窦旁及大脑镰旁为其好发部位。在 MRI 中，肿瘤 T1 加权相上为等信号，T2加权相上为高或混杂信号。MRI 增强序列可见不均匀强化。瘤旁可见脑膜异常强化及流空影。换言之，此类肿瘤在影像学特征上与脑膜瘤难以鉴别，最大

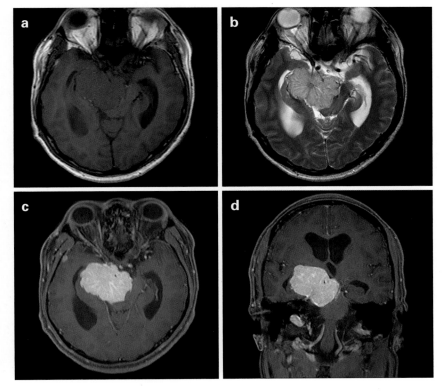

图 12.1　术前 MRI 图像。（a）T1 轴位加权相。（b）T2 轴位加权相。（c）灌注显影 T1 轴位加权相。（d）灌注显影 T1 冠状位加权相。显示右侧后床突巨大占位性病变

的不同之处在于脑膜瘤发病率更高。

在术前检查中，患者的 DSA、CTA、CTV 可以用来评估肿瘤滋养动脉的位置，并明确肿瘤主体与瘤周静脉系统的关系。CTA 显示了右侧大脑前动脉 A1 段及右侧大脑中动脉 M1 段向上移位（图 12.2a）。

右侧颈总动脉造影可见肿瘤显影，并显示右侧颈内动脉后交通段、大脑前动脉及大脑中动脉移位（图 12.2b）。肿瘤由右侧颈内动脉发出的脑膜垂体干及右侧上颌动脉发出的脑膜中动脉供血（图 12.2c）。DSA 静脉期显示右颞部静脉血通过 Labbé 静脉及右侧大脑中静脉（侧裂静脉）回流。与此区域其他肿瘤不同，该患者卵圆孔周围静脉丛未见扩张（图 12.2d）。但是，CTV 显示存在粗大岩上静脉引流至岩上窦（图 12.2e）。

■ 解剖和治疗考量

该病例影像学表现与后床突脑膜瘤一致。后床突恰位于颈内动脉后交通段的后方，此部位在垂体柄的外后方、动眼神经穿入海绵窦处的后内方。起源于后床突的脑膜瘤常将垂体柄向前方推移，将动眼神经向外下方推移，将颈内动脉床突段及其分支向上方或下方推移。如果肿瘤明显向前方扩展可将视神经及视交叉向前方或上方移位，导致视力障碍。巨大的肿瘤将会压迫第三脑室导致梗阻性脑积水。

在影像学检查中，肿瘤与后床突的粘连很少，脑膜尾征也不明显。一些后床突脑膜瘤可与其他鞍旁肿瘤甚至前床突脑膜瘤相混淆。颈内动脉移位的方向可提供依据，以资鉴别前床突和后床突脑膜瘤。前床突脑膜瘤常使颈内动脉向后移位，而后床突脑膜瘤则使颈内动脉向前方移位。

入路选择

该患者年轻且既往体健，并且大部分脑膜瘤生长缓慢，因此手术应以安全前提下的最大切除为目的。后床突脑膜瘤发病率低，现有关于其手术治疗

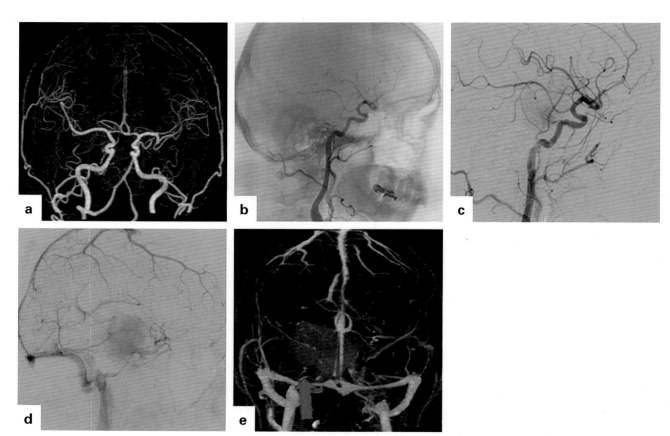

图 12.2 该患者的术前血管影像。（a）CTA 显示右侧前循环发生移位。（b、c）DSA 动脉期显示肿瘤浓染，大脑前动脉、大脑中动脉及颈内动脉床突段发生移位。（d）颈总动脉造影静脉期显示卵圆孔周围静脉丛未见扩张。（e）CTV 显示粗大岩上静脉汇入岩上窦（红色箭头）

的风险及共识很少。但是，总体而言后床突脑膜瘤的切除应遵循以下5个步骤：(1)阻断肿瘤位于后床突的血供，(2)找到动眼神经，(3)分离肿瘤与颈内动脉及其分支的粘连，如脉络膜前动脉，(4)分离肿瘤与垂体柄及下丘脑的粘连，(5)分离肿瘤与视神经及视交叉的粘连。一些学者建议通过分期、不同入路手术实现以上目标，如可以通过标准的外侧枕下入路实现前两个目标，通过经岩入路实现完成余下的步骤。对于体积较小、质地柔软的后床突脑膜瘤而言，将此两个入路结合起来是一个不错的选择。

针对此类肿瘤，经蝶-经海绵窦入路可作为另一个选择，此入路可一次达成上述5个步骤。但是其缺点在于，如果颈内动脉及其分支受压向前移位，会阻碍术者由术区前方向外侧方观察的视线。受限于颈内动脉分支之间狭小的空隙，当移除肿瘤时，风险会大大增加。此外，分离海绵窦外侧壁有时常会阻碍蝶顶窦的静脉回流。不利于早期明确动眼神经的位置。

如果因距离后床突较远及颈内动脉阻挡视线等原因，最优选排除前外侧入路，侧方入路可避开以上缺陷。颅中窝开颅联合前部岩骨切除将会为到达肿瘤主体提供更短、更直接的手术入路，但将会导致术者的视线向下，朝向颅后窝。然而，后床突脑膜瘤的主体指向上方，并在颅中窝底水平略微向前。因此，具有由下向上、由前向后路径的入路更适合此类肿瘤。

选择入路

乙状窦前经岩入路利用后外侧通道，可向上、向前直达肿瘤，是治疗后床突脑膜瘤的理想入路。事实上，在过去20年中，我们曾经遇到过6例后床突脑膜瘤，均成功地应用乙状窦前经岩入路通过外侧通道予以切除。此入路可针对任何大小、质地的后床突脑膜瘤量身打造。需要特别说明的是，如果静脉血主要通过蝶骨基底静脉及卵圆孔周围静脉丛回流，禁止自颅中窝底掀起硬膜以保护静脉回流。针对此患者，我们计划利用乙状窦前经岩入路，通过部分磨除迷路以保护患者听力。

> **问题**
>
> 1. 针对乙状窦前经岩入路，应如何摆放患者体位？
>
> 2. 在迷路切除中，应保留哪个半规管？

■ 技术描述

体位及皮肤切口

患者取侧俯公园椅位。三钉头架固定并旋转头部使其顶点向下，保证头部颞侧处于水平位。切口起自耳屏前方颧弓上缘，于耳郭上延伸2~3cm，于乳突后缘转向下。皮瓣成形后，为预防术后脑脊液漏，需保留以胸锁乳突肌为蒂的颞筋膜瓣（参见"入路三要素"）。

> **入路三要素**
>
> 路径：后外侧。
>
> 开颅：颞骨＋枕下外侧。
>
> 改良：岩骨后部切除，部分迷路切除。

开颅

在乳突切除前行颞部-枕部-枕下开颅。于特定解剖标志物处钻7个孔，避免损伤乙状窦。钻孔部位如下：(1)星点，(2)乳突上嵴与鳞缝的交点，(3)乳突导静脉孔，(4)颧弓根部，(5)横窦，(6、7)颞骨前、后部。行标准颞部-枕部-枕下开颅术，为避免术后容貌缺陷需保留乳突外板。谨慎向下暴露乙状窦直达其水平段（参见"手术设置"）。

> **手术设置**
>
> 体位：侧俯，公园椅位。
>
> 切口：颞部U形。
>
> 骨窗：L形，颞部＋外侧枕下部。
>
> 硬膜切开：颞下＋乙状窦前。

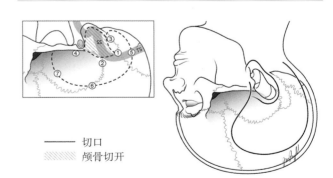

—— 切口

░░░ 颅骨切开

岩骨后部磨除的范围

当进行岩骨磨除时，使用剥离子保护乙状窦。为了保护听力，保留上半规管和后半规管。岩骨嵴需磨除至内听道水平。磨除岩尖以完整显露岩上窦全程（图 12.3）。在硬膜外显露阶段，为了避免损伤回流静脉，术者应减少不必要的操作，避免自颅中窝底掀起硬膜。

硬膜及小脑幕切口

剪开岩骨部硬膜时，切口应分别距离乙状窦前缘及岩上窦下缘 5mm。颞下硬膜切口前缘应尽可能向前延伸，其内侧切缘应沿三叉神经节后缘走行。为了保留岩上静脉，应于岩上静脉与岩上窦交互点前离断岩上窦（图 12.3）。自岩上窦离断处切开小脑幕，切口朝向滑车神经与小脑幕交汇点的后方（图 12.4a）。

肿瘤切除

轻柔地抬起颞叶，可以充分显露位于滑车神经上、下方的肿瘤（图 12.4）。在手术早期，可以自后床突安全地烧灼肿瘤的滋养动脉（图 12.5a）。瘤内减压后，可于桥前池观察到小脑上动脉（SCA）（图 12.5b）。自右侧 SCA 的远端及脑干分离肿瘤（图 12.5c）。通过有利的后外侧视角，肿瘤也可以安全地自推移至前上方的颈内动脉及其分支上分离下来。最后，肿瘤得到了近全切除，右侧动眼神经处残留了一小部分肿瘤（图 12.5d）。

关颅

以纤维蛋白胶联合腹部脂肪封堵所有开放的乳突气房。以颞肌筋膜瓣完整覆盖乳突、颞骨岩骨部

及硬膜切口。复位颞 - 枕 - 枕下骨瓣并用钛连接片固定。

手术要点

谨慎操作避免因损伤静脉导致术后并发症：

1. 应用此入路显露肿瘤，小脑幕需全程切开直至游离缘。为了实现该操作，需离断岩上窦。需要注意的是，如果患者的术前检查提示存在异常扩张的岩上静脉，岩上窦的离断点应位于岩上静脉与岩上窦的汇合点之前，以此确保岩上静脉汇入岩上窦，继而汇入横窦／乙状窦的通路。

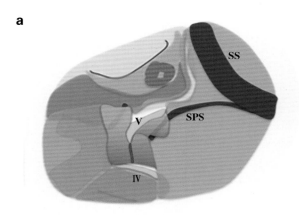

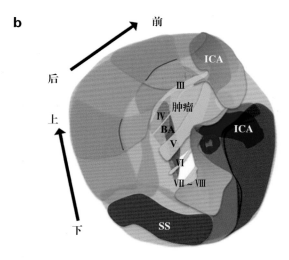

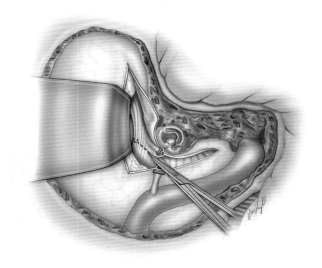

图 12.3 显示岩骨切除后术野。为了保护岩上静脉，需于岩上静脉与岩上窦汇合点的前方离断岩上窦

图 12.4 显示右侧乙状窦前经岩入路的手术步骤。（a）自滑车神经穿入小脑幕处的后方切开小脑幕（红线）。SS. 乙状窦；SPS. 岩上窦；Ⅳ. 滑车神经；Ⅴ. 三叉神经。（b）针对后床突区域获得的自后向前、自下向上的独特视角及宽广显露。BA. 基底动脉；ICA. 颈内动脉；SS. 乙状窦；Ⅲ. 动眼神经；Ⅳ. 滑车神经；Ⅴ. 三叉神经；Ⅵ. 外展神经；Ⅶ. 面神经；Ⅷ. 听神经

2. 同样重要的是，术前应确认肿瘤的位置，以及肿瘤与蝶骨基底静脉、卵圆孔周围的静脉丛、岩上静脉的关系。如果静脉血主要通过蝶骨基底静脉及卵圆孔周围静脉丛回流，为了保护静脉回流通路，应避免自颅中窝底掀起硬膜。

■ 术后状况

患者术后状况良好，仅主诉短暂的动眼神经麻痹及左侧肢体偏瘫。这些症状在术后 3 个月内均完全改善。MRI 提示 95% 的肿瘤得到切除（图 12.6）。术后病理结果提示脑膜瘤。MIB 指数（Ki-67）< 1%。患者术后 1 个月因交通性脑积水接受了脑室腹腔分

流手术治疗。脑室腹腔分流术后 1 个月患者出院。经过 18 个月的随访，未发现残余肿瘤复发迹象，患者可继续从事其先前的职业（图 12.7）。

■ 结论

后床突脑膜瘤发病率极低，在我们的印象中，除了一篇个案报道外，没有文献详述其术后疗效。

Nakamura 等曾经报道通过 2 次分期手术，分别应用枕下外侧及岩骨入路成功切除后床突脑膜瘤 1 例。Dolenc 也强调了该类肿瘤的低发病率。在其过去 20 年的中央颅底脑膜瘤治疗经历中，仅遇到 6 例后床突脑膜瘤，占所有肿瘤的 0.7%。他应用经海绵窦 - 经蝶入路完整切除了肿瘤，除暂时的动眼神经

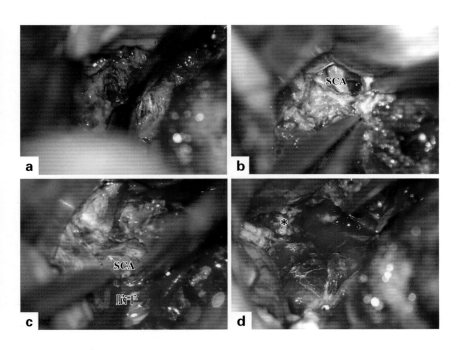

图 12.5　术中影像。（a）切开岩上窦并打开 Meckel 腔后，施行瘤内减压。（b）显露右侧小脑上动脉（SCA）远端。（c）分离肿瘤与右侧小脑上动脉远端及脑干的粘连。（d）除动眼神经处残留小部分肿瘤外，其余肿瘤得到了近全切除。SCA. 小脑上动脉；*. 残余肿瘤

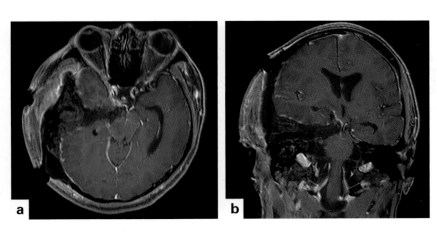

图 12.6　术后 MRI。（a）T1 增强加权轴位及（b）T1 增强加权冠状位图像显示肿瘤近全切除

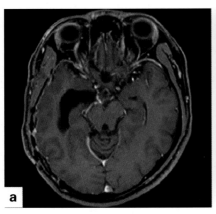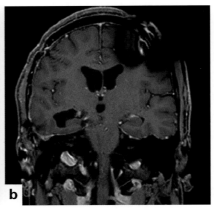

图 12.7 最近一次随访 MRI。（a）T1 增强加权轴位及（b）T1 增强加权冠状位图像未见肿瘤复发

麻痹外，无其他并发症出现。

在过去 20 年中，我们遇到过 7 例后床突脑膜瘤。其中包括男性 3 例、女性 4 例，年龄为 39~67 岁（平均 52.6 岁）。肿瘤的平均直径为 45.3mm（32~55mm）。通过乙状窦前经岩入路，2 例肿瘤完全切除，3 例近全切除。1 例巨大的明显向前延伸的脑膜瘤通过联合应用经岩及眶颧入路实现了近全切除。为了避免术后并发症，1 例纤维型肿瘤得到了部分切

除。5 例患者出现了术后短暂的动眼神经麻痹。所有患者均未出现视力下降及脑挫裂伤。

我们认为，乙状窦前经岩入路可以用来切除各类后床突脑膜瘤。此入路提供了观察视交叉、垂体柄及丘脑下表面的绝佳视角。但此入路受限于视神经，当肿瘤向前延伸且位于视神经下方时，这部分肿瘤将无法处理。如遇这类情况，需联合眶颧入路进行切除。

观点

Charles Teo, Steven Carr

■ 概述

起源于后床突的肿瘤为神经外科最难切除的肿瘤之一。以下几个因素解释了其原因：（1）后床突位于颅底最深部，常用入路距此区域距离过远，并且可能会被重要结构遮挡视线；（2）此区域肿瘤常毗邻或累及包括前后循环在内的多股大血管；（3）肿瘤常涉及多条进入海绵窦的颅神经（最常见的为动眼神经），并与之毗邻（如视神经）；（4）肿瘤生长通道及患者自身解剖结构所带来的变异，常为显露肿瘤制造障碍；（5）部分肿瘤明显向上生长，与大脑深部结构紧密粘连，术中难于将其向下分离至术野。

如前一节作者所述，对于较大后床突脑膜瘤，目前争论集中于以下2种观点，通过一次较大手术、一个入路显露并切除肿瘤主体，或者通过2个入路，分别针对肿瘤的不同部分，应用安全、可靠、可复性好的入路分别切除。我们赞同后者，同样此观点也为 Samii 及 Nakamura 所倡导，即应用锁孔技术，于一期手术中联合内镜辅助下眶上眉弓锁孔入路与乙状窦后锁孔入路切除肿瘤。

■ 病例介绍

40 岁男性患者因近 6 个月出现的烧灼异味感及 2 个月的左侧头疼就诊。既往史无特殊。MRI 检查提示起源于左侧后床突并向下累及上斜坡的疑似脑膜瘤病变（图 12.8）。神经学查体未见明显异常。

■ 解剖和治疗考量

尽管对于某些患者，尤其是年老且合并有其他并发症的病例而言，保守的近全切除策略也许更为合适，但针对此例年轻且体健的患者，安全的切除肿瘤应为最终目标。确立了手术目标后，理想的手术入路选择应考虑以下几个因素：肿瘤的血供、肿瘤的长轴、受累的脑池、术者的经验及手术技巧、入路可能导致的潜在并发症、颅底及相关鼻窦的解剖特点、患者的惯用手以及其他一些更为细节的因素。

入路选择

手术入路可分为经鼻和经颅入路。经颅入路可

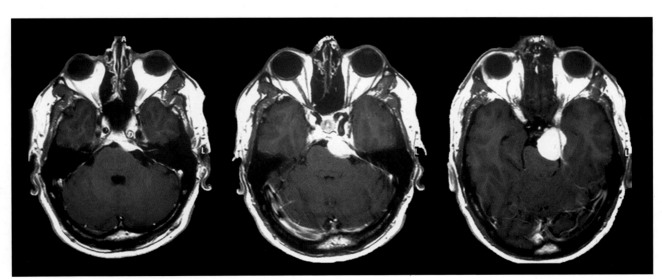

图 12.8 术前 MRI。轴位图像提示起源于左侧后床突并向下侵及上斜坡的脑膜瘤

进一步分为显微镜或内镜辅助下显微镜入路。经颅也可分为单一或联合入路。如前节详述，经岩入路可视为针对此区域肿瘤的直接、有效入路。但是，如我们此例位于左侧的肿瘤，经岩入路存在导致优势半球颞叶损伤的巨大风险。大部分神经外科医生不会常规进行磨除岩骨的操作，因为其耗时且费力。并且其会导致颈内动脉、面神经及听力的损伤。

最终，经岩入路会限制对 MCA 的显露，对于侵及 MCA 的肿瘤，幕上入路会提供更好的安全边界。

作为备选方案，虽然岩骨切除可能利于安全分离幕上动脉，且联合乙状窦后入路可以充分显露后床突脑膜瘤。但是，由于存在破坏颞肌血供、额叶的不必要显露、肥厚肌皮瓣遮挡术者视线等原因，我们并不推荐此方案。

经鼻入路可到达深部病变，但当肿瘤主体位于垂体后方时不推荐此方法，因为移位垂体可能关联潜在的风险。同时，当大血管被侵袭，或者肿瘤向外侧突入颅中窝时，分离将变得困难并且危险，甚至无法通过此入路进行操作。最后，气化不佳的蝶窦将严重限制此入路的发挥。

选择入路

因多股大血管及颅神经被包绕或推挤，我们面对的可能是一个出血风险较大的脑膜瘤，因此从幕上对这些重要结构实施分离操作使其避免损伤应为最优选。同时，依靠经验权衡利弊，我们认为实施

两个常用的锁孔入路要明显优于一期实施巨大、创伤严重且不常用的入路，如乙状窦前经岩入路。因此我们计划分期手术，即一期通过眉弓切开，锁孔开颅，内镜辅助下标准显微镜技术实施额下入路，如有必要，二期通过乙状窦后入路切除斜坡部肿瘤。

■ 技术描述

经眉弓（经睫）额下入路可以为术者提供到达以下区域的绝佳视角，包括：同侧前颅底、对侧前颅底中部、蝶骨平台和鞍结节、鞍上区域、中颅底中后部、后床突区域以及上 1/3 斜坡（图 12.9）。需要注意的是，通过此入路常常无法观察到蝶骨嵴下方的部分前颅底，并且如果肿瘤侵袭至颅中窝底，常需颞下或经岩入路。

从外科入路及美容角度评价，我们的经眉弓入路技术是有效的。患者仰卧，颈部稍伸展，头部向对侧旋转以使同侧额叶利于抬起。暂时缝合眼睑，皮肤切口位于眉毛内，向内到达眶上切迹，向外到达眉毛边缘，切口尽可能靠上以利向上牵拉皮瓣（图12.10a）。切开额肌，潜行分离帽状腱膜下空间，获得足够大小骨膜瓣后切开，并向下翻转（图 12.10b）。于颞肌前缘附着处钻一个孔，骨瓣成形，骨窗下缘尽可能位于眶顶水平（图 12.10c），上缘尽可能靠上，内缘靠近眶上切迹。

自前颅底分离硬脑膜，磨除额骨内板并向尾端

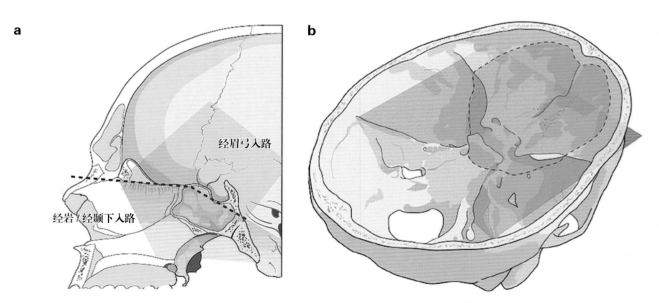

图 12.9 模拟图显示经眉弓入路显露的边界。（a）矢状位视角及（b）下视视角。经眉弓入路显露的范围为蓝色，紫色区域为经颞下或经岩入路显露的区域

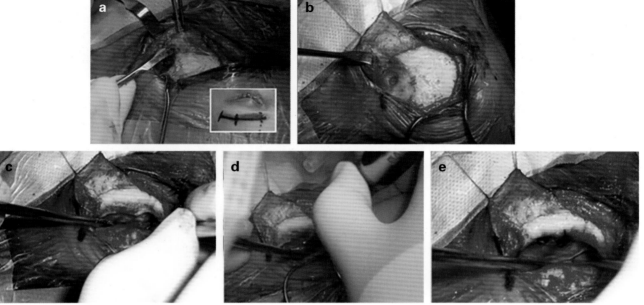

图 12.10 （a）内嵌图：切口位于眉毛内，起自眶上切迹稍内侧，向外侧直至眉毛边缘，如眉毛较浓密，切口应尽可能靠近眉毛上缘。分离软组织以显露眶外侧缘。此图中可见额肌切缘。同时，于皮肤切口额侧下方切开骨膜瓣，连同小部分颞肌向前翻转。软组织操作向外应显露眶外侧缘直至确认额颧缝，向下应触及眶上缘。（b）于颞肌下关键孔处钻一个孔。（c）骨窗应尽可能靠近额底，骨瓣成形后，自眶顶剥离额底硬膜以被磨平眶顶骨质凸起。（d）突起应被充分磨平至蝶骨翼水平，此步骤会扩大操作空间利于释放脑脊液。（e）显示充分磨平的眶顶。需磨除额骨内板以扩大颅底直视空间

逐步磨平眶顶骨质突起（图 12.10d）。C 形剪开硬膜并向下悬吊。用明胶海绵垫于额叶下表面，谨慎分离直至鞍上池并打开，缓慢释放脑脊液，额叶可充分塌陷。此入路可提供至额下结构的绝佳通路，如鞍上区域的视交叉及垂体柄、下丘脑及第三脑室，向后可至脚间池。事实上，也可观察并打开侧裂的深部及内部结构。在 30° 内镜的协助下，此入路可扩展至斜坡后 1/3 区域（图 12.11）。

使用上述入路及如图 12.12 所示，大部分肿瘤经过一期手术得以成功切除，无并发症出现。

■ 术后管理

术后 MRI 显示仅有一小部分肿瘤残留于海绵窦后壁旁，因此，原计划的经乙状窦后二期手术被推迟，代之以连续影像学随访（图 12.13）。残留于颅后窝的肿瘤经术后 6 年随访一直未见变化，因此也无须二期手术或其他辅助治疗。

■ 评论

经眉弓入路具有很强的适用性。巨大的额窦曾

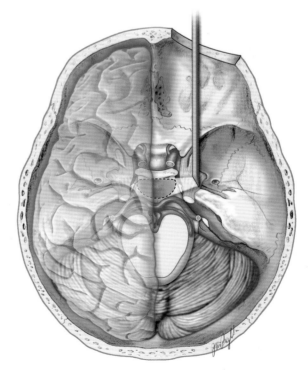

图 12.11　通过角度内镜观察斜坡后区域。将角度内镜置入颈内动脉 – 动眼神经三角，可很好地观察后床突。将角度向下，可观察到斜坡后方区域

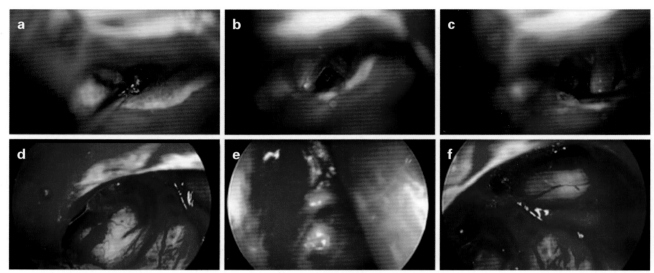

图12.12 通过经眉弓锁孔入路切除后床突脑膜瘤。（a）分离蛛网膜已确认视神经－颈内动脉三角及颈内动脉－动眼神经三角。（b）常通过视神经－颈内动脉三角处理肿瘤组织。（c）此类病例中常可通过颈内动脉－动眼神经三角很好地观察后床突。（d）利用30°内镜观察鞍背后方区域，角度向下可对鞍背后方肿瘤进行切除。（e）将内镜置入颈内动脉－动眼神经三角观察后床突。（f）将内镜角度向内可观察脑桥前方及后床突后方区域，以确保完整切除

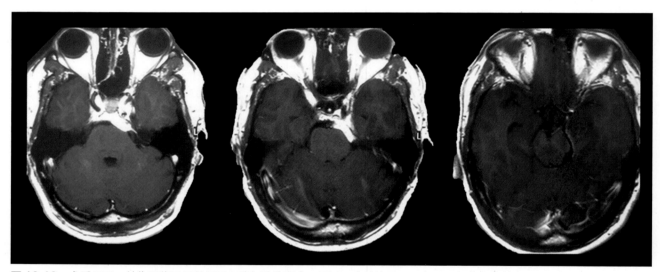

图12.13 术后MRI。轴位图像显示经眉弓入路切除的程度。最近一次随访显示，术后6年残余肿瘤未见明显变化

被认为是该入路的相对禁忌证，一旦术中发现额窦破损和骨化不完全或其内容物溢出，应使用骨蜡严密封堵。在我们的经验中，黏液囊肿十分稀少。视神经颈内动脉间隙提供了观察后床突区域的绝佳通道，在初始阶段显露可能不充分（图12.12a），但轻柔并精确地分离可扩大此通道的大小，以利安全到达后床突。需要注意的是，经眉弓入路可以观察到颅中窝的中后部，但以我们的经验来看，此入路无法观察到中颅底的前部。在前文学者报道的病例中，

图12.1d显示在冠状位肿瘤并未扩展至颅底。

同其他经颅入路相比，水密缝合硬膜在此入路尤为重要。硬膜外脑脊液漏会导致眶周水肿、眼裂闭合、出院时间延后及患者心情不佳。一旦硬膜缝合完成后，如果存在可视的脑脊液漏，应用明胶海绵、止血纱、纤维蛋白胶覆盖硬膜切口。如骨瓣复位不当，将导致长期的容貌改变。骨瓣与骨窗间的空隙应位于骨窗下缘（位于眉毛下），不应位于上方容易观察到的区域。原位复位骨膜瓣利于减小对患

者容貌的影响。在缝合眉毛处皮肤切口时应精确且轻柔的操作。粗糙的操作将会留下粗大的伤疤，导致患者容貌缺陷，细节处精细的操作会使伤口微乎其微（图 12.14）。

　　如果患者需要二期手术，乙状窦后入路将会是最佳的选择。它提供了到达中 1/3 斜坡的最佳通道，而经眉弓入路则无法观察到此区域，且经乙状窦后入路可处理向下方扩展的颅后窝肿瘤（图 12.15）。针对此入路，患者尽可能仰卧于同侧床缘，头部稍高于肩，并尽可能向对侧旋转。利用无框导航系统确认横窦 - 乙状窦交角，形成 2cm² 骨瓣，完美显露小脑前、上表面及斜坡后区域。精华在于骨窗应尽可能靠前，如骨窗范围不当，可能会过度牵拉小脑。为了确保骨窗合适，在剪开硬膜前应确保可观察到乙状窦后缘。骨窗后缘不应过于靠前，以免阻挡观察

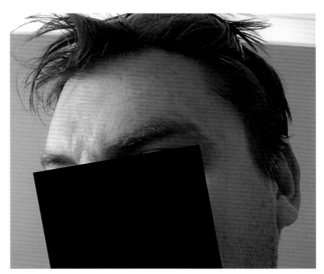

图 12.14　术后患者眉弓处容貌

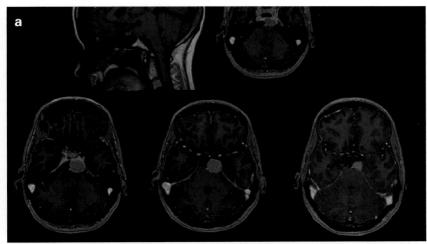

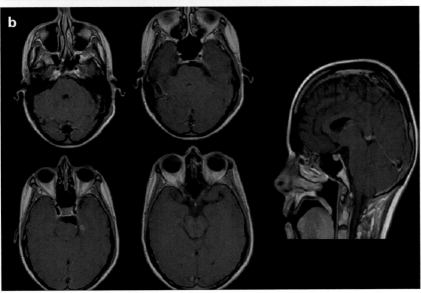

图 12.15　经乙状窦后入路切除后床突脑膜瘤。（a）术前 MRI 提示后床突脑膜瘤，没有一个单一、理想的入路适合为此年轻患者完整切除肿瘤。此肿瘤的挑战在于其部分位于眉弓平面以下，而又高于颞下入路可舒适显露的平面以上。较小的经岩入路可显露大部分肿瘤，但当处理桥小脑角部肿瘤时，如不明显牵拉颞叶，将很难切除。最终，与其他需向后操作的入路相比，因较易向上进行幕上操作，我们选择乙状窦后入路。患者按两种入路进行术前准备。（b）术后 MRI 显示肿瘤完整切除

更深部、更靠前的肿瘤组织。同样，早期打开脑池并缓慢释放脑脊液以松弛脑组织，并追踪颅神经及后循环动脉。应早期识别 Dandy 静脉（岩上静脉），如有必要可将其离断。不当牵拉小脑可能会撕裂此静脉，如果此时尚未打开脑池，将很难确认出血点。

在使用经眉弓入路和经乙状窦后入路时，发现肿瘤后，仍然存在其他因素限制颅底脑膜瘤的最大治疗性切除。原位切除肿瘤可能会被大量包绕的神经血管结构及肿瘤长轴所阻碍。合理地应用时间及精力十分重要，应系统地安排分离及切除操作。理想状态下，首先于基底处离断肿瘤血供，继之辨别并保护受累的神经、血管，随后分块切除肿瘤。

■ 点评

起源于后床突的脑膜瘤难于手术切除，其原因已于前文详述。由于细节涉及多种解剖及手术差异，我们认为此类病例具有重要的学术及护理价值。学者们结合自身经验对于何种手术方式更为舒适、安全及可行进行了真诚的回顾与分享，并辅以详尽的讨论，这使得难于切除的肿瘤也变得寻常。

■ 参考文献

[1] Abe T, Matsumoto K, Homma H, Kawamura N, Iwata T, Nemoto S. Dorsum sellae meningioma mimicking pituitary macroadenoma: case report. Surg Neurol 1999;51(5):543–546, discussion 546–547.

[2] Dolenc VV. Microsurgical Anatomy and Surgery of the Central Skull Base. Wien, New York: Springer;2003:212–216.

[3] Dolenc VV, Skrap M, Sustersic J, Skrbec M, Morina A. A transcavernous-transsellar approach to the basilar tip aneurysms. Br J Neurosurg 1987;1(2):251–259.

[4] Goto T, Ohata K. Posterior clinoidal meningiomas. In: Lee HJ, ed. Meningiomas. Diagnosis, Treatment, and Outcome. London: Springer;2009:339–402.

[5] Hakuba A, Liu S, Nishimura S. The orbitozygomatic infratemporal approach: a new surgical technique. Surg Neurol 1986;26(3):271–276.

[6] Hakuba A, Nishimura S, Jang BJ. A combined retroauricular and preauricular transpetrosal-transtentorial approach to clivus meningiomas. Surg Neurol 1988;30(2):108–116.

[7] Nakamura M, Samii M. Surgical management of a meningioma in the retrosellar region. Acta Neurochir (Wien) 2003;145(3):215–219, discussion 219–220.

[8] Nanda A, Patra DP, Savardekar A, Maiti TK, Kalakoti P. Resection of posterior clinoid meningioma through retrosigmoid approach: concepts and nuances. Neurosurg Focus 2017;43(VideoSuppl2):V5.

[9] Ohata K, Baba M. Presigmoidal transpetrosal approach. In: Hakuba A, ed. Surgical Anatomy of the Skull Base. Tokyo: Miwa Shoten;1996:109–139.

[10] Ohata K, Baba M. Otico-condylar approach. In: Hakuba A, ed. Surgical Anatomy of the Skull Base. Tokyo: Miwa Shoten;1996:37–65.

[11] Ohata K, Takami T, Goto T, et al. Surgical removal of retrochiasmatic craniopharyngiomas with transpetrosal approach. Operative Techniques in Neursurgery 2003;6(4):200–204.

[12] Teo C, Sughrue M. Principles and Practice of Keyhole Brain Surgery. New York, NY: Thieme.

第五部分
斜坡区域肿瘤

第十三章 岩斜区

Moujahed Labidi, Kentaro Watanabe, Shunya Hanakita, Sébastien C. Froelich
吴震 / 译

关键字：联合经岩骨入路，小脑幕切除，基底动脉

■ 病例介绍

一名 42 岁女性因"头痛、耳鸣及眩晕 1 年余"就诊于神经外科。在咨询的前几个月，出现短暂性的意识障碍及左侧面部疼痛。但病史不典型。在神经系统检查中，发现左侧面部感觉异常，余颅神经功能正常。MRI 显示岩斜区均匀强化的病灶，大小为 26mm×33mm×29mm，并对脑干产生明显的占位效应（图 13.1）。但没有脑积水的证据。

问题

1. 如何解释患者的面部疼痛？
2. 除手术外，还有其他治疗选择吗？
3. 如果考虑手术，如何进行术前评估？

■ 诊断和评估

病变的影像学特征为位于内道内侧，均匀增强，并具有硬脑膜尾征，考虑为岩斜区脑膜瘤。鉴别诊断包括转移性病变、三叉神经鞘瘤，还有其他罕见的轴外体系肿瘤，例如血管内皮细胞瘤和脊索瘤。相比颅骨其他部位的脑膜瘤，岩斜区的脑膜瘤应尽可能采取保守治疗。动态观察和症状的保守治疗通常是第一选择。在这例患者中，已经尝试了各种药物，包括加巴喷丁和普瑞巴林等神经调节剂，但效果不佳。

如果患者的症状与岩斜脑膜瘤引起脑脊液通道受阻而引起的脑积水相关，那么脑室腹腔分流是一个很好的选择，尤其老年患者更为适用。分流可以延迟或完全避免手术，因为脑积水的发展并不一定能预测肿瘤的持续生长。对于大多数岩斜区脑膜瘤来说，放射治疗作为一种单一治疗方式并不是一个好的选择。当脑干明显受压时尤其如此，因为放疗

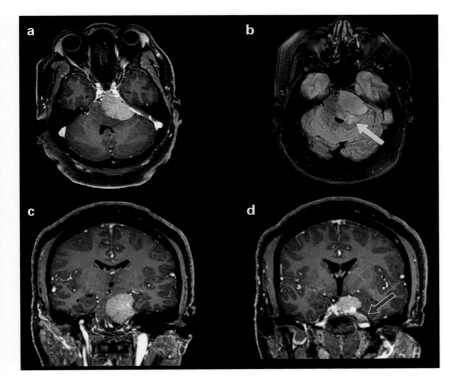

图 13.1 术前 MRI（a）T1 轴位增强和（b）轴位 FLAIR 像，黄色箭头为脑干水肿。（c）T1 冠状位增强及（d）T1 冠状位增强，蓝色箭头为受侵袭的 Meckel 腔

很少会导致肿瘤缩小。放射治疗的唯一作用，就是作为放射外科手术的一种方式，用于治疗小肿瘤，或术后残余肿瘤的辅助治疗。

回到我们的特定患者，初次就诊后 3 个月复查 MRI 显示，即使肿瘤体积只有轻微的增大，但症状却明显加重。考虑到症状进行性加重，年龄偏小以及肿瘤相对较大等因素，手术干预为首要选择，以求达到脑干减压的目的且在无医源性损伤的前提下最大限度地切除肿瘤。

■ 解剖和治疗考量

在进行岩斜区脑膜瘤手术之前，应该进行完整的术前工作，包括心肺功能和围手术期血栓栓塞风险的评估。颅神经功能评估应包括内镜下声带和吞咽功能的评估。应预先警告患者，术前存在后组颅神经功能障碍的患者术后往往需要气管切开及鼻饲。应进行听力检测以明确听力是否存在。MRI 上可以应用 CISS，FIESTA 或类似序列来评估颅神经与肿瘤的空间位置关系。CT 可以用来识别肿瘤钙化与否，乳突和岩尖的气化程度，颈动脉管开裂程度，高位颈静脉球的位置，上半规管的位置以及岩前入路中的膝状神经节的位置等骨性解剖结构。联合 MR 静脉造影，大脑血管动静脉造影可有助于识别脑膜瘤的主要供血血管和静脉引流情况（如岩上窦是否闭塞、Labbé 静脉的位置和引流、优势乙状窦等）。此外，术前栓塞可用于咽升动脉、脑膜垂体干分支和颈内动脉（ICA）下外侧分支等难以暴露的血管的处理。

综合术前评估的所有结果，此脑膜瘤侵袭至 Meckel 囊，并延伸至内听道（IAM）内下方。患者的声音完好，乳突已充分气化。小脑上脚有水肿，术前血管造影显示两条重要动脉参与肿瘤供血。第一支起于副中脑膜动脉（上颌内动脉分支），第二支起于咽升动脉的后脑膜分支（图 13.2）。

入路选择

对于岩斜区脑膜瘤的切除，有多种手术入路可以选择，包括乙状窦后入路、岩前入路、联合经岩骨入路以及扩大内镜经鼻入路（EEA）。

乙状窦后入路不仅为所有神经外科医生所熟悉，也是到达颅后窝最快的入路。该入路不仅可以充分暴露中小体积的肿瘤，也不容易损伤岩骨周围的静脉。但是，只能直视下在神经间隙中切除小的肿瘤。对于大的，伴有钙化并富有血供的肿瘤，需要牵开

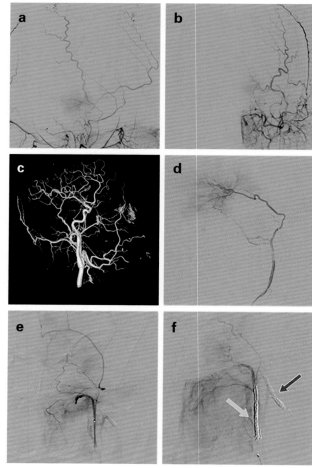

图 13.2 术前造影（a）左侧颈内动脉 DSA 侧方观和（b）前后观，可见脑膜瘤富含血供，供血动脉主要为副脑膜动脉的两个后分支和咽升动脉脑膜干。（c）颈内动脉 DSA 的 3D 重建（d）将导管置入副脑膜动脉分叉为两个分支前的位置，将微粒子（300～500 μm）注射入肿瘤周边供血动脉远端，然后注射微卷栓塞副脑膜动脉主干（e）栓塞起源于咽升动脉的脑膜干（f）副脑膜动脉内的弹簧圈（蓝色箭头）和咽升动脉脑膜干内的弹簧圈（黄色箭头）

小脑组织来获得充分的暴露；即使如此，暴露岩斜区硬脑膜，Meckel 腔，肿瘤与脑干、血管界面以及后组颅神经也比较受限。

随着技术和设备的完善，内镜经鼻入路在切除岩斜区脑膜瘤上创伤最小。但是，大多数适合此入路的是斜坡肿瘤而不是岩斜区肿瘤。内镜经鼻入路的优势在于它不仅可以早期广泛地暴露脑膜瘤的斜坡基底部分，也可以早期阻断内侧供血动脉，也避免了对颞叶和小脑的牵拉。对于斜坡脑膜瘤来说，内镜经鼻入路可以获得更宽阔的颅后窝中线结构的术野，且手术轨迹颅神经的走行不相交。但是，在

处理向外侧延伸生长的肿瘤（即真正的岩斜区肿瘤）时，如果颈内动脉不移位，则不能很满意地切除肿瘤。此外，即使使用带蒂的皮瓣进行重建，内镜经鼻入路仍有可能出现术后脑脊液漏和脑膜炎。

考虑到经岩骨的入路，岩前入路作为一种单独的手术方式，可以充分暴露并处理位于面听神经束的内侧的肿瘤，还有部分侵袭海绵窦区和 Meckel 囊的肿瘤。此入路可以早期闭塞起源于上外侧动脉干和上颌内动脉的供血动脉。此外。该路径不仅窄深，而且暴露范围只能限制在内听道的下后方。对于脑干明显受压，且将三叉神经推挤向外侧，并向 Meckel 囊和小脑幕缘上方延伸的岩斜区 – 小脑幕脑膜瘤来说，这种方法是比较理想的。

选择入路

在这个病例里，采取了联合经岩骨入路，在岩骨前后充分切除岩骨，可以早期阻断肿瘤基底的血供，并充分暴露肿瘤与颅神经和脑干之间的界面。此外。联合经岩骨入路也能用于切除位于 Meckel 囊和海绵窦外侧壁的肿瘤。

考虑到自然通道，基于肿瘤大小和具体位置以及患者的听力状态，从岩骨后方进行切除是比较好的方法（图 13.3）。如同此例患者一样，如果听力仍然存在，则岩前迷路后入路是一个比较好的选择。对于已丧失听力的大肿瘤来说，可以选择经迷路入路。通过面神经的移位，经耳蜗入路能够获得更广泛的暴露，但并不实用，且容易造成面神经损伤。

联合岩骨入路的主要优点是它提供了多个视角，每个视角都可以充分暴露需要切除的肿瘤与周边颅神经和血管的关系，减少损伤的风险。对于肿瘤浸润脑干软脑膜的病例，充分地暴露和多路径能够更好地看到不得不残留于脑干上的薄层肿瘤，使再次切除变得更安全。此入路的另一个优势是在切除伴有横窦乙状窦交角移位的肿瘤时，可以很少或者不需要牵拉小脑和颞叶。

但是，联合经岩骨入路开颅手术很长，可能会引起褥疮和血栓栓塞等并发症。实际上，一些外科医生主张分期手术。通过岩骨后进行相关的磨除和手术，可能会损伤乳突段的面神经，甚至可能造成静脉阻塞，如乙状窦闭塞甚至 Labbé 静脉损伤。术前详细了解患者的静脉解剖及位置能够减少损伤的风险。

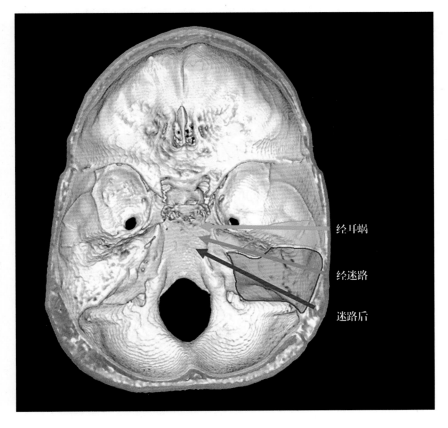

图 13.3 多种方式的岩骨后切除术。因为这些入路都位于乙状窦前，所以又统称为乙状窦前入路。从前方切除岩骨嵴，可以增加中线区域的暴露。经迷路入路适合无有效听力的患者，经耳蜗入路需要移位面神经，但可能导致面部麻木

经耳蜗

经迷路

迷路后

■ 技术描述

术前 1 天，患者接受血管内治疗。通过注射微凝胶来自成功阻断起源于副脑膜中动脉以及咽升动脉脑膜后分支的供血动脉（图 13.2f）。

第 2 天，患者被带到手术室。仰卧位，左肩下垫高，头固定与三钉头架上，并向右侧旋转 70° ~80°（水平面 10° ~20°），抬高于心脏水平以上。另外，将手术床按照 Trendelenburg 体位轻度旋转，以确保静脉回流通畅，减少术中出血。然后将头部向下倾斜，通过重力左右，使颞叶自动回缩。腹部取脂肪来进行硬膜缺损的修复并填充乳突（参见"入路三要素"）。

通过 MRI（T2 加权像或 CISS/FIESTA 和 T1 增强）和 CT 成像融合进行导航，并对体感诱发电位和颅神经Ⅲ（内直肌）、颅神经Ⅴ（咬肌）、颅神经Ⅵ（外直肌）、颅神经Ⅶ（眼轮匝肌和口轮匝肌）、颅神经Ⅸ（咽升肌）、颅神经Ⅹ（声带）和颅神经Ⅺ（斜方肌）等肌电图进行监测。

切口和颅骨切开术

采取 C 形切口，自乳头尖开始，向后 2cm 至横窦乙状窦交角，并围绕颞肌向前。前方应足够靠前以显露翼点关建孔。取 L 形骨瓣，联合颞骨和乙状窦后切除，并横跨横窦。于横窦上下方各打 4 个孔。将这些孔连接起来并越过横窦，用磨钻磨开以保护横窦。颅中窝的骨瓣应尽可能地低。暴露出乙状窦

后方 2cm 的硬膜，并移位横窦乙状窦交角（参见"手术设置"）。

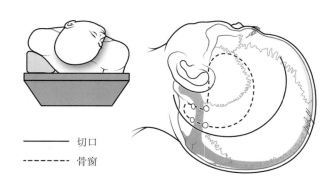

——— 切口

------- 骨窗

岩尖切除术

然后进行迷路后乳突切除术（视频 13.1）。乳突切除术的外部标志形成一个三角形，乳突尖在下，星点在后，颧弓根部在前上（图 13.4a）。首先用骨凿将乳突外层皮质骨整块切除，来获得一个美容性的乳突切除。然后，使用持续冲水的切割钻来辨认颞部硬脑膜、乙状窦和窦脑膜角等标志（图 13.5a）。然后换成金刚钻，找到乳突窦，广泛暴露后识别砧骨（图 13.5b）。砧骨的短臂可以用来识别乳突段面神经，面神经走行于水平半规管的外下方。知道此位置可安全地在迷路周围拓宽手术通道。

在这个阶段，3 个半规管完全骨骼化，覆盖在内迷路硬膜上的骨质也被去除（图 13.4b）。在后半规管水平将内淋巴囊从前庭管上剥离。通过此操作，可以进一步在迷路周围进行磨除，并将乙状窦向后移位。然后用金刚钻将横窦和乙状窦上的骨质磨除，残留的薄层骨质用光滑的咬骨钳去除。

然后进行前方的岩前切除。在从后向前方向上，将颞部硬膜从颅中窝上抬起。在棘孔处可以看到脑膜中动脉。在弓状隆起处可以识别岩大神经。然后将三叉神经 V2、V3 支上的硬膜剥除，直至显露 Meckel 囊。显露这些结构后，磨除颅中窝中的菱形区域（Kawase 四边形）（图 13.4c）。为了最大

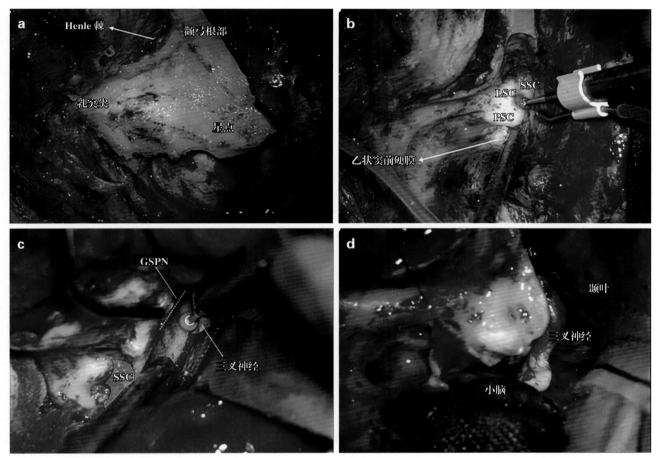

图 13.4　术中图像。（a）颅外的乳突切除形似一个三角形：星点位于后上方，颧弓根部在前上方，乳突尖在下方。Henle 棘为外听道的标志。（b）迷路后乳突切除术中的骨性半规管。LSC. 外半规管；PSC. 后半规管；SSC. 上半规管。（c）在 Kawase 菱形区域内行岩前切除术，外界为岩浅大神经，后界为上半规管（弓状隆起已磨除），前界为三叉神经，内界为岩骨嵴。GSPN. 岩浅大神经；SSC. 上半规管。（d）经岩骨入路术后暴露区域

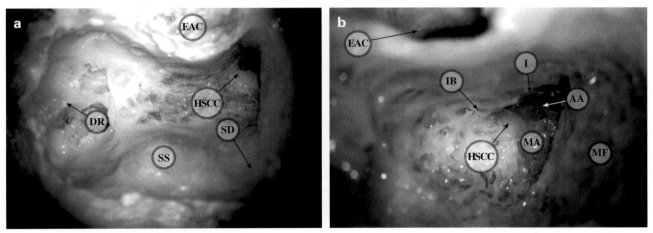

图 13.5　尸头解剖，左侧乳突切除。（a）去除后方（乙状窦周围）和下方（乳突尖）区域的气房，显露外听道后壁（EAC）、水平半规管（HSCC）、乙状窦（SS）、窦硬膜角（SD）以及二腹肌棘（DR）。（b）打开乳突腔的外侧壁（如 Koerner 隔膜），然后向前可以看到砧骨短臂。AA. 鼓窦入口；EAC. 外听道后壁；HSCC. 水平半规管；I. 砧骨短臂；IB. 砧骨桥；MA. 乳突腔；MF. 颅中窝

限度地暴露颅后窝硬脑膜，提高阻断肿瘤供血动脉的可能性，应继续在 IAM 后方及下颌神经下方向后磨除。

硬脑膜和小脑幕的切开

在骨质处理完成后，要进行颅后窝（乙状窦前）和颞部硬脑膜的切除。这一步在实现横窦乙状窦交角向后移位的过程中尤其重要。先在乙状窦前做一个横向切口（图 13.6）。然后，沿着颅中窝底切开硬脑膜，直至横窦上方。通常这种切口会向后延伸至横窦乙状窦上方 1.5cm，以避免颞部引流至横窦乙状窦交角的静脉的损伤。然后在岩上窦上下剪开硬膜。

进行小脑幕的切除，先电凝、结扎并切开后方的岩上窦。为了保持静脉回流，应在岩上静脉和岩上窦交角的前方进行操作。在直视下，不损伤滑车神经的前提下，剪开后方小脑幕，直至小脑幕缘。剪开前方小脑幕应根据肿瘤的位置及大小。对于此例患者来说，肿瘤巨大，应首先在下颌神经外侧向后剪开，以暴露 Meckel 囊，然后在三叉神经孔上缘剪开，直至小脑幕的内后方。在剪开小脑幕的过程中，主要的供血动脉被电凝，切除。在某些病例中，可以利用吲哚菁绿绿色荧光造影来进行硬脑膜和小脑幕的剪开。然后去除游离的小脑幕，来为减瘤手术提供更大的术野。

在此阶段之后，TSJ 可以安全，明显地向后移位，提供了一个能够联合乙状窦前、乙状窦后甚至颞上方入路的宽阔术野（图 13.4d）。利用多普勒探针进行间歇监测来确保乙状窦和 Labbé 静脉的通畅。断开岩斜区的肿瘤基底来阻断肿瘤深部的血供。瘤内减压后，从外侧将肿瘤从脑干和颅神经上切除。追踪并保留滑车神经的解剖结构。位于肿瘤内侧的外展神经也被保留。在小脑上脚的水平应特别注意，此部位在 MRI 上有明显的水肿。这通常说明肿瘤与软脑膜粘连紧密，与其损伤脑干，不如在脑干表面残留一薄层肿瘤。在这例特殊患者中，肿瘤与脑干之间有明显的界面（视频 13.1）。除了一小部分延伸至海绵窦的肿瘤外，肿瘤基本上已被完全切除。

关闭

精心设计的重建是手术必不可少的一部分。首选严密的硬脑膜缝合，但在岩前切除或者经岩骨入路后，达到严密缝合基本不太可能。对于此例患者，首先于近端用缝线缝合，然后用骨膜及颞肌筋膜覆盖，并原位缝合。乳突腔用薄层的骨蜡、筋膜和纤维蛋白胶封闭。岩骨后方切除后的空腔用自体脂肪和纤维蛋白胶封闭。乳突皮质骨和骨瓣用钛板固定。其余的关闭操作按常规方式进行。

手术要点

1. 术前脑动静脉造影可以给岩斜区脑膜瘤提供重要信息。术前供血动脉的栓塞有助于肿瘤的切除，并减少术中出血。岩斜区脑膜瘤最重要的供血动脉通常是颈内动脉的下外侧分支或者脑膜垂体干。脑膜中动脉和咽升动脉也可以供血。但是当脑干伴有水肿时，说明软脑膜也参与供血，但此供血血管不能被栓塞。

2. 联合经岩骨入路不仅仅是单纯切除岩骨，通过横窦乙状窦交角的移位，能够更好地暴露肿瘤。通过硬脑膜和小脑幕切口，联合乙状窦前、乙状窦后和颞上入路，这个操作能够提供更广泛的术野。

3. 严密的硬膜缝合对手术成功也至关重要。脑脊液漏通常发生于未严密封闭的中耳或者颅中窝的气房。这些区域（中耳裂、颞骨气房、大的气化的乳突）通常在术前 CT 上就能发现，因此要着重注意这些部位的闭合。我们的方法是先用一薄层骨蜡封闭，然后覆盖一层筋膜和纤维蛋白胶。为了降低术后脑脊液漏的风险，应尽量避免损伤外听道。

■ 术后管理

所有患者应在术后 48h 内进行 MRI 检查，以评估肿瘤切除程度以及并发症出现的可能性。

此例术后 MRI 显示除了海绵窦内残留的一小块外，肿瘤已完全切除，没有发现小脑或者颞叶回缩引起的损伤（图 13.7）。我们术后常规不行腰椎穿刺外引流或者使用抗生素，除非患者抱怨头痛或者术后影像显示脑室扩大，才会考虑行腰椎穿刺术。

■ 可能的并发症及相应处理

由于外展神经受损引起的短暂性或永久性的复

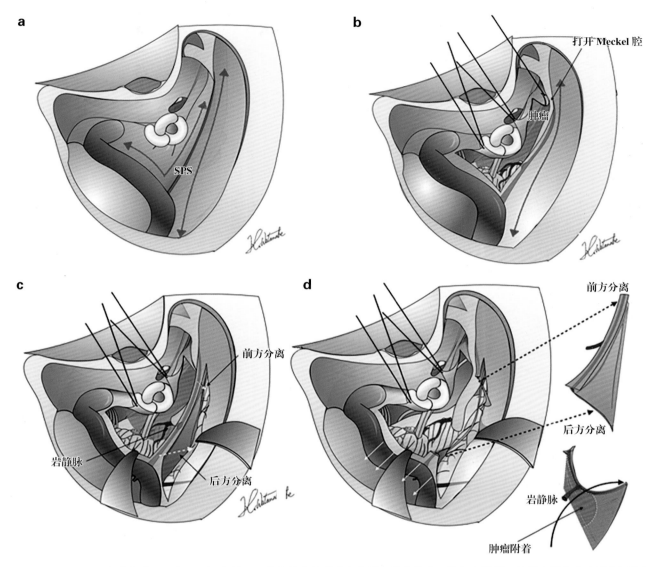

图 13.6 硬膜和小脑幕的剪开示意图。（a）剪开乙状窦前方的硬膜应位于乙状窦前方，并与之平行，然后在岩上窦（SPS）下方转向前。（b）牵开乙状窦前方硬膜后，在颅中窝底剪开颞部硬膜，并向后延伸至横窦上方。应注意保护 Labbé 静脉和其他主要静脉。（c、d）先电凝、结扎、切开前方的岩上窦，然后剪开小脑幕。首先在三叉神经孔外侧剪开前方小脑幕，然后向内侧剪开，直至滑车神经走行于小脑幕的位置。在岩上静脉引流至岩上窦的位置剪开后方小脑幕。并向内侧剪开直至小脑幕游离缘，注意保护滑车神经

视岩斜区脑膜瘤术后最常见的并发症。滑车神经麻痹对眼球活动的功能影响较小。其他可能出现损伤的神经是三叉神经和面听神经复合体。三叉神经在剪开硬脑膜或者小脑幕的时候可能会受损，因为三叉神经可能会被硬膜后的肿瘤挤向外上方。

岩斜区脑膜瘤术后，脑脊液漏的概率为 2%~17%，假性脑膜膨出的概率为 15%~28%。如果术后即出现脑脊液漏，我们首选的治疗方式是卧床腰椎穿刺外引流，除非漏的比较严重。通常是由于开放的气房未封闭好，导致脑脊液从中耳漏出。假性脑膜膨出具有自限性，很少需要治疗。脑干梗死是文献报道中的另一个并发症。避免脑干损伤最好的方式是当肿瘤与软脑膜粘连紧密的时候，不要过多地切除肿瘤。

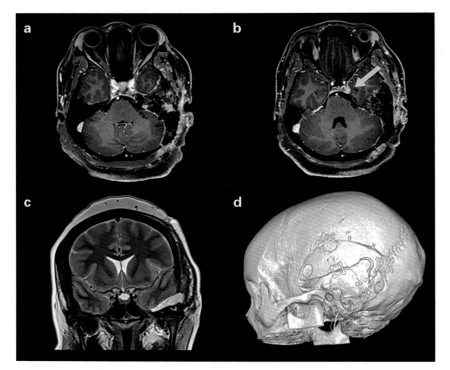

图 13.7 术后（a、b）T1 轴位增强 MRI 显示肿瘤的近全切除，但在左侧海绵窦内有小部分残留（黄色箭头）。（c）T2 冠状位 MRI 显示颅中窝底上的脂肪，左侧颞叶未见异常信号。（d）3D 重建显示骨瓣用钛钉钛片连接

观点

Walter C. Jean, Timothy R. Deklotz

■ 概述

将复杂的手术分解为几个要点，并将理想的要点重组成新的策略来处理复杂的肿瘤的概念在本书的简介中有详细的描述。这种"积木"的概念在岩斜区脑膜瘤手术的启蒙中更重要。通过将岩斜区脑膜瘤分为若干解剖区域，并对每一区域找到最适合的入路，神经外科医生只需要再将这些入路组合在一起而形成一个完整的入路。相比记住大量适合各种岩斜区肿瘤的手术方式，这种分部切除的方式更程序化，更不会让人胆怯。

岩斜区脑膜瘤横跨岩斜裂，并根据岩斜裂两侧肿瘤大小分为：岩骨区或斜坡区。有些医生认为，只有位于三叉神经内侧的脑膜瘤才能成为岩斜区脑膜瘤，但不管真假，在这一章节中，我们将谈论所有岩斜区脑膜瘤。首先应先了解肿瘤位于侧的解剖结构。

■ 斜坡区

将斜坡视为一个斜面，沿着椎－基底系统的轴线可以将斜坡分为 3 个区域，每一个区域都有最适合的入路（图 13.8，图 13.9）。区域 1 从鞍背直至内听道，适合此区域的入路是侧方的岩前入路。此区域的脑膜瘤通常包绕大脑后动脉的近端，并向上推挤动眼神经。通过磨除 Kawase 菱形区域，这个入路

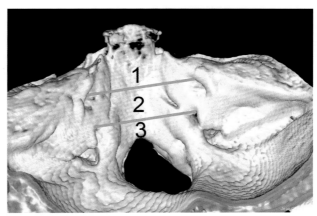

图 13.8 岩斜区背侧观。区域 1 起于鞍背，止于双侧内听道连线；区域 2 起于双侧内听道连线，止于双侧颈静脉孔连线；区域 3 起于颈静脉孔连线，止于枕骨大孔

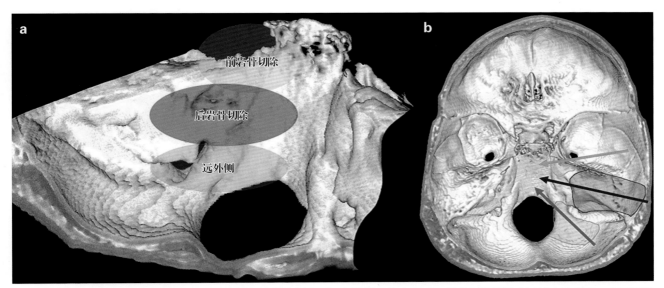

图 13.9 3 个区域的最优手术入路。（a）岩斜区域背外侧观。（b）岩斜区域上面观。岩前入路最适合区域 1 的病变，上可至鞍背，下可至内听道水平；迷路后入路和经迷路入路等岩后入路最适合区域 2，剪开小脑幕，向上可达鞍背水平，向下可至颈静脉孔水平；伴有或不伴有枕骨髁磨除的远外侧入路，最适合区域 3

最下方可达内听道水平。

病例介绍 1

一名 54 岁妇女因头痛进行性加重 2 年，多发的内分泌问题和左眼视力恶化就诊。肿瘤延伸至鞍背上方，并包绕大脑后动脉和部分大脑中动脉（图 13.10a）。向下达内听道水平，但未低于下方。通过侧方颞上入路切除肿瘤主体，然后经岩前切除到达斜坡区域（图 13.10b）。辅助内镜经鼻入路来切除蝶窦内肿瘤。

区域 2 位于内听道和颈静脉孔之间，通过岩骨后外侧入路是到达该区域最适合的入路。岩骨后最基本的方式是迷路后入路（图 13.3）。通过磨除更多的骨质，切除部分或全部的迷路（如经迷路入路）可以更好地暴露岩骨后方区域，并能使医生能够处理对侧斜坡的病变。但是迷路部分切除会引起听力损伤，所以经迷路入路只适合没有听力的患者。这种入路最终的形式是经耳蜗入路，但是因为需要将面神经向后移位，极易将其损伤，所以现在很少使用。虽然岩骨后切除也能到达鞍背水平，但需要过多牵拉颞叶。该入路向下能够到达颈静脉孔以下。

区域 3 是颈静脉孔连线水平以下的最低部分。不管去除还是不去除枕骨髁（如经髁入路），远外侧入路都是处理该区域肿瘤最合适的入路。通过去除枕骨髁，可使术者视野更靠前方，增强处理中线区域的能力。此入路上至内听道，下至 C1 水平。

遵循"积木"概念，超过两个区域的岩斜区脑膜瘤需要联合手术入路来获得安全的切除。本章的第一部分描述的是一个横跨区域 1、2 的肿瘤，通过联合经岩骨入路达到切除。对于涉及区域 1、2 的肿瘤，

需要记住内听道将岩前和岩后入路分开；对于区域 2、3 肿瘤，乙状窦将乙状窦前和远外侧入路分开。

病例介绍 2

一名 37 岁男子因进行性走路困难 1 个月到急诊就诊。因平衡不好，摔倒若干次。该病例脑膜瘤位于区域 2、3，上至内听道，下至枕骨打孔水平（图 13.11a）。通过迷路后岩后入路（区域 2）联合远外侧经髁入路（区域 3）多方向上分步切除肿瘤。第 1 天切除所有骨质，第 2 天切除肿瘤，最终达到肿瘤的近全切除（图 13.11b）。

■ 鼻内通道

将双侧内听道或双侧颈静脉连接起来，过连接线向中斜坡做垂直线，这个长度叫作"中央斜坡深度"，范围为 4~13mm（图 13.12）。位于中央斜坡凹陷区域的肿瘤对于外侧和后外侧入路来说是一种挑战，因为这些入路存在盲区。但是比较讽刺的是，最基本的乙状窦后入路通过横窦乙状窦交角的移位，可以很好地暴露此区域，但对于大肿瘤来说仍然让人望而生畏（图 13.13）。但是，随着工具和技术的进步，通过斜坡的内镜经鼻入路（如经斜坡入路）使达到此位置彻底成为可能。

对于岩斜区脑膜瘤来说，内镜经鼻经斜坡入路可以早期阻断斜坡硬膜的血供，而且相对于侧方和后外侧入路，工作距离更短。该入路上可达蝶鞍底，下可至枕骨大孔外侧至颈内动脉的斜坡旁段。该入路的边界大约为贯穿 Dorello 管的矢状面（图 13.14）。各种改动可增加该方法的暴露。通过硬膜下垂体移位，可以去除鞍背和后床突，进一步增加上方的暴

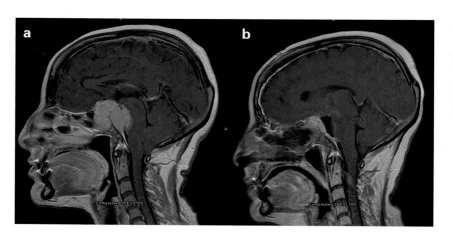

图 13.10 病例 1 的图像。此例患者病变位于岩斜区上方，主要位于区域 1。（a）术前 MRI 显示肿瘤上至鞍背上方，下至内听道水平；肿瘤偏左，包绕大脑后动脉，小部分大脑中动脉和动眼神经。通过侧方岩前入路到达岩斜区域，切除大部分肿瘤。（b）术后 MRI

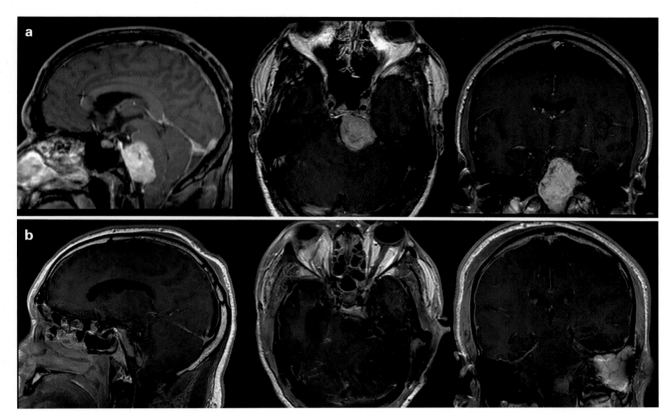

图 13.11 病例 2 的 MRI。（a）术前图像显示岩斜区肿瘤占据区域 2 和区域 3，上至内听道上方水平，下至枕骨大孔水平。通过联合迷路后入路和远外侧入路，分阶段、多角度地切除肿瘤。（b）术后图像显示肿瘤几乎完全被切除

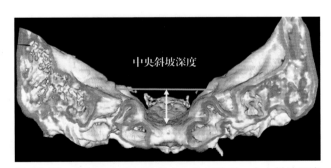

图 13.12 自枕骨大孔至鞍背方向的斜坡观。中央斜坡深度是指双侧内听道连线水平至斜坡的距离；对于深度比较深的患者来说，从侧方或者后外侧入路，看不到肿瘤附着点，这种情况下，最好选择内镜下经鼻经斜坡入路

露。通过磨除颈内动脉后方的岩尖（伴或不伴有动脉自身的移位），可以增加区域 1 旁上岩斜区域的暴露。或者通过对侧的经上颌窦入路（通过 Caldwell–Luc 或 Denker 上颌切除术）有利于岩尖的磨除，能够达到一个单纯经鼻内镜到达不了的区域。在区域

2 和区域 3 中，内镜经鼻入路的远内侧延伸允许经斜坡入路向外侧颈静脉结节和枕骨髁（图 13.14）。保守地来说，通过一些改进，将风险较高的操作留给内镜专家，"强化"的内镜经斜坡入路能够安全地处理双侧所以区域的岩斜脑膜瘤，上至三叉神经水平，下至舌下神经水平。

内镜经鼻经斜坡入路要尤其注意中央颅底缺损的重建和鼻咽部的分离。内镜下经斜坡入路行颅底重建比其他入路更具挑战性，很大程度上因为明显的硬膜缺损和因桥前池开放引起的脑脊液漏。据报道，术后脑脊液漏甚至脑桥疝的发生率略有升高。虽然不同机构之间有细微差别，但典型的重建包括硬脑膜（或筋膜）、脂肪层还有带血管的鼻内瓣。鉴于鼻中隔瓣尺寸大，柔韧性好，能耐受放疗，其在重建中尤其适用。

■ 联合开放和内镜入路

很明显，开放手术和内镜手术的优势和劣势完

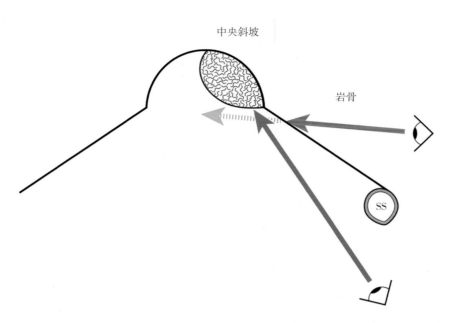

图 13.13 肿瘤位于中央斜坡的模式图。轴位图解示部分肿瘤在斜坡上的附着点对于乙状窦前或经岩骨入路等侧方入路来说，是一个盲区。乙状窦后入路（后外侧入路）相对于此部分肿瘤，视野更好，但是操作距离更长。SS. 乙状窦

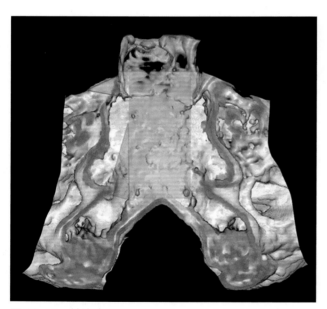

图 13.14 斜坡外表面的腹侧观。通过内镜经鼻入路可以到达不同颜色的区域。标准的内镜经鼻经斜坡入路可以到达长方形的橙色区域。外侧边界约为双侧 Dorello 管的位置，上界止于蝶鞍平台，下界为枕骨大孔。通过垂体移位，磨除后床突，可以到达紫色区域。通过内镜向前上方行岩骨切除，可以到达粉色区域。通过向颈静脉结节和枕骨髁方向进一步磨除，可达绿色区域（内镜经鼻的远内侧延伸）

美互补。侧方和后外侧入路在处理岩骨区域病变上尤其适用，而对于内镜经鼻入路来说却比较难。另一方面，内镜入路在早期阻断斜坡脑膜瘤血供上尤

其适用，并且能够到达开放手术到达不了的区域。对于右利手的内镜医生来说，应站于患者右侧进行操作，同时联合上下入路可以很好地处理左侧岩斜区脑膜瘤。对于倾向于错开两种方法操作时间的团队，有时两个阶段之间的时间间隔可能会非常大。

病例介绍 3

一名 63 岁的男性因间歇性复视若干月就诊。他 13 年前出现过相似症状，当时诊断为海绵窦脑膜瘤。该患者接受了放疗，后症状缓解。失随访多年后，因症状复发，遂行 MRI 检查，提示岩斜区巨大脑膜瘤，从左侧后床突延伸至中斜坡水平（图 13.15）。联合内镜经斜坡入路和岩前入路进行切除，但内镜经斜坡入路后（视频 13.2），外科医生和患者都选择推迟岩前入路的实施（第二阶段）。2 年后，肿瘤再次复发，患者最终进行第二阶段，成功切除肿瘤。

■ 可能的并发症及相应处理

对于岩斜区脑膜瘤来说，内镜经鼻和显微镜下经岩骨入路所带来的常见并发症已众所周知，包括脑脊液漏、颅骨神经病变、静脉阻塞相关的脑损伤还有脑积水。脑干损伤可以有多种原因，并表现为

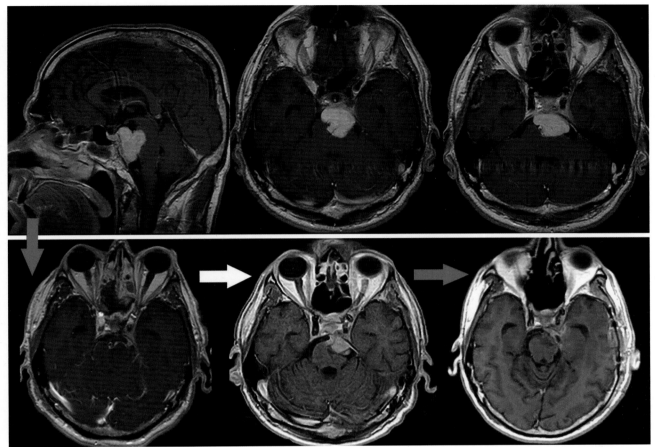

图 13.15　病例 3 的 MRI 图像。上排图像显示一岩斜区脑膜瘤患者，13 年前因肿瘤体积小，局限于左侧海绵窦内而行放射治疗（红色箭头：手术干预；白色箭头：定期随访）。患者行内镜下经鼻经斜坡入路肿瘤切除术（向下的红色箭头），但 2 年后肿瘤复发，再次行岩前入路切除部分肿瘤（水平红色箭头）

多种形式。由于肿瘤与脑干粘连，但过多切除所带来的直接性损伤包括运动功能受损以及意识障碍。然而，由于脑干缺血引起的严重并发症可反过来引起基底动脉及其分支的血供。这类损伤到目前为止是最严重的神经系统缺陷，但其讨论在神经外科文献中明显不足。

大部分的岩斜区脑膜瘤将基底动脉主干推挤向对侧（图 13.16）。然而，更常见的是这些肿瘤，即使是很小的肿瘤，也可能包裹同侧小脑后下动脉，小脑前下动脉或小脑上动脉（图 13.1c），这具体取决于肿瘤在斜坡区的位置。即使很难处理、很浪费时间、风险很大，也要利用娴熟的技术小心翼翼将这些血管与肿瘤分开（图 13.17）。肿瘤 360° 包裹基底动脉很罕见（图 13.16f），其给脑干供血的穿支血管肯定

从肿瘤中间穿过，从肿瘤内分离这些血管可能完全徒劳，且最终对患者有害（图 13.17）。

这种情况对于神经外科医生来说，在术中决策上很具有挑战。基底动脉和脑干之间残留一层肿瘤可以避免穿支血管的损伤，但会不会残留过多肿瘤而达不到脑干减压？如果基底动脉和脑干之间的肿瘤切除过多，会不会损伤穿支血管，导致脑干卒中？答案取决于基底动脉前方和后方（基底动脉和脑干之间）肿瘤的比例。如果肿瘤大部分位于基底动脉前方，术后脑干可以得到充分减压，基底动脉后方残存的肿瘤可不做处理。换句话说，基底动脉和脑干之间肿瘤的残留至关重要，既能保护穿支血管，也能达到手术目的，但是能否导致脑干的不完全减压仍是关键的"判断"。这仅仅是笔者的个人观点。

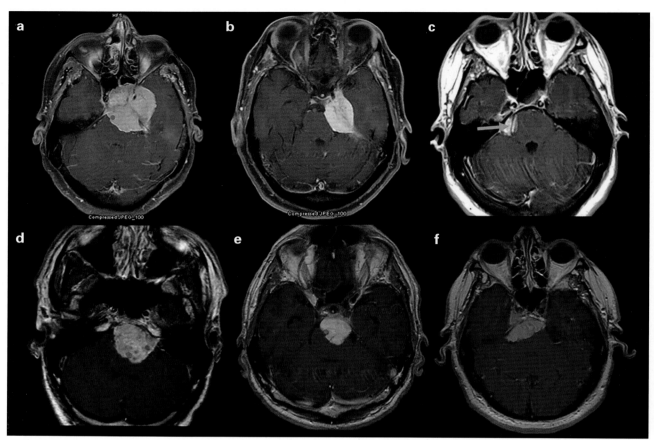

图 13.16 6 种类型的岩斜区脑膜瘤。如图 b、图 c 所示的小肿瘤，可能未包裹基底动脉，但在图 c 中，肿瘤对小脑上动脉有推挤（橙色箭头）。如图 a、图 d~f 所示的大肿瘤，基底动脉一般会被推挤向对侧，瘤内可见基底动脉的穿支血管。在图 f 中，肿瘤完全包绕基底动脉及多条穿支血管

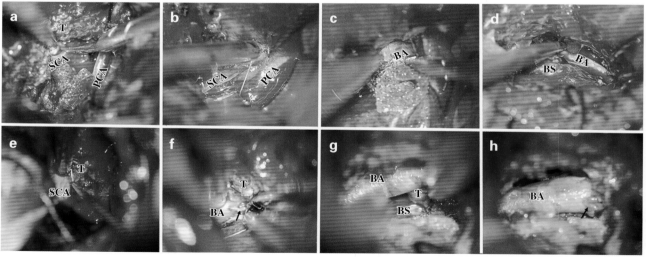

图 13.17 在两例病例中分离基底动脉。病例 1（a~d），图 13.16a 所示的病例。（a）锐性分离左侧小脑上动脉至基底动脉尖。（b）用尖针进一步向基底动脉尖方向分离小脑上动脉。（c）找到基底动脉近端。（d）基底动脉完全显露。如图所示，基底动脉与脑干之间未见肿瘤。病例 4（e~h），图 13.16f 所示的病例。（e）分离右侧小脑上动脉。（f）电凝出血的穿支血管（将穿支血管从基底动脉上剪断）。（g）切除基底动脉和脑干之间的肿瘤。（h）基底动脉从肿瘤上完全游离（箭头为剪断的穿支血管）。BA. 基底动脉；BS. 脑干；PCA. 大脑后动脉；SCA. 小脑上动脉；T. 肿瘤

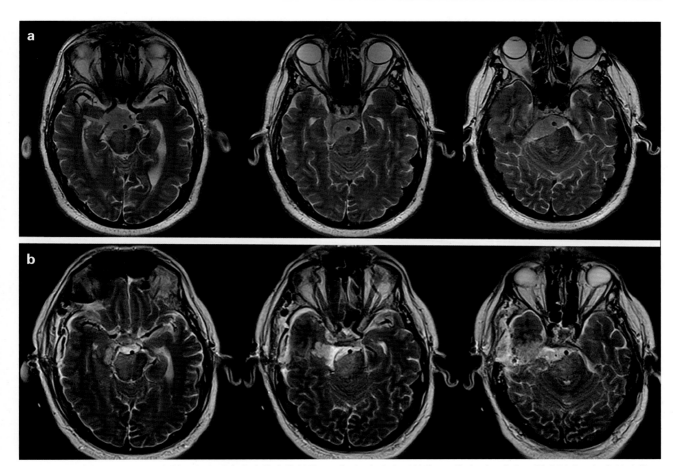

图 13.18　病例 4 的 MRI。岩斜区大脑膜瘤患者的术前轴位 T2 像（a）和术后轴位 T2 像（b）。黄色区域为肿瘤，红色箭头指示右侧的大脑后动脉。肿瘤内的黑点为基底动脉，大部分被肿瘤所包绕。术后基底动脉完全游离，肿瘤全切，但患者由于基底动脉穿支血管的损伤，出现脑干栓塞

病例介绍 4

　　一名 70 岁的女性近几周多次跌倒。平衡感差约一个月。MRI 显示岩斜区脑膜瘤，占据区域 1、2，并向区域 3 延伸，偏向右侧（图 13.18）。值得注意的是，双侧椎动脉止于中线左侧，基底动脉始于左侧，但其余部分被肿瘤 360° 包裹。采取分阶段切除的方式，先行右侧岩前切除术（一期）。然后打算二期行内镜经鼻入路，找到左侧椎动脉和肿瘤内下方的正常的基底动脉段。然而，在一期操作中，发现多支穿支血管横穿肿瘤，且肿瘤与脑干粘连紧密。当通过岩前入路切除大部分肿瘤后，患者出现了脑干卒中。

■ 参考文献

[1]　Abdel Aziz KM, Sanan A, van Loveren HR, Tew JM, Keller JT, Pensak ML. Petroclival meningiomas: predictive parameters for transpetrosal approaches. Neurosurgery 2000;47(1):139–150, discussion 150–152.

[2]　Almefty R, Dunn IF, Pravdenkova S, Abolfotoh M, Al-Mefty O. True petroclival meningiomas: results of surgical management. J Neurosurg 2014;120(1):40–51.

[3]　Al-Mefty O, Fox JL, Smith RR. Petrosal approach for petroclival meningiomas. Neurosurgery 1988;22(3):510–517.

[4]　Fernandez-Miranda JC, Gardner PA, Rastelli MM Jr., et al. Endoscopic endonasal transcavernous posterior clinoidectomy with interdural pituitary transposition. J Neurosurg 2014;121(1):91–99.

[5]　Hunter JB, Weaver KD, Thompson RC, Wanna GB. Petroclival meningiomas. Otolaryngol Clin North Am 2015;48(3):477–490.

[6]　Jean WC, Felbaum DR, Anaizi A, DeKlotz TR. Endoscopic endonasal approach for transclival resection of a petroclival meningioma: a technical note. Cureus 2016;8(6):e641.

[7]　Koutourousiou M, Fernandez-Miranda JC, Vaz-Guimaraes Filho F, et al. Outcomes of endonasal and lateral approaches to petroclival meningiomas. World Neurosurg 2017;99:500–517.

[8]　Kusumi M, Fukushima T, Mehta AI, et al. Tentorial detachment technique in the combined petrosal approach for petroclival meningiomas. J Neurosurg 2012;116(3):566–573.

[9]　Misra BK, Dunn IF, Al-mefty R, Al-Mefty O, Erkmen K.

Management of petroclival meningiomas: subtotal resection and radiosurgery vs. total removal. In: Al-Mefty O, ed. Controversies in Neurosurgery II. 1st ed. Thieme; 2013.

[10] Morera VA, Fernandez-Miranda JC, Prevedello DM, et al. "Far-medial" expanded endonasal approach to the inferior third of the clivus: the transcondylar and transjugular tubercle approaches. Neurosurgery 2010;66(6, Suppl Operative): 211–219, discussion 219–220.

[11] Patel CR, Wang EW, Fernandez-Miranda JC, Gardner PA, Synderman CH. Contralateral transmaxillary corridor: an augmented endoscopic approach to the petrous apex. J Neurosurg 2018;129(1):211–219.

[12] Sekhar LN, Bogaev C, Mantovani A, da Silva HB. Petroclival meningiomas and other petroclival tumors. In: Sekhar L, Fessler R, eds. Atlas of Neurosurgical Techniques: Brain. Vol. 2. 2nd ed. Thieme; 2015.

[13] Tahara A, de Santana PA Jr., Calfat Maldaun MV, et al. Petroclival meningiomas: surgical management and common complications. J Clin Neurosci 2009;16(5):655–659.

[14] Van Gompel JJ, Alikhani P, Tabor MH, et al. Anterior inferior petrosectomy: defining the role of endonasal endoscopic techniques for petrous apex approaches. J Neurosurg 2014;120(6):1321–1325.

第十四章 蝶骨－海绵窦－岩斜区

Michaela Lee, Rami O. Almefty, Peter Nakaji

陈垒　黄国栋 / 译

关键词：岩斜，海绵窦，桥小脑角，手术目标，生活质量

■ 病例介绍

一名 72 岁的女性主诉声音嘶哑。在看耳鼻喉科医生之前，她注意到自己的声音发生了变化，并经历了持续 2 个月的轻度右额痛和视力模糊。评估发现她的右声带瘫痪，为此，她接受了头部和颈部的计算机断层扫描（CT），显示颅内肿块（图 14.1）。她被转到我们的诊所做进一步的检查。神经系统检查显示，除了前面提到的声带问题外，她所有的脑神经都完好无损。她没有平衡方面的问题或弱点。然后进行大脑磁共振成像（MRI）（图 14.2）。

> **问题**
>
> 1. 基于所有影像学表现，鉴别诊断是什么？
>
> 2. 有哪些治疗选项？（您需要进一步的影像学检查吗？）
>
> 3. 如果选择手术治疗，那么这位 72 岁患者的手术目标是什么？

■ 诊断和评估

MRI 显示右侧轴外岩斜区巨大的均匀增强的占位，扩大到桥前池，延伸到 Meckel 腔、海绵窦、蝶鞍、内听道前壁和颈静脉孔，对脑干产生了占位效应。MRI 显示无阻塞脑积水和有轻微的血管源性水肿。双侧海绵窦内颈内动脉大小基本一致。肿瘤在基底动脉周围生长，几乎包绕基底动脉，没有明显的血管移位。肿瘤靠近后组颅神经似乎是她出现症状的原因。第二个稍小的位于上方的占位与蝶骨平台脑膜瘤相似。尽管第二个病变看起来像岩斜区脑膜瘤的延伸，鉴于其形状和类似于"典型"的蝶骨平台脑膜瘤，我们将影像学表现解释为两个独立的病灶。该患者还有其他一些非常小的脑膜瘤，位于左侧额叶、枕叶和右侧颞叶凸面，这些肿瘤本身没有什么临床意义；因此，我们认为这些小的脑膜瘤可以通过定期影像检查进行随访。在有限的 CT 图像上，岩骨和斜坡可以看到原发性肿瘤的反应性改变。

脑膜瘤是最可能的诊断，但神经鞘瘤、软骨肉瘤或转移瘤也有可能。脑膜瘤通常生长缓慢，发病时症状隐匿。在 MRI 上，可以有典型的脑膜尾征，有时，如本例，可以看到肿瘤周围的脑脊液（CSF）裂隙，这意味着肿瘤与周围实质的分离。虽然这名患者不需要，但术前颞骨 CT 和 MR 静脉造影可用于制订手术计划，以了解肿瘤与某些结构（如 IAC、颈静脉球、横窦和乙状窦以及大的引流静脉）的关系。

我们认为岩斜区肿瘤是最有可能导致患者症状

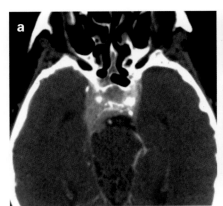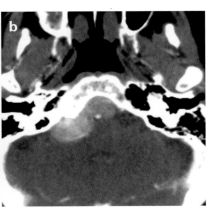

图 14.1 （a、b）轴位 CT 显示岩斜区高密度肿块，一直延伸到海绵窦和 Meckel 腔。右侧斜坡的增生性改变也很明显

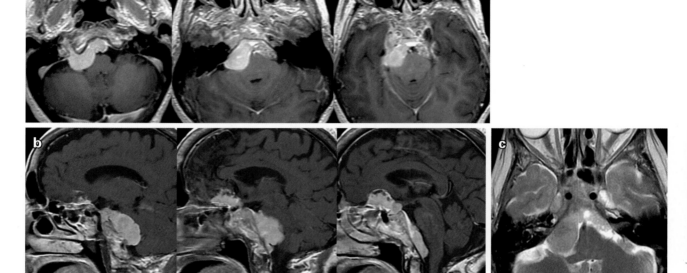

图 14.2　一系列（a）轴位和（b）矢状位 T1 加权磁共振成像（MRI）对比和（c）轴位 T2 加权 MRI 显示轴外显著强化的岩斜区占位伴脑干压迫

的原因，手术切除既可以诊断，又可以立即减轻神经和脑干的压迫。如果有必要，在未来的手术中可以将蝶骨平台肿瘤也切除，因为这两个病变不能在一次手术中安全地切除。

在制订手术计划时，应始终仔细考虑患者的年龄和医疗状况。在这种情况下，应根据患者的总体状况和预期寿命，仔细评估患者的症状和脑干减压的必要性，以权衡所有手术选择的潜在风险。我们患者的主要症状是声音嘶哑。除此之外，她是一个非常能干的人，全职工作，过着积极的生活。影像学检查显示岩斜区占位形态不规则，累及多支血管和颅神经。完全切除将是非常困难的，存在留给患者严重的神经缺陷的高风险。因此，我们设定了脑干减压的手术目标，做到最大限度地切除而不留下医源性神经损伤。通过这个限制性目标，我们希望能保持她的生活质量，即使是以留下一些肿瘤为代价。由于这些脑膜瘤生长缓慢，这些残留的肿瘤可以通过影像监测观察或辅助放疗进行治疗。这种策略的内核并不是为外科医生提供偷懒或粗心大意的"许可证"；必须尽可能彻底地切除肿瘤，对所有关键结构进行细致的分离和保护。我们要认识到维持生活质量胜过完整切除和术后"干净"的图像。

■ 解剖和治疗考量

岩斜区脑膜瘤的手术切除具有很高的挑战性和

技术要求。这些肿瘤通常发生在蝶枕结合部附近，在 IAC 前方。它们可以长得很大，延伸到天幕切迹、颅中窝、海绵窦和颅后窝。通常到患者出现症状时，脑干和颅神经已经发生移位，并且常常包裹着重要的神经血管结构。由于这些因素的综合作用，对于患者来说，想做到完全切除术后没有明显的并发症是特别困难的。除了肿瘤包裹着重要的神经血管结构外，在 T2-FLAIR 像上肿瘤和脑干之间没有蛛网膜界面以及脑干软脑膜浸润和自身的高密度，都使得完全切除肿瘤同时不出现并发症几乎不可能。因此，对于处理这些肿瘤的外科医生来说，广泛了解受累区域的复杂解剖结构是非常必要的。

岩斜区脑膜瘤患者通常表现为持续加重的头痛，伴或不伴有梗阻性脑积水、颅神经或小脑功能障碍，以及与脑干压迫有关的症状。我们的患者表现为后组颅神经功能障碍。脑干压迫也经常导致严重的神经功能缺损；因此，脑干减压通常是手术的主要目标之一。

在确定手术入路时，外科医生应考虑患者和肿瘤的几个特征：术前 KPS 评分、海绵窦是否侵犯、颅神经是否受累、脑干压迫和水肿、关键血管是否包绕、肿瘤的血供和椎-基底动脉系统供血血管。对于一些患者，术前栓塞以减少术中失血可能是合适的，因为岩斜区肿瘤的血供通常由脑膜中动脉、小脑幕动脉或咽升动脉的分支供应。此外，根据肿瘤的复杂性和手术入路的联合（即前外侧和后外侧），手术可以分阶段进行。

入路选择

历史上，岩斜区脑膜瘤是通过经岩骨入路或其改良入路切除的。例如，岩前入路（如 Kawase 入路）通过岩斜区上部从动眼神经（颅神经Ⅲ）到内听道，提供了到桥小脑角前内侧部、岩骨尖、Meckel 腔和脑干腹外侧的空间从而到达病变位置。对于这个患者，岩骨前部切除术不能充分暴露岩后区域和斜坡下半部分。

岩骨后入路，如乙状窦前迷路后入路、经迷路入路和经耳蜗入路，一般针对 IAC 的后外侧区域。迷路后入路具有保留听力的优点，但它对于通往岩斜区只能提供有限通道，与上面提到的许多入路一样，其与颅中窝开颅术结合更有效。经迷路入路可以进入到小脑幕和颈静脉孔之间的空间，对于这个患者来说这也可能是一个选择，但会损害她的听力。这个入路很难到达后组颅神经Ⅸ～Ⅺ（舌咽神经、迷走神经和脊副神经）。在这一范围内最具有侵袭性的入路是经耳蜗入路。它提供了最广泛的暴露，从脑桥到延髓，使得我们可以到达脑干腹侧病变。但是，它需要面神经移位，这将使患者术后面部无力。

总而言之，积极的方式（如经迷路或经耳蜗入路）可提供足够的暴露以切除肿瘤，但可能付出听力损失和面瘫的代价。因此，全岩骨切除术已经失去了许多外科医生的青睐，因为与这些手术入路相关的并发症发病率很高，即使是最大限度的暴露，也不能保证完全切除。颅底总有一部分硬膜附着处是无法切除的，因此即使是最大限度的暴露也会有肿瘤细胞残余。由于存在这些潜在的并发症和结局，因此在许多情况下，完全切除肿瘤的手术益处并没有超过其带来的重大并发症。

选择入路

考虑到我们患者的高龄和肿瘤的大小，在大范围暴露的情况下她可能无法忍受长时间的手术而不出现一些术后神经功能缺损。因为我们的手术目标是最大限度地安全切除肿瘤，特别适用于脑干减压，而不是全部切除，所以我们选择分阶段手术，从右侧乙状窦后开颅手术开始，留下左侧岩斜区和蝶骨平台肿瘤，如果需要的话，可以在下次手术中切除。

乙状窦后入路是神经外科手术的主要入路之一，它可以暴露岩骨后表面、脑干腹外侧和枕骨大孔。此入路用途广泛，通过岩骨磨除程度的多和少，以获得足够的暴露。例如，远外侧入路可与乙状窦后入路相结合，以获得前外侧自上到下的暴露。

这种入路可以为患者提供足够的暴露，以达到脑干减压的目的，而不会损害她的听神经和面神经功能。T2 加权图像显示肿瘤与基底动脉之间存在蛛网膜平面，这将有助于肿瘤的切除。尽管可能难以到达脑干的前侧和对侧部分，这是因为它受到了面神经和前庭蜗神经（颅神经Ⅶ和Ⅷ）的限制，对于脑干减压来讲，切除这些区域的肿瘤并不一定是必须做的。

■ 技术描述

患者体位是仰卧位，右肩抬高，头转向左边，Mayfield 头架固定头部，保持手术稳定。监测颅神经Ⅶ～Ⅻ（面、前庭蜗、舌咽、迷走神经、副神经和舌下神经）功能，并获得其基线值（参见"入路三要素"）。

入路三要素
手术通道：下部，后外侧。 开颅方式：乙状窦后开颅。 调整：无。

神经导航已注册并确认其准确性。然后用它来勾画横窦和乙状窦联结处（TSJ），并标记一个略微弯曲的耳后切口。患者准备完毕后，用无菌巾覆盖，切开头皮至头骨。神经导航再次确认 TSJ 的位置后，在 TSJ 的下方和后方钻孔。用带有脚踏板附件的开颅铣刀打开颅骨，保持在横窦下方和乙状窦后面。所有暴露的乳突气室用骨蜡封闭。打开并固定硬脑膜，将手术显微镜放置到手术区域（参见"手术设置"）。

手术设置
体位：仰卧位，头转向左侧。 手术切口：耳后切口。 颅骨打开方式：乙状窦后。 硬膜切开术：十字切开。

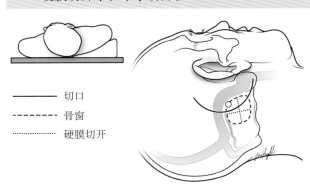

———— 切口
- - - - - - - 骨窗
············ 硬膜切开

将桥小脑角池迅速打开,并释放脑脊液,使小脑放松。在显微操作和锐性分离下将肿瘤和小脑分离(图14.3a)。然后,我们通过双极电凝和锐性分离将肿瘤与岩骨后表面断开,从而阻断肿瘤血供。进一步使用神经刺激器刺激肿瘤的侧面从而确定了颅神经Ⅶ~Ⅺ(图14.3b)。在确认肿瘤表面没有任何神经后,我们开始用超声吸引器对肿瘤进行大部切除(图14.3c~e)。一小部分标本被送去做术中冷冻检查,结果证实为脑膜瘤。当肿瘤被大部切除后,我们开始移动肿瘤,并将其从小脑和颅神经Ⅶ~Ⅹ处分离。

我们进一步切除肿瘤,发现肿瘤和脑干之间有一个较好的界面,在不损伤脑干和其血管系统的情况下将其剥离。进一步处理肿瘤的下界,将肿瘤从颅神经Ⅸ~Ⅺ进入颈静脉孔以及颅神经Ⅵ进入Dorello管的位置处切除。我们尽可能从斜坡上切除更多的肿瘤。但是,正如预期的那样,如果不对脑干施加牵引,就无法到达对侧。

然后,我们将注意力转移到肿瘤的最下部,我们将肿瘤从颅神经Ⅻ分离(图14.3f)。此时,我们已使用该方式安全切除了尽可能多的肿瘤(图14.3g)。止血后,用抗生素浸泡的生理盐水充分冲洗手术区域。硬脑膜用牛心包补片封闭,以实现水密缝合,同时给予硬脑膜密封剂。我们再次用骨蜡封闭可能裸露的气房,并用一小块钛网代替骨瓣。

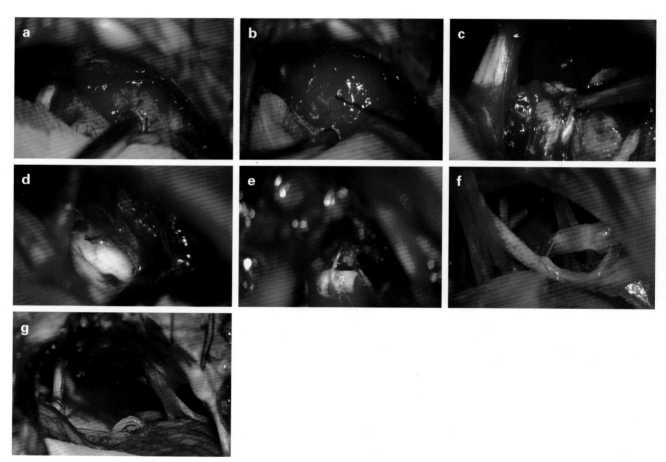

图14.3 术中图像。(a)肿瘤(中)、小脑(下)、颅神经Ⅶ/Ⅷ复合体(左)。(b)肿瘤包膜表面的神经刺激器。(c)在左侧颅神经Ⅶ/Ⅷ复合体区域对肿瘤进行大部切除。(d)肿瘤大部切除术中观察脑干。(e)从基底动脉上分离肿瘤。(f)颅神经Ⅸ~Ⅻ和小脑后下动脉(中央)。(g)肿瘤切除术后瘤腔,左侧为颅神经Ⅶ/Ⅷ复合体,右侧为颅神经Ⅸ~Ⅺ,底部中央为小脑前下动脉,深部为基底动脉

手术要点

1. 随着放射外科作为一种针对残留较小肿瘤的辅助治疗方法的出现，治疗模式已经转向无医源性损伤的最大部分切除，而不是不惜任何代价进行最大限度地切除。限制手术目标和手术切除以维持生活质量在老年患者中尤其重要，老年患者可能无法忍受长时间的侵袭性手术，其自然寿命可能限制残余肿瘤造成的任何损害。

2. 尽管了解解剖学标志（如星点）非常重要，用以界定横窦和乙状窦的交界处，但由于每个患者的解剖结构存在差异，因此神经导航可能有助于规划开颅。

3. 对于乙状窦后入路，使得患者的颈部屈曲，然后稍微将头顶向地面方向倾斜，这将最大限度地提高外科医生在切除肿瘤上部时的视野和舒适度。术前让患者模拟手术体位，看看颈部是否可以耐受，这对于手术是有益的。

4. 通过将肿瘤从颅底分离进而断其血供是非常好的第一步。

5. 肿瘤大部切除减压进而降低肿瘤负荷对于分离肿瘤和脑干以及肿瘤和神经之间的界面大有裨益。

6. 在手术过程中，外科医生应该间歇性暂停手术，以考虑是否应该重新定义当前的策略或目标。

■ 术后管理

考虑到肿瘤的大小和位置以及与颅神经的关系，我们的患者在手术后表现良好。术后 MRI 显示脑干

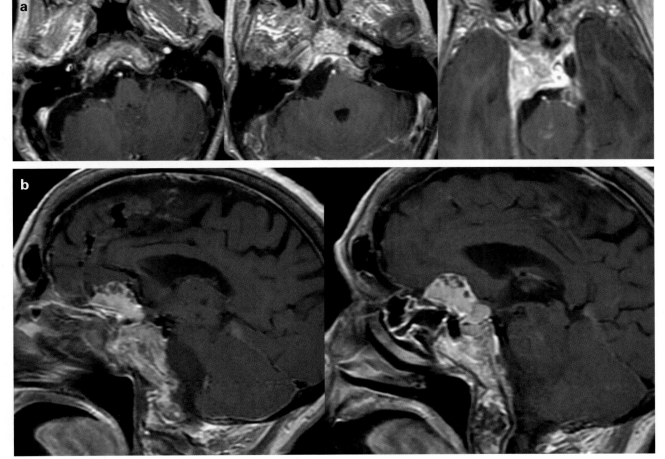

图 14.4 术后连续（a）轴位和（b）矢状位 T1 加权 MRI 对比显示脑干减压良好，对侧脑池和海绵窦内有少量预期残留的肿瘤

减压充分，对侧桥前池、Meckel 腔和海绵窦内有少量肿瘤残留（图 14.4）。虽然肿瘤切除的总百分比是适度的，但切除的量与我们在手术开始时打算切除的量是一致的。

患者术后右侧外展颅神经麻痹，这是意料之中的，因为肿瘤与神经粘连，在手术中通过牵拉此神经进而切除肿瘤。我们预计神经功能缺损会随着时间的推移得到解决，到术后第 4 天，神经麻痹已经得到改善。后续的喉镜检查再次显示右侧声带麻痹，同时伴有左侧声带的不完全代偿性关闭，其余神经功能保持完好。患者于术后第 5 天出院接受紧急康复治疗，并于术后不久返回家中。在耳鼻喉科进行声带注射后，她的声音也有所改善。

病理诊断为 WHO Ⅰ级过渡型脑膜瘤，MIB-1 指数为 2%。考虑到肿瘤级别较低，且随访 3 个月影像学稳定，我们选择对患者进行持续影像学随访，延迟二期手术。初步的手术目标已经达到，患者对手术结果很满意。

■ 可能的并发症及相应处理

岩斜区脑膜瘤切除术可能发生的并发症和相关的处理是很具有挑战性的，因为它们涉及重要的神经血管结构。没有两个肿瘤是完全相同的。一些比较软，相对好分离；而另一些则血供丰富，不好处理，或与神经和血管紧密地交织在一起。当肿瘤不好处理时，颅神经会被牵拉或损伤，造成暂时或永久的功能障碍。虽然动作轻柔至关重要，但残留一些肿瘤往往比造成永久性医源性损伤要好。手术中损伤颅神经Ⅳ或Ⅵ引起的暂时性复视是很常见的，但幸运的是，它通常也是暂时性的，短疗程的皮质类固醇可以帮助减少刺激。如果担心患者颅神经Ⅸ、Ⅹ或Ⅻ功能不全，在患者开始进食前，拔管后需要进行吞咽功能评估。声带功能障碍患者也可以暂时用声带注射治疗。

与所有神经外科手术一样，在岩斜区肿瘤切除术中必须关注血管。根据肿瘤的不同，岩斜区脑膜瘤可能和大血管粘连较紧，如基底动脉及其穿支。任何横贯血管的损伤都可能导致缺血性卒中。如果在手术中侵犯软脑膜表面，也会造成脑干损伤；因此，任何附着在脑干及其软脑膜血管上的肿瘤都应残留。

与幕上开颅术相比，颅后窝开颅术后出血和脑脊液漏的风险更值得关注。颅后窝空间更小，对血肿的耐受性也差得多。关颅前应严密止血，术后设定血压目标并保持在正常范围内。颅后窝开颅手术硬脑膜封闭必须是水密的，以减少脑脊液漏的风险。尽管如此，如果尽了最大的努力还是发生了脑脊液漏，治疗方法包括抬高患者的床头，放置腰椎引流管，重新探查瘘口并进行初步修复，并进行分流。

观点

Pankaj K. Agarwalla, R. Tushar Jha, Siviero Agazzi, Harry R. van Loveren

■ 概述

在前面的章节中，作者讨论了一种高度复杂的肿瘤，该肿瘤从蝶骨平台一直延伸到大孔。他们通过制定清晰的计划，进行手术同时实现了手术目标，使得患者在手术后 5 天出院并康复。取得如此优异成果的关键是明智地设定了一系列手术目标，使得治疗方法相对合理。尽管作者描述了他们的处理方式以及决策的一些理念，但由于这些理念通常与外科手术的技术细节同样重要，因此我们将会扩展一些理念。

尽管不可能为每种肿瘤制定一种治疗方法，但我们可以通过对每个患者制订的手术目标来指导我们的治疗。这并不是说在解剖和临床上的细微差别不重要，但是在决策过程的开始，这些都会给我们造成干扰。在必须首先设定手术目标的指导原则下，这一阶段我们要做的是排除许多不必要的使过程复杂化的"噪音"。

■ 设定手术目标

对于设定手术目标，我们建议与患者和您的手术团队成员进行讨论，例如在肿瘤病例讨论会上。对手术目标的讨论，特别是与患者的讨论，将强调他们愿意承受的风险，也给你一个机会了解患者希望从手术切除中获得什么。

病例介绍 1

一位 42 岁的女性到我们的诊所就诊，表现为 18 个月的头痛，视力模糊，还有复杂的海绵窦脑膜瘤病史。在大约 1 年前的最初磁共振成像（MRI）显示为海绵状脑膜瘤。在另一个神经外科团队的护理下，她接受了内镜经鼻蝶窦穿刺活检，结果显示是 Ⅲ 级脑膜瘤，随后接受了分割放射治疗。在发生目前的临床症状之前的 1 个月，患者出现了更严重的头痛和进行性右眼麻痹。随后的 MRI 显示肿瘤明显增大（图 14.5）。神经系统检查结果显示为右侧海绵窦综合征，包括复视，完全性右侧颅神经Ⅳ和Ⅵ麻痹，颅神经Ⅲ部分麻痹伴上睑下垂，以及 V1~ V3 支配区域皮肤感觉减退。患者和她的家人了解肿瘤具有侵袭性，并寻求适当的治疗以延长生存期。更重要的是，她愿意为实现这一目标而冒永久性神经功能受损的风险，甚至特别指出，如果我们需要"牺牲掉她的眼睛"，也是可以接受的。她清楚地知道，任何有意义的切除手术的尝试都会有牺牲右侧颈内动脉和右眼丧失功能的风险。在同意手术后，医生为患者成功地进行了右侧颈内动脉球囊闭塞试验以及线圈栓塞（图 14.5c~e）。在接下来的手术中，她接受了右侧额颞眶颧（FTOZ）开颅术和前床突切除术，以完全切除恶性全海绵窦脑膜瘤。

这个病例说明了"患者因素"如何决定手术目标的制订过程，从而决定了独特的手术方法。当然，全海绵状脑膜瘤的切除在我们的手术中并不是常规的，但是"患者因素"限制了 Nakaji 博士患者的目标，他们在上面的例子中扩展了这些目标。在这两种情况下，目标最终决定了每个患者正确的手术方式。

■ 实现目标的策略

一旦确定了手术目标，那么你必须选择最直接的方法来实现这些目标。需要强调的是，虽然"长期无瘤生存"有时是目标，但获得一个"干净"的术后影像，永远不是目标。在这里，我们需要提醒的是，更复杂的手术方式可能会实现"干净"术后影像，但是会带来"操作时间"依赖的风险，包括深静脉血栓形成、泌尿系统感染、肺栓塞、感染和伤口愈合问题等。与 Nakaji 博士的病例一样，我们提倡更直接的方法，比如对岩斜区脑膜瘤进行乙状窦后开颅手术，在他的案例中如果想达到手术的目的，首先需要做的就是脑干减压。

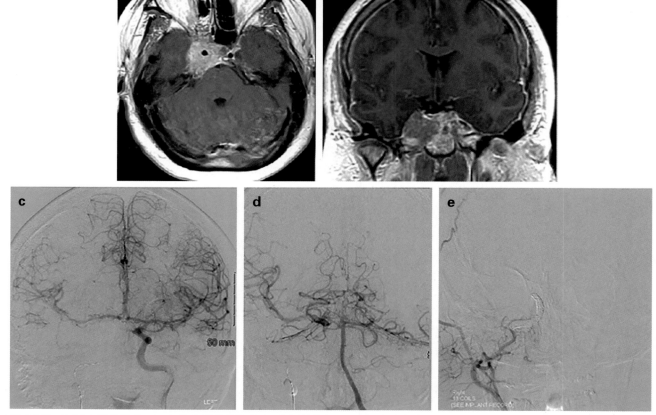

图 14.5 病例 1 相关影像。（a）给药后的轴位和（b）冠状位 T1 MRI 证实为大小 2.5cm×3.3cm×3.1cm 的右侧全海绵窦脑膜瘤。肿瘤被限制在海绵窦的侧壁内，包裹右侧颈内动脉和颅神经。（c、d）脑血管造影显示右颈内动脉（ICA）成功进行了球囊闭塞测试（BTO）。右侧 ICA 在进行 BTO 期间脑血管造影的前后投影以及左 ICA 和左椎动脉（VA）的对比注射分别显示了右侧大脑前动脉（ACA）和大脑中动脉（MCA）接收了来自前交通动脉（Acom）和后交通动脉（Pcom）的血流。（e）右侧 ICA 线圈栓塞后的前后投影，表明线圈附近没有血流

这并不是说复杂的方法是无用的，恰恰相反！复杂的颅底入路可以为更好的暴露、肿瘤切除和重要结构的保护提供关键的通道。然而，当一个复杂计划的每一个因素都被一个接一个地加入到一个不断增长的手术策略中，你必须清楚每个因素是如何改善手术暴露、肿瘤切除和对周围神经系统的影响。

一旦计划超出设计阶段，手术目标在执行阶段就可以达到两个目的。首先是告诉我们什么时候停止手术。在手术过程中，提醒你手术的目标，并坚持总体计划，以避免变得"贪婪"和承担不必要的风险，尤其是当这与患者对手术风险承担的期望背道而驰时。永远不要忘记你有停下来的选择，让自己有机会重头再战。

病例介绍 2

一位 66 岁的女患者，临床表现为眩晕，MRI 显示右侧岩斜区脑膜瘤（图 14.6）。在我们初次会诊时，她的眩晕问题已经解决。然而，她告诉医生她有间歇性的头晕发作严重时接近晕厥，以及右耳有充盈感。心脏科医生和耳科医生的评估认为与他们专科关系不大。我们向患者解释了脑膜瘤的自然病史，并告诉她肿瘤不太可能是她症状的罪魁祸首。我们建议 3 个月后进一步行 MRI 检查，结果显示病情稳定。尽管我们建议患者可以进一步观察，但由于病变引起患者严重的焦虑，这对她的生活质量产生了负面影响，她表达了强

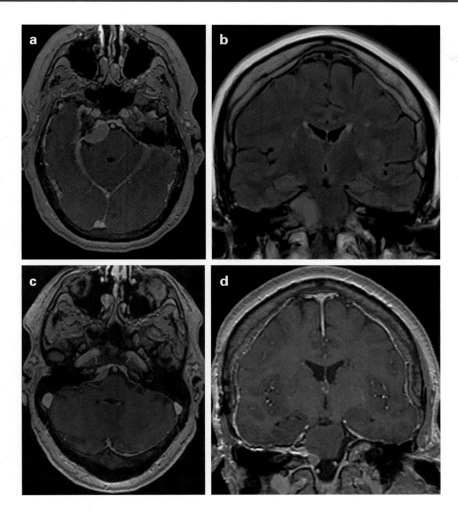

图 14.6　病例 2 相关影像。(a) 术前轴位 MRI 显示岩斜区大小为 2.6cm × 1.2cm × 2.6cm 脑膜瘤，从内听道（IAC）下方一直延伸到天幕缘水平。(b) 冠状位 FLAIR 成像显示肿瘤的下极位于内听道下方和颈静脉孔结节上方。(c) 术后轴位和 (d) 冠状位 MRI 显示肿瘤有残留，大小为 1.4cm × 0.6cm × 2.0cm，位于 IAC 的正下方，超出了岩前入路所能达到的范围。该病变在术后 17 个月的时间内一直保持稳定，最重要的是，患者在神经方面一直功能完整

烈的外科治疗愿望。在这个无症状且脑干受压最小的患者中，我们的手术目标是在没有医源性损伤的情况下进行最大限度地部分切除。我们认为达到这个目标的最佳方法是颅中窝开颅术和岩骨前入路切开术。手术结束时，我们的印象是，如果不是全部，至少大部分肿瘤已经被切除。由于手术目标已经实现，手术很快就结束了。然而，术后 MRI 显示在肿瘤的尾端大部分，在内听道和颈静脉结节之间有一个小的残留（图 14.6c、d）。尽管如此，她的神经系统完好无损，残余肿瘤在随访期间保持稳定。

尽管肿瘤延伸至内听道以下，但我们故意选择不进行岩骨前后入路联合切除术，从而可以广泛地暴露肿瘤的尾端。增加岩骨后入路切除术会显著增加手术的复杂性和延长手术时间。由于目标是最大

限度地部分切除，因此我们采用了独特的方式以最快的速度实现这一目标。考虑到患者已经接近 80 岁，残留的肿瘤会持续监视，如果病情进展，患者将接受相应的治疗。

■ 专注目标的手术计划

在治疗阶段，目标也可以帮助我们摆脱困境。执行复杂计划的过程很少会出现意料之外的偏差，并且牢记目标始终可以帮助你摆脱困境。

病例介绍 3

一位 67 岁男性患者，主诉双手精细运动功能减退，轻度行走困难，间歇性头晕。MRI 显示巨大的岩斜区脑膜瘤，大小为 5.9cm × 5.5cm × 3.9cm（图 14.7）。神经系统检查显示，左侧部分上睑下

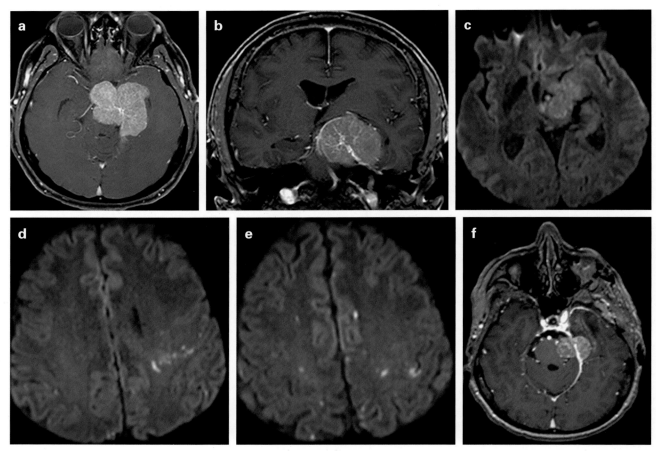

图 14.7 病例 3 的图像。术前（a）轴位和（b）冠状位 MRI 显示岩斜区 5.9cm×5.5cm×3.9cm 脑膜瘤。该病变引起脑干明显受压，并向对侧挤压基底动脉。（c~e）MRI 弥散加权成像后血管造影显示左侧大脑有栓塞性阻塞，包括内囊膝和运动皮质。（f）轴位 MRI 显示额颞眶颧入路肿瘤次全切除术后肿瘤残留。其中幕上部分 2.7cm×2.0cm×2.9cm，幕下部分 2.4cm×1.7cm×1.8cm。患者在术后 8 个月的时间里一直保持稳定。最重要的是，患者的神经功能有了显著的改善。残余肿瘤将通过持续 MRI 扫描进行监测

垂，右腿 4+/5 肌力。我们的目标是（1）脑干减压、（2）无医源性损伤的最大切除。因此，计划进行两次手术切除肿瘤，首先额颞眶颧入路开颅，然后进行岩骨前入路切除术。在手术前，我们做了一个脑血管造影来评估血管解剖情况，但是患者在这个诊断过程中发生了严重的左侧半球卒中。血管造影后 MRI 成像显示几个区域存在栓塞性梗死，包括内囊膝和左侧运动皮质（图 14.7c~e）。考虑到手术计划中的意外偏差，我们将手术方式改为单次手术，以加速他的康复之路。相信这仍能达到我们的目标，并理顺我们的计划，我们进行了额颞眶颧入路手术，以期部分切除岩斜区脑膜瘤。手术后，患者表现为完全的左上睑下垂和右上肢和右下肢近端只能移动。更麻烦的是，患者在手术后发生肺栓塞，需要进行抗凝治疗。患者在术后 8 个月恢复良好。他的左上睑下垂几乎完全消失，并且能够行走。MRI 显示有肿瘤残留，术后一直保持稳定（图 14.7f）。考虑到他恢复得很好，我们放弃了第二阶段的计划，认为这可能弊大于利。

■ 评价

在 Nakaji 博士和同事提供的案例中，目标明确地描述为脑干减压和维持生活质量。这种心态有助于为患者制定正确的治疗方法。并不是所有的脑膜瘤都需要切除，他们谨慎地确认，肿瘤位于颅前窝的部分会分散我们的注意力，患者的主要问题是颅后窝部分。手术计划的设计当时只专注于最直接的

方法来解决这个问题。

并非所有残留肿瘤都是不好的，也不是所有的脑膜瘤都需要切除。事实上，对于大多数不需要紧急手术治疗的脑膜瘤病例，我们认为都可以提前进行短暂的监测。我们通常会在 3 个月时间内获得所有上述的其他影像学信息，以便进一步了解患者和其家属的想法，并评估临床和影像学上的任何生长或变化。此时此刻，我们根据肿瘤生长情况和患者的症状决定是否继续监测或治疗。放射治疗也是一个重要的选择。除了手术切除外，有些患者还有合并脑积水的症状，单靠分流可以改善生活质量，而不需要任何外科干预。这对患有缓慢生长肿瘤的老年患者尤为重要。在规划手术方式时，这些非切除性策略也很重要，因为它们是实现、计划或其他方式进行次全切除的有用辅助选择。

有关 Nakaji 博士所描述的手术，我们做的时候会有一些细微的差别。对于体位，虽然我们以前用过仰卧位，但我们发现侧卧位同时肩部略微向前垂下，头颈角打开，更为有利。无论患者的颈部／肩部大小，这种姿势都可以获得更好的迎角。另外，在这个位置对侧静脉引流不受影响，如果患者有活动障碍，则其颈部保持稍微中性的姿势。

对于如何打开硬脑膜，我们倾向于在乙状窦上呈铰链样打开硬脑膜。这使得我们早期即可从硬脑膜的下切口引流脑脊液，用以保护硬膜不干燥，从而做到可能的一期缝合。当然，实现水密封闭是最重要的，并在必要时可以使用人工补片。因为时间和患者对自体颅骨收集不满意，我们更喜欢非自体移植物。

■ 结论

多年来，除了肿瘤和神经系统功能方面的目标外，我们的外科治疗方式一直在不断地调整，因为我们越来越关注患者的生活质量。虽然经常因为肿瘤的原因争取做到肿瘤的完全切除，但我们在考虑所有观点时，总是把重点放在对个体患者是否有利。最终，我们的患者把他们的生命交给了我们，我们必须做对他们有利的事。

■ 参考文献

[1] Abdel Aziz KM, Sanan A, van Loveren HR, Tew JM Jr., Keller JT, Pensak ML. Petroclival meningiomas: predictive parameters for transpetrosal approaches. Neurosurgery 2000;47(1):139–150, discussion 150–152.

[2] Adachi K, Hasegawa M, Tateyama S, Kawazoe Y, Hirose Y. Surgical strategy for and anatomic locations of petroapex and petroclival meningiomas based on evaluation of feeding artery. World Neurosurg 2018;116:e611–e623.

[3] Aziz KM, Froelich S, Bhatia S, et al. Surgical management of petroclival meningiomas. In: Quinones-Hindosa, ed. Schmidek and Sweet Operative Neurosurgical Techniques: Indications, Methods, and Results. 6th ed. Philadelphia, PA: Saunders; 2012:473–485.

[4] Coppens J, Couldwell W. Clival and petroclival meningiomas. In: DeMonte, McDermott, Al-Mefty, eds. Al-Mefty's Meningiomas. 2nd ed. New York, NY: Thieme Medical Publishers, Inc.; 2011:270–282.

[5] Faramand A, Kano H, Niranjan A, et al. Cranial nerve outcomes after primary stereotactic radiosurgery for symptomatic skull base meningiomas. J Neurooncol 2018;139(2): 341–348.

[6] Hunter JB, O'Connell BP, Carlson ML, et al. Tumor progression following petroclival meningioma subtotal resection: a volumetric study. Oper Neurosurg (Hagerstown) 2018;14(3):215–223.

[7] Hunter JB, Yawn RJ, Wang R, et al. The natural history of petroclival meningiomas: a volumetric study. Otol Neurotol 2017;38(1):123–128.

[8] Isolan GR, Wayhs SY, Lepski GA, Dini LI, Lavinsky J. Petroclival meningiomas: factors determining the choice of approach. J Neurol Surg B Skull Base 2018;79(4):367–378.

[9] Little KM, Friedman AH, Sampson JH, Wanibuchi M, Fukushima T. Surgical management of petroclival meningiomas: defining resection goals based on risk of neurological morbidity and tumor recurrence rates in 137 patients. Neurosurgery 2005;56(3):546–559, discussion 546–559.

[10] Miller CG, van Loveren HR, Keller JT, Pensak M, el-Kalliny M, Tew JM. Transpetrosal approach: surgical anatomy and technique. Neurosurgery 1993;33(3):461–469, discussion 469.

[11] Misra B, Dunn I, Almefty R, Al-Mefty O, Erkmen K. Management of petroclival meningiomas: subtotal resection and radiosurgery vs total removal. In: Al-Mefty, ed. Controversies in Neurosurgery II. New York, NY: Thieme Medical Publishers, Inc.; 2014:30–48.

[12] Pintea B, Kandenwein JA, Lorenzen H, et al. Factors of influence upon the SF-36-based health related quality of life of patients following surgery for petroclival and lateral posterior surface of pyramid meningiomas. Clin Neurol Neurosurg 2018;166:36–43.

[13] Starke RM, Williams BJ, Hiles C, Nguyen JH, Elsharkawy MY, Sheehan JP. Gamma knife surgery for skull base meningiomas. J Neurosurg 2012;116(3):588–597.

[14] Tummala RP, Coscarella E, Morcos JJ. Transpetrosal approaches to the posterior fossa. Neurosurg Focus 2005;19(2):E6.

第十五章　岩斜裂

Jamie J. Van Gompel, Jeffrey R. Janus, Brian A. Neff, Joshua D. Hughes, Jonathan Morris

左大辉　蒋太鹏 / 译

关键词：神经中轴钙化性假瘤，软骨肉瘤，分期手术，"远内侧"

■ 病例介绍

一名 31 岁的女性因进行性颈部疼痛在其他医院就诊。她感觉得自己的脖子"皱巴巴的"。经诊治，发现有一个斜坡肿块延伸到她的上颈部（图 15.1）。

患者在就诊医院接受了经右侧枕下入路活检术，但活检结果并没有明确诊断。几天后，她再次接受了枕颈融合术去尝试减轻因颈椎不稳引起的颈部疼痛。由于第一次活检不成功，同时对肿瘤的硬膜内的部分进行了第二次活检，但这导致了严重的左侧无力和其他并发症，数月来需要经皮胃造瘘和临时气管造口术支持。在经历了长期的住院治疗后，她接受了一系列磁共振成像（MRI）检查。由于肿瘤

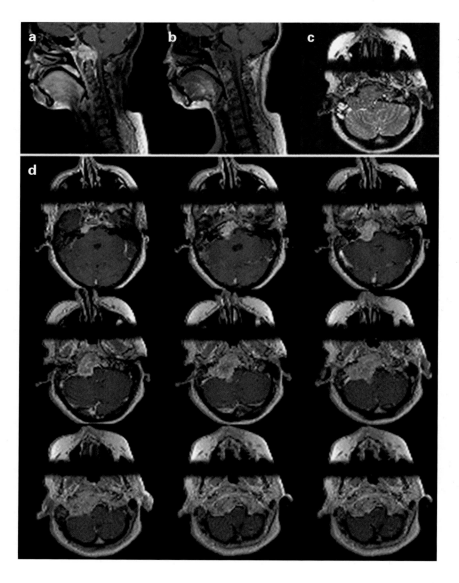

图 15.1 术前磁共振成像（MRI）。（a）T1 增强矢状位、（b）T1 平扫矢状位显示斜坡肿块，（c）轴位 T2、（d）轴位 T1 增强进一步显示的肿块范围

生长，颈部疼痛加重，她来到我们机构就诊。此时，她的左颈无力已经改善，尽管有痉挛，但仍然能够行走。不幸的是，她出现了进行性舌下神经无力和部分颅神经Ⅶ麻痹的新功能障碍。

问题

1. 还有哪些研究有助于诊断这是什么类型的肿瘤？
2. 枕下入路是活检病灶的最佳方法吗？
3. 在随访中检测到肿瘤生长后，应该进行什么样的进一步评估？

■ 诊断和评估

从最初的 MRI 所显示来看，病变的鉴别诊断包括脊索瘤、软骨肉瘤和纤维异常增生症。因为组织病理学特征可能影响治疗过程，第一步治疗进行活检是合理的。然而，由于大部分肿块位于斜坡内，使用枕下入路进行活检并不理想，而微创手术可能会更有效，如经鼻或经乳突。因为没有任何关于颈椎不稳的证据，不清楚她为什么进行枕颈融合术，推测可能是为了缓解疼痛，但结果并不理想。

第二次活检诊断为"神经中轴钙化性假瘤（CAPNON）"，这是一种罕见的炎症性疾病。复查影像学检查显示一个大的、生长缓慢的钙化假瘤（图15.2），脊髓和脑干受压。重要的是，现在肿块上部有 T2 信号改变，提示囊性变化，这一变化的临床意义尚不清楚。纤维异常增生是这个部位更常见的疾病，当看到这样的变化时，有恶性变成软骨肉瘤的风险，这种转变是否会发生在 CAPNON 中尚不清楚。MRI 显示肿瘤强化明显，提示病变血供丰富。但由于先前手术中颈静脉孔损伤，有大量出血，先前的手术记录对证实这一点几乎没有价值。

在我们最初的会诊中，基线听力图显示她的感音听力正常，右侧颅神经Ⅸ～Ⅻ功能障碍。计算机断层扫描（CT）显示颅颈交界处融合良好，没有假关节病变的证据，因此，颈椎不稳不太可能是她疼痛加重的主要原因。通过文献检索，发现一例有症状的胸椎钙化假瘤，经过吲哚美辛治疗后痊愈。由于患者新的主要主诉是颈部疼痛，我们没有发现吲哚美辛治疗的不利之处。出于担心恶性变化，我们建议通过内镜，经鼻途径对肿块的斜坡部分进行重新活检。患者考虑到她前面的经历和并发症，拒绝再次活检，但是同意接受吲哚美辛治疗。

服用吲哚美辛 6 个月后，患者的疼痛有所改善。但与前面引用的胸椎钙化性假瘤良好治疗效果相比，MRI 显示肿块无缩小，证明吲哚美辛治疗无效。继

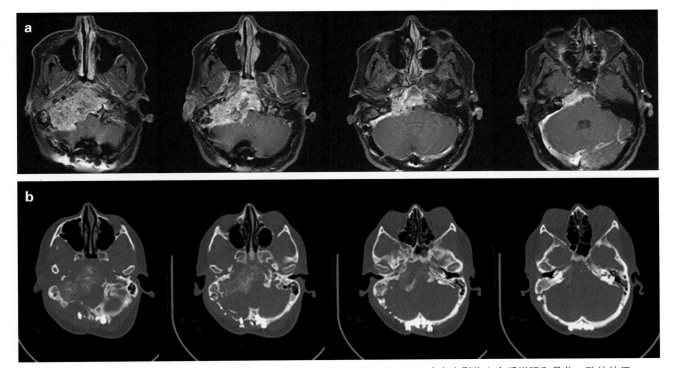

图15.2 术前图像。连续轴位图像：（a）T1 增强 MRI 和（b）CT 骨窗图像，显示病变在影像上实质增强和骨化一致的特征

续使用 6 个月，她的尿蛋白开始升高，并出现慢性肾功能不全的症状。停用药物后复查 MRI，发现肿瘤和囊性部分均有进展，此时，我们建议积极切除。

术前评估

由于有迹象显示肿瘤是高度血管化的肿瘤，因此，手术前进行了血管造影，显示肿瘤位于颅后窝中间偏右侧，血供丰富与脑膜瘤类似，少量动静脉分流与高度血管化肿瘤一致（图 15.3）。通过栓塞 2 根枕动脉和 2 根咽升动脉减少肿瘤血供。通过栓塞脑膜后动脉，右侧椎动脉的肿瘤血供也部分减少。因为可能会危及小脑后下动脉，我们放弃了进一步通过右侧椎动脉栓塞的想法。栓塞材料为 350~500 μm 聚乙烯醇颗粒。值得注意的是，从前面肿瘤活检时，右侧的颈静脉系统已经长期闭塞了。

为了准备如此复杂的颅底手术，可能需要不寻常的方法。我们幸运地拥有一个优秀的放射科，他们具有先进的分割能力，能够对肿瘤进行三维打印（图 15.4）。这提升了手术医生的术前计划和对多专业团队成员的沟通。此外，这种三维可视化对关键

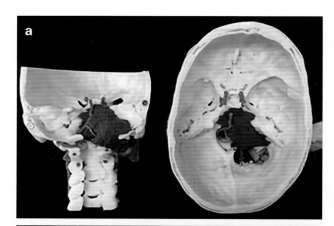

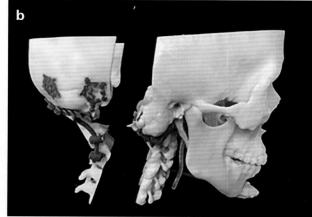

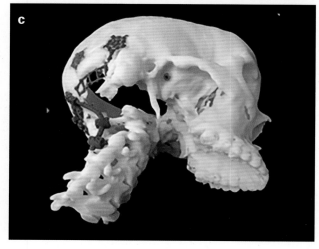

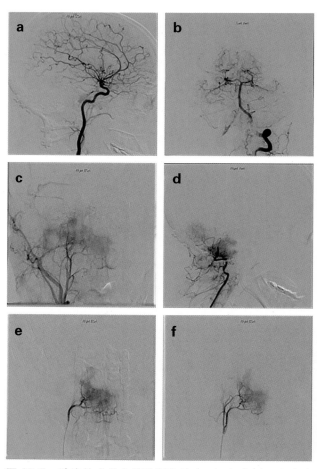

图 15.3 肿瘤的术前血管造影和栓塞。（a）右侧颈内动脉（ICA）造影显示正常的 ICA。尽管其接近岩骨，但对肿瘤无内部无供血，（b）椎动脉、（c）右侧颈外动脉、（d）右侧咽升支、（e）右侧和（f）左侧枕动脉造影显示肿瘤血供

图 15.4 肿瘤标记为蓝色的三维模型图。（a）从后向前看和从上向下看。（b）侧方视图显示模型已被切断，以便更好地分析三维解剖。（c）倾斜视图显示肿瘤切除后颅底缺损

颅底重建的计划有很大帮助。最后，在切除肿瘤后，我们通常会向患者提供一份三维模型的副本，以显示肿瘤已经切除，这样做通常会让患者产生积极的情绪，有助于术后康复。

■ 解剖和治疗考量

虽然切除的必要性不再是争论的问题，但是否需要完全切除的争论仍然存在。虽然右侧后组颅神经没有功能，但尚不清楚这是由病变侵犯还是由压迫造成的。如果是后者，单靠减压就有可能带来一定程度的恢复。在非肿瘤性疾病不需要完全切除的假设下，我们制订了手术目标，即最大限度地切除而不会导致额外的神经损伤，并进行组织病理学诊断以排除恶变。

入路选择

在斜坡和岩尖后方、内侧和颈动脉上方有大量的肿瘤部分，颈静脉孔和舌下神经孔完全被肿瘤包围，而耳蜗和迷路则没有肿瘤。我们考虑使用后外侧通道作为手术入路。经乙状窦入路可以通过开放的颈静脉孔切除肿瘤。虽然这会增加后组颅神经损伤的风险，但这位患者在手术前这些神经已经有明显的功能障碍。我们还可以考虑牺牲听力的手术入路，即迷路入路或者经耳蜗入路。在我们的患者中，听力和面神经功能几乎正常，这些入路是次选的。

首选入路

事实上，很难想出一种在不破坏正常神经的情况下完全切除肿瘤的方法。对于这样的肿瘤，我们的策略是将手术过程分成几个部分，并评估进入每个

位置的最佳方法。第一步，我们认为接近肿瘤囊性变性部分的最好方法是利用鼻腔通道。这步操作将为我们提供组织病理学依据，它决定二期手术方案。标准的内镜经斜坡入路会产生一个梯形开口，狭窄的一端朝向枕骨大孔。为了到达更外侧的结构，如颈静脉结节和孔，"远内侧"扩展是必须做的。"远内侧"这个术语是针对内镜技术创造的，可以达到"开放"手术中"远外侧"入路可以到达的相同区域。

第二阶段手术计划，利用肿瘤在颈静脉孔和内听道（IAC）之间形成的空间，在分离的部位用乳突迷路下入路。我们会打开颈静脉球，但不会越过后壁进入包含后组颅神经的神经室。此外，由于病变不是恶性的，我们打算保留后组颅神经，希望通过减压使它们最终能恢复功能（图15.5）。

> **问题**
>
> 1. 鼻内镜下经斜坡入路"远内侧"延伸的外侧界线是什么？
> 2. 两个阶段的手术计划隔多长时间？
> 3. 在治疗的每个阶段，你会监测哪些神经？

■ 技术描述

第一阶段：经鼻斜坡远内侧扩大入路。

患者仰卧位，没有行腰大池引流，做了立体定向CT血管造影。制作左侧鼻中隔黏膜瓣，左侧上颌窦造口后放在其内。切除肥大的后下鼻甲、腺体。通过广泛的蝶骨切开，我们确定了双侧翼管，并将其骨化到颈动脉破裂孔部分。这样暴露为周围有坚固包膜的斜坡部分肿瘤提供了一个大的手术通道（参见"入路三要素1"）。

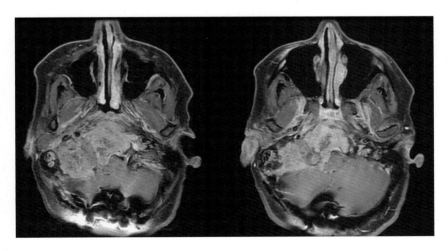

图15.5　两个阶段手术方案。两种手术入路的大致手术目标如图所示。视术中情况，内镜下经鼻斜坡远内侧扩大入路切除为红色区域。第二阶段经乳突迷路下入路，在手术允许的范围内尽量切除蓝色区域。这两者之间的界线是"想象的"，这里只是外科手术的设想

入路三要素 1

路径：经鼻。

开颅：无。

改良：经斜坡 / 远内侧。

即使进行了栓塞，病变血供也是非常丰富、质地坚固，并且里面已经钙化，只能一点点切除（图15.6a）。术中冷冻切片诊断为梭形细胞瘤，偏向于脑膜瘤，但最终病理是神经中轴钙化性假瘤。具体来说，我们分别对囊性变的区域进行了活组织检查，这一部分与神经中轴钙化性假瘤的其余部分在组织学上没有不同之处。我们使用 0°、30° 和 45° 的内镜切除肿瘤，一直切到看见并刺激了肿瘤内的颅神经Ⅵ（图15.6b）。我们从几处被破坏的硬脑膜的地方分离肿瘤，硬膜内的肿瘤切除顺利。因为舌下管和枕骨髁的骨质已经被病变完全侵犯，肿瘤本身就为我们提供了很多暴露，这样比典型的内镜经斜坡暴露的更向外侧。

我们还识别了舌下神经，在没有刺激它的情况下切除了这里的肿瘤。接着，我们切除了齿状突顶端区域的肿瘤和包膜。此时，我们已经通过内镜方法获得了尽可能多的预期成果。尽管术前进行了预防性栓塞治疗，患者在手术过程中还是输注了2 个单位的血液。在切除结束时，我们将胶原替代物放入硬膜内，并用阔筋膜修补硬脑膜。随后，将鼻中隔黏膜瓣旋转到位。这切除了大约 40% 的

肿瘤。

第二阶段：内镜辅助下经乳突迷路下入路。

这一阶段在内镜手术后大约 3 个月进行，以最大限度地恢复并降低并发症发生率。患者侧卧位。再次使用隐形 CT 血管造影进行定位。因为不想暴露枕颈部的内固定，乳突暴露时，我们使用了一个典型的小切口。我们暴露了乳突和先前的枕下颅骨的固定，并移除了一些前面用来固定枕下开颅手术靠近乳突的固定（参见"入路三要素 2"）。

入路三要素 2

路径：乙状窦前（经乙状窦）。

开颅：经乳突。

改良：迷路下岩骨切除。

我们进行了鼓室乳突切除术，但没有触及鼓膜。完全减压乙状窦，识别颈静脉球并减压，从而暴露充满颈静脉球部分的肿瘤（图15.6C）。接下来，对面神经的乳突段和迷路进行了骨化处理。我们打开了颈静脉球充满肿瘤的部分，但保留了完整的颈静脉球后壁，以便在硬膜外操作，把损伤后组颅神经的概率降至最低。在确认颅后窝硬脑膜的同时，我们对肿瘤进行了瘤内切除，并通过颈静脉球和迷路（迷路下）之间的路径，依次切除延伸到岩尖更深的肿瘤。在神经监测的帮助下，我们能够刺激和识别离颈内动脉近端最近的内听道里的面神经和硬膜外

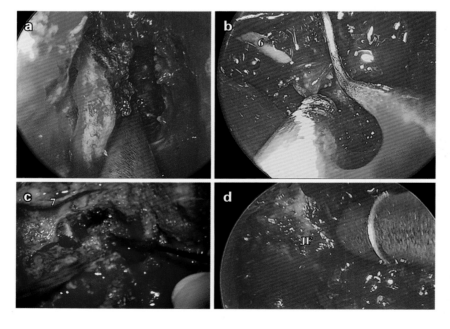

图 15.6 术中图像。（a）经鼻内镜下暴露，肿瘤呈钙化、颗粒状和血供丰富。（b）在最初切除肿瘤后，发现颅神经Ⅵ（6）位于肿瘤内，并从它周围切除肿瘤。（c）第二阶段经乳突迷路下入路显示乳突切除后的通道［乳突内的颅神经Ⅶ（7）］。（d）在显微镜下初步切除肿瘤后，将内镜伸进颈内动脉和后组颅神经之间的空间，在这里，我们从颈静脉孔（JF）切除肿瘤

的后组颅神经（图 15.6d）。肿瘤切除后，我们可以用 12mA 电流刺激颅神经Ⅸ、Ⅹ和Ⅺ。在这些神经的下方，可检测到颅神经Ⅻ的自发放电。我们在舌下管内解剖并完全骨化了颅神经Ⅻ。然后从这里向下切除肿瘤至枕骨髁。我们还发现了椎动脉上的脂肪，并从这个区域切除了肿瘤。

然后，我们向前尽可能多地切除肿瘤。值得注意的是，保留解剖完整的颅神经可能限制了我们的切除范围，但是，尽管术前这些神经部分功能障碍，我们始终认为保留神经的减压是我们的目标。我们秉承这一理念，在术中特别注意后组颅神经的反应。最终，我们对先前的切除空间的内侧进行了检查，确定了经鼻手术遗留的阔筋膜。这里有两个严重骨化的平面附着在硬脑膜上，应予以保护。我们曾在经鼻手术中遇到过这些情况。应保护它们完好无损，是因为它们似乎代表斜坡的再生和骨化，而不是神经中轴钙化性假瘤复发。

在这一点基础上，我们进行了积极的次全切除。用安装在 Mitaka 臂上的 45° 和 60° 内镜检查瘤腔，向上看，我们发现更多的肿瘤位于颈静脉孔深处。使用弧形刮匙，可以切除更多的肿瘤。我们在岩尖上方的颈内动脉上留下了一小部分肿瘤，以及颈动脉上也留下了一小部分肿瘤。通过 60° 内镜复查，我们对切除满意。彻底冲洗后用腹壁脂肪充填内侧缺损。在上鼓室和中耳的开口上方放置一块加压后的颞筋膜，上面用纤维蛋白胶。脂肪被用来消除乳突切除术和乳突尖部的区域。然后将切口分层缝合。

手术要点

1. 在这两种入路中，内镜辅助的应用降低了患者的致残率，增加了可视性和切除程度。

2. 这个患者的两次手术间隔 3 个月。这个时间间隔需要考虑患者术前病变的生长速度。

由于该患者的病变进展非常缓慢，我们认为 3 个月的相对较长时间间隔对她最有利。虽然我们准备实施第三阶段，以解决遗留在岩骨段颈动脉后方的少量肿瘤，但我们目前正在监测它的变化，希望能自动消失。

3. 术前栓塞可以允许术中处理更多的病变。此外，当这种大小的肿块累及颈静脉孔时，血管造影记录静脉解剖的有效流量对于避免进一步的致残至关重要。这对于像 MRI 静脉造影这类非侵入性技术是不可行的。

■ 预后

在 15 个月的随访中，患者表示自从神经中轴钙化性假瘤部分切除（＞ 90%）以来，她的头痛明显得到改善。我们与其讨论了第三次手术，通过颅中窝开颅联合前岩切除术切除岩骨段颈动脉附近的部分肿瘤；然而，由于患者的症状有所改善，她选择了观察。有意思的是，术后 CT 扫描显示病变的下部分出现钙化或硬化（图 15.7）。这些改变提示可能是骨再生，而不是复发性炎性假瘤。

人们对治疗这种炎症过程的最佳方法所知甚少。虽然大多数病例报道的病变可以在最低致残的情况下完全切除，但我们这个患者在相对难以接近的区域病变广泛，周围有许多关键结构，完全切除会导致严重的颅神经损害。因为病理不是恶性的，全切没有依据，而且患者已经从活检中遭受了足够多的痛苦。幸运的是，这个患者似乎没有复发。真正的问题是：是否需要完全切除，以及免疫调节是否会致其最终缓解。

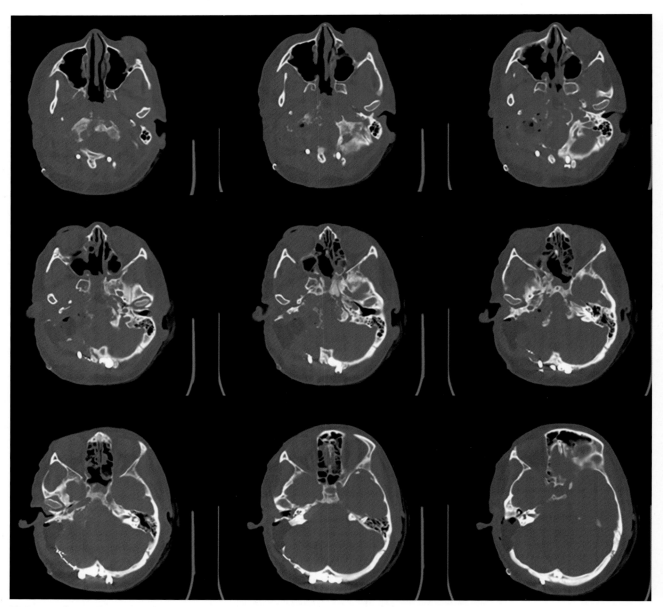

图 15.7 术后图像。3 个月时的连续轴位 CT 显示最终切除结果，在岩尖处有少量肿瘤残留

观点

Maria Koutourousiou, Paul A. Gardner, Carl H. Snyderman, Eric W. Wang

■ 概述

岩斜裂的骨肿瘤由于其位置深，广泛累及多个颅窝和孔，压迫甚至侵犯脑干，因而治疗极具挑战性。因为放射治疗控制脊索瘤和软骨肉瘤效果不理想，这促使外科医生采取激进的但有很大风险的根治性切除。在经颅手术中，颅神经挡在外科医生和这些深部肿瘤之间，使得颅骨破坏率非常高。自21世纪初以来，内镜经鼻入路（EEA）一直被用于治疗斜坡肿瘤，它可以直接进入斜坡，而不需要牵拉脑组织和干扰神经。尽管内镜下经鼻斜坡入路的主要局限是病变向颈内动脉（ICA）后面和岩斜裂之外的外侧扩展，为了克服这一局限性，技术正在继续发展。

■ 内镜下经鼻"远内侧"入路的优点和局限性

鼻内镜下经髁颈静脉结节入路（或"远内侧"入路）提供了一条独特的手术通道，从斜坡下1/3到脑桥和颈髓交界处的腹外侧面。正如在枕下外侧入路中加入背外侧髁切除（即"开放"手术中的经髁入路）可以形成更内侧的轨迹一样，在内镜经鼻入路中加入腹内侧髁切除可以获得更加向外侧的路径。随着"远内侧"入路的增加，即使肿瘤从岩斜交界处外侧延伸到颈静脉孔、舌下管和（或）枕骨髁，内镜经鼻经斜坡也成为治疗中线斜坡病变的一种选择。颅神经孔和颈内动脉的内侧边界限制了该入路向外侧扩展（图15.8）。通过对颈内动脉进行"骨化"（去除覆盖的骨质），并小心地牵拉动脉，可以将通路延伸到颈内动脉的后面。通过外展神经、颈内动脉斜坡段和破裂孔定义的"加德纳（Gardner）三角"可进入岩尖内侧（图15.9）。

优点

当病变位于脑干前方（如斜坡/岩斜骨肿瘤）时，脑干和颅神经的扭曲和向后移位使后外侧入路变得困难。因为这些入路从外侧到内侧的轨迹，需要在狭窄的手术通道内操作神经血管结构才能到达

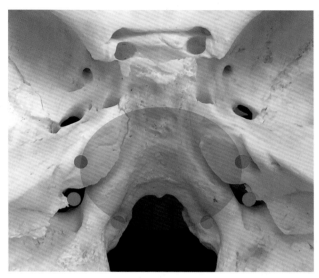

图 15.8 内镜经鼻入路进入颅底区域。两侧的内听道、颈静脉孔和舌下神经管用红点标记。在颅神经之间画的蓝色区域代表中央颅底，可通过内镜经鼻入路进入颅后窝

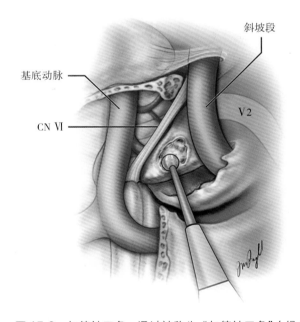

图 15.9 加德纳三角。通过被称为"加德纳三角"（绿色阴影）的入口，小心地在骨化的斜坡段颈内动脉（ICA）后方磨除，可以进入岩尖内侧。它以斜坡段颈内动脉、外展神经和破裂孔延线为界

腹中线区域。内镜下经鼻斜坡"远内侧"入路可提供直接、通畅的路径，通过内侧至外侧的轨迹进入斜坡、岩斜和枕骨大孔病变。内镜有更宽的视角，更好的照明，以及环顾角落的能力。此外，与大多数开放入路相比，"远内侧"入路不需要额外开放颅底硬脑膜。不同于那些直接累及肿瘤的部位，椎动脉不需要操作。如果这种手术是由经验丰富的外科医生进行的，那么不需要牵拉脑组织和神经、血管，风险会更小，恢复更快。

经对侧上颌窦造口入路（CTM）

这种最近发展起来的入路有助于改善像内镜下经鼻入路这类中线入路的侧方开放。从受累的岩斜区对侧进行上颌窦前造口术（Caldwell-Luc）。这条路径几乎平行于岩骨水平段颈内动脉的走行，因此可以实现从岩斜交界处到颈内动脉和颈静脉孔更侧向到侧向的（即侧到侧）的路径（图15.10）。通过对侧上颌窦路径（CTM）使用的解剖器械、吸引器和钻头，通常是与鼻内入路一样的。虽然这种方法的确切限制、应用和局限性尚未确定，但作为一个非常具有挑战性的区域的辅助工具，它具有很大的前景。

局限性

极外侧肿瘤位置 / 延伸

虽然前述的新技术已经将内镜经鼻入路的适应证扩大到中线以外的病变，但起源或延伸到岩斜裂

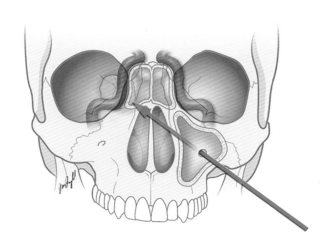

图15.10 经对侧上颌窦入路。该入路旨在扩大经鼻内镜入路朝向岩尖的外侧延伸范围。通过对侧上颌窦造口术，入路的轨迹深至颈内动脉斜坡段，与水平段的动脉几乎平行

外侧的肿瘤仍难以达到。即使使用有角度的内镜，岩骨外侧延伸的肿瘤也很难观察到，不明智的"盲目分离"会增加并发症和意外残留肿瘤的风险。

此外，增加侧方入路需要将斜坡段颈内动脉完全骨化，以使其可动态牵拉。虽然加用对侧上颌窦入路可能会减少这方面的需求，但对侧上颌窦入路艰难的学习过程可能会限制其普遍应用。

由于这些原因，许多位于岩尖的肿瘤，包括颈内动脉和颈静脉孔，不适合内镜经鼻入路，而开放的经颅入路才是首选。因为起源于颅神经外侧的肿瘤使关键结构向内侧移位，这是内镜经鼻入路的禁忌证，因此也否定了内侧入路的主要优势。最后，对于极外侧伸展的巨大斜坡 / 岩斜区肿瘤，往往没有一种单一的入路适合到达整个病灶，建议采用内镜经鼻入路和开放手术相结合的方法。

手术经验

内镜经鼻手术需要一支经验丰富的多学科团队和先进的设备（角度内镜和适合内镜分离、止血和肿瘤消融的器械）才能获得安全的结果。在尝试任何扩大内镜经鼻入路之前，必须要有广泛的培训和经验。尽管对于达到可接受的专业水平所需的确切手术次数没有达成共识，但在为患者选择复杂的内镜经鼻入路之前，外科医生分析自己团队的经验和结果是至关重要的。

手术并发症

内镜经鼻入路治疗广泛的颅底病变的主要缺点之一是术后脑脊液漏发生率高，尤其是颅后窝硬膜内肿瘤。当然，如果骨肿瘤被包裹在骨质中而没有累及硬脑膜，脑脊液漏很少出现。而一些在影像上似乎并没有发现侵袭性脊索瘤可以侵犯硬脑膜。使用带血管的鼻中隔黏膜瓣和脂肪植入的多层重建技术显著降低了脑脊液漏发生率，但这些技术也有局限性。肥胖与脑脊液漏有明显的相关性，因此，肥胖患者，特别是那些迫切需要持续气道正压通气的患者，不太适合应用内镜经鼻入路。同样，既往有多次鼻腔手术病史的患者，如果不再有血管重建的选择，应该建议他们考虑其他选择。

■ 病例介绍

一位53岁女性因左侧外展神经麻痹出现复视就诊。术前影像显示以左侧岩斜裂为中心的大的T2高信号肿块（图15.11）。初步诊断为岩斜部软骨肉瘤。

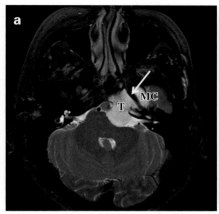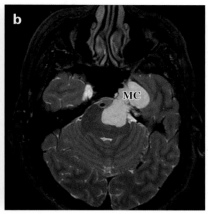

图 15.11 术前 MRI。(a)轴位 T2 MRI 显示一个巨大的岩斜区肿瘤(T)基底位于岩斜裂周围。(b)肿瘤延伸到了 Meckel 腔内。箭头.颈内动脉;MC.Meckel 腔;T.肿瘤

■ 解剖和治疗考量

对于中心靠近中线,外侧延伸没有超过颈内动脉、颈静脉孔或舌下神经管水平的斜坡区肿瘤,我们倾向于采用内镜下经鼻斜坡入路,必要时需要"远内侧"入路。以颅底孔/颅神经外侧为中心的肿瘤更适合于各种侧方入路,最佳选择取决于肿瘤在斜坡上的具体位置。对于上斜坡(即蝶海绵窦或视神经和海绵窦外侧的肿瘤),首选入路为翼点入路或额颞眶颧入路。在颈内动脉(岩脊)以上的中斜坡处,采用经岩骨入路。当肿瘤位于颈静脉孔或舌下神经管的外侧时,可采用远外侧或经髁入路。如上所述,对于超出任何单一入路可及范围的巨大肿瘤,联合入路可能是必要的,而在我们的机构,这些联合入路总是分阶段进行的。

上述女性患者的手术目标是完全切除肿瘤。由于肿瘤起源于颅神经孔内侧,适宜行内镜下经鼻入路。然而,即使大部分肿瘤可以通过内侧路径切除,但延伸到 Meckel 腔的部分需要在 ICA 的外侧分开单独切除。我们的计划是骨化颈内动脉,松开它在裂孔处的附着,从而允许进入岩尖和岩斜裂/软骨结合处,以实现我们的目标。

■ 操作说明

患者气管插管全身麻醉,仰卧在手术台上,Mayfield 三钉头部固定架,头部略向右转。放置中、后组颅神经(Ⅵ~Ⅻ)神经监测电极,注册图像导航,面中部和腹部都做好了准备和覆盖。由于认为硬脑膜侵犯的可能性很高,所以在手术的开始阶段就切取了带血管的鼻中隔黏膜瓣。

开始显露广泛的双侧蝶骨,上颌窦扩大造口,岩部受累面经翼突入路。切除鼻中隔后缘,然后,从蝶窦底部至枕骨大孔,两侧咽鼓管之间,用单极烧灼切除或松解鼻咽黏膜和筋膜。一旦斜坡完全暴露,磨除蝶鞍至枕骨大孔区域。

下一步,骨化从海绵窦到破裂孔的斜坡段颈内动脉旁动脉。左侧的翼状神经被认为是一个有用的标志。向后追踪,确定破裂孔的位置。因为必须在破裂孔处进行解剖才能进入岩斜裂隙,予牺牲翼状神经以充分暴露。覆盖在左侧 Meckel 腔上的骨质也被移除,使得颈内动脉可以进一步侧方移动,并进入 Meckel 腔内的肿瘤。

此时,肿瘤可以被切除。软的肿瘤,如脊索瘤或软骨肉瘤,可以通过吸引和刺激剥离器来定位颅神经来切除。用神经刺激器在 Dorello 管水平识别外展神经。因为岩斜骨肿瘤典型地将神经移向上方,神经的解剖从下到上的轨迹来进行。

在整个肿瘤切除过程中使用神经刺激和影像引导。采用 0° 内镜和角度内镜相结合的方法,充分探查手术范围,识别左侧颈内动脉后方潜在的隐匿性肿瘤(图 15.12)。轻柔地填塞止血剂和大量温水冲洗控制基底静脉丛出血。肿瘤向硬膜内延伸时,脑脊液漏来自岩斜硬膜缺损(图 15.12c、d)。在这种情况下,硬膜内肿瘤切除后,要注意防止手术碎片进入蛛网膜下腔。

对于重建,使用胶原基质作为嵌体,然后是阔筋膜(或同种异体移植物),并用自体脂肪植入加固。带血管的鼻中隔黏膜瓣覆盖整个斜坡/斜坡旁边区域。如本例,对于颅后窝较大的硬脑膜缺损,填充物放置 6~7 天。术后影像显示完全切除(图 15.13),组织病理诊断为软骨肉瘤。

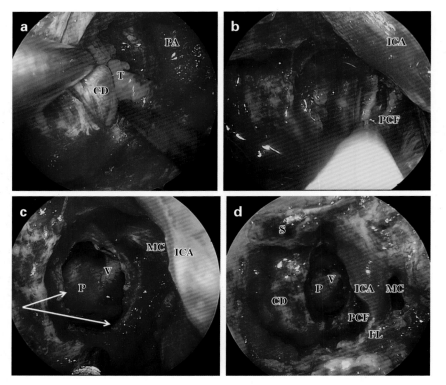

图15.12 术中内镜视图。（a）苍白的软骨肉瘤（T）在岩斜交界处从斜坡的外侧硬脑膜（CD）被分离。PA，岩尖。（b）在骨化颈内动脉（ICA）的后面操作。用超声骨刀切除左侧岩斜裂（PCF）处被肿瘤包裹的岩骨。（c、d）岩斜区软骨肉瘤完全切除后的视图，包括岩斜区外侧硬脑膜、岩尖、岩斜裂和Meckel腔（MC）。箭头.岩斜硬脑膜缺损；CD.斜坡硬脑膜；FL.破裂孔；ICA.颈内动脉；P.脑桥；PCF.岩斜裂；S.蝶鞍；V.三叉神经根

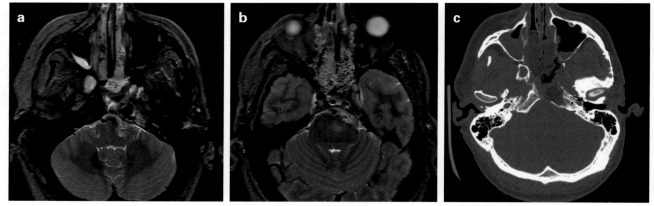

图15.13 术后影像检查。（a、b）轴位T2加权MRI图像显示岩斜大软骨肉瘤完全切除，肿瘤腔内仅有血液残余。（c）术后CT显示肿瘤和受累的左侧岩斜区域的骨质全部被切除

■ 评论

在本章的第一部分，作者讨论了一例极其罕见和复杂的神经中轴钙化性假瘤病例。考虑到病变的大小、极外侧伸展和持续生长，没有一种单一的入路可以在没有明显并发症的情况下将其切除。分期手术切除也是我们的选择。

对于第一阶段，采用内镜下经鼻斜坡"远内侧"入路，联合经对侧上颌窦造口入路是一个很好的选择。通过内侧入路，后组颅神经损伤的风险较小，而且，充分分离肿瘤、病变病理确诊和脑干减压都可以达到。然而，必须强调的是，这例使用复杂内镜经鼻手术治疗的神经中轴钙化性假瘤患者，手术是由经验丰富的外科医生团队完成的。没有经过内镜经鼻入路适当培训和经验的手术医生，对广泛的颅底病变应该采用他们感觉最适当的方法。

■ 参考文献

[1] Abdaljaleel M, Mazumder R, Patel CB, et al. Multiple calcifying pseudoneoplasms of the neuraxis (MCAPNON): distinct entity, CAPNON variant, or old neurocysticercosis? Neuropathology 2017;37(3):233–240.

[2] Aiken AH, Akgun H, Tihan T, Barbaro N, Glastonbury C. Calcifying pseudoneoplasms of the neuraxis: CT, MR imaging, and histologic features. AJNR Am J Neuroradiol 2009;30(6):1256–1260.

[3] Alshareef M, Vargas J, Welsh CT, Kalhorn SP. Calcifying pseudoneoplasm of the cervicomedullary junction: case report and a literature review. World Neurosurg 2016;85:364. e11–364. e18.

[4] Brasiliense LB, Dickson DW, Nakhleh RE, Tawk RG, Wharen R. Multiple calcifying pseudoneoplasms of the neuraxis. Cureus 2017;9(2):e1044.

[5] Fletcher AM, Greenlee JJ, Chang KE, Smoker WR, Kirby PA, O'Brien EK. Endoscopic resection of calcifying pseudoneoplasm of the neuraxis (CAPNON) of the anterior skull base with sinonasal extension. J Clin Neurosci 2012;19(7):1048–1049.

[6] García Duque S, Medina Lopez D, Ortiz de Méndivil A, Diamantopoulos Fernández J. Calcifying pseudoneoplasms of the neuraxis: report on four cases and review of the literature. Clin Neurol Neurosurg 2016;143:116–120.

[7] Hodges TR, Karikari IO, Nimjee SM, et al. Calcifying pseudoneoplasm of the cerebellopontine angle: case report. Neurosurgery 2011;69(1, Suppl Operative):E117–E120.

[8] Kerr EE, Borys E, Bobinski M, Shahlaie K. Posterior fossa calcifying pseudoneoplasm of the central nervous system. J Neurosurg 2013;118(4):896–902.

[9] Koutourousiou M, Fernandez-Miranda JC, Vaz-Guimaraes Filho F, et al. Outcomes of endonasal and lateral approaches to petroclival meningiomas. World Neurosurg 2017;99: 500–517.

[10] Koutourousiou M, Gardner PA, Tormenti MJ, et al. Endoscopic endonasal approach for resection of cranial base chordomas: outcomes and learning curve. Neurosurgery 2012;71(3):614–624, discussion 624–625.

[11] Kwan MK, Abdelhai AM, Saw LB, Chan CY. Symptomatic calcifying pseudotumor of the thoracic spine that resolved with the indomethacin treatment: a case report. Spine 2012;37(26):E1676–E1679.

[12] Lyapichev K, Bregy A, Shah AH, et al. Occipital calcified pseudoneoplasms of the neuraxis (CAPNON): understanding a rare pathology. BMJ Case Rep 2014;2014:5.

[13] Mohapatra I, Manish R, Mahadevan A, Prasad C, Sampath S, Shankar SK. Calcifying pseudoneoplasm (fibro osseous lesion) of neuraxis (CAPNON)—a case report. Clin Neuropathol 2010;29(4):223–226.

[14] Patel CR, Wang EW, Fernandez-Miranda JC, Gardner PA, Snyderman CH. Contralateral transmaxillary corridor: an augmented endoscopic approach to the petrous apex. J Neurosurg 2018;129(1):211–219.

[15] Stienen MN, Abdulazim A, Gautschi OP, Schneiderhan TM, Hildebrandt G, Lücke S. Calcifying pseudoneoplasms of the neuraxis (CAPNON): clinical features and therapeutic options. Acta Neurochir (Wien) 2013;155(1):9–17.

[16] Vaz-Guimaraes F, Fernandez-Miranda JC, Koutourousiou M, et al. Endoscopic endonasal surgery for cranial base chondrosarcomas. Oper Neurosurg (Hagerstown) 2017;13(4):421–434.

[17] Vaz-Guimaraes Filho F, Fernandez-Miranda JC, Wang EW, Snyderman CH, Gardner PA. Endoscopic endonasal "far-medial" transclival approach: surgical anatomy and technique. Oper Tech Otolaryngol Head Neck Surg 2013;24(4):222–228.

[18] Wiśniewski K, Janczar K, Tybor K, Papierz W, Jaskólski DJ. Calcifying pseudoneoplasm of the foramen magnum—case report and review of the literature. Br J Neurosurg 2015;29(6):891–893.

第十六章　枕骨大孔

Da Li, Huan Li, Zhen Wu, Jun-Ting Zhang

田新华 / 译

关键词：脑膜瘤，枕骨髁，椎动脉，舌下神经管，"远外侧"入路，斜坡

■ 病例介绍

患者 48 岁，男性，既往体健。2 年前出现四肢渐进性麻木，合并右侧肢体乏力，近 1 年症状呈进行性加重，并且开始感到上胸部麻木。否认头痛、恶心、吞咽或发声困难。问诊时主诉四肢均有有感觉异常。神经系统检查，发现步态异常，右侧轻偏瘫，T4~T6 神经分布区域皮肤麻木。

诊疗评估过程中，非增强计算机断层扫描（CT）显示下斜坡区占位，与脑组织等信号，没有钙化。随后的磁共振成像（MRI）增强扫描显示，枕骨大孔区病变，位于脑干腹侧，向后压迫脑干（图 16.1）。

> **问题**
>
> 1. 除了脑膜瘤，在这个位置还应该考虑什么病变？
>
> 2. 放射外科或手术？哪个是更好的选择？为什么？
>
> 3. 如果考虑手术，还需要完善哪些术前检查？

■ 诊断和评估

T1 和 T2 加权 MRI 图像（图 16.1）显示枕骨大孔区等信号病变，位于两个椎动脉的腹侧和下方，没有明显包绕周围血管。MRI 增强扫描显示，病变从下斜坡到 C2 水平均匀增强，并在硬脑膜上广泛附着。CT 有助于评估颅骨的解剖结构和病变的钙化程度（图 16.1e）。

该区域病变的鉴别诊断包括炎性肉芽肿、神经鞘瘤、皮样囊肿、表皮样囊肿、神经管原肠囊肿和脊索瘤。MRI 增强扫描上的脑膜尾征高度提示脑膜瘤的诊断。

在制订该患者的治疗目标时，重要的是要注意他的症状正在进展，且尚不清楚症状是否会在不久的将来发生恶化。实际上，他的脑室已存在轻度扩张，表明即将发生脑积水。显然，必须对脑干进行适当的减压。由于对组织病理学诊断毫无疑问，因此活检几乎没有意义。观察和放射外科手术同样是不合理的，后者主要是因为它不能使脑干减压。此外，由于肿瘤与脑干之间没有空间，因此对这种大肿瘤的放射外科手术实际上可能会损害其应保护的结构（即脑干）。

综合考虑手术治疗为最佳的方法，手术目的是最大限度地切除病变而不损害脑干和颅神经。根据术中的情况，如果可以在不伤害患者的情况下完全切除病变，则可以治愈。手术前应详细评估下位颅神经功能，以确定术前神经功能状态。

■ 解剖和治疗考量

考虑到脑膜瘤相关的解剖学，Bruneau 和 George 定义了枕骨大孔"区域"，并提出以下边界。前侧：

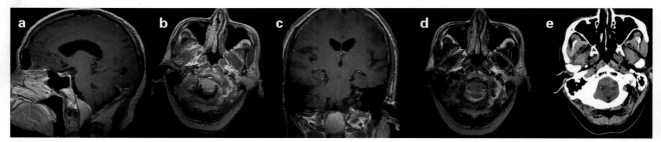

图 16.1 术前图像。（a~d）MRI 和（e）CT 图像显示枕骨大孔区脑膜瘤，尾部靠近双侧椎动脉。（d）T2 加权图像显示病变和脑干之间没有蛛网膜下腔

从斜坡下 1/3 到 C2 椎体的上缘；外侧：从颈静脉结节到 C2 椎板的上面；后侧：枕骨鳞部的前缘到 C2 棘突。对选择处理该区域的手术入路之前，突出强调一些解剖上的细微差别将很有帮助。

枕骨大孔的开口呈卵圆形，后宽前窄，狭窄的前部位于齿状突之上。成对的枕骨髁位于每侧枕骨大孔前半部的外侧，齿状突翼状韧带附在枕骨髁的前内侧部分。髁窝位于颅骨外表面，就在枕骨髁的正后方（图 16.2）。后方导静脉穿过髁后管，进入髁

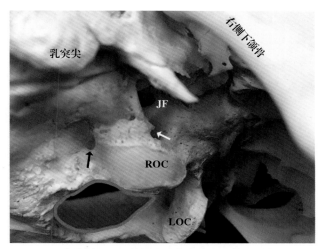

图 16.2 右外侧面观。枕骨大孔的边缘已用粉红色突出显示。黑色箭头，髁后管；白色箭头，舌下神经管外口；蓝色卵圆形，右侧髁窝；JF.颈静脉孔外口；ROC.右枕骨髁；LOC.左枕骨髁

窝，并连接椎静脉丛和乙状窦。

该区域最重要的动脉是椎动脉。V3 段从 C2 横突孔向枕骨大孔硬脑膜延伸。它从 C1 的横突孔沿位于枕下三角（以上斜肌、下斜肌和头后大直肌为界）的 C1 外侧板行进，到达 C1 的动脉沟，然后向内上方走行穿过硬脑膜内侧进入枕骨髁（图 16.3）。该段被骨膜鞘所包围，该骨膜融合到硬脑膜中，椎动脉由此从硬膜外向硬膜内转变。动脉在穿硬脑膜的位置被牢牢地固定，因此每当考虑椎动脉移位时，都要注意这一点。椎动脉的硬膜内 V4 段由 C1 的根部向上延伸，并位于脊髓后动脉、齿状韧带和副神经脊髓部分的前方（图 16.4）。此处要注意，齿状韧带通常附着在椎动脉穿硬脑膜的袖套中。

枕骨大孔脑膜瘤的解剖学分类很重要，尽管它并不要求特定的手术方法，但它会影响整体手术计划。根据我们对 George 分类的改良，我们患者的病变是 A 型。在这种类型中，肿瘤靠近椎动脉和下位颅骨神经生长，很少包裹其中的任何一个。与椎动脉上方的 B 型肿瘤或椎动脉横跨的 C 型肿瘤不同，A 型脑膜瘤中的下位颅神经的位置相对固定，往往被推向后上方。

入路选择

后正中入路通常用于位于上椎管以及枕骨大孔上方后侧或后外侧的硬脑膜内病变。枕骨大孔腹侧病变，诸如我们这位患者这样位于腹侧的病变，这

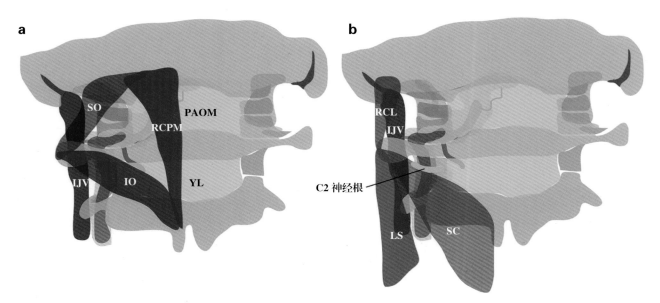

图 16.3 （a）描绘椎动脉和枕下三角之间关系的示意图。IJV.颈内静脉；IO.下斜肌；PAOM.寰枕后筋膜；RCPM.头后大直肌；SO.上斜肌；YL.黄韧带。（b）展示了附着在 C2 横突上的深层肌肉的示意图。IJV.颈内静脉；LS.肩胛提肌。RCL.头外直肌；SC.头夹肌

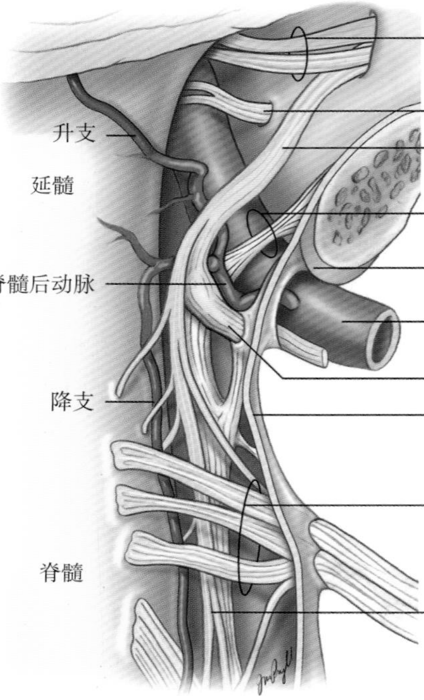
舌咽神经
迷走神经
舌下神经
副神经
齿状韧带
枕大孔边缘
椎动脉
C1 背根
硬膜
C2 背根
副神经
升支
延髓
脊髓后动脉
降支
脊髓

图 16.4 枕骨大孔右侧面观详细示意图。副神经的脊髓部分起源于脊髓的背外侧缘，并在背根和齿状韧带之间上升。齿状韧带的三角形突起在硬脑膜的水平处附着在硬脑膜上，通常与椎动脉穿过硬脑膜的袖带结合在一起。齿状韧带的这一部分应切开以扩大对肿瘤的暴露

种方法的问题在于脑干和脊髓会阻碍外科医生的视线，因此，若要接近病灶，就需要强行牵拉这些重要结构，这是不可接受的。

或者，可以考虑采用前方入路，无论是通过显微经口还是内镜经鼻入路（EEA）来处理枕骨大孔区脑干前部的病变。这些方法的主要优点是可以直接接近病灶，而无须任何牵拉，并且由于在达到肿瘤本身之前就已经消除了其硬脑膜附着，因此可以尽早消除肿瘤的血管供应。这些方法的一个主要缺点是手术是在受污染的手术区域进行的，因此发生脑膜炎的风险很高。脑脊液（CSF）漏的可能性进一步增加了这种风险。因此，尽管有大量文献报道采用 EEA 切除斜坡脊髓瘤，但在处理与硬脑膜广泛粘连的脑膜瘤时，需要切除寰椎和枢椎的前部，相关文献罕有报道。具体而言，对于我们这位患者，内镜经鼻入路可能难以到达肿瘤的下部，因为它几乎延伸到 C2 的底部。

选择入路

对位于枕骨大孔腹侧的肿瘤，我们倾向于采用“远外侧”入路并联合不同程度的枕骨髁切除术。实际上，枕骨髁切除的必要性与肿瘤的大小呈反比。尽管这可能难以理解，由于一个大的肿瘤会将延髓和脊髓明显向后推移，从而在枕骨髁和延髓之间形成一个容易受到攻击的空间（“弱侧”）。切断齿状韧带可解除上脊髓的束缚，并将其进一步推移至不易受损的位置。因此，我们发现对于大的 A 型枕骨大孔区脑膜瘤，通常不用切除枕骨髁。

该技术的一个潜在的缺点是，难以将肿瘤从其硬脑膜基底“早期”脱离，尽早减少肿瘤的血供。然而，随着手术的进行，我们仍然可以通过细致的止血来减少肿瘤的血供，并且随着肿瘤的逐步清除，手术的自由度也逐步增加了。

> **问题**
>
> 1. 在解剖 C1 椎板上方及其周围软组织时，如何定位 VA？
> 2. 如何处理椎动脉周围的导静脉和静脉丛的出血？
> 3. 如何处理肿瘤表面的下位颅神经？

■ 技术描述

患者采用左侧卧位，颈椎处于中间位置而没有屈曲或旋转。

头顶向地面倾斜 30°。右肩通过约束带向尾部牵拉，以扩大枕骨和颈椎之间的空间。

常规使用术中神经生理监测（参见“入路三要素”）。

> **入路三要素**
>
> 通道：后外侧。
> 开颅：枕下。
> 调整：髁后。

“曲棍球棒”形皮肤切口从乳突的根部沿上项线下方 1cm 一直延伸到枕骨隆突，然后在中线向下延伸至 C3 棘突。严格的中线平面解剖直至枕骨骨膜和 C1 的椎弓、椎板，从而减少出血。肌筋膜瓣向背外侧牵拉。从内侧到外侧从 C1 的后足弓剥离肌肉，注意不要损伤枕下三角区内的椎动脉。向外移动时，当 C1 椎板从相对平坦的表面变为边缘时，提示动脉沟和椎动脉正好在其上方。使用解剖器械进行钝器解剖。

使用纱布包裹解剖器械进行钝性分离是我们在骨膜下平面剥离肌肉的首选技术。由于 V3 周围的静脉丛被包裹在骨膜鞘内，因此保留骨膜下可以减少静脉丛出血。如果静脉丛或导后静脉出血，通常通过仔细的双极电凝，明胶海绵和骨蜡可以很好地控制出血（图 16.5）。

以标准方式进行右侧枕下颅骨切开术和 C1 和 C2 椎板切除术。然后扩大枕骨大孔的开口，直到右枕骨髁的后缘和乙状窦远端的内侧缘。枕骨髁导静脉和髁后管是定位枕骨髁后内侧面的标志，骨切除到此为止。根据乙状窦和枕骨髁的后缘，从 C2 到颅骨切开的上外侧缘以弧形切开硬脑膜（参见"手术设置"）。打开硬脑膜，就可以看到齿状韧带的上三角突起的附着，将其分开以增加暴露（图 16.6a）。

手术设置

体位：侧卧位。
切口："曲棍球棒"形。
骨窗：右侧枕下。
硬膜切开：从 C2 到颅后窝，基底向侧向。

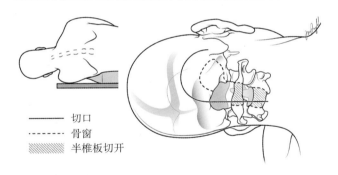

—— 切口
---- 骨窗
░░░ 半椎板切开

正如根据肿瘤的解剖学分类预测的那样，我们发现该肿瘤位于舌咽、迷走神经、副神经、C1 神经根以及椎动脉髓外段之前。找到到椎动脉，明确其位置并加以保护。由于操作空间非常狭窄，在 C1 和 C2 的神经根之间或 C1 和下位颅神经之间的间隔来行瘤内减压是困难的。仅在足够插入双极电凝的空间内，从背侧至腹侧进行硬脑膜剥离（图 16.6c）。脑干和脑膜瘤之间的大部分蛛网膜界面是完整无损的，并且尽可能采用锐性分离。随着肿瘤的逐步切除，手术操作空间逐渐扩大，使得在之前被压缩在一起的神经之间进行操作成为可能。术前 MRI 显示病灶使右椎动脉半包裹，但根据术中可辨认的蛛网膜下腔提示病灶与椎动脉之间无粘连。可以预测椎动脉向上移位。成对的小脑后下动脉在 MRI 中清晰可见，

没有被病变包裹。尽可能仔细地辨认肿瘤的供血血管并电凝。通过这种方式，在进行逐步切除和细致止血的过程中，肿瘤被完全切除（图 16.7）。用筋膜移植代替硬脑膜替代物对硬脑膜进行水密缝合，其余的关颅过程均以标准方式进行。

手术要点

1. 少数枕骨大孔区脑膜瘤完全位于前侧，而大多数偏向一侧或另一侧。这使得远外侧入路适用于大多数患者。同时，大多数有症状的患者往往是中度到大型肿瘤，并且通过压迫使延髓移位，从而为肿瘤的切除"创造"了通道。

2. 枕骨髁切除术通过去除更多的骨头，为肿瘤切除创造了额外的操作空间，并减轻了对脑干的牵拉。最适合于较小的，且位于前方的肿瘤，因为该部位的肿瘤不会自己"创造"通道。

3. 手术前必须仔细评估血管的包裹情况。如果肿瘤包裹椎动脉，应首先完成椎动脉一端与肿瘤的分离，然后再分离另一端，最后从一端向椎动脉中间分离。如果肿瘤侵犯动脉外膜或使血管腔严重缩窄，可以考虑进行旁路手术或将肿瘤袖带残留在血管上。

4. 当遇到肿瘤向脑干的软膜下浸润时，分离肿瘤和脑干之间的界面几乎是不可能的。特别注意，强行分离肿瘤与脑干腹侧的粘连会导致运动功能受损。在这种情况下，肿瘤部分残留可能是必要且明智的。

5. 磨除 C1~C2 连接，移除 C1 的侧块，将椎动脉从 C1 的横突孔中移出，以及枕骨髁切除术，都可以增加脑干腹侧的暴露。但是，所有这些操作都会增加发生手术并发症的风险，因此在术前和术中都必须仔细评估其必要性。

■ 术后管理

该患者术后出现颅神经Ⅸ～Ⅻ麻痹，并有轻度吞咽功能障碍和伸舌向右偏斜。为了保护气道，保留气管内导管 4 天，之后将其拔除没有出现问题。术后吞咽困难有所改善，但并没有完全恢复正常，鼻胃管喂食保留到术后第 9 天。没有出现其他并发症。术后第 14 天患者出院。病理检查确诊为过渡型脑膜瘤（WHO Ⅰ 级），不需要放疗。在最近的随访中，颅神经Ⅸ～Ⅻ功能缺陷较前改善。术后 MRI 显示肿瘤完全切除，迄今未复发（图 16.8）。

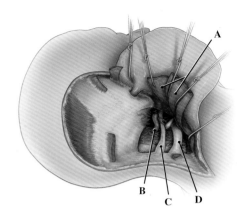

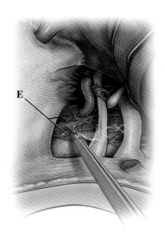

图 16.5 采用了"曲棍球棒"形切口，始于乳突并沿上项线下方 1cm 的一直延伸到中线。沿上项分离肌肉，留出 1cm 的颈筋膜和肌肉边缘以备缝合。切口朝尾端向下延伸至颈中段。从枕骨下以及 C1 和 C2 椎板分离肌瓣。用头皮拉钩向下外面牵拉皮肌瓣，以暴露 C1 的侧块和从 C1 到硬脑膜进入的椎动脉。如果出现静脉出血，请小心使用电凝来凝固与椎动脉相关的静脉丛，以免损伤椎动脉。A. 颈肌（牵拉）；B. 椎动脉；C. C1；D. C2；E. 静脉丛

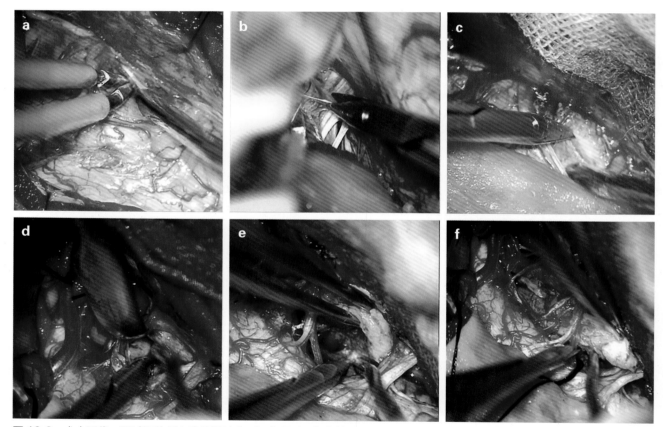

图 16.6 术中图像。通过远外侧入路暴露肿瘤。(a)通过双极电灼和锐性分离硬脑膜附着。齿状韧带被切开。(b)肿瘤与下位颅神经之间的蛛网膜附着被分开。(c)分块切除和瘤内减压，随着肿瘤逐渐缩小，也增加了手术的操作空间。(d)将同侧椎动脉抬高，通过神经根之间的间隔将肿瘤从血管的外膜剥离。(e)通过锐性分离将肿瘤逐块切除，使用镊子去除肿瘤块。(f)将肿瘤与周围结构完全分离后，通过神经根之间的间隔将肿瘤切除

■ 可能的并发症及相应处理

枕骨大孔区脑膜瘤相关的手术发病率取决于肿瘤的位置和影像学分类。由于其固有的空间关系，A型病变中的下位神经损伤非常罕见，Bruneau、George和Li做了详细阐释。除了下位颅神经损伤问题外，最常见的并发症还包括锥体束征和脑脊液（CSF）漏。

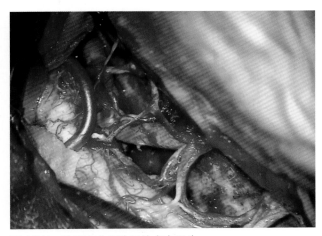

图16.7 肿瘤完全切除后的术中图片

术后具有长期症状的患者可通过对侧下位颅神经进行代偿，从而减少术后同侧下颅神经麻痹的影响。由于这个原因，近期出现下位颅神经受损或呈进行性损伤症状的患者、老年患者，在手术后最容易受到下位颅神经损伤的影响。因此术前应该仔细评估患者的气道，我们常规采用以下标准：（1）意识水平；（2）舌伸试验；（3）咽咽反射；（4）自主咳嗽；（5）拔管前被动咳嗽。如存在风险，应行气管切开术。

由于大多数患者的下位颅神经缺损是短暂的，因此对于大多数年轻且健康的初次就诊患者，在不损伤神经血管的情况下应该争取完全切除肿瘤。但是，如果出现脑干水肿，脑干或动脉外膜浸润，大动脉完全包裹或变窄，则应认真谨慎考虑是否行部分切除。保留神经功能和生活质量至关重要，因为肿瘤是良性的，并且进展缓慢。

手术相关死亡很少见，死亡原因可能包括呼吸衰竭、椎动脉损伤、脑干梗死或吸入性肺炎。应严格避免牵拉脑干，并应尽可能小心地保留脑干的穿通动脉。手术预案应根据每位患者的术前检查和临床状况而定，在适当的患者中，大部切除术可能是维持生活质量的最合理目标。

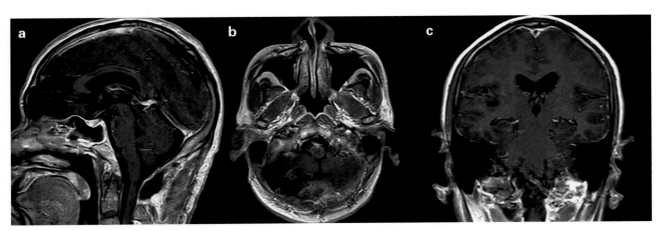

图16.8 术后MRI。（a~c）显示肿瘤完全切除

观点

Wei-Hsin Wang, Juan Carlos Fernandez-Miranda

■ 概述

从解剖学的角度来看，枕骨大孔区脑膜瘤在轴位上可分为颈 – 延髓交界处的腹侧、外侧和背侧。基于它们相对于枕骨大孔的头尾延伸，它们也可以在矢状面中分为主要是脊柱或主要是斜坡的肿瘤。对位于枕骨大孔前面腹侧的肿瘤，尤其是当其主要分布在斜坡时，手术切除始终是一个挑战。如本章前面所述，枕下入路的侧向扩展，即"远外侧"入路，已被广泛应用于枕骨大孔区脑膜脑膜瘤切除术，且是安全和有效的。然而，当应用于位于腹侧和主要向脊柱扩展的肿瘤时，它会导致较高的下位颅神经短暂或永久性功能损伤风险。

正是由于这个原因，其他入路如经口和经鼻入路，作为通向枕骨大孔腹侧的替代选择，最大限度地减少了对下位颅神经、颈 – 延髓交界和椎动脉的损伤。随着经验的积累和技术的发展，内镜经鼻入路（EEA）已成为部分枕骨大孔区脑膜瘤的首选入路。精确的解剖学知识、细致的内镜技术以及具有重建颅底缺损的广泛经验对于将 EEA 成功应用于这些具有挑战性的肿瘤至关重要。

■ 病例介绍

患者 46 岁，女性，表现为明显的颈部疼痛以及双上肢麻木数月余。影像学检查发现，枕骨大孔区腹侧有一个大的肿瘤，主要是向斜坡生长，导致延髓区域严重受压。最可能的诊断是枕骨大孔区脑膜瘤（图 16.9）。

■ 解剖和治疗考量

该肿瘤主要位于枕骨大孔区的腹侧，其下边界位于 C1 前弓的上侧水平，没有进一步向下延伸。椎动脉位于外侧面，但右椎动脉部分被包裹。

入路选择

通常，枕骨大孔区腹侧或腹外侧面的手术选择包括后方入路、后外侧和腹侧入路。最初采用枕下正中入路，但与脑干牵拉相关的高并发症率和死亡率限制了其在枕骨大孔背侧脑膜瘤中的应用。远外侧入路（有或无局部枕骨髁切除术）提供了从外到内的通道，并提供了通往腹侧区域的更好路径。对于外侧和腹侧脑膜瘤，以及对于那些向尾部延伸超过 C1 的脑膜瘤，这是一种理想的入路选择，因为肿瘤通常在神经血管结构之间创造工作空间。

前一节中出现的枕骨大孔脑膜瘤在 C1 下方延伸（止于 C2），并在椎动脉进入硬脑膜的下方形成了一个手术通道。它还向枕骨大孔腹侧伸展，并将下位颅神经推向后上方。因此，我们同意作者的观点，这种情况下采用远外侧入路是非常有利的。然而，任何后外侧入路的真正挑战在于如何处理 C1 以上的腹侧

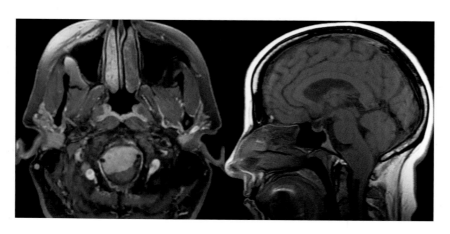

图 16.9 术前 MRI 显示肿瘤位于枕骨大孔区的腹侧

脑膜瘤，并随着神经血管结构的后外侧移位而向上生长至下斜坡区域。在这种情况下，操作通道狭窄，需要对椎动脉、延髓和颅神经IX～XII进行轻柔的操作。这时可以采用切除枕骨髁的扩大入路，但只能在保证颅颈交界处稳定的情况下扩大到一定程度。

选择入路

在我们的案例中，我们选择EEA的主要原因是肿瘤位于枕骨大孔腹侧以及主要是向上/斜坡生长。当病变主要位于脑桥和延髓腹侧，椎动脉、舌下神经和下位颅骨神经之间时，EEA可通过由前向后、由内向外的路径直接进入病变区域，可以预防从外侧到内侧入路时与神经血管操作有关的并发症。此外，EEA通道首先暴露了肿瘤的硬脑膜附着，允许在瘤内减压之前尽早进行血管重建（图16.10）。

■ 技术描述

患者的头部固定在稍微弯曲的位置，并向外科医生旋转。从优势侧获取扩大的鼻中隔黏膜瓣，没有明显的鼻中隔刺激。鼻中隔后1/3切除提供双鼻通路。暴露范围包括从蝶窦底部一直延伸到C1前弓下方。蝶骨切开术可能不是必需的，但是上颌嵴平台至硬腭必须切除，以便更好地暴露下方。通过灼烧和钝性解剖，下斜坡上的黏膜层和肌肉层被抬高，并和下斜坡一起被切除，仅留下下方一个小的袖带。当需要更宽的路径时，通常避免执行鼻咽瓣或中线

切口，因为它们会极大地限制操作空间。

切除寰枕筋膜，暴露枕骨大孔和C1前弓（图16.11a）。可以在不影响稳定性的情况下磨除C1前弓的上半部分和齿尖。磨除限制下斜坡外侧界线从上到下依次为：破裂孔，岩斜裂，颈静脉结节，舌下神经管和枕骨髁（图16.11b）。为了暴露枕骨大孔的外侧壁，需要切除双侧内侧髁。从破裂孔下方延伸的假想连线用于估计浅表内侧髁切除术的外侧界线。在深部使用磨钻时，舌下神经管颅内部分的前皮质骨要保持完整，以防止后方神经损伤。不足20%~25%的枕骨髁在这种手术入路中被切除，根据我们的经验，没有相关的颅颈不稳定的风险。

硬脑膜切开从中线开始，然后向两侧延伸。硬

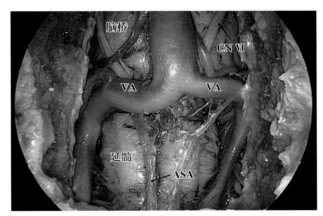

图16.10　内镜下经鼻暴露下斜坡区域的尸体解剖特写。该暴露可进一步通过颈静脉结节或枕骨髁向外扩展，或通过枕骨大孔向下扩展。ASA. 脊髓前动脉；CN VI. 外展神经；VA. 椎动脉

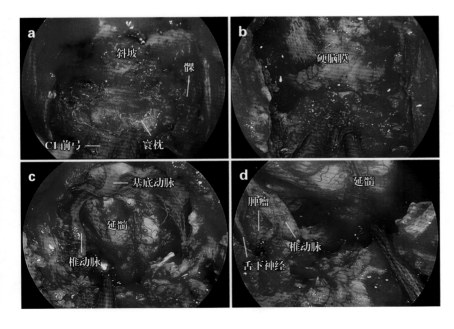

图16.11　术中图像。（a）切除黏膜和肌肉层，暴露下斜坡和枕骨大孔。（b）去除了斜坡和内测枕骨髁，暴露硬脑膜和枕骨大孔的前外侧。（c）肿瘤几乎全部切除，神经血管结构保存完好。（d）45°内镜观察显示，残留的小肿瘤与舌下神经根部粘连

脑膜的两层之间的基底丛出血可以很容易地由止血剂控制，并且在这个较低的位置通常不明显。广泛的硬脑膜切除术是脑膜瘤的理想选择，以便于对神经血管结构的更好识别，并在可能的情况下实现Simpson I 级切除术。显微外科技术用于硬膜内病变的解剖和切除。不需要触碰神经血管结构就能接近并切除肿瘤。

仅在广泛的瘤内减压后才尝试进行囊外解剖。考虑到有损害周围神经血管结构的风险，因此不建议尝试整块切除肿瘤。下位颅神经位于上方，而舌下神经位于外侧，且位于双侧椎动脉后方。

然后将肿瘤从右侧椎动脉仔细分离（图 16.11c）。肿瘤的一小部分延伸到右舌下神经管，并附着于管内舌下神经根。为了减少神经损伤，该部分肿瘤残留（图 16.11d）。

颅底重建是通过多层技术完成的，包括内侧胶原蛋白层，外侧阔筋膜移植物、脂肪移植物和扩大的鼻中隔黏膜瓣用于加固。腰大池引流 CSF 3 天，控制流速 10mL/h。推荐使用腰椎引流，因为它可显著降低因斜坡缺损而导致的术后 CSF 漏的发生率。

■ 术后管理

该患者未发生 CSF 漏。术后第 5 天出院，无神经功能缺损。术前上肢的麻木完全得到改善。术后 1 年，她接受了伽马刀放射外科治疗小而稳定的残留肿瘤。在随访 5 年后，她仍无症状，没有肿瘤生长或颅颈不稳的迹象（图 16.12）。

■ 评论

由于枕骨大孔腹侧肿瘤位置深，且和周围复杂的神经血管结构关系密切，因此手术切除极具挑战。与经颅远外侧入路相比，EEA 的主要优势在于可直接接近肿瘤并减少神经血管骚扰。对于硬膜下深部病变，需要进行足够的暴露以便安全切除。

在我们以前的研究中，下方跨斜坡联合内侧跨髁扩展的入路可以很好地进入枕骨大孔外侧壁。但是，EEA 禁用于 C1 椎弓下方生长的病变，因为它们需要切除齿状体和横韧带。类似于广泛的枕骨髁切除术，这将使颅颈交界处失稳。

EEA 的主要缺点是术后 CSF 漏发生率高。脑脊液在延前池的高流量以及下斜坡和枕骨大孔的深在位置，使术后颅底重建非常具有挑战性。尽管多层技术联合腰椎引流术已大大改善了术后 CSF 漏发生率，但用于重建下斜坡和枕骨大孔缺损的技术仍在发展，需要不断改进。患者可能并不总是出现鼻漏，而是持续鼻后滴液或不断的颅内积气。CSF 漏的早期诊断，然后再返回手术室行进一步颅底重建，是预防 CSF 漏相关脑膜炎和其他潜在并发症的最佳方法。必要时，可将鼻外侧壁/下鼻甲皮瓣用作抢救皮瓣，以加强失败的重建。

总之，EEA 提供了一种特别的途径来切除腹侧中线颅底病变，包括合适选择的枕骨大孔区脑膜瘤，并可能降低神经血管损伤并发症的风险。然而，与经颅远外侧入路相比，EEA 的学习曲线陡峭，且发生与颅底重建相关并发症的发生率可能更高。

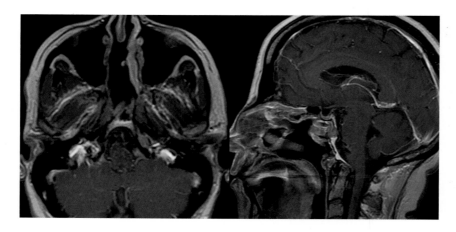

图 16.12 术后 MRI。显示肿瘤完全切除和脑干减压。MRI 中鼻中隔皮瓣的增强提供了良好的皮瓣血管化和坚固重建的证据

参考文献

[1] Bertalanffy H, Bozinov O, Sürücü O, et al. Dorsolateral approach to the craniocervical junction. In: Cappabianca P, Iaconetta G, Califano L, eds. Cranial, Craniofacial and Skull Base Surgery. Italy: Springer; 2010:175–196.

[2] Borba LA, de Oliveira JG, Giudicissi-Filho M, Colli BO. Surgical management of foramen magnum meningiomas. Neurosurg Rev 2009;32(1):49–58, discussion 59–60.

[3] Bruneau M, George B. Classification system of foramen magnum meningiomas. J Craniovertebr Junction Spine 2010; 1(1):10–17.

[4] Bruneau M, George B. Foramen magnum meningiomas: detailed surgical approaches and technical aspects at Lariboisière Hospital and review of the literature. Neurosurg Rev 2008;31(1):19–32, discussion 32–33.

[5] Fernandez-Miranda JC, Morera VA, Snyderman CH, Gardner P. Endoscopic endonasal transclival approach to the jugular tubercle. Neurosurgery 2012;71(1, Suppl Operative): 146–158, discussion 158–159.

[6] Kooshkabadi A, Choi PA, Koutourousiou M, et al. Atlantooccipital instability following endoscopic endonasal approach for lower clival lesions: experience with 212 cases. Neurosurgery 2015;77(6):888–897, discussion 897.

[7] Li D, Wu Z, Ren C, et al. Foramen magnum meningiomas: surgical results and risks predicting poor outcomes based on a modified classification. J Neurosurg 2017;126(3):661–676.

[8] Morera VA, Fernandez-Miranda JC, Prevedello DM, et al. "Far-medial" expanded endonasal approach to the inferior third of the clivus: the transcondylar and transjugular tubercle approaches. Neurosurgery 2010;66(6, Suppl Operative): 211–219, discussion 219–220.

[9] Nanda A, Vincent DA, Vannemreddy PS, Baskaya MK, Chanda A. Far-lateral approach to intradural lesions of the foramen magnum without resection of the occipital condyle. J Neurosurg 2002;96(2):302–309.

[10] Salas E, Sekhar LN, Ziyal IM, Caputy AJ, Wright DC. Variations of the extreme-lateral craniocervical approach: anatomical study and clinical analysis of 69 patients. J Neurosurg 1999;90(2, Suppl):206–219.

[11] Seifert V, Güresir E, Bassiouni H. Foramen magnum meningiomas: posterolateral retrocondylar approach. In: George B, Bruneau Ml, Spetzler RF, eds. Pathology and Surgery around the Vertebral Artery. France, Paris: Springer;2011:417–425.

[12] Vaz-Guimaraes Filho F, Wang EW, Snyderman CH, Gardner PA, Fernandez-Miranda JC. Endoscopic endonasal "far-medial" transclival approach: surgical anatomy and technique. Oper Tech Otolaryngol Head Neck Surg 2013;24(4):222–228.

[13] Wang WH, Abhinav K, Wang E, Snyderman C, Gardner PA, Fernandez-Miranda JC. Endoscopic endonasal transclival transcondylar approach for foramen magnum meningiomas: surgical anatomy and technical note. Oper Neurosurg (Hagerstown). 2016;12(2):153–162.

[14] Wen HT, Rhoton AL Jr., Katsuta T, de Oliveira E. Microsurgical anatomy of the transcondylar, supracondylar, and paracondylar extensions of the far-lateral approach. J Neurosurg 1997;87(4):555–585.

[15] Wu Z, Hao S, Zhang J, et al. Foramen magnum meningiomas: experiences in 114 patients at a single institute over 15 years. Surg Neurol 2009;72(4):376–382, discussion 382.

第十七章　颅颈交界区

Moujahed Labidi, Kentaro Watanabe, Shunya Hanakita, Sébastien C. Froelich

张秋生 / 译

关键词：颅颈交界区，脊索瘤，经髁入路，内镜经鼻入路

■ 病例介绍

一名 33 岁男性，无既往病史，表现为构音障碍、发音困难和右侧舌下麻痹。在内镜检查中，记录了右侧声带麻痹。进行头颅计算机断层扫描（CT），发现了位于下斜坡和右枕骨的大块溶骨性肿块（图 17.1a、b）。MRI 更好地描绘出颅颈交界区肿块的全部延伸范围，并且发现该肿块向着小脑池显著延伸（图 17.1c、d）。

问题

1. 基于 MRI 和 CT 检查结果，针对该患者，你的鉴别诊断是？
2. 该患者的诊疗计划是什么？有必要进行活检吗？
3. 如果考虑手术，你的手术目标和策略是什么？

■ 诊断和评估

包括位于颅颈交界区和下斜坡区的病灶的影像特

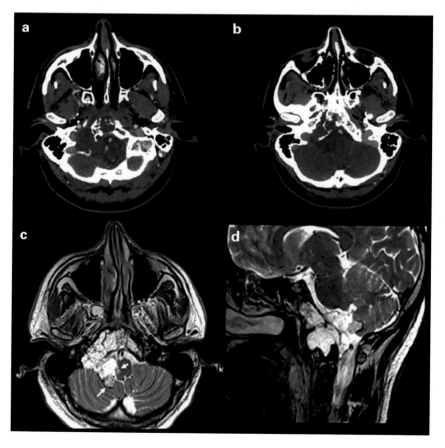

图 17.1 颅颈交界区肿瘤的术前图像。（a、b）轴位 CT 图像显示以右侧 C1 侧块、右侧枕踝和下斜坡区为中心的骨溶解和占位效应。（c）轴位和（d）矢状位 T2 加权 MRI 图像说明了肿瘤向下斜坡、右枕骨髁和硬膜内扩展。下外侧髓质和右侧小脑扁桃体出现相关水肿（白色箭头）

征有：破坏性的骨侵犯、肿瘤内的不规则强化、不均匀的强化呈现蜂窝状、MRI高信号强度T2加权高度提示脊索瘤。鉴别诊断包括软骨肉瘤、滑囊虫病、转移性病变和其他罕见的骨肿瘤（如淋巴瘤、浆细胞瘤等）。

考虑到患者的症状和小的年龄特点，高度怀疑脊索瘤，而且病灶相对较大，手术切除是一种治疗选择。活检有可能会适得其反，因为它可能会导致肿瘤在活检轨迹中播散。在现有的文献中有充足的证据表明颅底脊索瘤的全切术可以提高总生存率和无进展生存率。除此之外，也表明第一次的操作，是最重要的一次。事实上，对于大多数的手术而言，与第一次的手术的全切尝试相比，在残留和易复发的疾病中实现全切貌似更难。因此，应尽全力在第一次手术过程中最大限度地切除肿瘤。因此，对于这种年轻的患者而言，全切被设定为手术目标。

放疗并不是脊索瘤良好的一线选择，虽然这些肿瘤在组织学上是"良性的"，但它们具有高度的抗辐射性，只有在非常高剂量的辐射下，通常是带电粒子，才会出现对脊索瘤有效的生物学效应。此外，目标体积是脊索瘤对于放疗反应的强预测因素。该患者的肿瘤过大以至于放疗不能够成为可行的独立的治疗选择。

术前评估

虽然脊索瘤倾向于在中线病变，并优先侵犯斜坡区的中间部分，但它们也有在局部延伸并侵入颅底周围不同隔室和解剖结构的趋势。肿瘤通常具有多位置不对称的生长模式。这意味着有时更直接的手术通道可能并不是能允许完成最完整切除的手术通道。因此，在选择出最有可能获得最佳手术结果的方法之前，必须描绘出所有肿瘤的扩展，无论大小，并把它们确定为手术目标。

神经功能缺损，尤其是那些涉及颅神经以及"固定"的神经功能缺损，必须从一个功能的角度考虑，以避免双侧缺损或无法通过康复治疗的功能缺损。声带的内镜评估以及吞咽功能的测试也应该被广泛考虑，患者应该被告知术后是否需要气管切开或者饲管。

术前MRI应包括稳态体积建设性干扰（CISS）、采用稳态采集的快速成像（FIESTA）或类似序列，以评估颅神经及其相对位置与脊索瘤的关系。术前MRI对确定是否存在硬膜内浸润以及评估与后循环血管和脑干的关系也很有用。CT有助于评估骨解剖结构，包括肿瘤内钙化、髁突侵犯和破坏的程度、颈静脉球的位置以及颅颈交界区可能的错位。手术计划还必须考虑血管解剖和脑血流动力学等因素。CT血管造影通常有效，除非看到主要血管受累和（或）包裹。在考虑暴露和松动椎动脉时，重要的是要排除小脑后下动脉硬膜外起源的存在。对受累椎体或颈内动脉（ICA）进行球囊试验闭塞脑血管造影也是需要考虑的。

■ 解剖和治疗考量

入路选择

斜坡脊索瘤的主要手术入路可分为：（1）中线内镜和（2）后外侧"开放"。在最近的文献中，脊索瘤的鼻内镜方法的案例非常多，选择这种方法的理由令人信服。脊索瘤柔软且"可吸"的一致性，连同它们在中线骨结构中的起源，使得它们特别适合作为内镜中线入路的目标。通常决定中线入路是否适合特定病变的一个因素是可用于重建的黏膜和软组织瓣。对于复发性肿瘤，通常用作一线重建屏障的血管化黏膜瓣可能会用完或受损。由于长时间的脑脊液（CSF）漏和脑膜炎是不可接受的并发症，因此只有在血管化重建屏障仍然是可行的选择时才可以考虑中线入路。

然而，EEA的主要限制是肿瘤横向扩展超出颅神经孔水平，包括舌下管、颈静脉孔和内听道。在某些案例中，中或下鼻甲切除术、上颌窦造口术、经翼入路、咽鼓管切除术和咽肌解剖可以向外侧和向下延伸内镜正中入路（EMA），但尽管进行了这些修改，到达范围可能仍然不足。此外，这些操作会显著影响鼻窦功能和术后生活质量。在选择这些方法之前，必须评估硬膜内侵入和粘连到主要血管或脑干的可能性。还必须考虑，通过内镜，控制和管理任何潜在的颈动脉损伤。

后外侧入路（PLA）在颅颈交界区脊索瘤的治疗中仍然发挥着重要作用。事实上，在复发病例中，对于明显横向或硬膜内延伸的肿瘤，PLA可能仍然是更好和更安全的选择。根据病变的高度、确切位置和形态，可以选择：（1）经岩骨前部；（2）乙状窦后和（或）岩骨后部；（3）远外侧髁后/经髁；（4）前外侧入路（ALA）。位于斜坡上方和岩尖（通常在内听道水平以上）的病变适合于前经岩骨。乙状窦后入路最适用于以桥小脑角为中心的病变。远外侧入路允许在硬膜内显露颈静脉孔以及椎动脉、枕骨髁、下位颅神经和小脑延髓池（图17.2a）。由Bernard George于1988年描述的前外侧入路（ALA）提供了进入下斜坡和C1~C2前部的硬膜外和硬膜内外混合

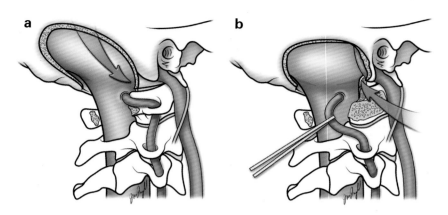

图 17.2 比较后外侧入路和前外侧入路的图示。（a）通过后外侧通道的入路在这里被描述为远外侧经髁入路。请注意，在此描述中，椎动脉留在横突孔中，但可以向后移动以更多地暴露枕骨髁。远外侧入路可以很好地暴露和控制颈静脉孔、椎动脉、枕骨髁、下颅神经和小脑延髓池。（b）Bernard George 在 1988 年描述的前外侧入路（ALA）提供了进入下斜坡和 C1~C2 前部的硬膜外和硬膜内外混合病变的通路。它还允许进入椎动脉和颈部的下颅神经

病变的通路，另外还有进入椎动脉和颈部下颅神经的通路（图 17.2b）。

选择入路

在该案例中，有几个方面使内镜经鼻入路（EEA）变得困难或不合适。有明显的硬膜内延伸以及小脑水肿，这被解释为软脑膜浸润的可能性。由于预计会有大的硬脑膜缺损，术后脑脊液漏的风险增加使 EEA 不太理想。肿瘤扩展到颈静脉孔和舌下管水平，EEA 难以触及，并且考虑到右侧枕骨髁的破坏，可以预期术后不稳定。所有这些都使后外侧入路（PLA）通过"曲棍球棒"形切口成为首选方法，特别是因为该切口可以在以后日子里重复用于颅椎连接处稳定。

然而，不把内镜和显微"开放"技术视为竞争关系而是互补关系的方法可能是有用的。事实上，最近，内镜辅助的使用已成为扩展传统颅底入路的范围和改善切除术的非常有用的辅助手段。内镜的优势不仅在于改进了深部位置的照明和可视化，而且还可以更好地识别手术盲点。

> **问题**
>
> 1. 哪些解剖标志可用于评估术后颅颈交界区 CVJ 不稳定的风险？
> 2. 髁突钻孔时舌下管前部的静脉结构是什么？
> 3. 你能说出一种与远外侧入路解剖相关的血管解剖变异吗？

■ 技术描述

患者取 3/4 俯卧位，右侧朝上，头部用针固定。然后将头部进一步旋转（向左侧 10°）、弯曲并略微侧倾以改善髁后窝的暴露。手术台的轻微反向 Trendelenburg 卧位用于确保良好的静脉流出并减少静脉出血。腹部准备收获脂肪移植物以修复硬脑膜缺损并填充枕骨髁钻孔后留下的空隙（参见"入路三要素"）。

> **入路三要素**
>
> 通路：下一个横向。
> 开颅：枕下、乙状窦后。
> 修正：髁突切除术。

在我们所有的颅底病例中，我们使用手术导航与 MRI（T2 加权或 CISS/FIESTA 和 T1 加权钆）和 CT 成像融合。电机监控使用了颅神经 Ⅶ（眼轮匝肌和口肌）、Ⅸ（咽提升肌）、Ⅹ（声带）、Ⅺ（斜方肌）和 Ⅻ（舌）的诱发电位和肌电图监测。

开口

做一个"曲棍球棒"形切口，从乳突尖开始，向上到颈项肌和横窦的插入水平，回溯到中线，然后向下到 C2 棘突水平。切口必须延伸到足够低，以允许肌肉皮瓣在向下和横向方向上充分活动，这种操作可以扩大工作空间并提供足够的视线。随后解剖无血

管中线平面，暴露枕骨和 C1 和 C2 椎板。然后在骨膜下平面整体抬高右侧颈部肌肉。在其肌腱插入处留下一个肌肉袖带以促进闭合（参见"手术设置"）。

然后在髁突窝上方和内侧进行"泪滴"形开颅手术，并连接到枕骨大孔（图 17.3a）。在枕外嵴的每一侧做两个钻孔，在乙状窦后方钻另外一个横

手术设置

位置：3/4 俯卧，头部向左旋转并向下倾斜切口："曲棍球棒"形，乳突至 C2。
骨窗：枕下至枕骨大孔。
硬脑膜切开术：围绕髁呈曲线。

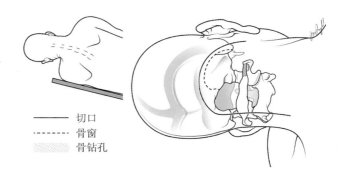

—— 切口
---- 骨窗
▨▨▨ 骨钻孔

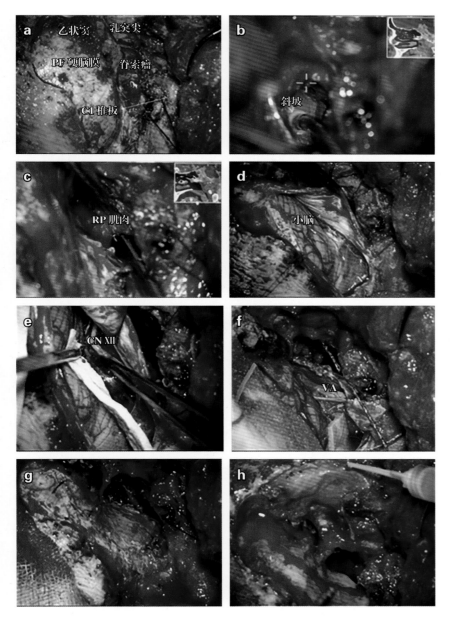

图 17.3 术中图像。（a）进行"远侧"开颅手术和乙状窦后部骨骼化后的硬脑膜暴露。在硬膜外操作的初始阶段，肿瘤很容易被识别并且其包膜被保留下来。（b）在切除主要肿瘤块后，用金刚石钻通过舌下管上方和颈静脉孔下方的窗口切除浸润的斜坡。（c）如右上角的神经导航插入所示，向上到达蝶窦的下部和向前到达咽后肌。（d）使用基于髁后窝的曲线硬脑膜切口。（e）从舌下神经解剖并切除脊索瘤的硬膜内延伸。（f）显微镜下切除肿瘤并获得侵入的硬脑膜，包括部分肿瘤侵入右侧小脑扁桃体软脑膜。（g）用颅骨移植物密封硬脑膜。（h）乳突细胞用骨蜡封闭并用筋膜和纤维蛋白胶覆盖。PF. 颅后窝；RP. 咽后；VA. 椎动脉

向钻孔。然后将这些钻孔与开颅刀连接并打开枕骨大孔。

进行了部分乳突切除术和迷路下钻孔，以便对乙状窦和颈静脉球的下部进行骨骼化。在颈静脉孔的正后方和下方可以看到肿瘤包膜。

椎动脉转位

沿动脉沟识别椎动脉水平段后，切除 C1 横突，用金刚石钻削切 C1 横孔并切开。然后将 V3 段向后移位并移出 C1 的横孔，释放一条通向 C1 外侧块和寰枕关节的通道。椎动脉周围的骨膜鞘和椎丛保持完整，以保护椎动脉，减少静脉出血，并尽量减少夹层的风险。

髁突切除术

显露髁后窝，凝固并切断髁后导静脉。肿瘤很容易暴露，且几乎完全侵蚀了右侧枕骨髁。用金刚石钻头完成髁突切除术。可以看到髁突前导静脉，就在舌下管的舌下神经后面，不久后暴露在肿瘤上方（图 17.3a）。然后完成对颈静脉结节的钻孔以进入位于斜坡中部较高处的肿瘤。

硬膜外肿瘤切除术

脊索瘤的硬膜外隔室因此被广泛暴露。对于切除术，使用了两个手术窗：（1）在颅神经Ⅻ的上方和颈静脉球的下内侧，（2）在颅神经Ⅻ的下方和椎动脉 V3 段的上方。事实证明，内镜辅助有助于在这些深部入路中看到并去除内侧至颅神经的脊索瘤。切除斜坡下半部分硬膜外隔室中的所有肿瘤后，暴露肌下咽后间隙（头直肌前部下方）（图 17.3c），以及斜坡黏膜蝶窦隐窝（图 17.3b）。用 30° 和 45° 内镜向上看，切除延伸到岩尖的肿瘤，从下方可见颈内动脉（ICA）的岩部和斜坡旁段。

硬脑膜切口

接下来，切开颅后窝和上颈部硬脑膜。该切口以曲线方式完成，并以枕骨髁为中心（图 17.3d）。在枕骨大孔水平穿过边缘窦时要小心，因为在此步骤中可能会出现大量静脉出血。识别并广泛切除肿瘤，从椎动脉和小穿支解剖到脑干（图 17.3e）。在软脑膜下平面解剖它，发现它与小脑高度黏附。幸运的是，在肿瘤与脑干和下颅神经之间发现了清晰的解剖平面。完成了肿瘤的全切（GTR）和受累硬脑膜的广泛切除（图 17.3f）。

关颅

硬膜成形术与颅骨移植术是由纤维蛋白密封剂贴剂（TachoSil）作为填充物（图 17.3g）。髁突钻孔和斜坡上原有的肿瘤切除后留下的空隙填充了自体脂肪和纤维蛋白胶。后乳突的开口用一层薄薄的骨蜡封闭，然后辅以筋膜补片和纤维蛋白胶（图 17.3h）。将骨瓣放回原位并用钛微型钢板和螺钉固定。然后将肌肉皮瓣连接到暴露期间留下的袖带。皮肤用皮肤钉闭合。

手术要点

1. 锁孔概念已经引起了神经外科巨大的兴趣，这个概念也可以应用于斜坡和颅颈交界区的后外侧入路（PLA）术式。在这些区域，由于肌肉和血管解剖结构，小切口可能不可行。然而，重要的是不要将切口的长度与微创手术的概念相混淆。例如，通过经典的"曲棍球棒"形切口进行枕骨和髁突的暴露，并利用位于髁突窝的深锁孔可以提供进入中下斜坡和 C1 和 C2 椎骨的大部分术野（图 17.4a），在内镜的帮助下对该区域进行导航。

2. 在下位颅神经学定义的三角形深度内，内镜应该被广泛用作可操作的工具。在脊索瘤病例中，髁突和颈静脉结节的钻孔或肿瘤相关骨溶解留下的空间中，内镜手术可以在硬膜外隔室中安全地完成。舌下神经上方是指颈静脉窦下内侧的间隙，神经下方是指椎动脉上方的间隙（V3 段）（图 17.4b）。

3. 在肿瘤切除过程中，应小心谨慎以限制肿瘤在脑脊液中的播散，尤其是通过手术通道播散（在多达 5% 的病例中提到过）。为了限制脑脊液（CSF）扩散，作为共识，在硬膜内探查之前必须最大限度地进行硬膜外减积术。

■ 术后管理

我们通常不会在手术后留下腰椎引流管或使用抗生素，但如果患者抱怨头痛或影像学检查发现脑室扩大，偶尔需要进行腰椎穿刺。所有患者都应在手术后 48h 内进行 MRI 用来评估切除范围以及相关并发症的证据。患者的 MRI 显示脊索瘤已被完全切除，没有脑干缺血或损伤的证据。在小脑杏仁核水平有一小块 T2 高强度区域，这个位置也是脊索瘤在软脑膜下平面被解剖的位置（图 17.5）。患者没有任何颅神经功能障碍或脑脊液漏。然而，由于手术过程中的位置压缩，他有术后桡神经病变。这将在几周内完全解决。

推荐辅以质子束治疗。在放疗前和放疗过程中，由于髁突切除范围广，医生规定使用硬颈托。完成放射治疗后，颅颈交界处（CVJ）的 CT 扫描显示左侧头部倾斜和左侧颅底下垂到 C1 外侧肿块上，与持续性颈痛相关（图 17.6a）。因此，进行了枕骨 –C5 融合（图 17.6b）。将颅颈交界区融合推迟到放疗后的策略不会阻碍的质子束治疗计划。

■ 可能的并发症及相应处理

术后颅神经Ⅻ麻痹并不少见，并且颅神经Ⅸ / Ⅹ 麻痹很有可能需要短期的气管切开术和（或）胃造口术。切除颅颈交界区脊索瘤后，脑脊液渗漏和假

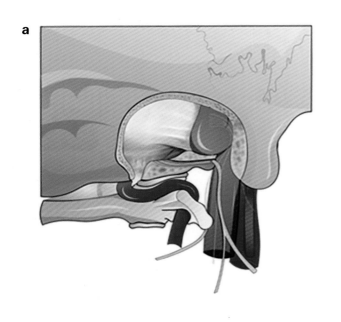
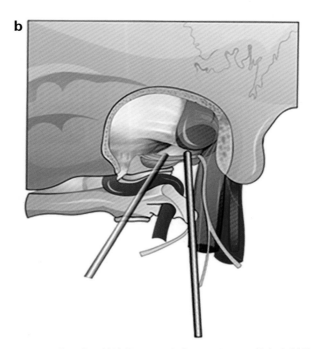

图 17.4 远侧入路中的锁孔概念。（a）在硬膜外隔室中，可以使用两个窗口进入涉及斜坡的下 1/3 和中 1/3 以及 C1 的窝和侧块的病变。第一个间隙位于颅神经Ⅻ的上方，颈静脉窦的下内侧，并在内侧受硬脑膜限制。第二个窗口低于颅神经Ⅻ，高于椎动脉 V 3 段，也以硬脑膜为界。（b）也可以通过两个窗口使用内镜辅助，以改善这些手术窗口深处的照明和可视化，并"环顾角落"。根据这个患者的情情况，我们把椎动脉向后移动以增加下窗的暴露范围

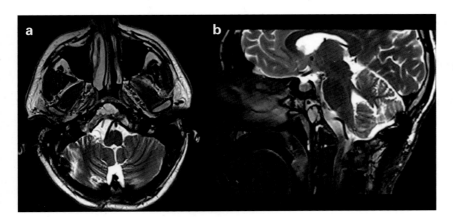

图 17.5 术后 MRI。（a）轴位和（b）矢状位 T2 加权术后 MRI 显示完全切除脊索瘤。标记了位于内侧斜坡的脂肪移植物（红色箭头）

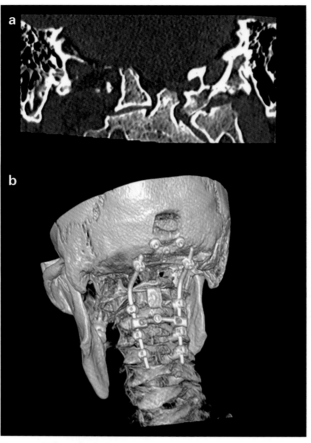

图 17.6 颅颈交界区不稳定和治疗。(a) CVJ 的 CT 扫描显示左侧头部倾斜和左侧颅底下垂到 C1 侧块上。(b) 枕骨~C5 融合是使用从 C2~C5 的层状钩完成的

性脑膜膨出也很常见。如果脑脊液漏，我们的一线治疗通常是卧床休息和腰椎穿刺引流，除非漏被认为是"高流量"，在这种情况下，我们将重新探索手术部位。没有渗漏的假性脊膜膨出通常不需要进一步干预。

在许多情况下，植入器械进行融合对于稳定颅颈交界处是必要的。如果术后 MRI 上发现小的肿瘤残留，我们有时会利用融合手术完成残余肿瘤的切除。对于 CVJ 脊索瘤，在设定枕颈融合术和选择器械时考虑辅助治疗计划很重要，因为一些植入物可能会阻碍质子治疗。我们避免在 C1 和 C2 处使用笨重的植入物，例如侧块或椎弓根螺钉。在某些情况下，不稳定是隐性的，例如在上述患者中，将融合推迟到质子治疗完成后可能是有益的。

观点

João Paulo Almeida, Miguel Marigil-Sanchez, Claire Karekezi, Fred Gentili

■ 概述

脊索瘤是骨和软骨颅底的罕见侵袭性肿瘤，它起源于胚胎脊索的残余物。大多数颅内脊索瘤起源于斜坡区，累及枕骨和蝶骨，可不同程度地横向延伸至颞骨岩部、颈静脉孔和颈动脉管。虽然通常被认为是低级别肿瘤，但它们具有不同的生物学行为，它们的中心位置以及浸润骨骼并包裹周围神经血管结构的趋势使它们在手术上具有挑战性。事实上，对一些侵袭性脊索瘤进行积极切除的尝试与显著的术后发病率有关。

治疗斜坡脊索瘤的现代共识是基于最大安全的手术切除，然后进行高剂量放射治疗，高剂量放射治疗通常是通过质子束或调强放射治疗（IMRT）进行，以避免对脑干产生毒性。随着内镜颅底入路的发展，现在存在一种侵入性较小的入路选择，它允许斜坡区域的广泛可视化和相对安全的肿瘤切除（图17.7）。此外，通过使用更直接的中线通道，内镜经鼻入路（EEA）避免了在颅神经之间进行手术分离和移动颅内主要血管的需要，因为这些结构在前后手术轨迹中大多位于肿瘤后面（图17.8）。虽然非常适合中线硬膜外脊索瘤，但 EEA 也可用于颅底的具有硬膜内和横向延伸的脊索瘤的处理。如下例所示。

■ 病例介绍

一名49岁男性因性欲减退、视力模糊和视力下降就诊。最近，他还抱怨头痛和恶心。在神经系统检查中，没有观察到颅神经或局灶性运动或感觉缺陷。作为检查的一部分，患者进行了 MRI 扫描，结果显示一个大的斜坡病变，在硬膜内延伸至脑桥前池和脚间池，脑干受压明显（图17.9）。

■ 解剖和治疗考量

根据影像学检查结果，最可能的诊断是斜坡脊索瘤。在制订诊疗计划时应评估肿瘤的大小和位置，以及它与硬脑膜、颅神经、ICA 和椎基底动脉复合体的关系。由于体积和症状特点，特别是脑干减压的需要，该患者需要进行手术干预。手术方法的选择必须考虑手术目标（减压、次全切与肿瘤全切），因为一些侵袭性脊索瘤不适合根治性切除。

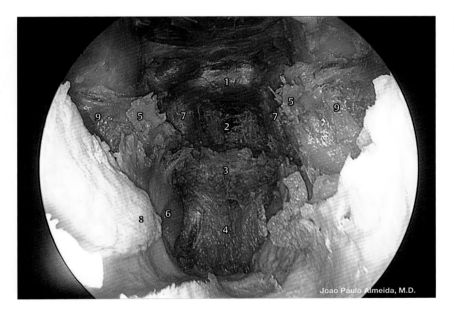

图17.7 通过内镜下经鼻入路暴露斜坡。1. 蝶鞍；2. 斜坡凹陷；3. 蝶窦底；4. 鼻咽；5. 翼腭神经节和翼神经；6. 咽鼓管；7. 斜旁颈动脉；8. 下鼻甲；9. 上颌窦后壁

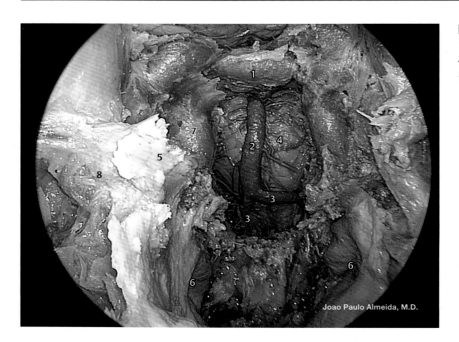

图 17.8 经斜坡入路和硬膜内暴露。1. 脑垂体；2. 基底动脉；3. 椎动脉；4. 脑桥；5. 翼神经；6. 咽鼓管；7. 斜坡旁颈动脉；8. 翼腭窝

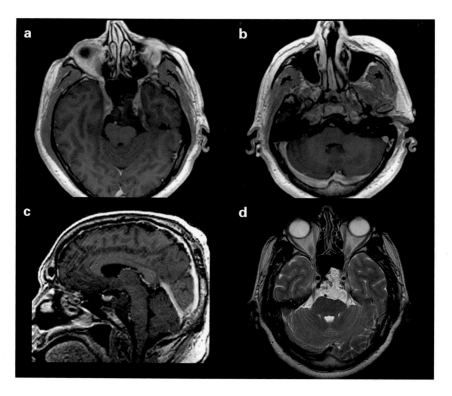

图 17.9 术前 MRI。（a~c）一个大的斜坡脊索瘤，主要位于中斜坡，但延伸到上下斜坡。（d）有硬膜内和硬膜外成分以及左侧三叉神经周围的横向延伸

颅底脊索瘤通常是影响斜坡中线的肿瘤，在颅底有不同的延伸模式。大多数位于颈内动脉 ICA 的岩骨段和斜坡旁段以及颅神经 V~XII 的内侧，有利于通过中线 EEA 切除。这种方法还可以对斜坡和蝶骨的潜在受影响部分进行广泛的钻孔。虽然通过这种方法可以实现中线脊索瘤的根治性切除，但

对于那些横向延伸的脊索瘤［例如位于岩斜颈内动脉 ICA 交界处和（或）颈静脉孔外侧的脊索瘤以及侵入岩骨的脊索瘤］使用纯内镜会更具挑战性，并且通过纯内镜方法可能无法进行根治性切除。与纯硬膜外脊索瘤相比，硬膜内浸润的肿瘤也很复杂，通常与较低的切除范围和较高的术后脑脊液漏

率有关。

入路选择

在解剖学上，斜坡可分为 3 个区域：上斜坡、中斜坡和下斜坡。每个部分都有特定的骨骼、脑池、神经和血管关系。上斜坡由鞍背和后床突组成，位于脚间池和桥前池的前面（图 17.10）。它在解剖学上与中脑的动眼神经、基底尖和脑脚密切相关。此

外，蝶鞍和垂体位于上斜坡的前方。因此，如果通过内镜检查，在该位置根治脊索瘤需要切除鞍背、转位垂体（可通过硬膜内、硬膜外或硬膜间技术进行）并控制起源于海绵窦的静脉出血。中斜坡位于颈内静脉 ICA 岩斜交界处的内侧，从鼻内的角度来看，在蝶窦管和蝶窦底的水平（图 17.11）。桥前池、外展神经、脑桥和基底干与该区域的脊索瘤密切相关。该区域的内镜方法，需要对蝶骨底进行大量钻

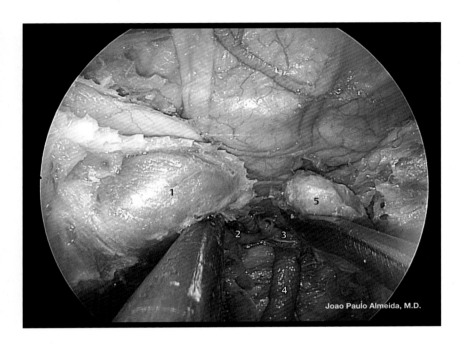

图 17.10 垂体转位后脚间窝显露。1. 床突颈动脉；2. 右侧颅神经Ⅲ；3. 基底尖；4. 基底动脉；5. 脑垂体

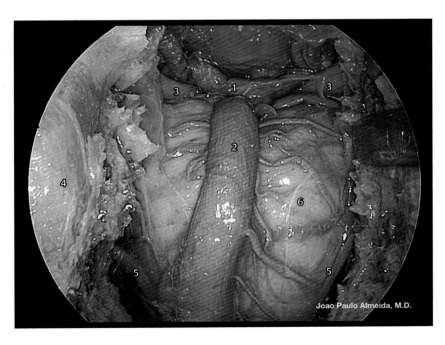

图 17.11 桥前池和脚间池的内镜视图。1. 基底尖；2. 基底动脉；3. 颅神经Ⅲ；4. 斜旁颈动脉；5. 颅神经Ⅵ；6. 脑干

孔并控制基底静脉丛出血。

向海绵窦、Meckel 腔和裂孔侧向延伸的肿瘤可通过经斜坡入路的经翼突延伸到达肿瘤所在部位。

同样，从鼻内的角度来看，下斜坡位于鼻咽黏膜、鼻咽筋膜、头长肌和头直肌的后方（图 17.12）。因此，该区域的暴露需要调动大量耳咽管之间的软组织。下斜坡的中线钻孔将暴露髓前池、椎基底动脉交界处、舌下神经的根部和髓质。通过在枕骨髁的内侧部分钻孔，可以触碰到进行了横向扩展的肿瘤，这种术式暴露了髓质的外侧部分和颈静脉孔区域。然而，具有更多横向扩展的病变不太适合单独使用内镜方法。事实上，这些具有显著横向扩展的下斜坡脊索瘤预后较差。

经颅入路可用于切除颅后窝有明显横向扩展的肿瘤。岩后切除术可能适用于切除位于上斜坡和中斜坡以及延伸至岩骨和颈静脉孔的病变，而远外侧入路或其变形术式可能有助于切除主要位于下斜坡、横向延伸到枕骨髁和枕骨大孔的脊索瘤。

内镜下经鼻和经颅方法的组合也可能对这些具有横向扩展的脊索瘤有用。

话虽如此，我们尽量避免组合方法，以尽量减少为了处理单个肿瘤而使用多种方法引发的相关疾病的发病率。双侧扩展的脊索瘤病例是一个重大挑战，即使结合不同的方法也可能无法完全切除。在这种侵入性病例中，通过对脑干减压来减少肿瘤带来的影响可能是最合适的手术目标。为了获得在脊索瘤和脑干之间实现分离的能力，可以允许提供高剂量的辐射，这个时候可以最大限度地减少潜在的辐射副作用。

选择入路

在我们的案例示例中，脊索瘤主要位于中间斜坡，有一些延伸到上下斜坡。虽然大部分肿瘤位于中线，但有证据表明肿瘤的一部分可以横向延伸到达桥小脑角和左侧三叉神经和颅神经Ⅶ / Ⅷ复合体。因此，我们选择内镜下经斜坡左翼延长入路切除该肿瘤。

■ 技术描述

患者取仰卧位并在全身麻醉下插管。标记神经导航并建立脑干诱发电位、体感诱发电位以及颅神经Ⅴ～Ⅻ的电生理监测。患者的头部固定在 Mayfield 头部固定器上，颈部略微弯曲并向右旋转。其余准备和悬垂以通常的方式完成。

我们使用 0° 镜，以检查右侧鼻腔作为手术开始。与我们的耳鼻喉科（ENT）同事合作，然后进行了右中鼻甲切除术和筛窦切除术，以及钩鼻切除术和上颌窦窦造口术，用于随后的皮瓣储存。在确定蝶窦口后，取下基于右后中隔动脉的带血管的鼻中隔瓣，并将其放置在上颌窦中，以便在手术结束时进行后续使用。此时，注意力转移到左鼻腔，并进行了左中鼻甲切除术、筛窦切除术和窦造口术。然后，从左侧收获额外的鼻中隔瓣并储存在上颌窦中（图

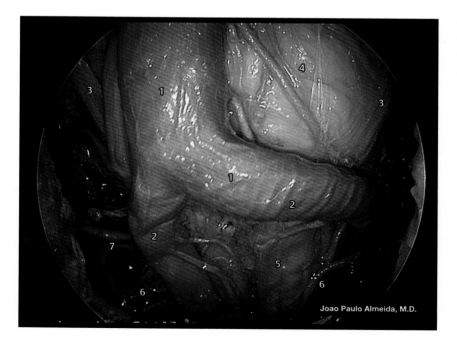

图 17.12 内镜硬膜内暴露——下斜坡。1. 基底动脉；2. 椎动脉；3. 颅神经Ⅵ；4. 脑桥；5. 髓质；6. 颅神经Ⅻ；7. 小脑后下动脉

17.13a ）。

　　然后切除后中隔并打开蝶窦前部。蝶窦底一直钻到斜坡入口。为了实现侧向暴露，在不结扎蝶腭动脉的情况下进行了左侧经翼入路，以保留同侧皮瓣（图 17.13b ）。沿着翼神经到岩斜交界处进行钻孔，最大限度地暴露斜坡。为了暴露下斜坡，使用带针尖的单极双侧切除下鼻甲和咽鼓管圆枕之间的鼻咽黏膜，并切除一些头长肌（图 17.13c ）。此时，斜坡肿瘤进入视野，我们通过多普勒超声确定双侧颈动脉。蝶骨底与斜坡齐平，进一步暴露肿瘤（图

17.13d ）。

　　钻孔的边界是外侧的斜旁颈动脉，上方的垂体硬脑膜，下方的枕骨大孔。去除垂体窝上方的骨头，将垂体向上抬高，使我们能够实现非常高水平的暴露，包括去除鞍背。最终，通过从鞍背到枕骨大孔的斜坡全貌获得了出色的经斜坡显露。

　　此时，硬脑膜被向下打开并向上延伸，首先到达肿瘤区域，然后进一步到达蝶鞍下方的斜坡顶部（图 17.14a ）。放射切口被横向放置。然后使用显微外科技术以小心的零碎方式切除肿瘤。肿瘤相当柔软，

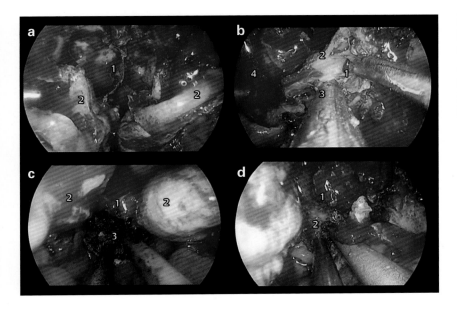

图 17.13 经翼状突延伸的内镜鼻内入路。（a）鼻腔解剖。1. 蝶窦；2. 双侧储存在上颌窦中的带血管皮瓣。（b）经翼入路。1. Vidian 管；2. 翼状楔形；3. 内侧翼板；4. 蝶窦。（c）1. 蝶窦底；2. 带血管的鼻中隔皮瓣；3. 解剖鼻咽黏膜和肌肉。（d）1. 蝶窦底；2. 下坡

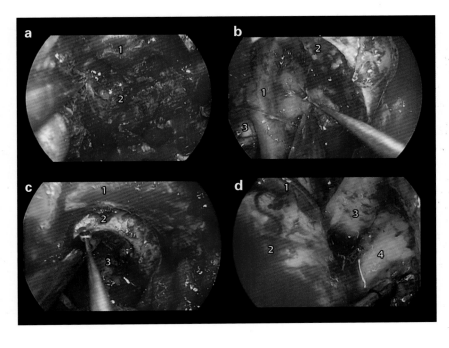

图 17.14 肿瘤切除。（a）肿瘤的硬膜外成分。1. 蝶鞍；2. 肿瘤占斜坡。（b~d）切除硬膜内肿瘤。（b）1. 基底动脉；2. 脚间池肿瘤；3. 脑桥。（c）1. 蝶鞍；2. 上斜坡硬脑膜；3. 肿瘤在上、中斜坡。（d）暴露左颅神经 Ⅴ 和 Ⅶ / Ⅷ 并切除横向肿瘤扩展。1. 小脑上动脉；2. 脑桥；3. 颅神经 Ⅴ；4. 颅神经 Ⅶ / Ⅷ复合体

对仔细的抽吸和刮除反应迅速。进行性的肿瘤切除暴露了已移至右侧的基底动脉（图17.14b），并将肿瘤从脑干中央部分切除。通过去除背部切除了肿瘤优越的组件以及向左侧延伸的部分（图17.14c）。使用斜角内镜和斜角抽吸器仔细切除肿瘤靠近左侧三叉神经的最外侧部分（图17.14d）。最终，我们的术中评估是已经实现了总体切除。此时，动眼神经在脚间池上方，三叉神经、外展神经、面神经和前庭蜗神经均可见（图17.15）。

对于颅底重建，我们进行了多层修复。这涉及首先以通常的方式从右大腿采集阔筋膜和脂肪。首先使用 Duragen 人工硬膜进行修复，其次是阔筋膜，然后再用一层阔筋膜修复。然后，将先前收获的鼻中隔瓣置于骨缺损处，在边缘用 Surgicel 加固，然后是脂肪和组织黏合剂。最后，插入气球支柱和凡士林纱布填料以保持重建位置。

■ 术后管理

术后平稳，没有脑脊液漏或新的神经功能缺损的证据。手术后 24h 进行 CT 扫描，结果显示肿瘤切除且无并发症。术后 4 天取出 Foley 球囊和凡士林纱布，患者在第 5 天出院，无并发症。

术后 1 个月进行了 MRI 检查，结果显示了肿瘤全切（图17.16）。最终病理报告确诊脊索瘤。按照我们脊索瘤中心的标准方案，患者接受了由 IMRT 提供放射治疗方案（78Gy，35 个疗程）。

■ 评论

内镜颅底手术已经产生了显著的积极影响，有的医生会说彻底改变了脊索瘤的治疗方法，成为颅底外科医生的重要工具。它是一种微创替代经颅和经口斜坡方法，以前被认为是治疗该区域脊索瘤的"金标准"。通过内镜方法成功治疗颅底脊索瘤需要：（1）对颅底显微外科和内镜解剖学的深入了解；（2）合适的手术工具和内镜；（3）有经验的耳鼻喉/头颈部和神经外科/颅骨基地团队在高容量中心协作。中线硬膜外脊索瘤是很好的内镜目标，而对于那些更具挑战性具有明显横向扩展和硬膜内延伸的肿瘤，可能受益于开放或联合方法。

即使在经验丰富的外科医生团队手中，内镜技术也可能无法普遍适用。在选择手术方法之前仔细检查每个病例的解剖结构非常重要，因为有些病例不适合内镜方法。事实上，不恰当的病例选择，内镜方法可能会导致切除不充分、术中和术后并发症。虽然被认为是"微创"，但内镜技术与许多并发症有关，例如脑脊液漏、高血压性气脑、脑膜炎、颅神经缺损和中风。此外，鼻内通道的鼻窦并发症会显著降低患者的生活质量。

在本章的第一部分，作者提供了一个案例来表明开放式方法在脊索瘤的治疗中仍然很重要和必要。他们的患者有明显的硬膜内和深部横向扩展，到达延髓、岩骨/颈静脉孔和舌下管的侧面。这些扩展将大大减少通过内镜下经鼻入路的切除范围，我们

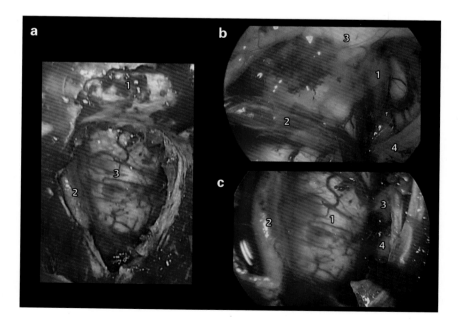

图17.15 肿瘤切除后的术中情况。（a）1. 蝶鞍；2. 基底动脉；3. 脑桥。（b、c）1. 小脑后下动脉；2. 小脑上动脉；3. 动眼神经；4. 三叉神经

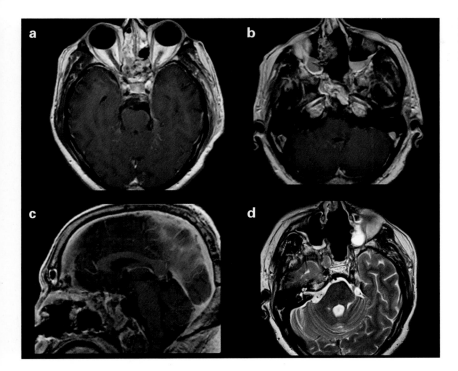

图17.16　术后MRI。（a~d）影像显示肿瘤全切除和多层的颅底重建，包括带蒂的鼻中隔黏膜瓣和筋膜

也会选择后外侧入路。相比之下，在我们的案例中，横向延伸仅限于三叉神经的外侧边缘，这种限制使得内镜方法仍然适用，尽管需要有角度的内镜和仪器。此外，如果我们遇到了一个软肿瘤，可以使用抽吸和显微切割对其进行根治性切除。如果肿瘤更坚固，我们可能进行不了相同程度的切除。

总之，我们同意先前作者的观点，即开放式和内镜技术对于有效治疗脊索瘤都是需要的，并且颅底外科医生应该准备好为患者提供最有可能获得安全治疗的方法，最大限度地切除肿瘤。选择应基于肿瘤的神经解剖学特征，以及对外科医生经验的客观分析，避免个人对任何教条的偏见。

■ 参考文献

[1]　Al-Mefty O, Borba LA. Skull base chordomas: a management challenge. J Neurosurg 1997;86(2):182–189.

[2]　Bejjani GK, Sekhar LN, Riedel CJ. Occipitocervical fusion following the extreme lateral transcondylar approach. Surg Neurol 2000;54(2):109–115, discussion 115–116.

[3]　Benet A, Prevedello DM, Carrau RL, et al. Comparative analysis of the transcranial "far lateral" and endoscopic endonasal "far medial" approaches: surgical anatomy and clinical illustration. World Neurosurg 2014;81(2):385–396.

[4]　Cavallo LM, Esposito F, de Divitiis E. Endoscopic endonasal transsphenoidal surgery: procedure, endoscopic equipment and instrumentation. Childs Nerv Syst 2004;20(11-12):796–801.

[5]　Colli BO, Al-Mefty O. Chordomas of the skull base: follow-up review and prognostic factors. Neurosurg Focus 2001;10(3):E1.

[6]　Crockard HA, Steel T, Plowman N, et al. A multidisciplinary team approach to skull base chordomas. J Neurosurg 2001;95(2):175–183.

[7]　de Lara D, Ditzel Filho LF, Prevedello DM, et al. Endonasal endoscopic approaches to the paramedian skull base. World Neurosurg 2014;82(6, Suppl):S121–S129.

[8]　Dehdashti AR, Karabatsou K, Ganna A, Witterick I, Gentili F. Expanded endoscopic endonasal approach for treatment of clival chordomas: early results in 12 patients. Neurosurgery 2008;63(2):299–307, discussion 307–309.

[9]　Funaki T, Matsushima T, Peris-Celda M, Valentine RJ, Joo W, Rhoton AL. Focal transnasal approach to the upper, middle, and lower clivus. Neurosurgery 2013;73(2, Suppl Operative):ons155–ons190, discussion ons190–ons191.

[10]　George B, Lot G. Anterolateral and posterolateral approaches to the foramen magnum: technical description and experience from 97 cases. Skull Base Surg 1995;5(1):9–19.

[11]　Hadad G, Bassagasteguy L, Carrau RL, et al. A novel reconstructive technique after endoscopic expanded endonasal approaches: vascular pedicle nasoseptal flap. Laryngoscope 2006;116(10):1882–1886.

[12]　Kassam A, Carrau RL, Snyderman CH, Gardner P, Mintz A. Evolution of reconstructive techniques following endoscopic expanded endonasal approaches. Neurosurg Focus 2005;19(1):E8.

[13]　Kassam AB, Gardner P, Snyderman C, Mintz A, Carrau R. Expanded endonasal approach: fully endoscopic, completely transnasal approach to the middle third of the clivus, petrous bone, middle cranial fossa, and infratemporal fossa. Neurosurg Focus 2005;19(1):E6.

[14]　Kassam A, Snyderman CH, Mintz A, Gardner P, Carrau RL. Expanded endonasal approach: the rostrocaudal axis. Part I. Crista galli to the sella turcica. Neurosurg Focus 2005;19(1):E3.

[15]　Kassam A, Snyderman CH, Mintz A, Gardner P, Carrau RL.

Expanded endonasal approach: the rostrocaudal axis. Part II. Posterior clinoids to the foramen magnum. Neurosurg Focus 2005;19(1):E4.

[16] Kassam AB, Vescan AD, Carrau RL, et al. Expanded endonasal approach: vidian canal as a landmark to the petrous internal carotid artery. J Neurosurg 2008;108(1):177–183.

[17] Komotar RJ, Starke RM, Raper DMS, Anand VK, Schwartz TH. The endoscope-assisted ventral approach compared with open microscope-assisted surgery for clival chordomas. World Neurosurg 2011;76(3-4):318–327, discussion 259–262.

[18] Labidi M, Watanabe K, Bouazza S, et al. Clivus chordomas: a systematic review and meta-analysis of contemporary surgical management. J Neurosurg Sci 2016;60(4):476–484.

[19] Rahme RJ, Arnaout OM, Sanusi OR, Kesavabhotla K, Chandler JP. Endoscopic approach to clival chordomas: the Northwestern experience. World Neurosurg 2018;110:e231–e238.

[20] Raza SM, Bell D, Freeman JL, Grosshans DR, Fuller GN, DeMonte F. Multimodality management of recurrent skull base chordomas: factors impacting tumor control and disease-specific survival. Oper Neurosurg (Hagerstown).

[21] Sahgal A, Chan MW, Atenafu EG, et al. Image-guided, intensity-modulated radiation therapy (IG-IMRT) for skull base chordoma and chondrosarcoma: preliminary outcomes. Neuro-oncol 2015;17(6):889–894.

[22] Zoli M, Milanese L, Bonfatti R, et al. Clival chordomas: considerations after 16 years of endoscopic endonasal surgery. J Neurosurg 2018;128(2):329–338.

第六部分
岩骨区域肿瘤

第十八章　岩骨天幕交界区

Shunchang Ma, Siviero Agazzi

姜晓兵 / 译

关键词：天幕，压迫脑干，内听道上结节，脑膜瘤

■ 病例介绍

一名 36 岁男性因步态不稳、协调性差、头痛、短暂的左面部下垂、右耳耳鸣和听力下降而被送往急诊室。体格检查仅发现右侧凝视性眼球震颤和右侧听力下降显著。面部运动和感觉正常。磁共振成像（MRI）显示颅后窝有一 5.1cm×4.9cm 的肿瘤，压迫小脑和脑干。该患者在其他方面是健康的，但值得注意的是，他拒绝输血。实验室检查提示他的血红蛋白为 14.7g/dL。

问题

1. MRI 表现的鉴别诊断是什么？
2. 他的拒绝输血的要求对手术有何影响？
3. 肿瘤大小手术入路选择有何影响？

■ 诊断和评估

影像学检查显示轴外肿瘤强化明显（图 18.1a），内听道（IAC）无侵蚀或扩大（图 18.1b）。肿瘤以广基底附着在岩骨上，非常符合脑膜瘤表现。该部位其他可能的轴外病变包括颅神经神经鞘瘤、软骨肉瘤和转移瘤。根据影像学表现，这些诊断都不太可能。

手术目标的设定要考虑如下因素：这是一名年轻人，入院前一直全职工作，因此应尽可能全切肿瘤，同时尽量减少神经系统并发症。然而，他的拒绝输血的要求，排除了任何形式的输血，这显著增加了手术风险，并影响我们的手术策略。根据肿瘤血供，有可能随时终止手术，这迫使外科医生选择

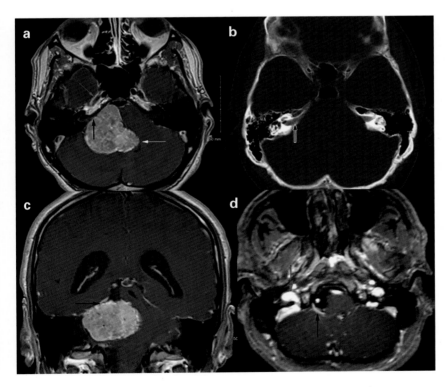

图 18.1 术前影像。（a）轴位钆增强 T1 加权 MRI 图像。上方的红色箭头指示 Meckel 腔，下面的黑色箭头指向 IAC，中间的白色箭头指示压迫脑干的肿瘤。（b）骨窗轴位 CT 图像显示无骨质侵蚀和 IAC 扩大（黑色箭头）。（c）冠状位 MRI 显示肿瘤位于幕下；黑色箭头指示肿瘤没有包绕天幕切迹。（d）颈静脉孔水平的轴位图像未显示肿瘤。上面的红色箭头指向颈静脉孔，下面的黑色箭头指向内侧走行的 PICA

一种策略，将手术最重要的部分放在手术开始。在这种情况下，应尽早完成脑干减压，肿瘤能否完全切除要根据术中出血情况决定，必要时二次手术。

■ 解剖和治疗考量

肿瘤基底（也是肿瘤供血部位）位于岩幕交界处和岩上窦。沿岩骨后部，基底部在 IAC 水平，向前延伸，止于斜坡以下的三叉神经孔。没有涉及 Meckel 腔或海绵窦（图 18.1a）。在冠状面（图 18.1c），该肿瘤通过显著向上推挤小脑幕而延伸至岩骨上方，但没有越过小脑幕。在尾部，肿瘤延伸至颈静脉孔水平，但不累及颈静脉孔本身（图 18.1d）。

肿瘤与脑干的关系对于确定手术入路非常重要。该肿瘤使脑干移位至对侧，桥小脑角被扩大。肿瘤不覆盖或"盖住"脑干后方，而右侧小脑半球却"盖住"肿瘤，并阻止从后方或后外侧入路进入肿瘤（图 18.2a）。由于患者年龄较小，颅后窝被脑组织"充满"，所有的脑池都被挤压。打开脑池可能无法实现正常的小脑放松。在 T2 和 FLAIR 上，大脑中缺少信号变化是肿瘤和大脑分离得以保留的良好迹象。

肿瘤没有累及基底动脉。小脑上动脉走行于肿瘤上极附近（图 18.2b），小脑后下动脉走行于肿瘤下极附近（图 18.2d），但两者均未被肿瘤包绕。小脑前下动脉更难明确识别，但预计会在小脑中部前方。

动眼神经和三叉神经位于肿瘤上方，肿瘤向内侧移位（图 18.1c、d）。后组颅神经沿下极走行。其余颅神经位置难以确定。在新技术使这变得更容易之前，人们只能根据肿瘤生长部位对颅神经Ⅶ和Ⅷ的位置进行"有根据的猜测"。由于该肿瘤位于岩幕交界处（即，高于 IAC），且大多位于 IAC 前方，因此可以预期会发现面神经向下方和后方移位。这将在两者之间创建一个较宽的工作窗口，但是必须预见一种少见情况，颅神经Ⅶ也有可能位于肿瘤的正后方，使其位于工作窗口中间，不利于手术。

入路选择

可考虑两大类入路进入该部位：乙状窦后入路和岩骨入路。根据其与 IAC 的关系，经岩骨入路可进一步分为岩骨后入路（迷路后入路或经岩骨入路）和岩骨前入路（有时称为 Kawase 入路）。将乙状窦后入路和经岩骨入路相比，后者被认为更像是"颅底入路"，通过移除更多的骨质，从而减少进入深部肿瘤时对脑组织的牵拉。这些入路的优点是不可否认的，像后路经岩骨入路可以暴露肿瘤的后部，而不需要在小脑半球进行任何牵拉，岩骨前入路可以暴露肿瘤的前部，而不会干扰脑干，直到切除结束（图

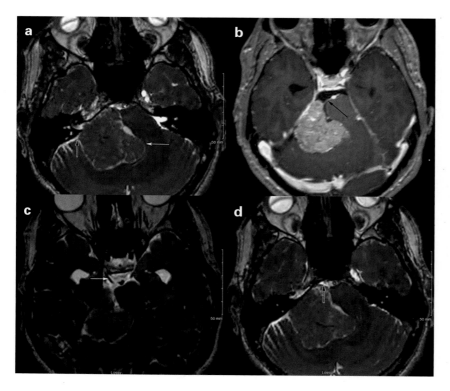

图 18.2 与相邻结构的关系。（a）轴位 T2 FIESTA MR 图像显示肿瘤将脑干推挤至对侧。白色箭头指示脑干是展开的，没有覆盖肿瘤的后方。黑色箭头指示小脑如何包绕肿瘤，并在封堵肿瘤，阻止从后外侧入路进入。（b）黑色箭头指向位于肿瘤前方和上方的小脑上动脉。（c）FIESTA 图像显示肿瘤的上前部。白色箭头所示为右侧颅神经Ⅲ，穿过大脑脚池，通往海绵窦。（d）FIESTA 图像显示了肿瘤的最大横截面。颅神经Ⅴ（黑色箭头）位于肿瘤前方，向内侧移位

18.3a）。这些入路提供了一条朝向斜坡的外侧通路，而乙状窦后入路的路径是后外侧朝向中心。在我们的患者中，后外侧路径似乎被小脑阻断（图18.3b）。

岩骨入路的另一个优点是，提供从外侧到内侧的手术通道，可以优先于肿瘤显露肿瘤基底部。从理论上讲，这将在一开始就减少肿瘤血供，并最大限度地减少手术中的失血。然而，这些"颅底"方法并非没有缺点。一个主要的缺点是在入路本身上花费了大量的时间，而不是在切除肿瘤上。与乙状窦后开颅术相比，差异可能在几个小时之间。此外，选择经岩入路涉及静脉窦，失血量可能会很大。

值得注意的是，乙状窦后入路和岩骨入路均存在安全、彻底切除肿瘤的局限性，这种局限性和肿瘤与关键结构（脑干、颅神经和血管）之间的关系和黏附程度相关。如果肿瘤紧密地附着在脑干上，那么通过岩骨切除和乙状窦后入路同样困难。

尽管远比经岩入路"传统"，乙状窦后入路近年来也有许多改进。这种改进部分归功于颅底入路的"滴流效应"，这大大提高了我们对颅底解剖学的认知。例如，过去只是"打开枕骨大孔"的开颅术现在常规向外侧扩大，包括枕骨髁和髁状窝的上1/3。因此，"传统的"乙状窦后入路已逐渐成为一种更侧方的入路，改善了视野，视线可以平行于岩骨后部，并与颅后窝颅底孔齐平。这一点，加上更好的麻醉技术，颅后窝池良好的脑脊液（CSF）释放和静脉回流，使得在不牵拉脑组织的情况下切除大多数颅后窝脑膜瘤成为可能。磁共振成像显示小

脑完全阻断了肿瘤的后外侧通路，这是一个静息状态。手术期间的动态情况可能有所不同。有了良好的技术，小脑可以在不需要牵开器的情况下安全地暴露肿瘤。

选择入路

我们的最终手术策略必须权衡两个相互对立的因素：患者年轻是尝试全切除的理由，然而，患者断然拒绝任何输血，如果失血过多，手术必须终止。选择乙状窦后入路主要是因为它使我们能够比任何经岩入路更早地开始切除肿瘤。快速瘤内减压和脑干减压是主要目标，必须在出血导致终止手术前实现。我们认为乙状窦后入路为我们提供了实现主要目标的最佳机会，因为我们知道肿瘤去血管化是手术整体成功的最重要决定因素。应用颅底的概念，如精确的开颅位置以最大限度地暴露，早期肿瘤基底处理去血管化，以及无牵拉手术，我们希望手术能够持续足够长的时间以实现第二个目标，即全切除。通过应用这些理念，我们实际上将乙状窦后入路从"传统入路"改变为标准的"颅底"入路。

问题

1. 如何定位骨窗以最大限度地暴露肿瘤？

2. 一旦打开硬脑膜，你希望找到哪条颅神经？你认为哪些会被肿瘤隐藏？

3. 一旦暴露完成，你将如何开始切除肿瘤？

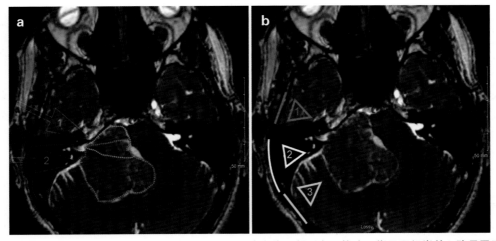

图18.3 手术暴露的比较。（a）轴位T2 FIESTA MRI图像显示病变位于颅后窝。箭头1指示了经岩前入路暴露区域和路径。绿色虚线显示了通过这种入路可以预期达到的肿瘤部位。箭头2指示经岩后入路（迷路后或迷路后）暴露区域和路径，红色虚线显示了该入路可预期达到的肿瘤部位。（b）红色的三角形1再次指示了经岩前入路的路径，红色实线显示了骨窗。白色三角形2指示了经岩后入路（迷路后入路或经迷路入路）的路径，白色实线显示骨窗。黄色三角形3指示乙状窦后入路的路径，黄色实线显示入路的骨窗。仅根据这张图，人们可能会认为需要明显牵拉右侧小脑才能暴露肿瘤。手术时并非如此

■ 技术描述

患者取侧卧位，右侧向上。头部保持相对中立，只是略微向地板旋转。头部和肩部之间的角度通过头部向对侧肩部弯曲来"打开"。所有这些调整对于改善工作空间非常有用，但无论如何都应保留对侧乙状窦和颈静脉回流（参见"入路三要素"）。

入路三要素

手术通道：后外侧。
开颅术：乙状窦后。
改良：无。

做一个耳后直切口，显露星点区域。为了获得最佳视线，计划将骨窗调整到相对外侧的位置。事实上，骨窗上半部需要暴露横窦的下半部，而骨窗的外侧部需要暴露乙状窦的后半部。我们不使用钻孔。首先用切割钻制作了一个槽，形成骨窗的上缘和外侧边缘，并显露横窦和乙状窦。然后，使用开颅刀切开内侧和下方骨质，形成骨窗，其间始终遵循钻头自窦向外原则（参见"手术设置"）。

手术设置

切口位置：病变同侧耳后直切口。
骨窗：乙状窦后部分暴露横窦和乙状窦。
硬膜切开：朝向乙状窦 C 形切开。

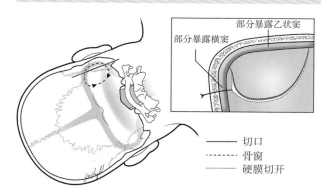

部分暴露乙状窦
部分暴露横窦

—— 切口
---- 骨窗
⋯⋯ 硬膜切开

朝向乙状窦上做了一个近乎半圆形的硬脑膜切口，在横窦下方留出几毫米，以方便缝合。沿横窦向上牵开硬膜增加显露。首先向下打开硬脑膜。在硬膜下置入棉片，以便尽早到达脑脊液池。采用薄双极电凝打开大池释放脑脊液。一旦压力释放，就可以安全切开其余硬膜。当硬脑膜完全打开时，不

需要任何牵拉，小脑半球自发性地从岩骨表面脱落，暴露出肿瘤后部。

为了定位，我们先寻找了脊髓副神经，通常，可以通过其在岩骨硬脑膜上典型走行来识别。顺着副神经到达颈静脉孔可以找到后组颅神经并发现脑干和 Luschka 孔的脉络丛。这个步骤很重要，尽管有肿瘤遮挡，面神经一半位于脉络丛上方约 5mm 处。同时，三叉神经和外展神经也被肿瘤遮挡，我们希望在肿瘤切除快结束时在岩幕交界处附近发现它们。

在切肿瘤前，我们幸运地看到肿瘤血管供应起源于岩骨和岩幕交界处。考虑到尽量减少患者失血的重要性，我们仔细地进行了凝血和切断这个部位肿瘤。离断颅底脑膜瘤血供的最佳方法是基底部先保留少许肿瘤：这些组织可以用双极烧灼止血。这层薄薄的肿瘤将在以后处理。这样做可以有效和快速止血，因为这个方法可以防止供血血管断裂后缩回到硬脑膜层中而不易快速止血。通过这种方式，在断开肿瘤供血血管的同时，我们在岩骨硬脑膜和岩幕交界处留下了一层肿瘤，最后再来处理（图 18.4）。

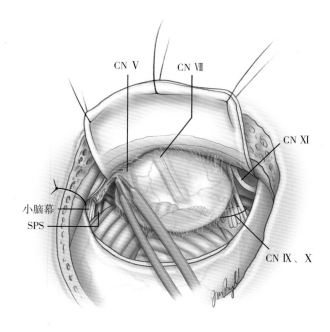

CN V   CN VII

CN XI

小脑幕
SPS

CN IX、X

图 18.4 术中示意图。该手术视图阐明了在手术开始时，将脑膜瘤从其附着到岩上窦（SPS）和岩幕交界处去血管化的理念。故意在基底部留下一小部分肿瘤，以使脑膜瘤从基底部无血离断。这使得外科医生有肿瘤可以凝固，避免了当肿瘤仍然占据手术空间时，窦上的破口出血难以控制。一旦肿瘤脱离了它的基底部和血液供应，继续切除肿瘤时出血量也会明显减少。在手术结束时，肿瘤被切除，颅后窝有足够的空间，这时基底部残留的肿瘤可以完全从窦和小脑幕交界处移除，因为有了广阔的操作空间，止血更容易

一旦肿瘤被完全断流，可以用超声吸引器快速去除中心部位肿瘤。这一步是至关重要的，因为肿瘤外周部分可以逐渐"转移"到手术区域，而无须使用牵开器扩大手术野。在分块切肿瘤获得足够的操作空间后，就可以开始从脑组织表面分离肿瘤。通常，可以找到一些脑瘤界面保存完整的区域，利用这些区域并将其作为分离肿瘤的起点是至关重要的。通常情况下，我们在解剖过程中会遇到一些静脉出血，建议尽量少使用双极电凝烧灼。过度烧灼会使肿瘤和大脑之间的蛛网膜界面变得模糊，使剥离肿瘤更具挑战性和危险性。一旦肿瘤从大脑剥离开后，就可以烧灼肿瘤表面（离大脑至少10mm）。

通过这些操作，我们能够切除整个肿瘤，并从脑干到三叉神经孔显露整个三叉神经。由于到目前为止失血量可以忽略不计，我们决定回头处理岩上窦和天幕上残留的部分肿瘤。和预期一样，切除最后一块肿瘤会导致供血动脉、窦及其引流静脉的快速出血，但由于肿瘤切除后所提供空间易于器械操作和使用止血剂，因此这些出血很容易控制。最终，全切肿瘤并凝固小脑幕、岩硬膜和岩上窦（图18.5a、b）。

由于从手术开始就对硬脑膜进行保护，故可以间断严密缝合硬脑膜。硬脑膜补片和液体密封剂增强封闭。在检查没有任何乳头气房开放后，还纳骨瓣，逐层缝合皮肤。失血量为250mL。

手术要点

1. 在切除大型脑膜瘤时，首先要考虑的是肿瘤的血液供应。术前栓塞一直被提倡，但对颅底肿瘤很少有用。然而，无论栓塞成功与否，切除颅底脑膜瘤的手术策略应包括在手术早期处理肿瘤基底部，使肿瘤血管离断。在这样做时，重要的是要认识到，直接从肿瘤附着于岩骨表面的硬脑膜窦或大脑镰或天幕处离断血管是令人沮丧的，而且往往无效且耗时。最佳方法是从基底部离断肿瘤时保留基底部少量肿瘤，可以用双极烧灼肿瘤组织以止血。残瘤的薄层肿瘤留在手术后期处理，此时肿瘤切除后留下的空间可以更好地观察和处理供血血管而不用任何牵拉。移除或保留基底部肿瘤的决定取决于手术的总体策略和目标。

2. 一旦肿瘤从基底部断开，切除必须利用肿瘤自然回缩的特性来获得空间。一般的概念是，当肿瘤被切除时，大脑将重新扩张，通往岩斜区的通道将缓慢关闭。与乙状窦后入路相比，经岩骨入路涉及更多的骨切除，因此，肿瘤切除时手术通道的渐进性闭合较少。作者认为，从这一点来说就使得经岩入路成为这些肿瘤的首选入路，而乙状窦后入路是一种较短、侵入性较小但可能更危险的策略。当使用乙状窦后入路时，肿瘤切除必须按照非常特定的顺序进行，以避免手术通道过早关闭。肿瘤最深的部分（位于前部和中部）必须首先去切除，留下更外侧和后部的部分作为自然牵开器。外科医生必须抵制将牵开器放入过深的冲动。这种牵开器最终总是会牵拉脑干本身，导致严重的疾病。历史应该学习，而不是重复；由于脑干被牵拉是不可接受的，这是岩骨入路发展的根本原因之一。

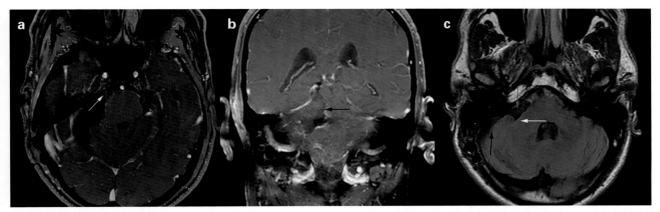

图18.5　术后图像。（a）术后3个月轴位钆增强T1加权MRI图像。可以观察到肿瘤切除后留下的空腔。颅神经V（白色箭头）可见。未发现残余肿瘤。（b）术后3个月冠状位钆增强T1加权MRI图像。黑色箭头指示幕切迹下方的切除腔。未发现残余肿瘤。（c）上红色箭头指示肿瘤切除后的空腔，下黑色箭头指向小脑，显示其无萎缩，内侧白色箭头指示脑干状况良好，无脑软化

■ 术后管理

患者在手术室拔管，并在重症监护病房留观一晚。手术后几个小时，他神志清楚并能定向，神经系统检查与术前相比没有变化；尤其是除了右侧听力下降，他的颅神经功能完好无损，小脑测试完好无损，力量和感觉也完好无损。手术后的隔天早上，他就能够独立行走。术后 24h 开始静脉血栓栓塞预防。

术后 3 个月进行常规随访 MRI，由于患者年龄较小，需长期随访。MRI 证实脑瘤已大体全切除（图 18.5a、b），无小脑萎缩或脑软化迹象（图 18.5c）。

■ 可能的并发症及相应处理

当一个大型切除手术完成，患者术后恢复良好，人们不应该忘记感谢肿瘤。即使我们找不到任何同行评审的研究来证明这一概念，但每个外科医生都知道，无论采用何种手术入路，肿瘤质地和肿瘤对关键结构的粘连仍然是手术结果的主要决定性因素。当肿瘤不附着于脑干或颅神经时，随着肿瘤体积缩小，外周肿瘤组织很容易"被推挤"到手术区域。同样，当基底动脉穿支或主要动脉分支未嵌入肿瘤时，肿瘤可以成功地移动和切除，而不会造成血管损伤或血管痉挛。

观点

Anil Nanda, Devi Prasad Patra

什么时候冒巨大风险；在遇到意想不到的困难时什么时候撤退；是否强制尝试摘除病理良性的肿瘤，但可能导致因手术的死亡，或者在没有完成的情况下放弃手术，确信在几个月或几年之后，在随后的一次治疗中可能会面临更大的风险；所有这些都需要外科医生去判断，这是一个长期经验的问题。

——Harvey Cushing

■ 概述

岩尖肿瘤是一种可怕的病变，至少有两个显而易见的原因：首先是其固有特性，常累及附近的多个关键结构，如脑干和颅神经；其次是其位置深，切除需要复杂的手术入路。颅底技术的进步和对解剖的更好理解使这些广泛病变的完全手术切除成为可能，但与这些广泛颅底入路相关的手术致残率仍然是一个主要问题。此外，陡峭的学习曲线和较长的手术时间使得这些手术对神经外科医生的吸引力降低。随着放射外科的引入，有些病变通过安全的次全切除和术后残余肿瘤的放射外科治疗。与此策略相关的患者高满意度和低致残率显著改变了这些肿瘤的治疗模式。

正如在前一节中所描述的，岩幕区的肿瘤（有或没有延伸到斜坡）可以通过传统的乙状窦后入路和经岩骨入路治疗。前者可以更快地开颅和先到达颅后窝的肿瘤。然而，其缺点是进入岩斜交界处的通道有限，工作距离增加。经岩骨入路提供了直接和较短的入路，但需要大量的骨质切除工作，到达肿瘤所需时间更长。指导手术入路的最重要因素是肿瘤与天幕的关系，如果它脱离了硬膜屏障的限制，就会延伸到天幕之外。其他重要因素包括脑干受压程度、听力的存在与否以及患者的功能状态。与上述病例有关的一个重要考虑因素是，患者拒绝输血。在这种情况下，乙状窦后入路等不太广泛的入路似乎是合理的，可以在更短的手术时间内进行脑干早期减压。我个人的观点与前一节作者的观点一致，选择乙状窦后入路。考虑到肿瘤的位置，无论患者的特征如何，我都会选择相同的方法。如果肿瘤透过小脑幕累及颅中窝，选择入路的判断就变得更加复杂。我们描述了一个类似的患者，沿岩尖有广泛的病变，采用联合入路。

■ 病例介绍

一名 59 岁女性出现头痛、行走困难、平衡障碍和吞咽困难，并进行性加重 9 个月。临床检查显示咽反射受损，双侧小脑征，四肢痉挛。在客观检查中，吞咽测试失败。眼底镜检查显示双侧乳头水肿。脑部 MRI 显示左侧岩斜区有一个巨大的脑膜瘤，并向幕上和颅中窝的延伸。患者有多种伴发病，包括充血性心力衰竭、甲状腺功能减退、贫血、糖尿病和高血压。

■ 解剖和治疗考量

MRI 显示肿瘤以左侧岩尖为中心多方向生长（图 18.6）。肿瘤向颅后窝和颅中窝的延伸几乎相同；然而，中脑和脑桥向对侧移位，脑干受压程度显著（图 18.6a~c）。肿瘤向内侧延伸至斜坡中部，向外侧延伸至岩骨外侧 1/3。肿瘤穿过内听道，但没有延伸到内听道（图 18.6d）。它向前延伸到颅中窝，使颞叶的下内侧部分向外侧移位（图 18.6c）。肿瘤也侵入海绵窦，其后部扩张。肿瘤向上延伸穿过天幕游离边缘和中脑之间的天幕裂孔，向上推挤内侧颞叶结构（图 18.6b、c）。在下方，肿瘤到达脑桥下缘，其外侧面一直到颈静脉孔（图 18.6c）。后组颅神经与肿瘤无关，无明显移位。另一个重要现象是肿瘤与脑干之间以及肿瘤与内侧颞叶之间有清晰的蛛网膜平面，在 T2 加权图像中可见白色蛛网膜裂隙（图 18.6e）。侧脑室和第三脑室扩大，无室管膜渗液（图 18.6f）。

虽然肿瘤有明显的多部位生长，但患者的症状主要与颅后窝相关。步态共济失调和双侧小脑症的存在可能分别是由于下行皮质脊髓束和交叉皮质脊髓小脑束受到压迫所致。吞咽困难与咽肌痉挛性假性延髓性麻痹有关，可用下行皮质球纤维受压来解释。

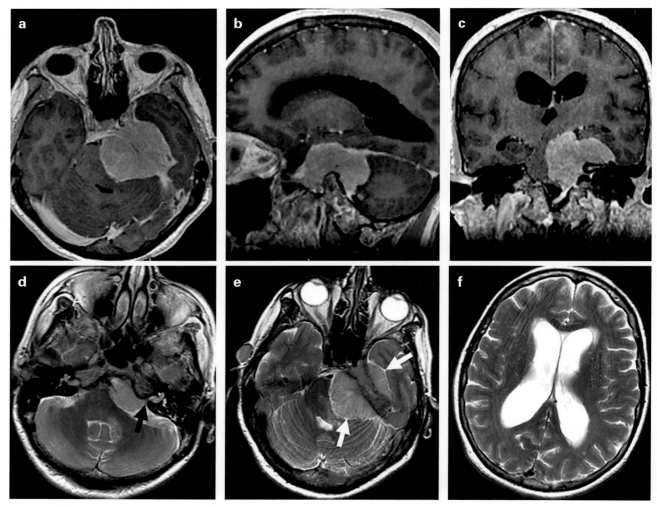

图 18.6 增强 MRI 显示巨大多向生长肿瘤。（a）轴位、（b）矢状位和（c）冠状位 MRI 显示肿瘤的延伸。（d）显示肿瘤越过内听道（黑色箭头），但未延伸至内听道内。（e）肿瘤与脑干和颞叶之间清晰的蛛网膜界面（白色箭头）。（f）脑室扩大，无经室管膜渗液迹象

头痛和乳头水肿可能是由于脑积水引起的，因为肿瘤压迫导水管，第三脑室扩大。其他相对较少的症状有：颅中窝扩张（癫痫发作或认知功能障碍）、海绵窦扩张（眼肌麻痹）、幕上扩张（颅神经Ⅳ麻痹）或内听道侵犯（面部麻痹或听力问题）。总的临床和放射学影像是一个巨大的岩斜脑膜瘤伴多部位扩张，颅后窝脑干受压。

入路选择

枕下乙状窦后入路

这是一种简单易行的手术入路，因为它耗时较少，并且可以相对轻松地处理颅后窝部分。在脑干明显移位的情况下，这种入路在桥小脑角提供了很

大的自由度。如前所述，该入路允许早期脑干减压，但其主要局限性在于进入中斜坡区和三叉神经孔。通过一种被称为"听道上入路"的改良方法，包括磨除岩尖内侧和内部听道上方，可以达到肿瘤向其他部位延伸位置，包括幕上部分（图 18.7）。然而，即使是改良的乙状窦后入路也不能提供足够的通道进入颅中窝，因此延伸至海绵窦和后床突前方的肿瘤很难通过该入路切除。

经岩骨后入路

经岩骨后入路可以更直接、更短地到达肿瘤及其在颅后窝的附着部。有许多基于经岩骨后入路的变异入路，包括迷路后入路、经迷路入路和经耳蜗入路，这些入路主要涉及增加磨除乳突和中耳部

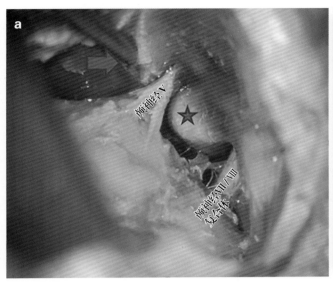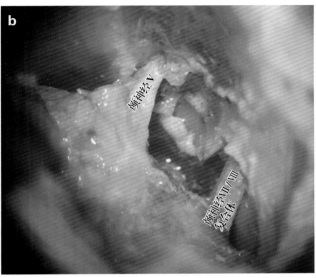

图18.7　尸体解剖显示乙状窦后入路并磨除道上骨质。（a）乙状窦后硬膜下 – 听道上入路，此处可见内听道上结节，磨除该结节以移动三叉神经获得额外的操作空间，以到达三叉神经的前部和上部（脚池和脚间池）。乙状窦后经小脑幕入路中牵拉小脑并切开小脑幕后暴露桥小脑角。可见颅神经 V 在桥小脑角上部进入 Meckel 腔。红色箭头指向切开天幕后暴露区域的外科探针。星号所示为内听道上结节。（b）内听道上结节被磨除后暴露的区域。颅神经 V 穿过桥小脑角上部进入 Meckel 腔；桥小脑角下部可见颅神经Ⅶ / Ⅷ复合体

分。迷路后入路通过磨除乳突尖和气房形成乙状窦前通道。这使得可以早期进入天幕和乳突肿瘤附着部，从而允许早期肿瘤去血管化。然而，内侧暴露有限，很难以进入脑干腹侧。经迷路入路和经耳蜗入路分别磨除骨迷路和耳蜗，提供更多的手术自由度和内侧暴露。然而，这会付出失去前庭功能和听力的代价。

经岩前入路

这也被称为扩大颅中窝入路，包括颅中窝开颅术和硬膜外磨除 Kawase 四边形，从而从前内侧方向进入颅后窝。这提供了岩尖、颅中窝、后海绵窦和上斜坡区域的广泛暴露，可能是多方向生长的岩幕肿瘤的最佳选择。该入路的一个小的改进涉及半月神经节的硬膜外内侧转位，扩大骨质磨除范围，并提供了更广泛的通道进入颅后窝，从下到内听道。尽管这种方法很吸引人，但它有中度的神经干预和颞叶牵拉风险。

选择入路

我们做出决定的重要因素是患者的症状仅限于颅后窝，以及与之相关的并发症。经前岩骨入路是我们的首选入路，因为它可以提供通过一期手术获得完全切除的机会。然而，这种入路对处理内听道以下的病变能力有限，并且对引起脑干受压最具症状的颅后窝病变进行次全切除的可能性使得这种入路不那么吸引人。此外，经岩骨前入路需要大量的时间进行磨除骨质，对于患有糖尿病和心血管疾病的患者，麻醉并发症的风险太高。

对于听力和面部功能正常的患者，经岩骨后入路显然是不合适的选择。此外，这些入路与经岩骨前入路同样耗时，有更大的严重失血的风险。虽然乙状窦前迷路后入路可以在早期处理肿瘤血管，但在中斜坡背侧仍然有一个盲点，而这个患者却需要在该处明确的减压。

基于这些原因，我们认为乙状窦后入路是该肿瘤的首选入路，因为它为我们提供了颅后窝充分减压的机会。在肿瘤和脑干之间存在蛛网膜平面，并且没有累及内听道，是容易和安全切除的有利迹象。类似地，在 T2 加权 MRI 图像上脑干没有改变和肿瘤也没有累积到后组颅神经是简单脑干减压术后症状恢复良好的指标。然而，考虑到患者的年轻年龄和自然寿命，颅中窝肿瘤应积极治疗，而不是单纯的观察。因此，我们设计了一种分阶段（具体分为 3 个阶段）来完成肿瘤的治疗。在第一阶段，我们使用乙状窦后入路对颅后窝进行减压。第二阶段，我们使用前外侧（额颞眶颧）入路切除颅中窝部分，留下海绵窦后部肿瘤。第三阶段通过放射外科处理这部分残留肿瘤。该策略背后的主要理念是以最低的损伤最大限度地控制肿瘤。

■ 技术描述

1.第一阶段（枕下乙状窦后入路）。该入路涉及的步骤基本上与本章第一节所述相同。患者侧卧位，Mayfield头架固定头部，并转向对侧。应用无框架立体定向系统对病变、乙状窦和横窦进行定位。对面神经进行神经监测。在乳突后方做一S形切口，牵开皮瓣，开颅暴露横乙状窦交界处。用缝线固定硬脑膜牵向一侧。从脑池释放脑脊液后，见肿瘤巨大，呈肉质状（图18.8a）。先肿瘤上部解剖，瘤内大部分减压，使肿瘤与三叉神经和颅神经Ⅶ/Ⅷ复合体易于分离（图18.8b、c）。肿瘤从脑干减压后，从后组颅神经和岩骨附着处解剖肿瘤的后下部分。肿瘤的一小部分内侧紧贴脑干，故意留下以避免医源性损伤。在满意地切除颅后窝部分后，止血，严密缝合硬脑膜，并还纳骨瓣。

2.第二阶段（前外侧入路）。为了让患者有足够的时间从第一次手术中完全康复，6个月后才开始第二阶段。仰卧位，头部转向另一侧并倾斜，颈部伸展30°。从中线向下至耳屏前方颧弓做弧形切口。钻两个骨孔，眶颧开颅，一个骨孔位于蝶骨嵴附近和上方，另一个位于颞骨上方。去骨瓣，将蝶骨和颞骨底部磨平。C形剪开硬脑膜并牵向前方。充分解剖外侧裂，使额、颞叶分离。经外侧裂和颞下通道广泛显露肿瘤及其附着于颞骨的基底部。在使用超声吸引器从颅中窝基底部切除肿瘤后，可见小脑幕及其内侧的肿瘤（图18.8d）。天幕被切开，天幕下部分也被移除，注意不要损伤颅神经Ⅳ。肿瘤后内侧边缘延伸至海绵窦处一小部分肿瘤黏附严重，建议放在后面处理。电凝肿瘤基底部。确认止血后，关闭硬脑膜并还纳骨瓣。

3.第三阶段，伽马刀放射外科。第二阶段手术后2个月，患者主诉左侧面部疼痛和眶后疼痛，左侧前额轻度麻木。这些症状是由海绵窦脑膜瘤引起，因此她接受了放射外科治疗。50%等剂量曲线剂量为12Gy，最大剂量为24Gy。

■ 术后管理

第一次手术后，患者出现持续头痛伴恶心。肿瘤切除后3天，需要行脑室腹腔分流术，因为尽管切除了颅后窝肿瘤，她的脑室系统仍未能减压。分流手术后，她几乎没有症状。吞咽功能和平衡能力完全改善。第二次手术后平安无事（图18.9）。然而，第二次手术后2个月，她出现三叉神经症状，并接受伽马刀放射外科治疗。在放射外科术后1年的随

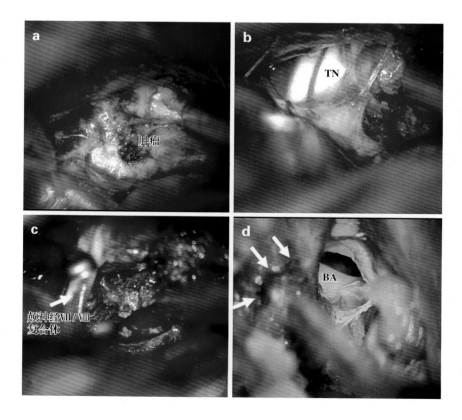

图18.8 术中照片。（a）在第一次乙状窦后入路手术中，可见一个巨大的肉质肿瘤。（b）切除肿瘤上极显露三叉神经。（c）颅神经Ⅶ/Ⅷ复合体周围的解剖。（d）第二次手术的术中照片，显示颅中窝肿瘤完全切除后的基底干。特别注意肿瘤基底部沿颞底凝固（白色箭头）。BA.基底动脉；TN.三叉神经

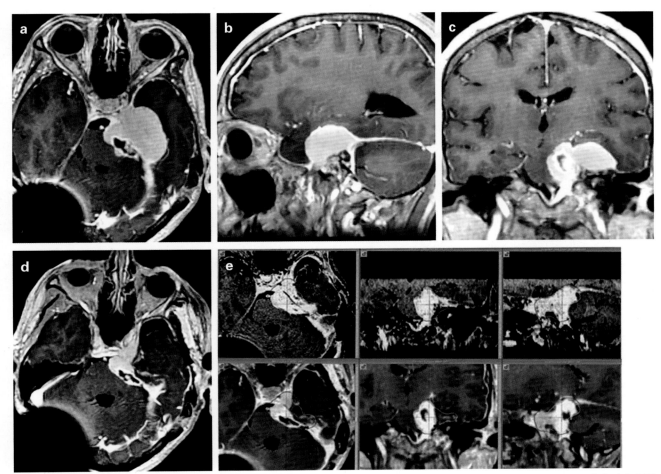

图 18.9　术后图像。上排显示了第二次手术的术前图像。（a）轴位、（b）矢状位和（c）冠状位对比增强 MRI 显示残余肿瘤主要位于中颅底。下排显示第二次手术后的图像。（d）术后轴位增强 MRI 显示海绵窦和前脑干的少许残留肿瘤。残余病灶随后接受放射外科治疗。（e）放射外科治疗计划

访中，她有轻微的面部疼痛，并通过药物控制。

■ 评论

　　上节所述的岩幕肿瘤是桥小脑角脑膜瘤的典型例子。由于患者的特殊要求限制了手术期间必要时输血的选择，因此情况稍微复杂一些。正如作者所描述的，乙状窦后入路是最可行的选择，因为它能快速、充分地显露肿瘤并实现脑干减压。

　　乙状窦后入路的主要缺点是进入内侧斜坡后和幕上部分（沿三叉神经孔）的能力有限。在脑干明显移位的情况下，可以到达斜坡后区域，但必须保持肿瘤"自然"形成的手术通道。在前一节，作者描述了在不使用牵开器的情况下通过保留肿瘤外层部分以实现保持肿瘤"自然"形成的手术通道的方法。

　　如果患者基本健康状况允许进行更长时间的手术，那么磨除耳道上部分骨质（内听道上方和内侧）就可以进入三叉神经孔。但是，尽管进行了这种改进，仍然很难通过这条通道到达颅中窝肿瘤部位。如果颅后窝肿瘤未从下方和侧面延伸到内听道之外，颅中窝肿瘤可以通过单期前岩部切除术进行切除。然而，这种方法延长了手术时间，并且如本节所述，多种合并症以分阶段的方式会得到更好的处理。

　　"分期"手术的决定，或使用两种不同的入路，而不是一种，必须根据患者的具体情况而定。"第二阶段"不仅增加了总手术时间，而且还增加了伤口并发症、瘢痕、蛛网膜平面丢失以及脑脊液渗漏的风险。如上所述，放射外科极大地改变了复杂颅底肿瘤的治疗模式，将手术目标从完全切除转变为大多数病例的安全、最大切除。因此，我更倾向于对健康患者进行单期手术，以实现这一目标，并避免

旨在全切除导致的"第二阶段"风险。结合患者的并发症和肿瘤解剖，导致了本例中的三阶段计划是非常特别的。

■ 参考文献

[1] Al-Mefty O, Sekhar LN, Sen C, van Loveren HR. Petroclival meningioma: case history and responses. Skull Base 2001;11(2):143–148.

[2] Chanda A, Nanda A. Partial labyrinthectomy petrous apicectomy approach to the petroclival region: an anatomic and technical study. Neurosurgery 2002;51(1):147–159, discussion 159–160.

[3] Chanda A, Nanda A. Retrosigmoid intradural suprameatal approach: advantages and disadvantages from an anatomical perspective. Neurosurgery 2006;59(1, Suppl 1):ONS1–ONS6, discussion ONS1–ONS6.

[4] Erkmen K, Pravdenkova S, Al-Mefty O. Surgical management of petroclival meningiomas: factors determining the choice of approach. Neurosurg Focus 2005;19(2):E7.

[5] Gharabaghi A, Rosahl SK, Feigl GC, et al. Image-guided lateral suboccipital approach: part 2-impact on complication rates and operation times. Neurosurgery 2008;62(3, Suppl 1):24–29, discussion 29.

[6] Himes BT, Mallory GW, Abcejo AS, et al. Contemporary analysis of the intraoperative and perioperative complications of neurosurgical procedures performed in the sitting position. J Neurosurg 2017;127(1):182–188.

[7] Li D, Tang J, Ren C, Wu Z, Zhang LW, Zhang JT. Surgical management of medium and large petroclival meningiomas: a single institution's experience of 199 cases with long-term follow-up. Acta Neurochir (Wien) 2016;158(3):409–425, discussion 425.

[8] Nanda A, Javalkar V, Banerjee AD. Petroclival meningiomas: study on outcomes, complications and recurrence rates. J Neurosurg 2011;114(5):1268–1277.

[9] Nanda A, Konar S. Petroclival meningioma: resisting the Siren's song. Neurol India 2015;63(5):656–658.

[10] Samii M, Gerganov V, Samii A. Hearing preservation after complete microsurgical removal in vestibular schwannomas. Prog Neurol Surg 2008;21:136–141.

[11] Samii M, Gerganov VM. Petroclival meningiomas: quo vadis? World Neurosurg 2011;75(3-4):424.

[12] Spetzler RF, Sanai N. The quiet revolution: retractorless surgery for complex vascular and skull base lesions. J Neurosurg 2012;116(2):291–300.

[13] Théron J, Lasjaunias P, Moret J, Merland JJ. Vascularization of the posterior fossa dura mater. J Neuroradiol 1977;4(2):203–224.

[14] Tummala RP, Coscarella E, Morcos JJ. Transpetrosal approaches to the posterior fossa. Neurosurg Focus 2005;19(2):E6.

[15] Xu F, Karampelas I, Megerian CA, Selman WR, Bambakidis NC. Petroclival meningiomas: an update on surgical approaches, decision making, and treatment results. Neurosurg Focus 2013;35(6):E11.

[16] Yoshino M, Abhinav K, Yeh FC, et al. Visualization of cranial nerves using high-definition fiber tractography. Neurosurgery 2016;79(1):146–165.

第十九章　桥小脑角

Michael J. Link, Matthew L. Carlson, Maria Peris-Celda, Marina L. Castner
贾旺 / 译

关键词：前庭神经鞘瘤，保留听力，耳蜗，面神经

■ 病例介绍

一名来自邻近州的 25 岁男性就残留前庭神经鞘瘤和进展性症状的治疗选择提出了另一种意见。回顾既往，这位很健康的年轻人在海军服役期间曾有 4 年轻度左侧听力丧失的病史。这并没有被深究，也不是很麻烦。然而，在本次就诊前 6 个月，他因突然严重左侧听力损失、头痛、失衡和视力模糊而寻求治疗。即刻评估显示视盘水肿，磁共振成像（MRI）显示左侧桥小脑角（CPA）有一个非常大的肿瘤，与前庭神经鞘瘤一致，后径约 3.8cm，伴有明显的脑积水。他接受了左侧乙状窦后开颅手术和次全切除术，术后没有出现并发症。麻醉苏醒后没有面瘫或其他新的神经系统缺陷。手术后第二天的 MRI 显示，内部 1/3 的肿瘤已被切除，没有出血或缺血的迹象（图19.1a）。脑室扩大持续存在，但患者表示其视力模糊有所改善（图 19.1b）。他在手术后 5 天出院，没有新的病情变化。未进行进一步的随访。

6 个月后，他主诉越来越多的视力问题和持续的步态不稳。尤其当他从坐姿站起来时，他的视野会"变灰"，并且有 5~7s 的黑蒙。他还注意到持续性头痛，没有恶心或呕吐，长距离行走时难以抓住东西使自己保持稳定。随访的 MRI 扫描显示残留的肿瘤大小为 4.3cm，邻近的脑干水肿和持续性脑积水（图19.2）。

问题

1. 对于这位患有严重左侧耳聋、视盘水肿和脑积水的 25 岁男性患者，您将如何处理其原发肿瘤？

2. 当他出现明显的肿瘤复发和持续的症状性脑积水时，需要解决哪些问题？按照什么顺序？

3. 你会选择什么手术入路来处理残留的肿瘤？

■ 诊断和评估

除了他的肿瘤迅速复发外，我们还非常关心他的视觉症状。特别是，他未经治疗的视盘水肿和脑积水可能导致永久性视力丧失。因此，就诊后的第二天，他被带到手术室，放置带有 Delta 1 级瓣膜（Medtronic，Minneapolis，MN）的右顶叶脑室腹腔分流装置。他的头痛几乎立即消退，他报告说平衡得到改善，视力模糊减少。3 周后随访的计算机断层扫

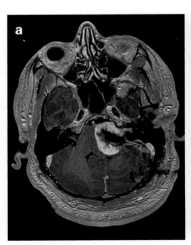
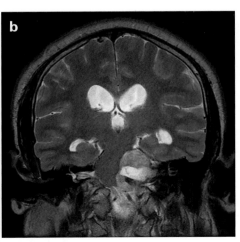

图 19.1 残余肿瘤。第一次切除后的即时术后 MRI 图像。（a）轴位 T1 增强 MRI 显示肿瘤内部已被切除。（b）冠状位 T2 图像显示持续性脑室扩大

251

描（CT）显示脑室有效减压。

■ 解剖和治疗考量

我们详细讨论了这名患有同侧重度耳聋但面神经功能正常的年轻患者的大块残留肿瘤的最佳手术方法。仔细回顾 MRI 发现，肿瘤有很大一部分向下延伸至枕骨大孔，并向腹侧延伸至下髓质（图19.3a）。

入路选择

前庭神经鞘瘤的 3 种常见手术入路是乙状窦后、颅中窝和迷路（图 19.4）。乙状窦后入路为肿瘤提供从后到前的路径，于大小肿瘤都适用。对于后者，乙状窦后入路有机会保留听力。颅中窝入路为外科医生提供了从上到下的内听道视野，通常用于听力完好患者的小肿瘤或单纯内听道内肿瘤。经迷路入路从侧方到达肿瘤，最常用于无法挽救听力的患者。

对于该患者，一个明显的选择是重新打开患者之前的乙状窦后入路并切除肿瘤。很可能，肿瘤和面神经之间的平面在第一次手术时从未被解剖过。乙状窦后入路提供了从小脑幕到枕骨大孔的颅后窝占位的最大视野，通常是我们中心非常大的肿瘤的

首选。患者之前的乙状窦后颅骨开颅术已经用钛网封闭，重新打开意味着手术要穿过一条瘢痕累累的路径。

对于这样一位具有侵袭性肿瘤的年轻患者，我们同样担心任何额外的手术都应该是治愈性的，完全切除肿瘤。然而，这样的手术可能会导致永久性的面瘫，并需要重建面部功能。考虑到需要保护面神经，我们选择了一种经岩骨入路，该入路提供了通往面神经乳突降段的通路，可用于颅神经Ⅶ池段的神经移植或Ⅶ～Ⅻ吻合术。如果存在大或高颈静脉球（图 19.3b）或缩小的小乳突，经岩骨入路可提供有限或不充分的暴露。根据我们对解剖图像的解读，该患者颈静脉球的大小和位置平均。前庭神经鞘瘤最常见的经岩骨入路是经迷路入路（图 19.4）。这必然会牺牲听力，因为需要打开内听道，但考虑到这位患者已经是重度失聪，甚至在他最初的乙状窦后手术之前，听力就是一个无须考虑的因素。由于肿瘤的腹侧范围，我们可能需要比标准的经耳蜗入路更多的暴露。这涉及封闭外听道，并牺牲或重建面神经路径，以保证至少中度、永久性的面神经无力。然而，它也允许切除耳蜗和周围的颞骨，从而更好地暴露斜坡隐窝。钻孔的内侧界线通常是岩下窦和包含外展神经的 Dorello 管。

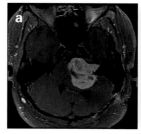
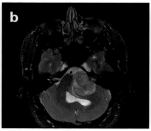
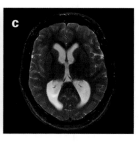

图 19.2 首次切除术后 6 个月的图像。（a）轴位 T1 增强 MRI 显示 4.3cm 的残余肿瘤。（b、c）轴位 T2 加权 MRI 显示邻近脑干水肿和持续性脑积水

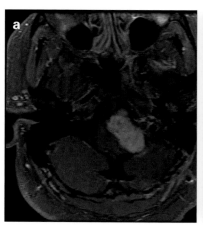
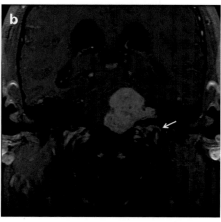

图 19.3 （a）延髓水平的轴位 T1 增强 MRI 显示肿瘤沿延髓腹侧延伸到相当低的位置。（b）冠状位 T1 增强 MRI 显示一个突出的颈静脉球（箭头所示）和巨大的残余肿瘤

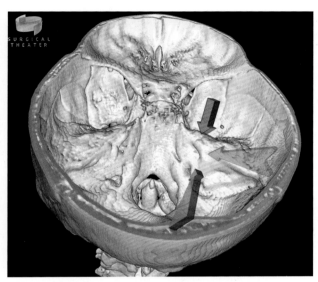

图 19.4　前庭神经鞘瘤的常见手术选择。该颅底视图显示了右侧内听道和桥小脑角的入路选项。颅中窝入路的轨迹是自上而下（棕色箭头），而迷路入路的轨迹是从外侧到内侧（粉红色箭头）。乙状窦后入路（蓝色箭头），以从后到前的轨迹到达内听道

选择入路

最终，我们决定采用经迷路入路，以避免不得不重新打开并暴露先前瘢痕累累的乙状窦后入路进行手术。经迷路入路减少了牵拉水肿的小脑和脑干的程度，如果我们无法保留面神经，则可以立即重建面部功能。

■ 技术描述

患者仰卧位，头部向对侧旋转 45°。用三钉头架固定头部。我们更喜欢使用 Budde Halo 牵开器系统（Integra Life Sciences，Plainsboro，New Jersey，NJ），它需要一个刚性的头部支架。打开先前的切口并向前延伸，将软组织从乳突向前移动，直到到达 Henle 脊柱，注意不要破坏外听道的皮肤（参见"入路三要素"）。

入路三要素

通道：后外侧。
解剖：岩骨切除术。
改良：去除骨迷路。

进行了标准的广泛乳突切除术（图 19.5a）。被盖位于上方，乙状窦位于后方，两者覆盖的颅骨都达

到完全解压。乳突尖端气房被去除。去除 Koerner 隔膜，并确定窦。确定了水平半规管（SCC）并描绘了砧骨的短突（图 19.5b）。面神经的垂直段通过可视化识别，但被保护在一个薄薄的骨壳中。然后，乙状窦前硬脑膜从上岩窦向上暴露，下至颈静脉球（图 19.5c）。确定内淋巴管和内淋巴管并打开耳蜗导水管。这种操作通常在较小肿瘤时允许脑脊液（CSF）自由流出，这有助于脑组织松弛。乙状窦后面的骨头也被去除，直到患者之前重建的钛网（参见"手术设置"）。

手术设置

体位：仰卧，头部旋转 45°。
切口：耳后弧形。
去除颅骨：经迷路。
硬膜切开：基于乙状窦 U 形。

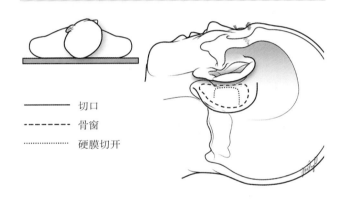

——— 切口
------- 骨窗
············ 硬膜切开

然后进行迷路切除术，去除水平、后部和 SCC 上部（图 19.5d）。水平 SCC 的最下方变薄，但保持完整，因为面神经沿此方向走行，在钻孔过程中最易受到损伤。在迷路切除和前庭开放后，确定内听道（IAC），并将其骨骼化约 270°，在 IAC 硬脑膜上留下非常薄的骨缘（图 19.5e）。在 IAC 的上半部钻孔时要进行大量冲洗，并非常小心地保护面神经。小心去除颅后窝、颅中窝和 IAC 上的薄骨碎片，直到识别出分隔上、下前庭神经的横嵴。然后，打开硬脑膜，看到前庭上神经，并触诊下方的垂直嵴（Bill棒）。在使用 Prass 探头进行可视化和探查后，将前庭上神经侧向偏转，确定面神经。

然后沿着岩上窦向下方打开乙状窦前硬脑膜，并在颈静脉球上方平行切开硬脑膜。这些切口通过内听道口水平的垂直切口连接，硬脑膜向后翻折到乙状窦上方。这可以很好地暴露 CPA 中的大肿瘤（图 19.6）。

我们发现了一个血管性和粘连性前庭神经鞘瘤。

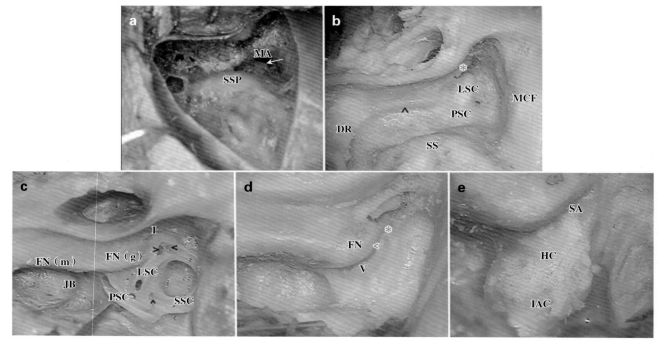

图 19.5 尸体解剖展示左侧经迷路入路。（a）在标准的乳突切除术后，遇到的第一个深部标志是乳突窦（MA）。这个窦是一个大的气房。可见外侧半规管的硬骨向后突出到乳突窦（箭头）。（b）二腹肌嵴指向面神经乳突段（˄）。∗. 砧骨短突。（c）侧半规管（LSC）和后半规管（PSC）与面神经的关系。乙状窦在面神经内侧延伸成为颈静脉球（JB）。（d）内听道已被钻开，前庭（V）已打开。注意将面神经（FN）膝部与前庭分开的薄骨（＜）。∗. 上管壶腹是内听道上缘的标志。（e）壶腹上神经（SA）位于内听道（IAC）底部水平的水平嵴（HC）之上。DR. 二腹肌嵴；FN（g）. 面神经的第二膝；FN（m）. 面神经乳突段；I. 砧骨短突；LSC. 外侧半规管；MCF. 颅中窝；PSC. 后半规管；SS. 乙状窦；SSC. 上半规管；SSP. 乙状窦板

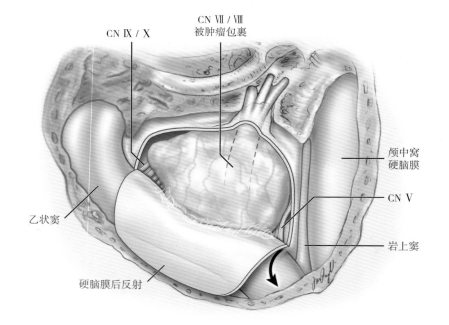

图 19.6 术中示意图。经迷路入路后，切开硬脑膜并向后翻折。大型肿瘤位于桥小脑角，向上移位三叉神经（CN V），向下移位下位颅神经（CN Ⅸ / Ⅹ）。在手术的这个阶段，脑干和面 – 前庭 – 耳蜗神经复合体仍然被肿瘤覆盖

在大量的内部减瘤之后，我们能够建立一个小脑和脑干平面。牺牲前庭耳蜗神经使我们能够识别脑干处的面神经。我们继续以零碎的方式切除肿瘤，并从面神经上锐利地解剖肿瘤。平面非常不利，我们注意到在工作时超最大肌电图反应降低。沿下腹侧髓质残留肿瘤，难以进入，并被面神经的走行部分阻断。

在进行了超过 9h 的手术后，我们选择停止切除。据估计，我们切除了约 90% 的肿瘤，面神经在解剖上完整，但在近端到远端超大刺激中下降了 86%。我们推断，虽然他肯定会因当时所需的面神经操作程度而出现面部无力，但他有可能恢复良好的面神经功能，并且已经切除了大部分肿瘤。我们倾向于保持面神经完整，用立体定向放射（SRS）外科治疗残余肿瘤。沿着腹侧髓质切除肿瘤非常困难，会使他的后组颅神经处于危险当中。

问题

1. 您是否会继续进行手术以尝试实现完全切除（GTR）肿瘤，使面神经在解剖学上保持完整，即使是在知道进一步的操作几乎肯定会导致至少中度的永久性无力的情况下？

2. 你会牺牲面神经来达到完全切除（GTR）吗？

3. 你是否会去除第一次手术时放置的钛网，重新探索乙状窦后入路，以尝试更好地进入腹侧髓质区域？

手术要点

1. 第一次手术是完整切除肿瘤和长期控制肿瘤的最佳机会。我们几乎总是以 GTR 为初始目标处理大型肿瘤，并且只有在术中因素指向面神经功能危险时才进行积极的次全切除术。在大多数首次病例中，乙状窦后开颅术是治疗大型前庭神经鞘瘤的首选方法，这些肿瘤位于内听道口前方，明显向腹侧延伸，尤其是延伸至颈静脉孔下方和前方。在我们看来，在比较 600 多例前庭神经鞘瘤手术中的经迷路和乙状窦后入路时，面神经结果没有差异。此外，乙状窦后入路在接近 Meckel 腔时能更好地观察下颅神经和三叉神经。例外情况可能是脑干外侧至内侧受压程度不成比例的大型肿瘤，经迷路入路为切除肿瘤提供了更好的角度。我们意识到，这个话题引起了激烈的讨论，

与大多数情况一样，外科团队成员应该根据患者个人经验中为患者提供最佳结果的因素来做出决定。

2. 对于有限次全切除后的翻修显微手术，我们通常倾向于从第一次手术开始使用替代手术入路。例如，在本例中，患者最初在另一家医院接受乙状窦后入路手术，我们选择通过迷路入路进行了挽救性手术。

3. 对于大型肿瘤，如果不接触面神经平面，无论是在脑干近端还是内听道的远端，通常很难准确估计切除的真实范围。如果发现肿瘤黏附着在脑干上，那么最困难的术中决定是何时停止切除以在切除范围和面神经功能之间取得最佳平衡。这主要是因为没有完美的术中长期面神经功能预测指标。我们综合使用多种因素来优化切除范围，包括患者年龄和预期寿命、患者期望和愿意接受任何程度的永久性面瘫、术中面神经张开和肿瘤黏附，神经紧张性放电程度，近端最小刺激阈值增加，近端到远端超最大刺激下降超过 70%。

4. 在某些表现为多发复发性侵袭性疾病的特定病例中，可能会出现疾病控制胜过良好的面神经功能的情况。在此处介绍的病例中，如果经过多次手术和（或）放射外科手术后肿瘤继续生长，我们可能会建议采用远外侧入路进行挽救性手术以切除下 / 腹侧病变。考虑到他的年龄很小，病情很严重，我们会尽量保留面神经，但面神经牺牲和随后的神经再支配的阈值较低。

■ 术后管理

患者从麻醉中苏醒过来，面部功能为 House-Brackmann V 级，面部上部仅有轻微运动，但其他方面良好，无眼球震颤、吞咽困难或发音困难。术后第 2 天的随访 MRI 显示预期的残留肿瘤（图 19.7）。他在术后第 5 天出院回家，计划在手术后 3 个月进行新的 MRI 和可能的立体定向放射（SRS）外科治疗。

■ 可能的并发症及相应处理

患者在手术后 7 周联系我们，抱怨他的脚，感觉更不稳定。他没有其他局灶性神经系统症状，House-Brackmann V 级面部功能没有变化，特别是没有新的头痛、发烧、寒战、体重减轻或伤口渗液。

除了步态更不稳定外，其他检查均未见异常，伤口也愈合得很好。因此，令人惊讶的是，随访 MRI 发现小脑脓肿（图 19.8）。第 2 天他回到了手术室，重新打开先前的经迷路入路并且腹部脂肪填充物被去除。清创脓肿腔，发现明显的脓性物质。乳突内没有新的脂肪或其他材料，伤口用单丝缝线缝合。他很好地耐受了这种情况，他的检查没有任何变化。这次手术培养出对甲氧西林敏感的金黄色葡萄球菌，患者接受了为期 6 周的静脉注射萘夫西林治疗，步态共济失调明显改善。

在前庭神经鞘瘤再次切除后以及抗生素疗程结束后 3 个月按计划随访。另一次随访 MRI 显示脓肿消退，但担心与术后立即 MRI 相比，残余肿瘤可能更大（图 19.9）。他的面神经功能已改善至 House-Brackmann Ⅱ 级，感觉良好。

因此，在他再次次全切除术后 4 个月，使用伽马刀（Elekta AB，Stockholm，Sweden）对他的残留肿瘤进行立体定向放射（SRS）外科治疗。治疗体积为 9.17cc，边缘剂量为 13Gy，最大剂量为 26Gy。患者表现良好，面部功能稳定 House-Brackmann Ⅱ 级，无新主诉。最近的随访显示一些额外的残留增大。持续随访，建议每半年做一次 MRI。

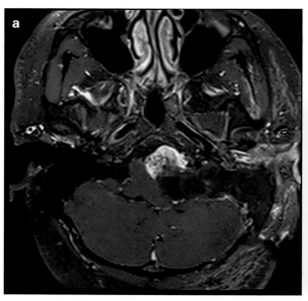

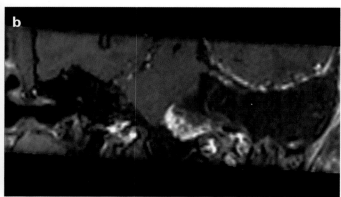

图 19.7 第二次切除术后 MRI。（a）轴位和（b）冠状位 T1 加权像，钆显示沿延髓腹侧的残余肿瘤。这些图片展示了残余肿瘤的最大范围

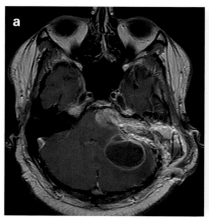
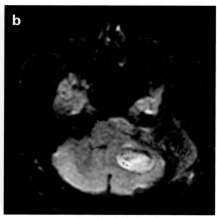

图 19.8 术后感染。（a）大块残留前庭神经鞘瘤次全切除后 7 周的轴位 T1 加权 MRI 显示小脑中新的外周增强囊性结构。（b）弥散加权 MRI 显示与小脑脓肿一致的明亮信号

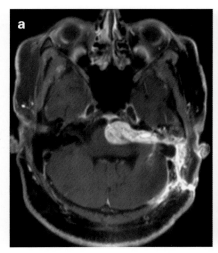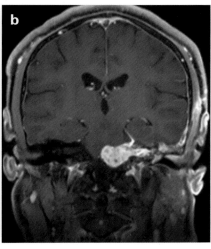

图 19.9 解除感染。3.5 个月后轴位（a）和冠状位（b）T1 加权增强 MRI。显示残余肿瘤轻度增大，是意料之中的术后改变

显然，如果他的肿瘤不能用 SRS 控制，我们将面临非常困难的决策。几乎可以肯定的是，任何额外的外科手术切除都必须完全切除（GTR）肿瘤，必要时可以牺牲面神经，然后再重建。根据我们的经验，如果不对其他颅神经、小脑和脑干的血管系统造成重大风险，这种根治性方法可能非常困难。一些中心主张如果 SRS 最初无效，则重复 SRS，但考虑到我们宽松的剂量计划和大的治疗量（近 10mL），我们不愿意在这个年轻人身上再次放射治疗这种肿瘤。

观点

Gillian L. Harrison, J. Thomas Roland Jr., John G. Golfinos

■ 概述

在选择治疗大型前庭神经鞘瘤（通常定义为外听道间隙＞3cm）的手术入路时，必须考虑多种因素。除了本书中反复讨论的内容外，对于前庭神经鞘瘤，还必须特别考虑术前听力状态和面神经功能。先前治疗后的肿瘤复发或进展，如前一节所述，增加了额外的难度并增加了术后并发症的风险。外科医生的经验和舒适度在手术管理中也发挥着重要的作用，尽管难以量化。

一般来说，较大的肿瘤与较高的残留或复发率以及较高的术后听力损失、面神经功能障碍和并发症的发生率相关。许多小组报告了他们对大型前庭神经鞘瘤的手术结果。然而，大多数研究都是时间跨度较长的单中心回顾性研究，因此限制了推广。与经迷路入路相比，乙状窦后入路的一个明显优势是可以保留听力，尽管在大型前庭神经鞘瘤患者中实现这一点并不常见。大型前庭神经鞘瘤手术入路选择的复杂化讨论是神经外科的"房间里的大象"：大多数神经外科医生更喜欢乙状窦后入路，因为它不仅适用于前庭神经鞘瘤，也适用于从脑膜瘤到表皮样肿瘤的各种其他颅后窝病变。

乙状窦后入路常因其CPA的"全景"视图而受到欢迎，尽管肿瘤延伸至IAC外侧端的可视化非常有限，可能导致更高的残余肿瘤发生率。此外，许多神经外科医生在训练中接触了专门为乙状窦后入路设计的小脑牵开器，如Janetta牵开器。小脑回缩可能导致永久性共济失调和同侧构音障碍，并与术后脑脊液漏和头痛的发生率较高有关。因此，即使在进行乙状窦后入路时，我们也不使用牵开器，允许脑脊液池引流和重力来使小脑半球移位。

虽然经迷路入路排除了保留听力的可能性，但它是一种真正的"锁孔"颅底入路。因此，它也通过比乙状窦后入路更小的颅骨骨孔提供了CPA的广阔视野。更重要的是，经迷路入路可直接和完全进入肿瘤的侧面和IAC的底部，包括垂直和水平嵴。经迷路进路的优点之一是早期识别基底的面神经，并能更准确地识别前方的面神经和后方的前庭上神经

之间的平面。与进入面神经外侧末端同样重要的是在脑干处面神经内侧末端的入路前角更大。由于这是乙状窦前入路，手术入路与面神经根进入区、前庭耳蜗神经和绒球的角度更靠前，因此更直接（图19.10）。对于大型肿瘤，这种更直接的路径通常对于钻入Luschka孔或指关节进入小脑中脚本身的内侧肿瘤至关重要。

由于上述许多优点，经迷路入路是我们中心治疗＞3cm的前庭神经鞘瘤的首选入路。

■ 病例介绍 1

一名53岁男性因右侧听力丧失2年到另一家医院就诊，随后平衡功能逐渐恶化、书写困难和间歇性口齿不清。术前听力图显示右侧严重不对称感音神经性听力损失。MRI显示4cm病变，右侧部分囊性前庭神经鞘瘤伴早期脑积水（图19.11）。他在外院

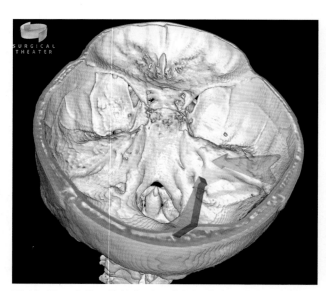

图19.10 比较乙状结窦后入路和经迷路入路的手术路径。由于经迷路（粉红色箭头）是一种"乙状窦前"入路，外科医生的位置更靠前，视线从外侧到内侧更近。这一路径更直接指向内侧结构，如脑干面神经的分离处。乙状窦后入路（蓝色箭头）的路径是从后到前

接受了右侧乙状窦后开颅术以进行次全切除术，计划是通过放射外科治疗残余肿瘤。

他的术后病程并不复杂，尽管他失去了右侧的听力。残余肿瘤比预期的大，仅 6 个月后就发生了进展（图 19.12）。就诊时，患者报告间歇性头痛、持续失衡、右侧面部麻木和刺痛。在神经系统检查中，听力丧失，右侧 V1~ V3 面部感觉减弱，右侧 House-Brackmann Ⅱ级面神经功能。他也有持续的步态不稳和明显的右上肢辨距困难。

解剖学和治疗考量

患者残留巨大前庭神经鞘瘤进展性增大，并且引起了颅神经和脑干压迫症状。肿瘤外侧向内听道延伸内耳门扩大，中线的囊性部分向第四脑室突出，小脑中脚明显受压，向上生长至三叉神经上方，压迫和移位神经。囊性部分明亮和不均匀强化表明肿瘤质地较软，与丰富的血供以及切除难度有关。

就像前一部分讨论的，利用与前次手术不同的入路可以避开在前次手术瘢痕通道中操作。更容易回答这个问题"这次我们会有什么不同？"，因为前次乙状窦后入路显露不充分。此外，对这个肿瘤中线延伸到脑干和外侧延伸到扩大的内听道，通过前次的乙状窦后入路完整切除肿瘤难度更大。另一方面，乙状窦前入路能提供完美的至中线的手术视角，

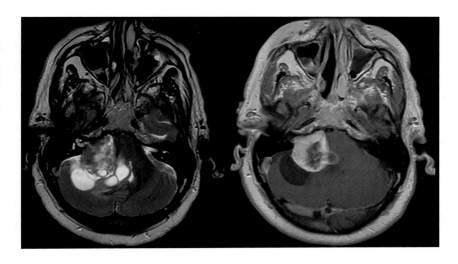

图 19.11 病例 1。最初的 MRI 表现为桥小脑角 4cm 部分囊性肿瘤，与前庭神经鞘瘤一致。轴位 T2 加权（左）和 T1 加权（右）对比图像显示异质性肿瘤，囊性成分对小脑、脑干和第四脑室产生占位效应

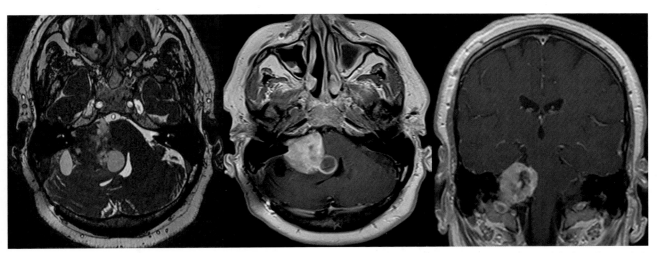

图 19.12 第一次手术后的病例 1。通过乙状窦后入路次全切除术后 6 个月的中期 MRI 显示已知前庭神经鞘瘤残留进展。稳态（左）、轴位（中）和冠状位（右）T1 加权对比后序列的轴位 T2 加权建设性干扰显示增强的异质性残余肿瘤增大，囊性成分突出到小脑中脚

内侧囊肿是肿瘤的一部分并且威胁脑干功能。

考虑到患者年轻并且肿瘤生长迅速，手术的目标是尽可能切除肿瘤，同时保护面神经功能，如果保护面神经功能和肿瘤全切难以平衡，可以保留小块的肿瘤残留，这是放射外科治疗的良好适应证。在术前应当充分和患者沟通，手术目的是尽可能全切肿瘤，以防止复发的可能。为了最大限度地利用接近扩张的颈内动脉和中线部位的肿瘤，我们计划扩展乙状窦前经迷路入路甚至进一步利用改良的经耳蜗入路（图 19.13）。我们没有计划移位面神经，以尽可能保留面神经的完美功能，取而代之的是保留神经的乳突降支保护骨性管道和血管。

技术描述

患者仰卧位，头部转向左侧，耳朵向前折叠。在传统的乙状窦后直切口的正前方做一个 C 形皮肤切口，并制作骨膜瓣。进行了广泛的乳突切除术，乙状窦从外侧起点处至颈静脉球骨骼化。下行面神经也被骨骼化，但留在其面神经管内，有一层薄薄的骨骼保护着它。进行迷路切除术后，确定 IAC 的后壁、上壁和下壁，将其骨骼化并移除。在这一点上接下来制作耳部的盲囊。将外听道皮肤与软骨分离，外翻并缝合闭合。然后钻除耳蜗——去除骨的最终目的是大约 300° 环形暴露 IAC 中肿瘤，面神经从 IAC 到茎乳孔骨架化，允许在面神经前部和后部进入肿瘤通道（图 19.14）。

乙状窦前硬脑膜以 H 形切开，带上、下蒂瓣；肿瘤的上、下、后边界易于识别；然而，由于先前手术留下的瘢痕，沿小脑的边界非常模糊。用面神经探头沿肿瘤边界刺激，确认面神经无异常位置，然后切除肿瘤。它似乎起源于前庭上神经，因为绝大多数位于 Luschka 孔的上方，大多数结构位于下方。这在肿瘤最贴近面神经的根管底部也得到了证实。然后在脑干上确认了面神经的起点，它很容易受到刺激。其余的神经因肿瘤而变细并明显张开。锐性解剖使肿瘤与神经分离，这一次是从侧面到内侧，但肿瘤明显卡在内听道口。

一旦大部分肿瘤切除，内侧囊肿就被保留下来。囊壁无法安全地与小脑中脚的软脑膜分离，因此囊肿本身被广泛打开并袋状突入 CPA 池，仅沿小脑中脚留下一部分半透明的囊壁。最终，完成了几乎完全切除的手术，沿着面神经还有一层很薄的肿瘤。在整个解剖过程中，神经的运动诱发电位（MEP）反应没有明显变化，刺激强度从开始时的 130V 增加到结束时的 150V。

术后管理

患者的术后过程并不复杂。术后第 2 天进行的 MRI 显示预期残留的薄区域（图 19.15）。他的面部感觉得到改善，面神经功能改善至 House–Brackmann Ⅰ 级。临床上，除持续性假性脑膜膨出经腰椎引流治疗外，术后 1 个月进行创面再探查，显示恢复良好。

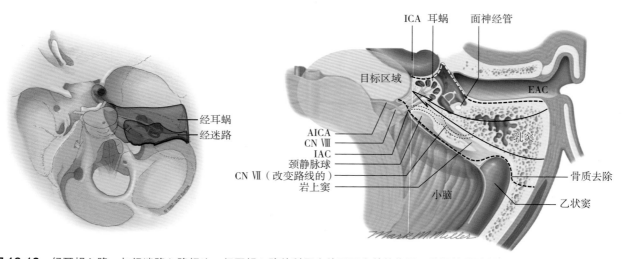

图 19.13 经耳蜗入路。与经迷路入路相比，经耳蜗入路外科医生处于更靠前的位置，使视线从外侧向内侧移动。这改善了中线结构和腹侧脑干的暴露。然而，这种暴露需要外科医生在面神经前部和后部工作，并且在大多数情况下，神经向后移位，使其面临术后功能障碍的高风险。AICA. 小脑前下动脉；EAC. 外听道；IAC. 内听道；ICA. 颈内动脉；CN Ⅶ. 面神经；CN Ⅷ. 前庭耳蜗神经

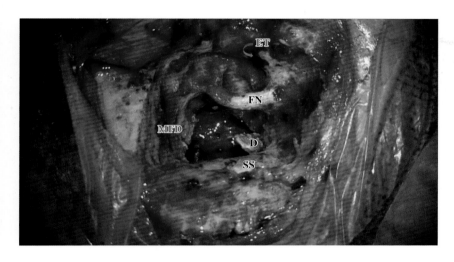

图 19.14　术中图像：经耳蜗入路。在该患者中，经耳蜗入路采用面神经（FN）留在其骨管中以保持其功能。在这个拱形结构的前后切除右侧巨大的前庭神经鞘瘤，因其形状有时被称为"输卵管桥"。D. 颅后窝硬膜瓣；ET. 咽鼓管；FN. 面神经（在骨管中）；MFD. 颅中窝硬脑膜；SS. 乙状窦

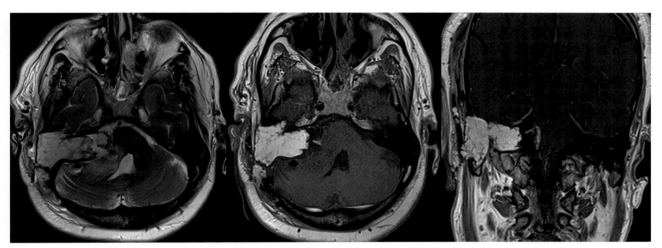

图 19.15　经耳蜗入路后的病例 1。在经耳蜗切除右侧进行性残余囊性前庭神经鞘瘤并进行腹部脂肪移植术后第 1 天的 MRI。轴位 T2 加权图像（左）显示对小脑中脚和第四脑室的占位效应并伴有持续性的小脑脚水肿。轴位（中）和冠状位（右）T1 加权对比后图像显示沿蒂和面神经起点有一个微小的增强区域，囊肿壁不能安全切除

■ 病例介绍 2

一名 45 岁女性因右侧听力缓慢下降、眩晕、失衡以及右侧舌头和下巴麻木就诊。术前她的面神经功能正常，右侧听力正常。MRI 显示一个 3.5cm 的右侧前庭神经鞘瘤（图 19.16）。

解剖和治疗考量

除了前庭耳蜗症状外，患者还表现出由于大型肿瘤对三叉神经和脑干的占位效应而导致的进展性症状。尽管听力图显示她的听力正常，但她已将"电话耳朵"从右侧切换到左侧。她是一名年轻、健康的女性，面部功能正常。因此，手术的主要目的是在保留面神经功能的同时切除足够多的肿瘤以提供长期治愈。术前 MRI 显示，肿瘤本身圆润光滑，受占位效应影响，T2 信号略有减弱，看起来可能有点硬。前庭神经鞘瘤的硬度在切除过程中具有优势，因为肿瘤会倾向于将关键结构推开而不黏附它们，从而使解剖更简单。考虑到肿瘤的大小以及无论采用何种入路都保留正常听力的可能性很小，建议采用经迷路入路。

技术描述

与上述经耳蜗手术相同的体位、皮肤切口和初始暴露。迷路切除术后，确认并磨除内听道壁，提供广泛暴露。颈静脉球很高，需要在它的内侧和前

面钻孔。硬脑膜很厚，从乙状窦正前方线性剪开一直到耳孔，上下形成一个 H 形切口，带有上下硬膜瓣。在暴露期间提前打开耳蜗导水管释放脑脊液，并打开了肿瘤下脑池的蛛网膜，进一步释放脑脊液使得小脑松弛。正如预期的那样，肿瘤坚固，表面光滑。在显著肿瘤内减压后，很容易识别肿瘤和小脑之间的界面。确定了听神经干，将其最初分支保留在原位，作为面神经的额外保护。然后在脑干处识别面神经，并以 0.1mA 快速刺激面神经。这次是从内侧到外侧，将肿瘤从面神经一直切开直到内听道口，在内听道口处肿瘤仍然非常黏附；面神经被推到内听道口的前部。然后从眼底内侧开始，从外侧到内侧，切断前庭上神经和下神经，并很容易翻折到内听道的面神经上。

肿瘤从内听道中拖出来，直到到达内听道口，在内听道口再次被卡住。使用锐性解剖将肿瘤与面神经从外侧向内侧分离。在内听道口处的面神经上留下了非常薄的一部分肿瘤，并在原位仔细电凝。

术后管理

术后患者右侧面部感觉恢复正常。她保持正常的 House–Brackmann Ⅰ 级面神经功能。对神经放射科医生而言，术后第 2 天进行的 MRI 没有显示可见的增强残余。

■ 病例介绍 3

一名 51 岁女性出现 3 个月轻度左侧听力损失和多年间歇性眩晕。她的听力图有 A 级听力。MRI 显示 2.7cm 左侧 CPA 肿瘤（图 19.17）。

解剖和治疗考量

患者的术前 MRI 显示一个大的、增强的肿瘤，几乎完全是小管外的。邻近的硬脑膜也增强了，提示硬脑膜尾征很小，这一侧有骨质增生的问题。这些放射学检查结果，加上患者良好的听力状态，使脑膜瘤成为一种合理的可能性，即使可能性很小。鉴于这种可能性和她保留的听力，建议通过乙状窦后入路手术以尝试保留听力。

技术描述

患者仰卧位，头部放在泡沫头圈上，然后转向右侧。做一个轻轻弯曲的、基于前部的 C 形切口，并用单独的骨膜（Palva）皮瓣抬高皮肤。神经外科医生从乙状窦横交界处钻出乙状窦上方的骨头，直至颈静脉球部，暴露出 2mm 的乙状窦后硬脑膜。将硬脑膜从覆盖的乙状窦后骨中分离出来，然后将开颅器的底板放置在硬膜外间隙的乙状窦 – 横向连接处。然后用开颅器轻松转动形成 2.5cm 颅窗。硬脑膜平行于乙状窦和横窦打开。

在手术显微镜下，脑脊液从脑池向下释放。没有使用牵开器，肿瘤向后脱落。肿瘤光滑、圆形、柔软，有一个大结节向后突出到小脑半球和小脑中脚。它具有前庭神经鞘瘤的典型外观，似乎起源于前庭上部，仅向内听道延伸 5mm。肿瘤大部分被切除，直到肿瘤壁非常薄并且可以折叠。注意到它位于听神经干的后方。从乙状窦后暴露开始，从肿瘤囊壁上剥离面神经的过程只能从内侧到外侧进行。

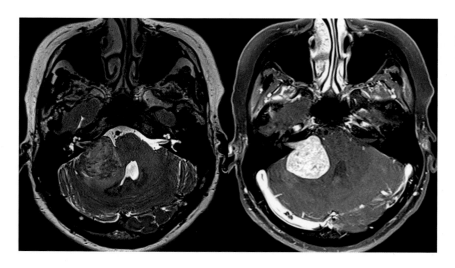

图 19.16 病例 2。术前稳态 T2 加权（左）和 T1 加权后对比（右）MRI 显示 3.5cm 右侧前庭神经鞘瘤，对小脑脚和第四脑室有占位效应

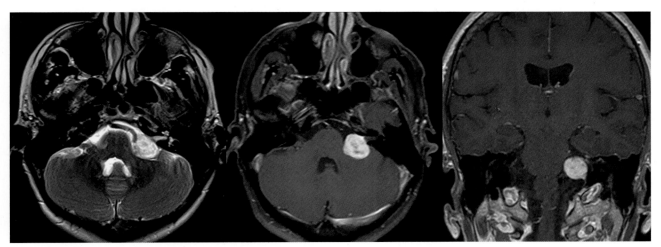

图 19.17 病例 3。一名 51 岁女性的术前 MRI，表现为轻度左侧听力受损和慢性间歇性眩晕。轴位 T2 加权像（左）显示一个圆形高信号肿瘤，对大脑脚有轻度占位效应。轴位 T1 加权增强后图像（中）显示病变最大直径为 2.7cm，几乎完全位于内听道外。冠状位图像（右）显示下侧面相邻的硬膜轻度增强，提示可能存在硬膜尾征

该解剖在内听道口处停止，肿瘤在孔道处黏附，暴露不足，无法确定肿瘤前方的正确解剖平面。

现在，神经耳科医生将磨除内听道后壁至约 6mm 的深度。将面神经向上移位。耳蜗神经非常脆弱，虽然在解剖学上保留了下来，但脑干听觉诱发电位变得不可靠，最终随着肿瘤的最后一部分在内听道口处被切除而消失。达到整块全切。解剖结束时，以 0.05mA 电流刺激脑干面神经，面神经 MEP 仅在 130~135V 之间发生微小变化。最后，重新严密缝合硬脑膜，将患者自己的颅骨放回原位。任何暴露的间隙和乙状窦都会用腹部脂肪自体移植物覆盖。

术后管理

术后病程简单，患者面神经功能正常。然而，她的左耳确实失去了听力，并在门诊安装了 BiCros 助听器。她有不寻常的头痛，在接下来的几个月里逐渐消退。

■ 点评

许多因素有助于大型前庭神经鞘瘤的手术规划，上述病例突出了选择手术入路治疗这些肿瘤的一些独特因素。一般来说，对于复发性肿瘤，最好选择不同于首次手术入路的路径，以避免沿着瘢痕通道进行解剖。这可以通过回顾患者最初的术前影像或手术记录来帮助确定首次手术入路的局限性，特别是如果第一次切除手术是计划外的次全切除或导致意外并发症。因此，当乙状窦后入路后遇到大型复

发肿瘤时，如病例 1，我们会选择经迷路或经耳蜗入路进行第二次切除。

在前庭神经鞘瘤切除的 3 种主要手术入路中，乙状窦后入路或经迷路入路最适合于大型肿瘤。乙状窦后入路提供了从小脑幕到枕骨大孔的颅后窝的广阔视野，神经外科医生经常使用该入路治疗各种疾病，使其成为许多中心最常用的入路。与经迷路入路相比，乙状窦后入路的明显优势在于保留听力。在 Meta 分析中，文献表明，对于大型肿瘤，乙状窦后入路与经迷路入路相比，面神经功能障碍的发生率较低，头痛或脑脊液漏的发生率较高，肿瘤残留和并发症的发生率相当。

我们的经验表明与乙状窦后入路大型病例队列相反，可能是因为神经外科和神经病学之间的密切合作。尤其令人难以理解的是，为什么颅底手术的原则会得到坚定的支持者的支持，比如说颅骨去除，而不是牵拉脑组织，锁孔暴露，降低视野深度，忘记了是经迷路入路遵循所有这些原则，而不是乙状窦后入路。相比之下，当进行经迷路入路时，通过骨性钻孔实现暴露，无须使用牵开器。此外，正是经迷路入路，而不是乙状窦后使手术野变浅，从而提高了手术的控制能力、灵活性和到达中线的能力。同样，尽管文献可能表明情况并非如此，但我们发现，从两侧（从外侧到内侧和从内侧到外侧）将面神经从肿瘤中分离的能力代表了经迷路入路的另一个优势。

与文献一致，我们注意到乙状窦后入路术后头痛的发生率较高，在外侧 IAC 残留肿瘤的可能性较

大。这种侧方残留对年轻患者来说是一个特殊的问题，使他们面临多次复发和手术的风险，并且在漫长的一生中风险不断增加。由于这些原因，我们中心最常选择经迷路入路切除大型肿瘤；如果病例1中的患者在初步诊断后在我们机构就诊，他很可能会在第一次手术时接受经迷路入路。对经迷路入路的一个诟病是充分精确地磨除岩骨需要耗费大量时间。然而，通过改进神经外科和耳鼻喉科之间的合作，可以最大限度地提高效率，并减少了经迷路入路病例的手术时间，使其成为即使对于不太理想的手术候选人的首选方法。

对于年龄较大、健康状况较差的患者，我们更喜欢"快速"的经迷路入路，因为它的开口较小，暴露的脑组织较少，并且为大型肿瘤提供了更好的路径，尤其是在其内侧、最难触及的部分。

当一名患者出现大型肿瘤但仍能保持正常听力时，显然就存在争论。然而，无论术前听力状况如何，大型肿瘤患者的听力保留率都很低（ < 10% ）。如果在尝试保留听力期间，前庭神经纤维留在原位而患者仍然失去听力，则术后持续前庭症状的风险也会更高。因此，对于大多数患有大型肿瘤的患者，即使在听力正常的情况下，如病例2，经迷路入路通常仍然是我们选择的方法。

病例3中描述的患者强调了有利于乙状窦后入路的因素。术前听力图显示听力正常；她的肿瘤比其他两例小，主要是内听道外肿瘤。听力保留的可能性更大。遵循"圆形规则"的肿瘤，具有圆形光滑的边界和T2低信号核心，往往很坚固，将神经推到一边，提高了保留听力的机会。同样，不嵌入或累及Luschka孔的肿瘤也可能具有较高的听力保留率，因为前庭耳蜗神经在其内侧范围内没有肿瘤。这方面的线索可以通过MRI扫描从Luschka孔的绒球和脉络丛的压迫程度中得知。如果这些是游离的，那么进入脑干的前庭耳蜗神经根也可能是游离的。

此外，现代MRI序列中提供的细节通常可以预测神经起点；似乎起源于前庭神经上方，向上生长的肿瘤更适合保留听力。术前视频眼震图、冷热热度测试，可能是有用的，因为这些评估检查前庭上神经功能。由于耳蜗和面神经不会在内听道口前变形，因此不向前延伸至IAC唇的肿瘤也可能是听力保留的候选肿瘤。此外，在肿瘤外侧端和耳蜗缰孔之间

的稳态或采用稳态采集序列的快速成像中，在相长干涉上看到的脑脊液帽也预示着更好的听力保存机会。根据患者临床表现识别影像学上的这些重要细节的能力允许选择最合理的手术患者，通过乙状窦后入路切除大型前庭神经鞘瘤，以尝试保留听力。

然而，归根结底，我们怀疑在大型前庭神经鞘瘤取得优异疗效的最重要因素是神经外科医生和神经内科医生之间的密切合作。在这种合作关系中，通过讨论和辩论来选择手术方法，在可能困难的手术过程中，两位经验丰富、观点不同的外科医生相互鼓励、纠正和指导，从而为患者争取最好的结果。

■ 参考文献

[1] Ansari SF, Terry C, Cohen-Gadol AA. Surgery for vestibular schwannomas: a systematic review of complications by approach. Neurosurg Focus 2012;33(3):E14.

[2] Carlson ML, Habermann EB, Wagie AE, et al. The changing landscape of vestibular schwannoma management in the United States—a shift toward conservatism. Otolaryngol Head Neck Surg 2015;153(3):440–446.

[3] Copeland WR, Carlson ML, Neff BA, Driscoll CLW, Link MJ. Management of residual tumor after limited subtotal resection of large vestibular schwannomas: lessons learned and rationale for specialized care. World Neurosurg 2017;105:737–744.

[4] Gurgel RK, Dogru S, Amdur RL, Monfared A. Facial nerve outcomes after surgery for large vestibular schwannomas: do surgical approach and extent of resection matter? Neurosurg Focus 2012;33(3):E16.

[5] Marston AP, Jacob JT, Carlson ML, Pollock BE, Driscoll CLW, Link MJ. Pretreatment growth rate as a predictor of tumor control following Gamma Knife radiosurgery for sporadic vestibular schwannoma. J Neurosurg 2017;127(2):380–387.

[6] Perry A, Graffeo CS, Copeland WR, et al. Microsurgery for recurrent vestibular schwannoma after previous gross total resection. Otol Neurotol 2017;38(6):882–888.

[7] Roland JT Jr., Fishman AJ, Golfinos JG, Cohen N, Alexiades G, Jackman AH. Cranial nerve preservation in surgery for large acoustic neuromas. Skull Base 2004;14(2):85–90, discussion 90–91.

[8] Schmitt WR, Daube JR, Carlson ML, et al. Use of supramaximal stimulation to predict facial nerve outcomes following vestibular schwannoma microsurgery: results from a decade of experience. J Neurosurg 2013;118(1):206–212.

[9] Sweeney AD, Carlson ML, Ehtesham M, et al. Surgical approaches for vestibular schwannoma. Curr Otorhinolaryngol Rep 2014;2:256–264.

[10] Wise SC, Carlson ML, Tveiten ØV, et al. Surgical salvage of recurrent vestibular schwannoma following prior stereotactic radiosurgery. Laryngoscope 2016;126(11):2580–2586.

[11] Yates PD, Jackler RK, Satar B, Pitts LH, Oghalai JS. Is it worthwhile to attempt hearing preservation in larger acoustic neuromas? Otol Neurotol 2003;24(3):460–464.

第二十章　颈静脉孔（颅内）

Ken Matsushima, Michihiro Kohno

刘丕楠 / 译

关键词：颈静脉孔，颈静脉孔上入路，内镜，乙状窦后关键孔入路

■ 病例介绍

一名 39 岁健康男性出现眩晕、耳鸣和听力下降症状。头颅 CT 显示左桥小脑角区肿瘤，到我们医院就诊。

问题

1. 侵及颈静脉孔肿瘤的鉴别诊断有哪些？

2. 鉴别诊断会如何影响下一步的诊断治疗方案？

3. 颈静脉孔肿瘤最常见的症状是什么，其对手术策略有无影响？

■ 诊断和评估

MRI 显示桥小脑角区一圆形增强肿瘤，有一囊性变，侵入颈静脉孔上部（图 20.1）。肿瘤未累及颈静脉球，DSA 检查示乙状窦、颈内静脉血流通畅。CT 骨窗象示舌咽神经管口受侵蚀扩大，边缘光滑。

DSA 检查肿瘤无强显影。

该肿瘤的鉴别诊断包括神经鞘瘤、脑膜瘤和副神经节瘤（颈静脉球瘤）。我们常规行术前增强 CT、增强 MRI 和 DSA 检查来鉴别和评估肿瘤。MRI 序列包括 T1 加权增强、增强前后 T2 加权脑池显像（稳态构成干扰序列或稳态进动快速成像序列），DWI 和 SWI。轴位和冠状位的 T2 加权脑池显像可让我们仔细地评估周围神经血管结构。符合神经鞘瘤诊断的特征有囊性变、颈静脉孔骨质的侵蚀和 SWI 图像肿瘤内斑点样信号空洞。与之不同，脑膜瘤在 DSA 上常呈显著的一过性显影，特有的肿瘤表面脑膜尾征、钙化、骨质增生，并且没有颈静脉孔的侵蚀。副神经节瘤的典型表现是对周围组织结构侵略性的破坏侵蚀，包括颈静脉孔和颈静脉球，肿瘤内血管流空影，DSA 强显影伴早期动静脉瘘。

根据我们的经验，这些影像评估几乎可以把每一个鞘瘤与其他肿瘤区分开来。我们这个病例的表现包括囊性变，骨质侵蚀，极轻微的肿瘤一过性显影，生长侵入颈静脉孔。重要的是，肿瘤未累及内听道口。因此，最可能的诊断是颈静脉孔鞘瘤。至于肿瘤起源于哪一支后组神经，现有的诊断技术尚不能给出答案。

由于全切颈静脉孔肿瘤是可能治愈的，因此处

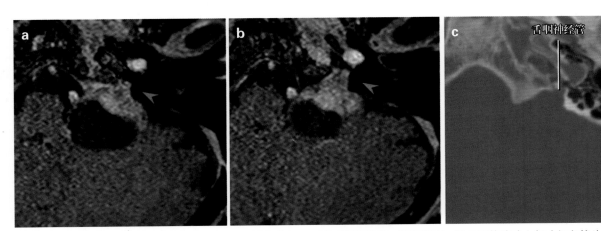

图 20.1　术前影像。（a、b）增强 T1 MRI 显示桥小脑角区一圆形增强肿瘤，有囊性变，侵及颈静脉孔上部（红色箭头）。（c）CT 骨窗像显示舌咽神经管口膨大，边缘光滑

理这些良性肿瘤时避免入路和切除相关的神经功能损害是至关重要的。

术前术后应由耳鼻喉科和语言治疗专家对患者进行多学科评估，包括听力检测，吞咽和语言功能测定，尽管这些症状看起来似乎不太重要。如果术前诊断考虑为脑膜瘤或颈静脉球瘤的话，可考虑术前介入栓塞其供血动脉。对于颈静脉球瘤，还应评估其儿茶酚胺分泌水平。

■ 解剖和治疗考量

颈静脉孔位于岩枕裂的后下方。颅内面观呈梨形，前内侧部较窄小，后外侧部较宽大。传统教科书上也将颈静脉孔分为两个解剖区域：前内侧的神经部，有舌咽神经和岩下窦（IPS）穿行；后外侧静脉部，有迷走神经、副神经和颈静脉球穿行（图20.2）。近期数据表明它可能实际上由3个部分组成：岩下窦的岩部，乙状窦的乙状部，两个静脉部之间颅神经穿行的孔内部。

入路选择

无论把它分成几个部分，颈静脉孔都是手术最难处理的区域之一，因为它位置深在，毗邻重要的组织结构，且肿瘤常可通过颈静脉孔颅内外沟通。

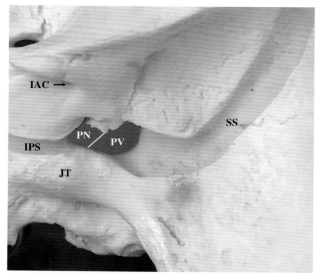

图20.2 右侧颈静脉孔区的颅骨图片。颈静脉孔位于岩枕裂的后下方。其可分为较窄小的前内侧部和较为宽大的后外侧部。传统描述上，前内侧神经部（PN）包含舌咽神经和岩下窦（IPS），后外侧静脉部（PV）包含迷走神经、副神经和颈静脉球。近期有研究将颈静脉孔分为3个部分（见正文）。IAC. 内听道；JT. 颈静脉结节；SS. 乙状窦

颈静脉孔鞘瘤被分为3种类型：硬膜下型、哑铃型、三重哑铃型。应该根据肿瘤类型和其累及的解剖结构来选择手术入路。一般来说，应该避免选择牺牲患者听力的入路。听力症状在颈静脉孔鞘瘤中较为常见，术后常可改善。根据我们的经验，接近40%的患者存在术前听力损害症状，其中一半的患者术后可改善。因此，即使术前患者已无可用听力了，选择手术入路时也必须保留听力。

颈静脉孔的颅底手术入路有许多名称，但多数需要从后外侧或正侧方硬膜外磨除骨质打开颈静脉孔。由于它们主要用来切除侵袭或包绕颈静脉球的肿瘤，在术中需要结扎乙状窦和（或）颈内静脉。我们切除的颈静脉孔鞘瘤中，一半肿瘤具有明显的骨质破坏和颅外生长，这些就需要使用经颈静脉孔（经乙状窦）入路来全切肿瘤。

然而，病例展示患者鞘瘤的主体位于颅内。尽管肿瘤已经侵入颈静脉孔，但瘤体较小，基本没有累及颅外。颈静脉球血流通畅，肿瘤未侵入。因此，破坏性大的颅底入路，如经乳突－颈静脉孔或耳后入路、经颞入路，是适得其反的。远外侧髁上入路也许是值得考虑的。其属于经髁入路的一个变形，在磨除枕骨髁时更侧重于磨除其上方的骨质，如其名字所示。向着舌下神经管顶壁的方向磨除，直到颈静脉结节。尽管它"打开"颈静脉孔增加了手术自由度，但磨除颈静脉球周边的骨质还是比较有技术挑战的。大范围磨除枕骨髁也会危及颅颈处连接的结构稳定性。

当肿瘤的主体位于硬膜下时，我们会选择乙状窦后入路。但如果像病例展示的这个患者，肿瘤侵入颈静脉孔上部，通过传统的乙状窦后入路很难切除孔内部分的肿瘤。这就处于两难处境，若要全切孔内部分肿瘤就需要破坏性大的颅底入路，若不切除这部分肿瘤则日后会复发。

选择入路

为了解决这个问题，乙状窦后髁上（或迷路下）入路近期发展起来。它可以在不牺牲乙状窦－颈内静脉引流的情况下，暴露脑池部和侵袭骨质的肿瘤。与那些破坏性更大的入路相比，可避免磨除大量骨质，减少术后并发症。硬膜下磨除颈静脉球上方的骨质可使我们到达并切除孔内部分的肿瘤，就如同听神经瘤手术中磨除内听道口以切除侵入内听道部分的肿瘤，或磨除内听道口上方骨质到达 Meckel 腔。在我们60多例颈静脉孔鞘瘤的手术中，40%多的病例选择了乙状窦后入路，其中约有一半磨除了颈静

脉孔上方的骨质。

病例展示的患者，在仔细考虑其临床资料后，我们选择了乙状窦后颈静脉孔上入路以全切肿瘤。

■ 技术描述

手术之前，我们常规核对乙状窦的优势侧别，颈静脉球高度和它与肿瘤的解剖位置关系。另外还需注意，气房的位置和气化程度，小脑后下动脉和岩上窦等周围血管结构情况。多数硬膜下颈静脉孔鞘瘤将后组颅神经压向尾侧，将面听神经压向头侧。如果肿瘤显著压迫颈静脉球，可能会产生像导静脉这样的侧支代偿循环，这可能会影响到手术入路和肿瘤切除（参见"入路三要素"）。

入路三要素

通道：后外侧。

开颅：乙状窦后。

调整：磨除颈静脉孔顶壁。

由于担心术后吞咽障碍和声带麻痹，术中电生理监测是必不可少的。在该手术入路中，我们常规行电生理监测三叉神经，面神经和后组颅神经，及听觉脑干诱发电位和体感诱发电位。为了避免肿瘤切除中对迷走神经的损伤，需要在自发电位和间断电刺激的基础上增加持续诱发电位监测（图 20.3）。而且，若肿瘤体积较大已明显压迫脑干移位，还需要监测运动诱发电位。

患者侧俯卧位，颈部屈曲，取耳后 C 形切口。行枕下外侧乙状窦后开颅，可使用多普勒超声确认横窦和乙状窦的边界，暴露它们的拐角点。暴露乙状窦的后缘以获得较好的手术视野和照明（图 20.4a）。如肿瘤体积较大，可考虑打开枕骨大孔。U 形剪开硬膜，硬膜向外翻向乙状窦侧，从小脑延髓池充分放液减压。这使得术中轻柔牵拉脑组织即可（参见"手术设置"）。

手术设置

体位：侧俯卧位。

切口：耳后 C 形。

骨窗：枕下外侧 4cm²。

硬膜：根据乙状窦走行，U 形剪开。

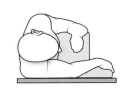

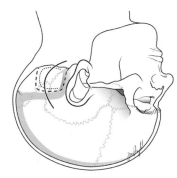

切口
骨窗
硬膜切开

术中电生理监测及其作用

术中可见脑池中的副神经，从肿瘤尾侧剥离舌咽、迷走神经。通过术中电刺激鉴别出迷走神经脑

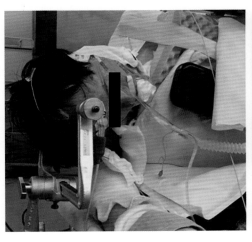
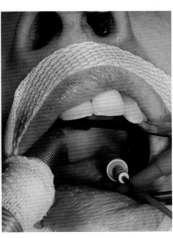

图 20.3 术中神经监测设置。针样电极放置于额肌、眼轮匝肌和口轮匝肌以监测面神经，放置于软腭以监测迷走神经，还有胸锁乳突肌和舌肌

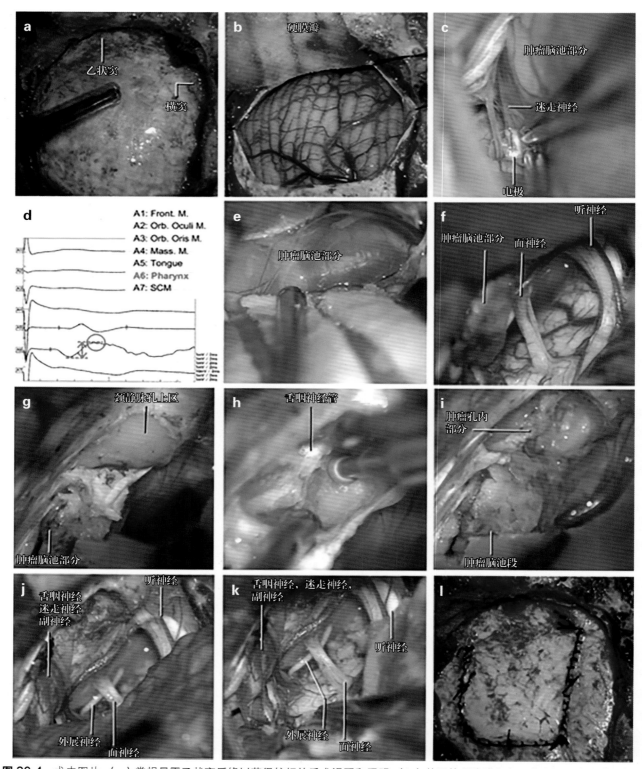

图 20.4 术中图片。（a）常规暴露乙状窦后缘以获得较好的手术视野和照明。（b）剪开的硬脑膜翻向乙状窦，覆盖以避免其干燥挛缩。（c）球形单极刺激电极放置在迷走神经脑干近端行持续电生理监测。（d）在硬膜下操作时给予 1Hz 电刺激，监测迷走神经诱发电位的振幅和潜伏期。（e）暴露位于桥小脑角区的囊性变肿瘤。（f）囊肿破裂切除脑池内肿瘤后，可见硬膜下颈静脉孔内口处的残余肿瘤。（g）切开颈静脉孔上方的硬膜，往下剥离。（h）磨除颈静脉孔上方的骨质，打开舌咽神经管口。（i）打开舌咽神经管口处硬膜后，可见与剩余脑池部相连的颈静脉孔部的肿瘤。（j、k）肿瘤切除后，见颈静脉孔和桥小脑角区无残余。（l）显微镜下原位水密缝合硬膜

干端后，将一球形单极刺激电极放置于迷走神经近端。结合术前于软腭放置的针样单极记录电极，在硬膜下手术操作过程中，给予 1Hz 电刺激行诱发电生理监测（图 20.4c）。记录阈强度电压（M-max）。然后，给予可诱发稳定复合肌肉动作电位的最小电刺激行持续电生理监测。在电生理监测下，我们切除肿瘤的过程中可以时刻监测迷走神经功能，这可以帮助我们制订手术中的决策。目标是保持阈强度电压在控制范围的 30% 以上，以避免术后迷走神经功能障碍。只要满足这一要求，就可以继续切除肿瘤以至全切。另一方面，若切除过程中阈强度电压陡然下降，可考虑残留部分肿瘤，以保护迷走神经功能。

颈静脉孔上方骨质磨除

肿瘤背侧面给予电刺激确认无运动神经纤维后分块切除桥小脑角区肿瘤并释放囊液减压。保护蛛网膜界面的同时将面听神经从肿瘤颅内部分小心剥离。切除脑池部肿瘤后，切开颈静脉孔上方的硬膜，将其从内听道内口的后下方向下剥离。由于硬膜沿骨崤粘连紧密，内淋巴压迹（内淋巴凹）是硬膜切开后外侧界线的标志。使用 2mm 或 3mm 的高速钻石磨头磨除暴露出的颈静脉孔上壁，要十分注意周围颅内后组神经和颈静脉孔的位置（图 20.4h）。要根据患者的解剖变异、肿瘤侵袭生长的范围和颅骨受侵蚀的情况来决定颅骨磨除范围。由于起源于后组颅神经的神经鞘瘤常占据颈静脉孔腹侧部，将颈静脉球压向背侧，常需要磨除舌咽神经管内口周边骨质（顶壁的腹侧部分）。磨除内淋巴压迹的深部（顶壁的背侧部）骨质可提供更宽的进入颈静脉孔的路径，但存在损伤各种变异类型的颈静脉球和乙状窦的风险。幸运的是，一般不需要这么做。

在此病例中，术中会碰到颈静脉球，并将其骨化。这种骨质磨除方法可提供进入颈静脉孔上部的路径，并使我们可以切除侵入孔内的肿瘤。使用术中导航或成角内镜，可增加孔区骨质磨除的安全性和效率，进而增加肿瘤的全切率。在这个病例中，我们将侵入孔内的肿瘤从后组颅神经上小心剥离，全切肿瘤，且无阈强度电压的突然下降。我们使用骨蜡和纤维蛋白胶彻底封堵骨缺损处，以免发生术后脑脊液漏。最后显微镜下水密缝合硬膜。

手术要点

1. 对于颈静脉孔鞘瘤手术，依托于仔细的术

前影像评估和对解剖情况的了解，选择合适的手术入路是十分重要的。尽管听力障碍是患者最常见的术前症状之一，选择手术入路时应避免牺牲或损害听力功能，因为术后患者的听力是有希望改善的。

2. 这一良性肿瘤的手术目的是在不造成术后神经功能障碍的情况下最大限度地切除肿瘤。术后吞咽障碍或声带麻痹情况可显著损害患者的生存质量。在肿瘤切除过程中，术中电生理监测包括持续的迷走神经诱发电位监测对于术中的决策是十分重要的。同时，术前术后应常规行耳鼻喉科和语言治疗专家的评估，即便是患者看起来没有吞咽困难和声音嘶哑情况。

3. 颅底手术中细心地按照手术步骤进行是十分必要的。选择该手术入路时需依次完成以下步骤：（1）肿瘤内减压；（2）识别和剥离肿瘤周边神经结构；（3）完整切除脑池部分肿瘤；（4）磨除颈静脉孔上方骨质；（5）切除侵入孔内的肿瘤部分。

■ 术后管理

术后立即拔除气管插管，纤维可视喉镜未发现声带功能障碍。在让患者经口进食前，需行喉镜检查。术后 MRI 和 CT 检查示肿瘤全切，并可见骨质磨除的范围（图 20.5）。术后患者的听力功能得到改善［根据 AAO-HNS 分级听觉功能，从 D 级（PTA：48.4dB；SDS：0%）改善到 A 级（PTA：13.8dB；SDS：94%）］（图 20.6）。术后随访 30 个月，患者无神经功能缺损和肿瘤的复发。

■ 可能的并发症及相应处理

磨除颈静脉孔周围骨质时必须十分小心。我们已经强调过需要仔细考量周边的结构，但周围重要结构是那么多，外科医生在磨除骨质时必须了解他们所处的环境状况。磨除骨质时持续的冲洗可避免对周围神经的热传导损伤，并可最小化骨质粉末的腐蚀作用。

在允许患者重新吃实性食物前，需要仔细地评估其吞咽功能。即使做了前面提到的喉镜检查和后组颅神经的术中电生理监测，轻微的吞咽障碍也可以造成误吸，会严重阻碍患者的康复。术后还要监测有无脑脊液漏的发生，不只是伤口漏液，脑脊液还可能通过乳突和颈静脉孔周围的气房漏出。

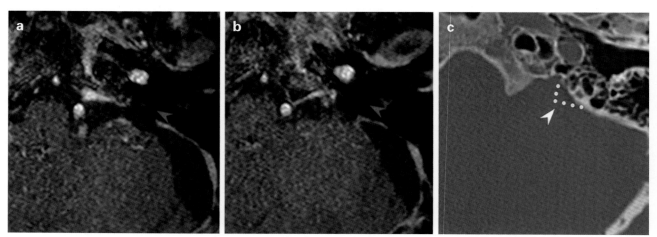

图 20.5 术后影像。（a、b）MRI 显示无残余肿瘤（红色箭头）和（c）CT 显示舌咽神经管内口周围的骨质磨除范围（白色箭头尖）

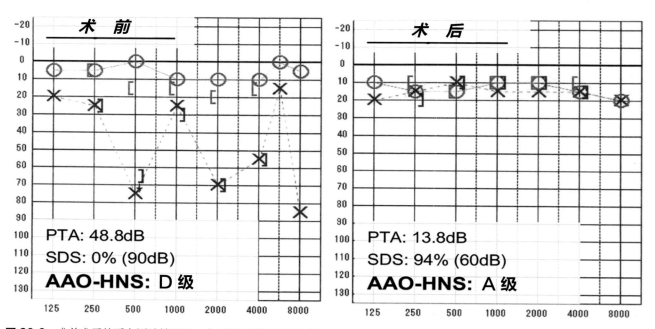

图 20.6 术前术后的听力测试结果图。术后听力情况明显改善

观点

Walter C. Jean

■ 概述

如果对近几十年有关颈静脉孔肿瘤的报道文献回顾分析，我们可以发现一个趋势：手术先是变得创伤巨大、极度复杂，后逐渐回归到小巧简单。包括其他的颅底手术入路，都经历了从小巧到大而复杂再回归到小巧的"钟摆式"进程，这背后可能有两个主要的驱动力。第一个是"学习进程"。随着对解剖结构更多的掌握，外科医生们开始更激进地去除更多的骨质，术中通过更多的解剖结构。逐渐的，手术入路的名称开始越来越多地采用"经"这个词，例如"经髁入路"或"经颈静脉孔入路"。随后我们逐渐认识到这些"经"入路相关的不良并发症，钟摆开始回位，随着学习的深入逐渐回到小巧合理的手术。第二个驱动力是科技的进步，其中以神经内镜在颅底手术中的广泛应用影响最为显著。随着对颅底病变视野的增强，新开展的手术变得越来越小巧和微创。

尽管颈静脉孔区手术经历了上述演变进程，手术的命名变得越来越复杂。由于外科医生们给相似的手术起了许多不同的名字，通过手术的名字很难理解其解剖特点和手术步骤。然而，不管手术由著名的医生名字命名，如各种形式的 Fisch 入路，还是由首字母命名，如 E.L.I.T.E（Extreme Lateral Inferior Transcondylar–Transtubercular Exposure）入路，这些所谓的颅底入路都包含硬膜外颈静脉孔的开放，颈内静脉和乙状窦的离断，有时还有面神经移位。

然而，对于那些明显侵袭硬膜外的颈静脉孔肿瘤（Fukshima B 型和 C 型肿瘤），还是比较适合采用这些创伤较大的经颈静脉孔入路的，对于主体位于硬膜下而部分侵入颈静脉孔的肿瘤，手术入路的选择有时是两难的。如果打开颈静脉孔，离断颈内静脉似乎创伤有点过大，但单纯的乙状窦后入路又不太够。尽管前面已经详细阐述了各种临床观点的细小差别，我们采用了一种不用的手术入路。

■ 病例介绍

一名 39 岁男性主诉右耳搏动性耳鸣 6 周。此外他还存在吞咽实性食物困难和轻度头痛。体格检查未发现明显神经功能缺损体征，诊室内镜检查示双侧声带功能正常。MRI 显示一颈静脉孔肿瘤（图 20.7）。为求进一步诊治转来我院。

■ 解剖和治疗考量

我们又碰到了一例术前诊断考虑颈静脉孔鞘瘤的患者，与前一例患者一样，该患者的主诉也是听力相关症状。MRI 显示肿瘤主体位于硬膜下，明显压迫脑干。但是，在颈静脉孔区的肿瘤部分也比较大，为了避免这个健康的年轻人以后再复发，这部分肿瘤也需要处理。

确定最终手术方案前，我们组内刚开始讨论了两种方案。第一，我们知道外侧或后外侧入路，离断颈内静脉和乙状窦，对患者并不是最佳方案。这种入路的创伤性太大了，有更好的方法能切除孔区的肿瘤。第二，我们明白单纯乙状窦后入路是不够的，孔区肿瘤的位置是与我们入路的视线相垂直的，位于我们视野的盲区。

磨除部分骨质打开颈静脉孔是一种增加孔区肿瘤暴露的方法。磨除骨质可以是远外侧，经髁入路的一部分。还是要强调一下入路命名的复杂化，颈静脉孔的远外侧入路实际上包含硬膜外枕骨髁上方骨质的磨除（"髁上"）直到颈静脉结节（"经颈静脉结"），从下方部分开放颈静脉孔。颈静脉孔可能在下唇处扩大，但似乎颈静脉孔区肿瘤一般更接近颈静脉孔上部。

这种情况下，前面描述的硬膜下、颈静脉孔上方开放似乎是一种更好的选择。与这种入路方法有轻微差别的一种入路被称为"迷路下入路"，它突出了附近骨迷路的存在。事实上，是内淋巴囊最可能在入路的路径上，较易损伤，为了避免损伤必须限制向后上方骨质的磨除（图 20.8）。

我们得出结论，不管选择"颈静脉孔上入路"还是"迷路下入路"，我们必须做好镜下磨除颈静脉孔上方骨质的准备。然而，我们相信使用成角神经内镜有可能给我们提供足够好的视野，并可引导切

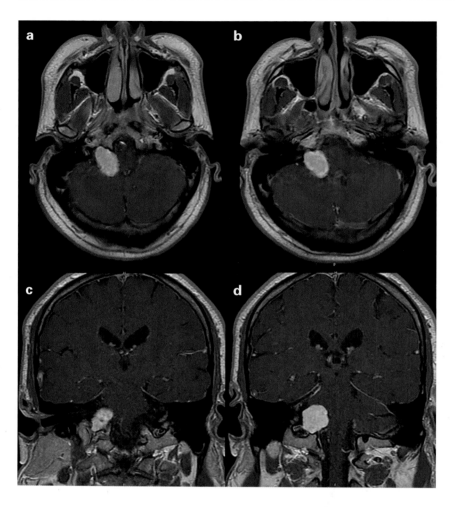

图20.7 术前MRI。（a、b）轴位和（c、d）冠状位增强图像显示颈静脉孔肿瘤，符合神经鞘瘤表现。肿瘤主体位于颅内硬膜下，但仍有部分侵入骨孔，在图a和图c上显示更清晰

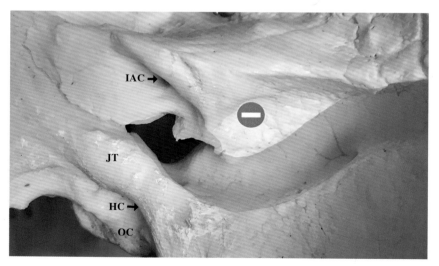

图20.8 右颈静脉孔的颅骨。橙色的区域可以安全磨除来增加骨孔肿瘤的暴露。这跟"颈静脉孔上"或"迷路下入路"的骨质磨除范围是一致的。"禁止"标识所覆盖的区域是内淋巴囊的位置，必须注意在这一区域之前停止磨除。HC. 舌下神经管；IAC. 内听道；JT. 颈静脉结节；OC. 枕骨髁

除颈静脉孔区的肿瘤。如果这一方案可行的话，就不需要再磨除颈静脉孔的骨质了。因此，我们对这个患者采用了内镜辅助下乙状窦后关键孔入路来切除鞘瘤。

■ 技术描述

全麻，放置电极记录体感诱发电位和监测面神经功能。患者取侧卧位，颈部屈曲中立位。取耳后

2 指长约 2.5in（6.35cm）"平缓 S 形"切口，上起自横窦水平。紧贴星点下方钻骨孔，于骨孔后下方开直径约 1.5in（3.81cm）的关键孔骨窗。使用球形磨头，向前磨除多余骨质直至乙状窦后缘。剪开硬膜翻向前。然后将磨头替换为 2mm 钻石磨头，做好磨除颈静脉孔骨质的准备。

硬膜下，通过小脑延髓池放液减小脑压力。小脑向后牵拉暴露桥小脑角，显微镜下可见肿瘤的主体（图 20.9a）。由于肿瘤的血运一般，打开肿瘤包膜后吸除肿瘤行囊内减压。切除部分肿瘤减压后可使肿瘤下极从脑干侧分离，垫棉片保护脑干，继续切除肿瘤减压至脑干的上极。剥离肿瘤上方的包膜，将面听神经从粘连的囊壁上游离（图 20.9b）。剥离过程中，始终使用电生理监测保护神经功能。神经剥离后，马上用棉片垫开保护。

继续切除肿瘤直至全切硬膜下的颅内肿瘤。显微镜下置入 30° 神经内镜，接下来，手术需要在内镜和显微镜的视野轮替中进行（图 20.9c）。使用非惯用手持镜，惯用手操作成角的剥离、切除工具，分块游离切除孔内部分的肿瘤。为避免过度用力牵拉，剩余的部分粘连紧密的肿瘤在内镜视野下游离移位到颈静脉孔出口处，然后在显微镜视野下双手操作

成角镊子切除（图 20.9d）。通过在内镜和显微镜视野的不断转换，最终全切颈静脉孔区的肿瘤，而不需要进一步磨除骨质扩大颈静脉孔。

一个短视频（视频 20.1）展示了该章所运用的手术操作。

■ 术后管理

术后患者出现了明显的吞咽功能障碍。考虑到他的术前症状，这个还是有点意料之外。幸运的是，过了一段时间他的吞咽功能恢复到正常。术后 MRI 示肿瘤全切，随访 30 个月，患者恢复良好无不适症状，肿瘤无复发（图 20.10）。

■ 点评

关于颈静脉孔文献报道的趋势，另一个趋势是，大多数都意识到对不同患者选择个体化手术的重要性。根据分类标准，颈静脉孔区鞘瘤只能分成 3 个或 4 个类型，但就像所有专家强调的，这些肿瘤仍存在许多的变异亚型，这些都会影响到手术方式的选择。肿瘤在解剖结构上的微小差异可能需要完全

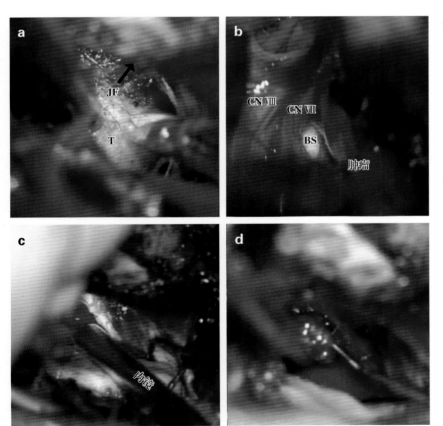

图 20.9 术中图片。（a）暴露桥小脑角区肿瘤（黑色箭头）。JF. 颈静脉孔；T. 肿瘤。（b）囊内切除靠近上极部分肿瘤减压后，将肿瘤包膜从周围颅神经剥离。BS. 脑干；CN Ⅶ. 面神经；CN Ⅷ. 前庭耳蜗神经。（c）全切颅内硬膜下肿瘤后，使用内镜来剥离孔内部分肿瘤，松解周围的粘连，将肿瘤分块剥离到颈静脉孔开口处。（d）使用成角剥离子切除孔内剩余肿瘤

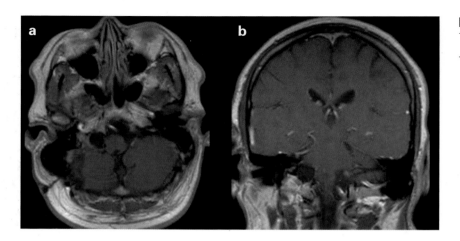

图 20.10 术后MRI。（a、b）内镜辅助下乙状窦后关键孔入路术后30个月MRI显示肿瘤全切无复发

不同的手术入路，因此，简单地根据肿瘤类型来选择手术入路是有很大误导性的。

对那些哑铃型或颅外侵袭较多的鞘瘤，为了全切肿瘤选择破坏性较大的"颅底入路"完全开放颈静脉孔和离断颈内静脉系统是必要的。本章节所展示的肿瘤主体位于颅内硬膜下，部分侵入颈静脉孔，这种情况下就不需要巨大的经静脉孔入路也能完全切除。至于本部分展示的手术，我们在成角内镜和剥离器械的帮助下，成功地使用关键孔入路全切了肿瘤。需要注意的是，我们做好了需要硬膜下磨除颈静脉孔上方骨质的准备，因为术前无法预估颈静脉孔内的肿瘤是否比较好剥离。如果术中肿瘤粘连紧密或内镜视野不理想的话，我们就会打开颈静脉孔，就像切除听神经瘤时打开内听道口一样。确实，仔细的术前评估虽然可以很大程度上帮助制订合理的手术方案，术中还是经常需要再评估并做一些必要的调整。

我们展示的病例又一次强调了现代颅底手术中内镜的重要性。我们知道没有必要使用创伤巨大的经静脉孔入路来切除该患者的肿瘤，在内镜的辅助下，我们可以完全不用磨除颈静脉孔的骨质。

■ 参考文献

[1] Amano M, Kohno M, Nagata O, Taniguchi M, Sora S, Sato H. Intraoperative continuous monitoring of evoked facial nerve electromyograms in acoustic neuroma surgery. Acta Neurochir (Wien) 2011;153(5):1059–1067, discussion 1067.

[2] Bulsara KR, Sameshima T, Friedman AH, Fukushima T. Microsurgical management of 53 jugular foramen schwannomas: lessons learned incorporated into a modified grading system. J Neurosurg 2008;109(5):794–803.

[3] Guinto G, Kageyama M, Trujillo-Luarca VH, Abdo M, Ruiz-Than A, Romero-Rangel A. Nonglomic tumors of the jugular foramen: differential diagnosis and prognostic implications. World Neurosurg 2014;82(6):1283–1290.

[4] Jean WC, Felbaum D. Evolution of the intracranial approaches to jugular foramen tumors: a surgeon's personal perspective through three illustrative cases. Cureus 2016;8(3):e530.

[5] Katsuta T, Rhoton AL Jr., Matsushima T. The jugular foramen: microsurgical anatomy and operative approaches. Neurosurgery 1997;41(1):149–201, discussion 201–202.

[6] Kaye AH, Hahn JF, Kinney SE, Hardy RW, Bay JW. Jugular foramen schwannomas. J Neurosurg 1984;60(5):1045–1053.

[7] Komune N, Matsushima K, Matsushima T, Komune S, Rhoton AL. Surgical approaches to jugular foramen schwannomas: an anatomic study. Head Neck 2016;38(Suppl 1):E1041–E1053.

[8] Matsushima K, Kohno M, Komune N, Miki K, Matsushima T, Rhoton AL. Suprajugular extension of the retrosigmoid approach: microsurgical anatomy. J Neurosurg 2014;121(2):397–407.

[9] Matsushima K, Kohno M. Retrosigmoid transmeatal and suprajugular approach for cerebellopontine angle meningioma: operative video. Neurosurg Focus 2017;43(VideoSuppl2): V3.

[10] Matsushima K, Komune N, Matsuo S, Kohno M. Microsurgical and endoscopic anatomy for intradural temporal bone drilling and applications of the electromagnetic navigation system: various extensions of the retrosigmoid approach. World Neurosurg 2017;103:620–630.

[11] Oghalai JS, Leung MK, Jackler RK, McDermott MW. Transjugular craniotomy for the management of jugular foramen tumors with intracranial extension. Otol Neurotol 2004;25(4):570–579, discussion 579.

[12] Samii M, Alimohamadi M, Gerganov V. Endoscope-assisted retrosigmoid infralabyrinthine approach to jugular foramen tumors. J Neurosurg 2016;124(4):1061–1067.

[13] Samii M, Alimohamadi M, Gerganov V. Surgical treatment of jugular foramen schwannoma: surgical treatment based on a new classification. Neurosurgery 2015;77(3):424–432, discussion 432.

[14] Sanna M, Bacciu A, Falcioni M, Taibah A. Surgical management of jugular foramen schwannomas with hearing and facial nerve function preservation: a series of 23 cases and review of the literature. Laryngoscope 2006;116(12):2191–2204.

[15] Sutiono AB, Kawase T, Tabuse M, et al. Importance of preserved periosteum around jugular foramen neurinomas for functional outcome of lower cranial nerves: anatomic and clinical studies. Neurosurgery 2011;69(2, Suppl Operative): ons230–ons240, discussion ons240.

[16] Zeng XJ, Li D, Hao SY, et al. Long-term functional and recurrence outcomes of surgically treated jugular foramen schwannomas: a 20-year experience. World Neurosurg 2016;86:134–146.

第二十一章　颈静脉孔（颅内和颅外）

Alexander Tai, R. Tushar Jha, Walter C. Jean, Amjad Anaizi

高大宽　刘卫平 / 译

关键词：副神经节瘤，颈静脉球，迷路下方入路，面神经

■ 病例介绍

42 岁男性，主要表现为进行性头痛、恶心及呕吐，有很长时间的颈静脉球瘤病史。此次住院前，该患者于 16 岁时曾在外院进行过第一次手术，当时采用的是后方颅颈部经乳突、经岩骨入路，术中封闭了外听道。由于大量失血，手术不得不中断。术后残余的肿瘤进行了 45Gy/25 次分割调强适形放疗。此后，该患者还进行了两次肿瘤部分切除手术，切除了部分残存肿瘤，减轻了对脑干的压迫。另外患者还进行了脑室腹腔分流手术，后来因感染，又把分流管拔除。最后一次手术是在此次住院前 5 年。

最新的磁共振成像（MRI）显示，肿瘤再次增长，影响到了第四脑室，并压迫脑干。已经有明显的临床症状，如头痛、走路不稳、吞咽困难等。向患者本人及家属说明了可能治疗方案，在做决策的过程中，患者头痛加剧，到达了必须急诊手术的程度。

查体情况：患者意识清楚，定向力正常，16 年来左侧面神经一直是稳定的 House–Brackmann Ⅲ级，左耳失聪，声音嘶哑，伸舌左偏，左上肢共济失调。斜方肌和菱形肌可见萎缩。急诊头颅 CT 可见明确的占位及邻近区域颞骨缺损（图 21.1）。还可见新鲜的第三脑室出血，没有明显的脑积水。转入大学神经外科重症监护室后进行 MRI 平扫和增强检查（图 21.2）。

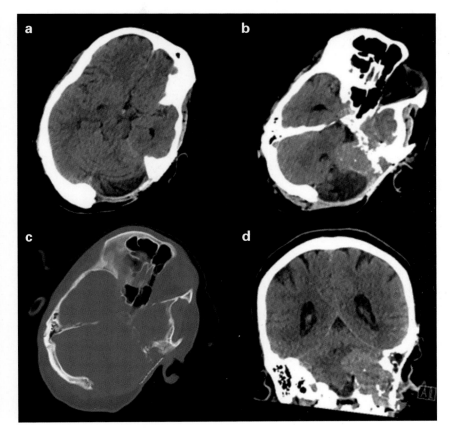

图 21.1　术前急诊 CT 显示：（a）第三脑室出血；（b）颈静脉孔区肿瘤向上及中线方向扩展，压迫脑干；（c）骨窗像可见枕下开颅的骨窗，乳突已被切除，可能实施了乙状窦前、后入路；（d）冠状位影像显示肿瘤已长入岩骨

■ 诊断和评估

　　尿液中的香草扁桃酸和甲氧基肾上腺素均为阴性，说明肿瘤没有分泌功能。对于副神经节瘤一定要知晓其是否有分泌性，如果是有分泌功能的副神经节瘤，手术前一定要进行交感神经节阻滞，以防止术中高血压危象的发生。对于颈静脉孔区肿瘤常规要进行听力测试，但此患者外听道已被封闭了，故没有进行听力测试。另外，喉镜检查证实其左侧声带已经麻痹了。没有家族性副神经节瘤综合征，

多发性内分泌瘤病 2 型，神经纤维瘤病 1 型，von Hippel– Lindau Syndrome 基因检测均为阴性。

　　MRI 显示肿瘤巨大，压迫脑干和第四脑室。肿瘤增强明显，主要位于颈静脉孔区，向桥小脑角区及脑干前方扩展，斜坡上方长入海绵窦。颅外部分沿着颅中窝底扩展长入颞下窝及颈部（视频 21.1）。颈内动脉的颈段及海绵窦段均被肿瘤包裹。颈内动脉颈段在肿瘤的下部和前部走行。T2 像上肿瘤呈现"胡椒盐"样表现，提示曾少量渗血（图 21.2）.这是血管瘤的典型表现。肿瘤周围覆盖的软组织区可见图像伪差表明曾有过栓塞。

　　脑血管造影显示左侧乙状窦和颈内静脉没有血流，与患者颈静脉球瘤的病史相符。另外，可看到很多明确的肿瘤供血动脉，分别来自左侧椎动脉、左侧小脑前下、后下动脉、左侧颈外动脉（包括左侧上颌动脉、脑膜中动脉、舌动脉）、左侧颈内动脉，甚至左侧眼动脉（图 21.3）。造影结果提示以前

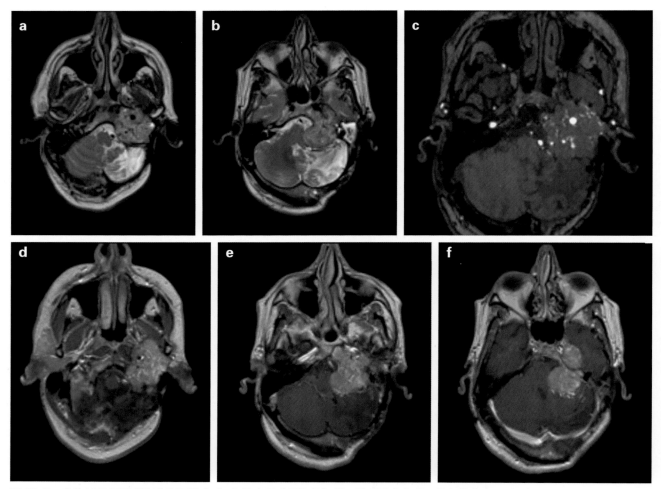

图 21.2　术前 MRI 显示颈静脉孔区肿瘤：（a）肿瘤呈"胡椒盐"样，说明肿瘤有明显的血管瘤表现；（b）显示脑干明显受压；（c）MRI 血管成像显示颈段颈内动脉被肿瘤完全包裹；（d）轴位 T1 增强 MRI 显示肿瘤已长入颞下窝、颅后窝（e）及颅中窝（f）

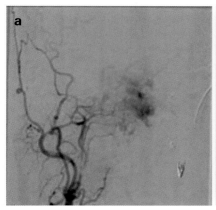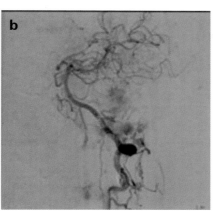

图 21.3　术前血管造影。（a）前后位颈外动脉、（b）侧位椎动脉造影显示肿瘤有许多供血分支

进行了左侧颈外动脉分支术前栓塞，在左侧枕动脉和脑膜中动脉中可以看到弹簧圈，尽管如此，肿瘤还是有很多供血血管，这些血管的直径很小。

颈静脉孔区需要相互鉴别的肿瘤包括副神经节瘤、神经鞘瘤、脑膜瘤、脊索瘤、软骨肉瘤、转移瘤等。CT 和 MRI 上典型的"胡椒盐"样表现，加上肿瘤长入颈部，即可直接下颈静脉球瘤的诊断。对于这个患者，尽管不知道其以前的病史，根据这些影像学特征，诊断也很容易。首次发现的颈静脉球瘤应当首选立体定向放射治疗。主要原因有两点：一是放射治疗危害小，对于小的副神经节瘤很有效；二是外科手术创伤大，可能会带来明显的并发症。

但是，对于大型肿瘤，单纯的放射治疗同时，可结合其他治疗方法。如果肿瘤逐渐压迫脑干导致进行性加重的临床症状，这种情况毫无疑问是需要外科手术的。但是，如果强行切除没有压迫脑干的肿瘤部分，手术范围会很大，肿瘤不仅向前侵犯翼腭窝，而且颈内动脉的颈段到海绵窦段均被肿瘤包绕（图 21.4）。

■ 解剖和治疗考量

颈静脉孔前方是颞骨的岩骨部分，后方是枕骨，位于舌下神经管上方和侧方、内听道的下方和内侧。对于大多数人，右侧颈静脉孔大于左侧。颈静脉孔可被分为两个部分，即前方的神经部分和后方的静脉部分。这两个部分通常被一个小的骨性中隔分开，即颈静脉嵴。静脉部分包括颈静脉球、颈内动脉咽旁升段来源的后脑膜支，还有颅神经 X 和 XI。神经部分包含岩下窦、枕动脉来源的几个脑膜支以及颅神经 IX。如前所述，最近的数据表明，实际上可能共有 3 个部分，一部分是颅神经 IX，另一个是颅神经 X 和 XI，都有常规的神经鞘，第三部分是硬膜间

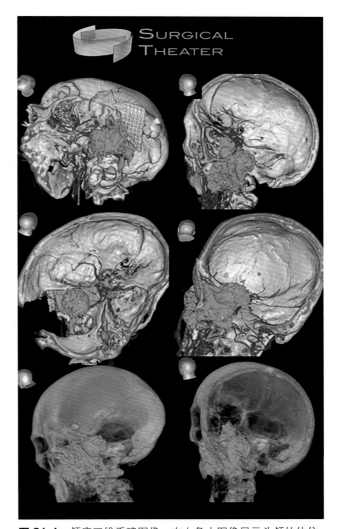

图 21.4　颅底三维重建图像。左上角小图像显示头颅的体位。这个巨大的复发颈静脉球瘤占据左侧颅底整个后外侧区域，桥小脑角和桥前池区的肿瘤对脑干的前方有明显的压迫。肿瘤与颈段到海绵窦段的颈内动脉均关系密切，并长入海绵窦。硬膜外的肿瘤沿着颅中窝底长入颞下窝和翼腭窝。椎动脉在肿瘤的下方和前方走行

静脉窦部分，与岩下窦和乙状窦相通。最后，颈静脉球瘤手术是需要重点关注的解剖学认识是，肿瘤来源于颈静脉球壁中的副神经节的主细胞，可能与静脉部分的迷走神经耳支或者神经部分的舌咽神经的鼓室支相关。

入路选择

在制订颈静脉球瘤治疗计划时，重要的是要明确治疗目标。大多数颈静脉球瘤生长速度很慢，可能会长入颅底很大范围。了解了其生长特性，因此，对所有患者实施全切肿瘤并不一定是最好的选择。事实上，很多体积较小的肿瘤可选择定期随访，或者采用立体定向放疗。对于大型的、侵犯颅底的大型肿瘤手术复杂，需要结合多种手术入路以妥善处理颅内及颅外部分肿瘤。

当前颈静脉球瘤手术入路方法主要得益于 Ugo Fisch 教授 20 世纪 70 年代做的突破性工作基础。Fisch A 型颞下窝入路仍然是当前颈静脉孔区手术入路的基础。手术入路的基本要点包括经迷路/经岩骨显露乙状窦和颈静脉球，颈部解剖显露并控制颈内动脉、颈内静脉及低位颅神经，结扎乙状窦和颈内静脉，最后打开静脉结构，从而切除肿瘤，填塞岩下窦开口（图 21.5）。

Fisch A 型入路主要用于处理乙状窦、颈静脉球及面神经中线侧的肿瘤，而 Fisch B 型和 Fisch C 型入路主要用于处理进一步向前、向深部扩展至颞下窝后部的肿瘤，其可能包绕了岩骨段颈内动脉，并进一步侵袭长入翼腭窝（图 21.6，图 21.7）。3 种入路都需要封闭外听道导致听力丧失，而面神经从面神经管中向前移位不一定是必需的（图 21.5）。

只有熟练掌握了经静球区域入路的方法后，外科医生才能在术中很好地保护颅神经功能，尽量不要有牺牲神经功能获得显露的想法。尽量保留面神经管周围骨质（面神经 Fallopian 管桥技术）。这样面神经就不会从面神经管中移位。而且，可在骨管前后进行肿瘤切除操作，尽量减少对面神经的骚扰。

与手术入路相关的要点概念性演变过程已在本书前言中详述过，例如外听道的封闭、面神经的移位等，在基本的手术方基础之上，针对个体化的患者或肿瘤，根据需求决定是否进行这些关键步骤。当前对于颈静脉球瘤的手术方法有一个基本的术式，必要的手术入路和切除步骤如下：

1. 耳后大 C 形切口，颈部切口顺着胸锁乳突肌方向（图 21.8）。

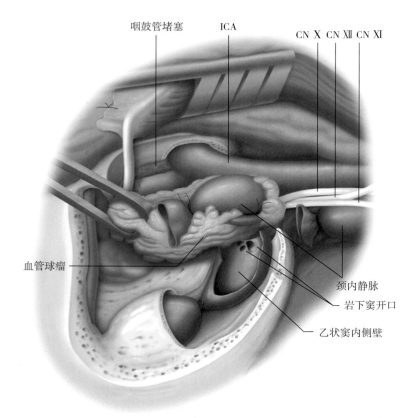

咽鼓管堵塞　ICA　CN X　CN XII　CN XI

血管球瘤

颈内静脉

岩下窦开口

乙状窦内侧壁

图 21.5 Fisch A 型（右侧），图示 Fisch A 型颞下窝入路，外听道已封闭，面神经向前移位。ICA. 颈内动脉；CN X. 迷走神经；CN XI. 副神经；CN XII. 舌下神经

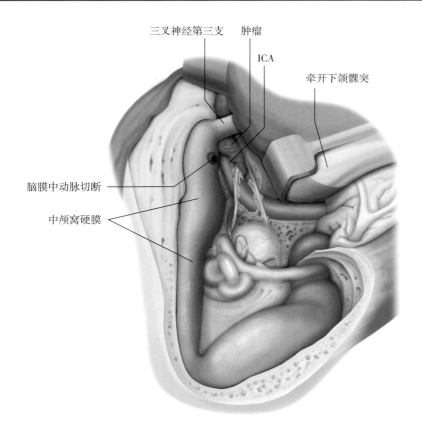

三叉神经第三支　肿瘤　ICA
牵开下颌髁突
脑膜中动脉切断
中颅窝硬膜

图 21.6 Fisch B 型（右侧），图示 Fisch B 型颞下窝入路，显露颈内动脉岩骨水平段，以获得处理岩尖及斜坡区域的安全空间。这个入路需要切除颞和关节窝，离断脑膜中动脉，解剖下颌神经及颈内动脉

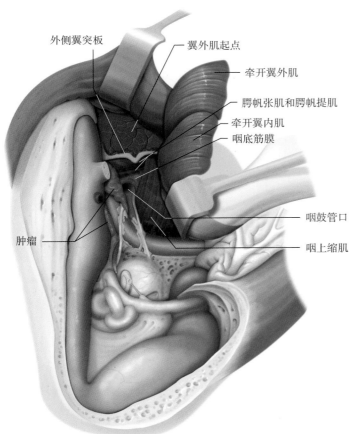

外侧翼突板　翼外肌起点
牵开翼外肌
腭帆张肌和腭帆提肌
牵开翼内肌
咽底筋膜
咽鼓管口
肿瘤
咽上缩肌

图 21.7 Fisch C 型（右侧），图示 Fisch C 型颞下窝入路，这个入路可到达翼腭窝、鼻咽部和海绵窦

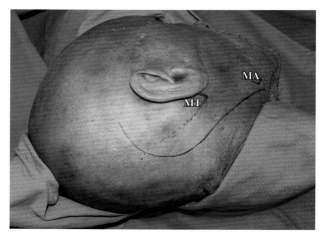

图 21.8 尸头解剖展示颈静脉球瘤手术入路。侧卧位，C 形切口，耳后上方起始，直至下颌角下方。皮瓣从后向前翻起，以显露枕骨乳突，切口下方可达下颌角层面显露颈内静脉

2. 解剖游离胸锁乳突肌、颈外静脉，以及颈部的颅神经Ⅸ、Ⅹ、Ⅺ、Ⅻ（图 21.9）。

3. 从乳突上游离二腹肌后腹，并向前牵拉。

4. 切除乳突，轮廓化乙状窦和颈静脉球（图 21.10）。

5. 结扎乙状窦，部分闭塞颈外静脉，打开乙状窦进行肿瘤切除（图 21.11）。

6. 结扎颈外静脉，进行颅外肿瘤切除，保留颈静脉球和颈外静脉前壁以保护颅神经。

7. 封堵岩下窦开口，去除髁后静脉。

8. 打开硬膜切除颅内肿瘤（图 21.12）。

经乙状窦、迷路下方入路适合于肿瘤主体在颈静脉球内及上颈部，颅内部分很少，血供主要来源于颈外动脉分支。如果肿瘤向颅内扩展更多，特别是长入斜坡背侧，则需要实施部分枕骨髁切除，磨除颈静脉结节，打开舌下神经管顶壁，这样才能增加肿瘤的显露。

对于更大的肿瘤，在基本显露的基础上，还要实施更多的显露步骤。对于有颈内动脉颈段供血的肿瘤，需要显露面神经的前方。这样，就需要采用面神经管桥技术，在面神经前后形成两个手术通道。再大一些的肿瘤，把颈内动脉颈段、岩骨段甚至破裂孔段都包裹了，并长入了海绵窦，则需要封闭外听道增加向前的显露。有些大型肿瘤患者术前即没有面神经功能。对于这些患者，可直接进行面神经移位以获得更好的显露。

选择入路

该患者已经实施过经岩骨、经乙状窦入路，已经封闭了外听道。另外，为了切除颅内肿瘤部分，已实施了远外侧入路，并切除了部分枕骨髁（图21.2）。最初的手术目的是全切肿瘤，但是由于术中失血过多，手术被迫终止。为了进一步切除肿瘤，还进行了介入栓塞，但是再次手术仍然因失血太多而终止。尽管进行了这些手术，患者面神经功能仍

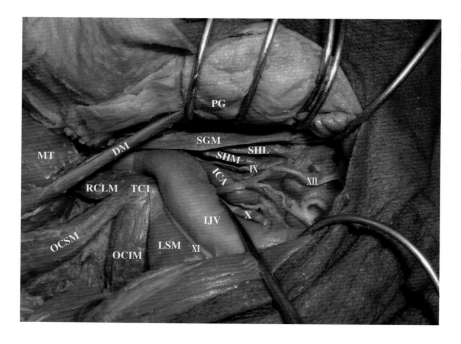

图 21.9 尸头解剖展示颅神经。舌下神经在舌骨大角下方走行，迷走神经在颈内动脉和颈内静脉之间走行，舌咽神经茎突舌骨肌下方走行，副神经在颈 1 横突的下方走行

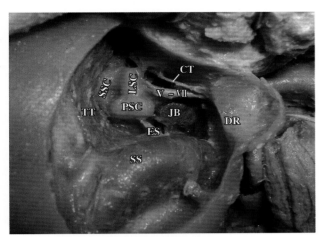

图 21.10 尸头乳突解剖展示颈静脉球。可见游离的面神经及前方的鼓索支。首先定位外侧半规管前方的面神经，其向下方走行直到出茎乳孔。颈静脉球位于其下方，半规管的深部。颈静脉球的尺寸有很大的变化。应该慢慢仔细地进行面神经减压，这个过程千万不能急。乙状窦前下界与颈静脉球后界之间常有锋利的骨刺，可能和静脉壁粘连很紧密，建议用磨钻磨薄后留置原位

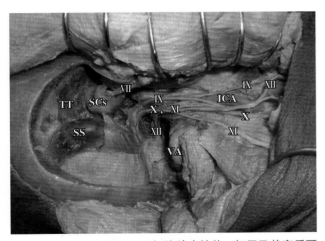

图 21.11 尸头解剖显示为切除肿瘤结扎、打开乙状窦后可显露结构。多数颈静脉球瘤位于硬膜外，主要在静脉内生长。术中只打开乙状窦外侧壁即可，保留静脉窦内侧壁完整性，可保护颅神经功能。本图中颈内静脉已经去除，已充分展示其后方的解剖结构

未达到 HB 3 级，尽管海绵窦内长满肿瘤，其外展神经功能完好。

　　制订这个复杂的患者的治疗方案一定要慎重，我们进行了多学科会诊，包括血管介入科、放疗科、耳鼻喉科、神经外科等相关亚专业，讨论认为全切肿瘤风险非常高，前几次手术都因失血过多被迫终止。前面实施的介入手术栓塞了大的供血血管，再

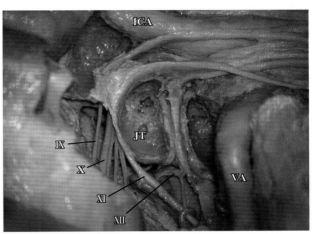

图 21.12 尸头解剖展示颈静脉孔颅内部分。为了增加显露，颈静脉结节已经部分磨除。可见舌下神经出舌下神经管后有一个向右的转向

次实施介入手术达不到减少肿瘤血供的目的。肿瘤滋养血管数量很多，但是管径太小，介入导管不可达。尽管直接肿瘤穿刺是可行的，但是结果不可靠。

　　由于患者动眼神经是完好的，残留海绵窦内的肿瘤是合理的。可以实施颈部动脉到床突上段颈内动脉的旁路，进而全切海绵窦内肿瘤，但是可能导致左眼功能丧失。如果海绵窦内肿瘤可选择部分残留，留给后期放射治疗是合理的，那其他部分残留就不合理吗？由于上一次放疗已是 10 多年前，多学科讨论认为，如果肿瘤体积变小一些，进一步放射治疗是可行的。这样，本次手术部分切除肿瘤的目标则应当是合理的。

　　患者典型的脑干压迫症状和体征。肿瘤前外侧部分虽然很明显，但是其并不会很快威胁患者生命。如果通过患者以前的远外侧和经岩骨入路到达后外侧显露，可成功进行脑干减压，进一步缩小肿瘤体积，然后术后结合放疗控制残存肿瘤的目的。

> **问题**
>
> 　　1. 对于向脑干前方扩展的肿瘤，什么方法可增加显露，提供手术操作空间
>
> 　　2. 如果颅后窝的肿瘤成功切除，残存肿瘤需要多大的放射剂量。

■ 技术描述

　　首先，对患者实施血管造影，选择合适的点进行肿瘤直接穿刺栓塞（图 21.13）。仰卧位，头偏向

右侧。精确注册神经导航系统后，选择一根 20 号腰穿针。导航下选择一个安全的乙状窦后穿刺路线。腰穿针慢慢穿过钛网孔，在导航和透视的同步引导下刺入肿瘤。造影剂注入肿瘤进一步确定肿瘤染色。CT 扫描进一步确定穿刺针的位置。在血管造影直视下通过穿刺针注入 Onyx 胶，获得满意的肿瘤栓塞效果。28min 内共注射 12.8mL，大概减少了 75% 的肿瘤血流量。当天晚上进行了 MRI 复查，第 2 天早上进行开放手术。

患者取侧卧位，头部用头架固定，手术导航系统准确。应用原耳后手术切口，去除钛网，完成经岩骨、远外侧显露。T 形剪开硬脑膜，通过释放枕大池脑脊液松弛脑组织，逐步显露肿瘤。通过超声吸引器进行肿瘤内减压，切除肿瘤组织和明显凝固的 Onyx 胶。肿瘤获得充分的内减压后，中线侧肿瘤边界逐渐清晰，仔细从小脑和脑干上分离。大部分肿瘤切除后，可看到椎动脉在肿瘤内侧走行。一旦肿瘤颅内部分的下界可以辨识清楚后，再逐渐向上切除肿瘤（图 21.14）。

可看到肿瘤扩展穿过了小脑幕，颅中窝部分的肿瘤可通过其自身的病理通道进行切除。切开小脑幕之前，可明确看到颅中窝部分的肿瘤内没有充满 Onyx 胶。由于失血过多，限制了最上方肿瘤的切除，没有再尝试进一步全切肿瘤上极。选择残留了长入颞下窝和颈部的肿瘤。手术结束时，可清晰地看到脑干，获得充分的减压（图 21.15）。严密封合硬脑膜，钛网修复骨缺损，按层次缝合筋膜、皮肤。术

中失血约 1500mL。

手术要点

1. 对于复发的、进展性的颈静脉球瘤，为了保护功能，减少手术风险，特别是出血，多模态的治疗方法是有必要的。多学科协作，共同制定治疗方案，达成一致，要好过任何单独团队的单独的决策。

2. 颈静脉球瘤通常进展很缓慢，因此，大范围切除肿瘤，涉及动脉吻合和医源性功能损伤的大型、复杂手术，对于患者来说并不一定是最好的

3. 如果介入导管不可达，直接穿刺栓塞肿瘤是一个很好的减少肿瘤血供的方法。尽管可能不如导管栓塞那么可靠，但也有可能很有效。

■ 术后管理

术后患者恢复很好，只有外展神经轻度麻痹。患侧眼神经经过专科护理没有发生进一步损伤。其余的神经功能检查术后没有明显变化。但是，术后第 4 天，发现伤口有清亮的液体流出。发生脑脊液漏的伤口局部进行了加固缝合。放置额部脑室外引流以防止伤口脑脊液漏，并可降低颅内压。经过几天的持续脑脊液引流后，伤口获得良好愈合，颅压恢复正常后，拔除脑室引流管。

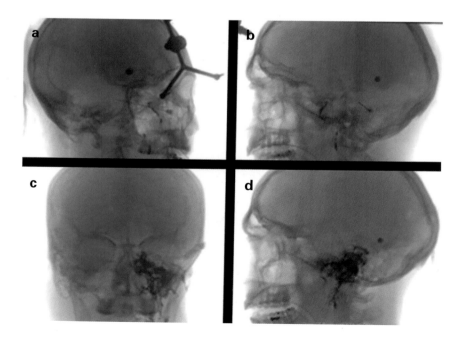

图 21.13 直接穿刺栓塞。（a）斜位和（b）侧位影像显示注射 Onyx 胶前，穿刺针在导航和透视引导下准确置入肿瘤。（c）前后位和（d）侧位影像显示直接穿刺栓塞后肿瘤内聚集的栓塞材料

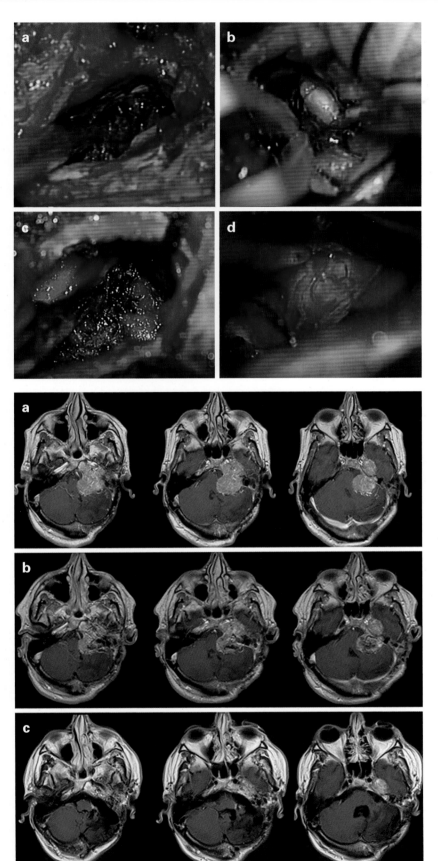

图 21.14　术中照片。（a）去除钛网，打开硬膜后最初的肿瘤显露情况。（b）逐步把肿瘤沿着其和小脑和脑干之间的界面上解剖分离。（c）肿瘤脑干界面清楚后，实施肿瘤内减压，游离岩骨部分肿瘤。（d）颅后窝肿瘤切除后的术野

图 21.15　治疗不同阶段轴位 MRI。（a）本次手术前图像。（b）对肿瘤颅内部分实施直接穿刺栓塞后的图像，显示 Onyx 胶主要注入了肿瘤的颅后窝部分。（c）术后图像，显示脑干获得完全减压，海绵窦内残存部分肿瘤

颈静脉球瘤手术相关的其他可能发生的并发症是对低位颅神经的损伤。在拔除气管插管和经口进食之前，一定要仔细评估患者气道的自身保护能力。很幸运，该患者已经适应了其先前的低位颅神经的麻痹，因此没有必要进行气管切开和胃肠造瘘。

按照多学科会诊制订的计划，患者术后 6 个月进行了放疗。颞下窝、翼腭窝及颈部的颅外肿瘤，以及颅内海绵窦及颅中窝残存肿瘤实施了 5 次共 25Gy 放疗（图 21.16）。

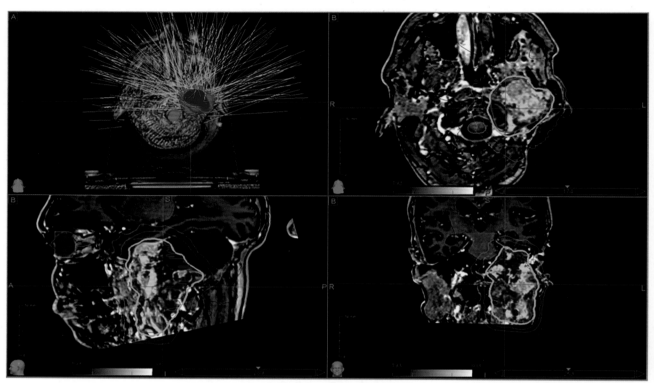

图 21.16 术后放疗前的影像学计划。计划行放疗的术中残留的硬膜外肿瘤。蓝线表示放疗计划的界线。蓝线内的肿瘤分 5 次给予 25Gy

观点

Luis A.B. Borba, Marcio S. Rassi

■ 概述

颈静脉孔区或颈静脉副神经节瘤通常是良性的、生长缓慢的肿瘤，近几十年来，其治疗方法发生了明显的变化。曾有好多年，这类肿瘤被认为是不能进行手术的，因为位置深，周围结构复杂，有很高的术中大出血的风险。因此，放射治疗作为首选治疗方法。但是，对于放射后的肿瘤组织进行分析后发现，尽管增加了组织纤维化，但是肿瘤细胞仍然是活跃的。这样一来，我们认为放疗的效果只是暂时的。

■ 评估

对于颈静脉球瘤，在制订正确的治疗方案之前，一定要综合考虑患者的年龄、症状，肿瘤的大小，是否有分泌功能等因素。老年人（＞65岁）的小病变（Fisch A、B），如果没有症状或者症状很轻，可选择临床观察。临床症状有进展的患者，可选择放疗控制肿瘤生长。年轻、有症状的患者，如果低位颅神经功能完好，可选择外科手术切除。我们的经验表明，对于这类患者保留颈静脉球的前壁可避免低位颅神经功能的损伤，临床治愈是可能的。直径超过2cm的肿瘤，我们认为手术全切是最好的选择。

术前检测肿瘤是否有分泌功能是必要的。另外，可行基因学检测以明确是否是恶性肿瘤。术前需仔细评估肿瘤的血供，但术前栓塞并不适合所有病例。低位神经功能完好的患者，尽量避免术前栓塞，因为可能间接影响神经的血供。对于低位神经功能已经发生麻痹的患者，术前栓塞是推荐的。但是，48h内必须实施外科手术。过了这个时间窗，肿瘤的供血可从颈外动脉系统转为颈内动脉系统，使肿瘤的切除更加困难。

■ 解剖和治疗考量

一旦治疗方案确定了，下一步就是按照解剖学原则选定最好的手术入路。但是，所有的入路都有统一的确定的标准手术步骤，解剖学基础可见图21.17。

1. 为完好关闭伤口，制作骨膜、筋膜、肌肉瓣是必要的。如果需要，可翻转颞肌的后半部分，向下与斜方肌及其筋膜相连，可修补大的硬膜缺损。

2. 解剖颈部的血管和神经结构，二腹肌后腹需要游离并向前移位。

3. 需要实施乳突切除术以显露乙状窦，从其与横窦的转角到颈静脉球。向颅内方向解剖颈外静脉直至颈静脉球。打开颈静脉孔，从乳突腔开始，向下显露全程静脉系统，从颈外静脉到横窦外侧段。

4. 分离颈内动脉，向颅内段追溯。

5. 解剖分离辨认颈外动脉及其分支，必要时结扎或电凝。

6. 轮廓化乙状窦，封闭点其远心端可选择在其后侧导静脉游离后，或者其近心端可选择在在肿瘤的近心端。

7. 如果患者低位颅神经的功能是保留的，通常来讲，颈静脉球的前壁是完好的。此区域的出血通常来源于静脉，可使用纤维蛋白胶等材料制血。尽量避免使用双极电凝，减少神经血供的破坏，这与颈静脉的前壁结果关系密切。

8. 颅内扩展的肿瘤可沿着肿瘤自身的病理通道进行切除，注意保护重要的神经结构。

入路选择

手术的方法和步骤会依据每个患者临床症状、肿瘤的生长方式及血供情况不同而有所差异。

对于颈静脉孔区的肿瘤，无论有无颈部或颅内生长，只要没有长入中耳或者包裹岩骨段颈内动脉，肿瘤血供主要来源于颈外动脉，建议采用经乳突、迷路下方入路，本节前面已作说明。这种情况，无须做面神经移位，保留面神经管完整。外听道可完好保留，中耳结构也可不受任何破坏。肿瘤可从尾侧向头侧切除，颈部和颅内部分肿瘤最后切除。面神经和听力功能均可获得保留。

如果肿瘤血供来源于颈内动脉的鼓室分支，则需要完全掌控颈内动脉才行。如果长入中耳的肿瘤没有破坏局部解剖结构，听力是可以保留的，但术中必须磨除鼓骨，并轮廓化面神经管，就像前面所描述的"Fallopian桥"（图21.18）。向上移位骨膜，这样迷路下方的路径，面神经前后区域均可进行操作。最后，重建鼓膜，保持外听道开放。

一些肿瘤向前、向上方扩展，沿着甚至包裹颈内动脉颈段和岩骨段，但是面神经功能是完好的。

这种情况下，需要封闭外听道，切除中耳结构，封堵耳蜗卵圆窗，显露颈内动脉，从颈段到岩骨段直至海绵窦段。面神经管轮廓化，但面神经无须移位。在面神经前方和后方切除肿瘤，但是一定要小心，不要损伤膝状神经节，小心处理颅中窝底区域，避免不必要的损伤。

肿瘤的体积会长到非常大，颞骨结构可能会被

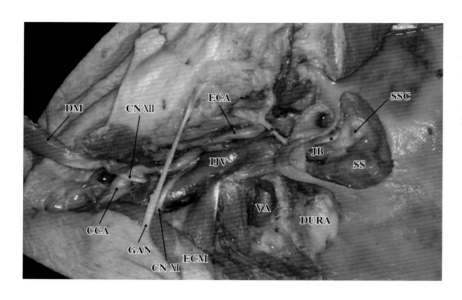

图21.17 经乳突迷路下方入路。尸头解剖展示左侧经乳突迷路下方入路需要认识的基本结构。CCA.颈总动脉；CN.颅神经；DM.二腹肌；ECA.颈外动脉；ECM.胸锁乳突肌；GAN.耳大神经；IJV.颈内静脉；JB.颈静脉球；SS.乙状窦；SSC.半规管；VA.椎动脉；*.面神经

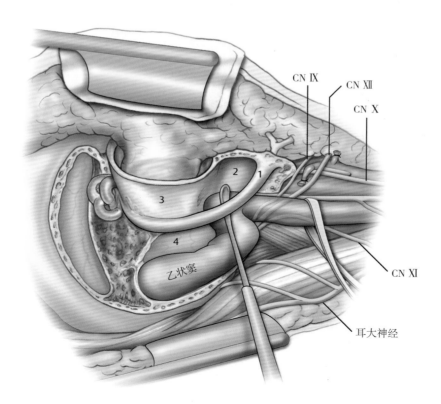

图21.18 Fallopian桥。示意图显示Fallopian桥结构，轮廓化面神经，保留在骨管内，利用其前方和后方的空间进行肿瘤切除。请留意面神经骨管和外听道都是保留完好的。1.Fallopian桥；2.面神经前方骨质；3.外听道后壁；4.颅后窝硬脑膜

全部破坏，面神经、听力及低位颅神经功能均可能受到破坏。这种情况下，可以切除全部岩骨，充分显露颈内动脉，损伤的面神经可用听神经或者腓肠神经移植修复。外听道需要封闭，切除侵袭的硬膜，硬膜缺损采用硬膜部片修复，大的残留腔隙用脂肪组织填充。

> **病例介绍 1**
>
> 　　31岁男性，左侧听力下降伴吞咽困难、声音嘶哑6个月。查体舌头左侧肌肉萎缩，左侧失聪，左侧耸肩无力。事实上，左侧颅神经Ⅷ~Ⅺ功能均很差。MRI显示左侧颈静脉孔区副神经节瘤，血管造影显示肿瘤供血主要来源于颈外动脉（图21.19）。采用迷路下方入路切除肿瘤（图21.20）。患者术后无特殊情况，没有发生新的神经功能障碍。术后MRI显示肿瘤全切（图21.21）。

■ 复发肿瘤的治疗

　　复发颈静脉球瘤的治疗是非常困难的。我们认为，复发是指治疗后6~12个月新生长的肿瘤，不包括治疗刚结束时MRI上残存的肿瘤。肿瘤影像学上明确复发了，但没有颅神经功能损害，建议行放射治疗。但是，如果患者低位神经功能已经损坏了，不管面神经功能如何，我们建议采用外科手术尽可能全切肿瘤。

　　对于复发患者，像前面提到的第一个病例，我们综合考虑了患者已经缺失的颅神经功能，前面做过的手术及放疗，以及肿瘤的巨大体积等因素，最终决定再次进行外科手术。术前可采用介入球囊闭塞试验分析患者血供代偿情况，如果患者可以耐受，为了全切肿瘤，可以做完全闭塞岩骨段颈内动脉的准备，或者行分期手术。如果患者不能耐受球囊闭塞试验，颈内动脉周围的肿瘤可选择残留，术后行放射治疗。

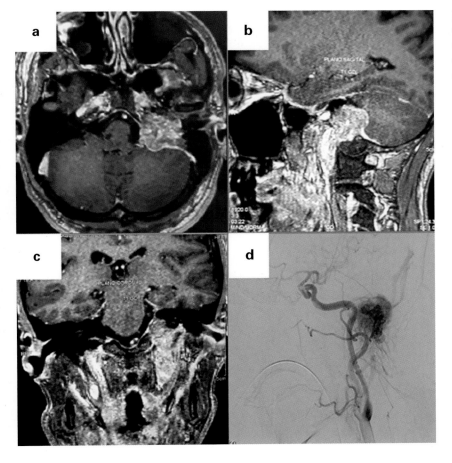

图21.19　病例1的MRI。术前（a）轴位、（b）矢状位和（c）冠状位T1加权像显示病变侵袭颈静脉孔，提示可能是副神经节瘤。（d）血管造影显示肿瘤的血供主要来源于颈外动脉

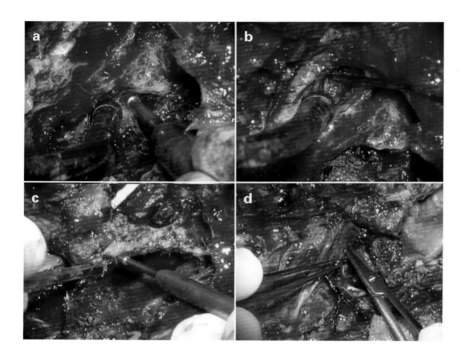

图 21.20 术中照片。(a) 迷路下方入路中磨除半规管下方骨质。(b) 切除中耳的肿瘤。(c) 面神经周围小心磨除骨质。(d) 打开颈静脉球切除肿瘤

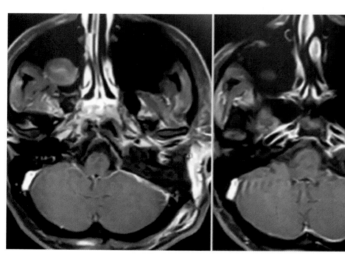

图 21.21 病例 1 术后 MRI。轴位 T1 增强图像显示肿瘤全切

病例介绍 2

32 岁女性，复发颈静脉球瘤，外院做的第一次手术。入院后查体，右侧面瘫，无听力，声音嘶哑，轻度吞咽困难。MRI 显示复发的颈静脉球瘤，血管造影提示血供主要来源于颈内动脉（图 21.22）。手术中取出了全部岩骨，肿瘤获得全部切除。因为是第二次手术，本次手术没有获得形态很好的听神经，我们移植腓肠神经包面神经桥小脑段和腮腺段进行了重建（图 21.23，视频 21.2）。颅底的缺损采用筋膜、肌肉、脂肪等组织进行修复。术后 MRI 显示肿瘤全切（21.24）。患者没有发生新的功能障碍，1 年后其面神经功能明显改善。

■ 点评

根治颈静脉球瘤只能是手术全切。我们必须平衡各种风险。有些病例放疗可获得肿瘤长期控制。术前的临床症状、肿瘤的生长方式、患者体质、遗传因素等，在做决定之前者都需要考虑到。娴熟的手术技术、对局部解剖的正确翔实的理解、精准的术中操作、细致的术后护理，都是手术成功的保证，如此才能治愈患者，保留所有颅神经功能。

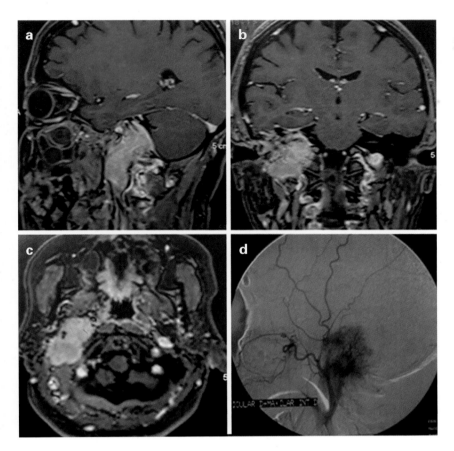

图 21.22　病例 2 影像。（a）矢状位、（b）冠状位和（c）轴位增强 MRI 显示患者术后肿瘤复发。（d）血管造影显示病变主要是颈内动脉供血

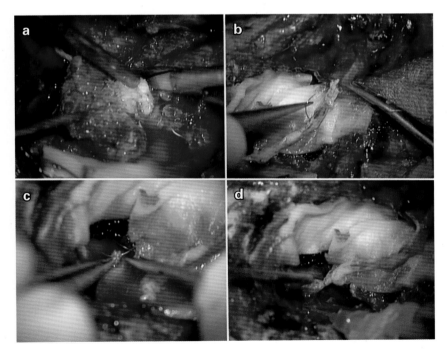

图 21.23　病例 2 术中照片。（a）通过大范围切除岩骨获得通道进而切除肿瘤。（b）应腓肠神经吻合面神经远端。（c）另一段与面神经脑桥小脑角短吻合。（d）神经移植段的最后位置。术后 1 年患者面神经功能获得改善

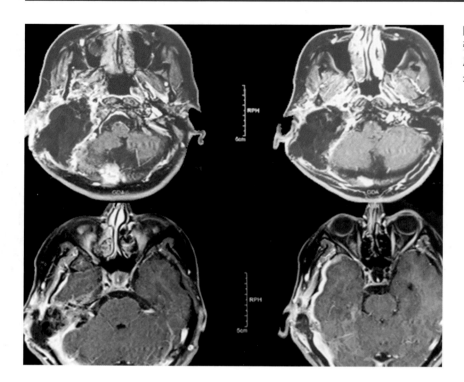

图 21.24 病例 2 术后影像。轴位 T1 增强 MRI 显示经岩骨入路肿瘤获得全切。所看到的面神经是移植的腓肠神经（由于是二次手术，没能获取耳大神经）

■ 参考文献

[1] Al-Mefty O, Teixeira A. Complex tumors of the glomus jugulare: criteria, treatment, and outcome. J Neurosurg 2002;97(6):1356–1366.

[2] Ayeni SA, Ohata K, Tanaka K, Hakuba A. The microsurgical anatomy of the jugular foramen. J Neurosurg 1995;83(5):903–909.

[3] Bernard F, Zemmoura I, Cottier JP, Fournier H-D, Terrier L-M, Velut S. The interperiosteodural concept applied to the jugular foramen and its compartmentalization. J Neurosurg 2017;129(3):770-778.

[4] Borba LA, Ale-Bark S, London C. Surgical treatment of glomus jugulare tumors without rerouting of the facial nerve: an infralabyrinthine approach. Neurosurg Focus 2004;17(2):E8.

[5] Borba LA, Araújo JC, de Oliveira JG, et al. Surgical management of glomus jugulare tumors: a proposal for approach selection based on tumor relationships with the facial nerve. J Neurosurg 2010;112(1):88–98.

[6] Fayad JN, Schwartz MS, Brackmann DE. Treatment of recurrent and residual glomus jugulare tumors. Skull Base 2009;19(1):92–98.

[7] Griessenauer CJ, McGrew B, Matusz P, De Caro R, Loukas M, Tubbs RS. Surgical approaches to the jugular foramen: a comprehensive review. J Neurol Surg B Skull Base 2016;77(3):260–264.

[8] Hawthorne MR, Makek MS, Harris JP, Fisch U. The histopathological and clinical features of irradiated and nonirradiated temporal paragangliomas. Laryngoscope 1988;98(3):325–331.

[9] Katsuta T, Rhoton AL Jr, Matsushima T. The jugular foramen: microsurgical anatomy and operative approaches. Neurosurgery 1997;41(1):149–201, discussion 201–202.

[10] Liu JK, Sameshima T, Gottfried ON, Couldwell WT, Fukushima T. The combined transmastoid retro- and infralabyrinthine transjugular transcondylar transtubercular high cervical approach for resection of glomus jugulare tumors. Neurosurgery 2006;59(1, Suppl 1):ONS115–ONS125, discussion ONS115–ONS125.

[11] Michael LM, Robertson JH. Glomus jugulare tumors: historical overview of the management of this disease. Neurosurg Focus 2004;17(2):E1.

[12] Spector GJ, Maisel RH, Ogura JH. Glomus tumors in the middle ear. I. An analysis of 46 patients. Laryngoscope 1973;83(10):1652–1672.

第七部分
颅底后上区域肿瘤

第二十二章　镰幕交界区

Hussam Abou-Al-Shaar, Neil Majmundar, James K. Liu

桂松柏 / 译

关键词：Galen 静脉，大脑镰，胼胝体，小脑幕，横窦

■ 病例介绍

患者，男性，60 岁，主诉为间断性视力丧失 2 次，每次持续时间为 10min，伴有头痛、平衡障碍、眩晕、记忆力下降，左上肢肌力弱伴感觉异常。患者 10 年前发现松果体及镰幕交界区肿瘤，未行特殊治疗。磁共振成像（MRI）发现肿块体积明显增大，最大直径由 3.2cm 增长至 4.7cm（图 22.1）。为进一步检查和治疗，门诊收入院。

问题

1. 镰幕交界区肿瘤的常见症状和体征分别是什么？

2. 这个区域肿瘤如何鉴别？进一步检查有哪些？

■ 诊断和评估

对于 MRI 显示一个均匀增强的松果体镰幕区肿物，需要和脑膜瘤、生殖细胞瘤、松果体来源的肿瘤、胶质瘤、转移瘤以及血管畸形相鉴别。

患者的临床表现和体征各异，主要与肿瘤的大小以及与邻近血管神经结构的关系有关。最常见的临床表现是头痛，其他还包括眩晕、共济失调、视盘水肿、记忆力下降、听力下降、视力改变、肌力下降、感觉异常、尿失禁以及高颅压症状等。此外，部分患者伴有帕尼诺综合征，较常出现于松果体来源肿瘤的患者，镰幕脑膜瘤患者较少见。主要原因可能是与脑膜瘤生长缓慢的特性有关，相较于松果体来源的肿瘤对于四叠体区域的影响较小。然而，脑膜瘤生长过程中常导致中脑导水管受压闭塞，进而引起脑积水的症状表现。

对于这个区域的肿瘤来说，术前对于肿瘤标志物的检查必不可少，这对于评估患者是否可以采用化疗或者放疗治疗方式来达到治疗肿瘤的目的至关重要。本例患者的肿瘤标志物检查为阴性。因此，综合考虑肿瘤的位置、增强程度、脑膜尾征、宽基底附着于镰幕交界区硬脑膜上，术前诊断为脑膜瘤可能性大。

松果体区域肿瘤的手术要点是术前准确掌握肿瘤和邻近血管结构的关系，并进一步确定静脉受肿瘤累及的程度。因此，术前的 CTA/CTV、MRA/

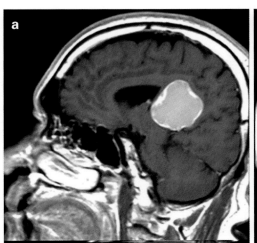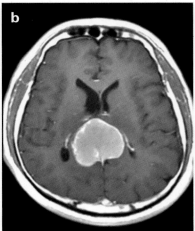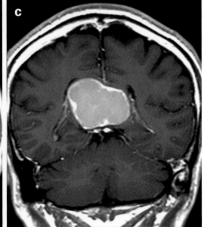

图 22.1 术前增强 MRI。（a）矢状位、（b）轴位和（c）冠状位图像显示巨大镰幕交界区脑膜瘤

MRV、或者说 DSA 检查对于手术策略的制订来说是必需的。DAS 检查可以确定肿瘤的供血和引流血管，根据需要行必要的术前栓塞治疗。对于我们的患者来说，肿瘤位于大脑内静脉和 Galen 静脉的背侧和上方，肿瘤的主体位于胼胝体压部和枕叶位置，并将其向两侧和上方推挤（图 22.2）。鉴于患者的临床症状恶化和肿瘤快速生长，拟行肿瘤切除术，术中力争全切肿瘤（Simpson Ⅰ 级）。

■ 解剖和治疗考量

镰幕脑膜瘤起源于小脑幕和大脑镰后部交界区硬脑膜，临床上发病率较低，占所有脑膜瘤的 0.3%~1.1%。具体开颅手术策略主要取决于肿瘤的生长位置、与邻近血管神经结构的关系（尤其是大脑内静脉和 Galen 静脉）、邻近静脉的受累及闭塞程度、胼胝体的发育情况等（图 22.3）。手术入路的规划应该基于最短路径到达肿瘤和最低限度损伤血管结构两个原则来进行。

由于肿瘤和血管相对位置的复杂性，为了方便规划选择手术入路，许多学者依据镰幕脑膜瘤和周围血管结构的关系将其分为不同的类型。镰幕脑膜瘤的主要供血动脉来自脑膜垂体干，即 Bernasconi 和 Cassinari 动脉。其他可能的供血动脉包括小脑上动脉、大脑后动脉、脉络膜后动脉、椎动脉和颈外动脉的分支。然而，起源于大脑中间帆的脑膜瘤的供血动脉主要来源于脉络膜后动脉。镰幕脑膜瘤常将大脑后动脉向外侧推移至四叠体池内，脉络膜后动脉常和大脑内静脉以及 Galen 静脉一起向前下方移位。在此例患者中，静脉复合体结构被肿瘤推挤向下方移位（图 22.2）。需要注意的是，静脉在术前影像学检查上不显影并不一定意味着静脉完全闭塞，术中仍应该尽可能保护分离，因为这可能是大脑静脉引流网络的重要分支结构。

入路选择

由于肿瘤的发病率较低、位置深在、毗邻众多重要血管神经结构，镰幕脑膜瘤的对于神经外科医生来说具有相当大的挑战。常用的手术入路主要包括枕下开颅经小脑幕入路、顶枕开颅经胼胝体后入路、双枕开颅入路、幕下小脑上入路、幕上下联合入路等（图 22.4）。根据肿瘤的生长特性选择合适的手术入路经常关乎手术的难度大小，甚至决定手术的成败。本例患者由于肿瘤位于大脑内静脉及 Galen 静脉的上方，可选择枕下开颅经小脑幕入路或者顶枕开颅经胼胝体后入路切除肿瘤，也是这个部位肿瘤最常采用的手术入路（图 22.2）。另外，若肿瘤生长于大脑内静脉及 Galen 静脉的下方，常选用幕下

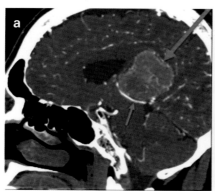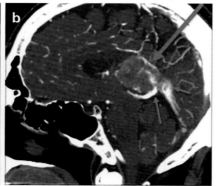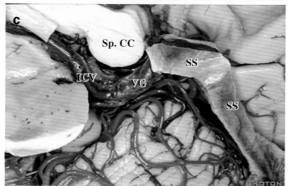

图 22.2 术前检查。（a、b）CT 增强图像显示肿瘤位于 Galen 静脉复合体以及大脑内静脉的上方（蓝色箭头）。手术入路为顶枕开颅半球间胼胝体后入路到达肿瘤（红色箭头）。（c）矢状位图像显示胼胝体压部（Sp.CC）、大脑内静脉（ICV）、Galen 静脉（VG）和直窦（SS）

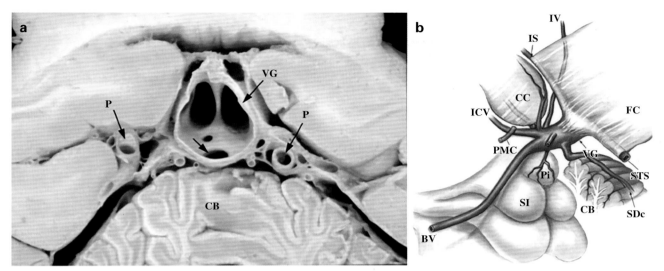

图 22.3　镰幕交界区解剖。(a) 冠状位解剖，截面位于 Galen 静脉和胼胝体压部水平。这恰是 Galen 静脉转向上走行汇入直窦处，箭头所指为大脑上静脉入口处。图中同样可见大脑内静脉汇入 Galen 静脉入口处。(b) 显示从后外侧视角观察 Galen 静脉。BV. Rosenthal 基底静脉；CB. 小脑；CC. 胼胝体；FC. 大脑镰；ICV. 大脑内静脉；IS. 下矢状窦；IV. 上矢状窦；P. 大脑后动脉；Pi. 松果体；PMC. 脉络膜后内侧动脉；SDc. 小脑上动脉；SI. 上丘；STS. 直窦；VG. Galen 静脉

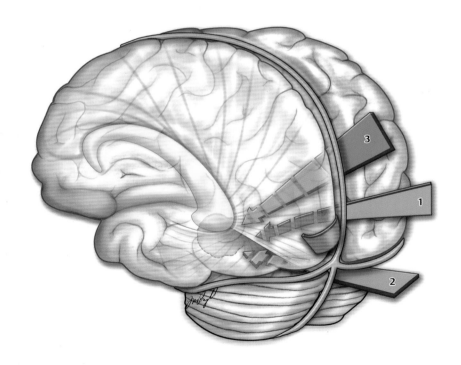

图 22.4　手术入路选择。镰幕区脑膜瘤的手术入路包括枕下经小脑幕入路（箭头 1）；幕下小脑上入路（箭头 2）；经枕部入路可以行双枕开颅（箭头 1 和红色指示标），同样也可以和幕下小脑上入路联合形成幕上下联合入路（箭头 1 和 2）；顶枕开颅半球间胼胝体后经大脑镰入路为本病例所采用的手术方式

小脑上入路到达肿瘤。幕上下联合入路仅在肿瘤巨大扩展至乙状窦横窦平面，而双枕开颅切除肿瘤仅用于更为少见的向大脑镰两侧扩展生长较多的巨大肿瘤。

对于切除镰幕交界区起源向上方生长的肿瘤来说，最常用的手术入路是枕下开颅经小脑幕入路。头皮切口常位于右枕下，患者的体位经常取俯卧位、坐位或者公园躺椅位。这个手术入路的优点是对于松果体镰幕交界区、大脑内静脉、中脑后外侧静脉显示清楚，手术操作空间宽阔。此外，若肿瘤向对侧生长过多，可切开大脑镰后部进一步切除这个部位的肿瘤（经大脑镰入路）。这个手术入路的缺点主要是有发生术后对侧同向性偏盲的风险，主要是由于过度牵拉枕叶所致。

同样，顶枕开颅半球间经胼胝体后部经大脑镰入路对于切除向上方生长且将大脑深部静脉引流系统向下方推挤的肿瘤来说，提供了一个宽阔的手术视野。在这个手术入路中，无须胼胝体切开，因此术后不会发生失联合综合征。手术通道从顶枕区开始，对于枕叶也没有牵拉或者挤压的风险。同时，对于松果体区域和镰幕交界区的显示也更为直接，可通过切开大脑镰的方式获得对侧的手术操作空间。

幕下小脑上入路的体位可选择坐位，这样小脑借助重力作用自然下垂，可减少手术牵拉，同时有利于保持术野的清晰。但是，发生空气栓塞的手术风险比其他手术入路高。对于肿瘤起源生长于小脑幕下且将 Galen 静脉以及直窦向上方推挤，这个手术入路具有较大的优势。因为位于四叠体池内以及小脑幕缘的静脉引流系统位于手术操作通道的上方，损伤风险较低。然而，当小脑幕坡度较大时，手术操作空间明显缩小，操作难度也相应增加。

幕上下联合入路对于体积较大且小脑幕上下都有扩展生长的肿瘤来说是最合适的手术入路选择，这时单纯的枕下经小脑幕入路以及幕下小脑上入路都难以达到全切肿瘤的手术目的。在这个手术入路中，术中通常需要断掉非主要引流侧的横窦以获得尽可能大的手术操作视野。尽管文献报道这种操作相对安全，但是偶有遇到术后枕叶及小脑出血的病例，因此，部分学者建议肿瘤切除后行横窦重建术以避免此种情况的发生。

双枕部入路术中通常采用海狮位，主要用于切除起源于镰幕交界区但是沿轴面向两侧扩展较多且与周围血管结构关系密切的肿瘤。这个手术入路可以对对侧的四叠体区以及幕上下区内的结构达到较好的暴露效果，使得完全切除广泛伸展的肿瘤变得更加容易。然而，和幕上下联合入路一样，为达到充分的暴露效果，非主导侧的直窦通常要在术中被断掉。同时，几乎所有的手术患者在术后都会发生一过性的皮层盲。

不管采用何种手术入路，如果肿瘤侵犯周围血管结构较为严重，且无法确定肿瘤血管分离平面，最好的选择应该是不强行切除肿瘤以保留血管的完整性。特别应注意的是，大脑内静脉、直窦、Galen 静脉在术中无论如何不可损伤，因为损伤这些重要血管结构会导致灾难性的手术后果。

选择入路

对于我们的患者来说，肿瘤位于大脑内静脉和

Galen 静脉复合体的上方。因此，我们选择后顶枕开颅半球间经胼胝体后入路切除肿瘤，因为这个手术入路提供了到达肿瘤最直接的通道同时将损伤深层静脉引流系统的风险降至最低（图 22.2）。术中我们计划采用内镜系统辅助切除肿瘤，因为它可以提供深度手术视野的照明功能，也可以看到在显微镜下看不到的隐藏在角落处的肿瘤。术前影像学表明直窦尚未闭塞，因此，谨慎分离、小心保护深部引流静脉结构在手术操作时显得极为重要。

<hr>

问题

1. 后顶枕开颅半球间经胼胝体后入路切除肿瘤的手术适应证是什么？

2. 后顶枕开颅半球间经胼胝体后入路切除肿瘤的技术要点有哪些？

3. 镰幕交界区肿瘤的手术后果和可能并发症有哪些？

<hr>

■ 技术描述

患者取左侧卧位，借助重力作用牵开左侧顶叶和大脑镰，同时也有利于将右侧半肿瘤迁移至手术区域。Mayfield 头架固定，使大脑镰平面和水平面成 30° 左右夹角，这时可借助重力作用将半球间间隙显露而无须使用固定牵开器牵拉优势半球的顶叶。电生理监测具有重要价值，术中应该选用（参见"入路三要素"）。

<hr>

入路三要素

入路：后顶枕开颅半球间经胼胝体后入路。

切口：左顶部。

拓展：根据情况选择是否行大脑镰切开。

<hr>

鉴于肿瘤向右侧生长较多，我们选择从左侧进入。手术切口采用直线冠状切口，颅骨切开稍过中线。C 形切开硬膜，将其向上矢状窦翻转暴露大脑半球间裂。术中可使用牵开器将上矢状窦轻轻抬起，以进一步扩大暴露高度血管化的大脑镰以及左侧肿瘤。双极灼烧电凝大脑镰以及肿瘤血管以减少出血，增加操作空间。通常，术中无须使用固定牵开器牵拉左侧顶叶即可暴露左侧肿瘤（图 22.5）。超声吸引器辅助分块减压切除肿瘤和囊外分离肿瘤和左侧顶叶粘连界面交替进行（参见"手术设置"）。

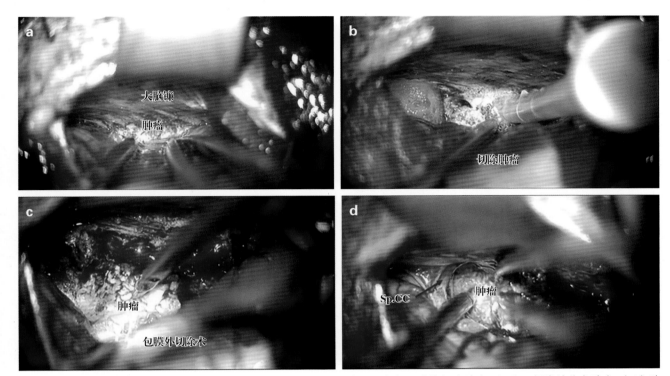

图 22.5　术中图像。（a）半球间术野内可见大脑镰和肿瘤左侧部分。（b）超吸分块切除肿瘤。（c）双极囊外分离肿瘤。（d）肿瘤前端和胼胝体压部（Sp.CC）分离

手术设置

1. **体位：** 侧卧，大脑镰与水平线成 30°。
2. **切口：** 冠状。
3. **开颅：** 关键孔位于上矢状窦，左顶开颅过中线。
4. **硬膜切开：** C 形，向中线方向翻转。

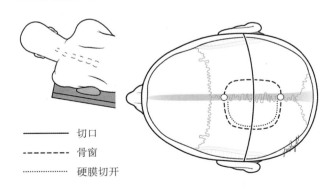

———— 切口

-------- 骨窗

·············· 硬膜切开

胼胝体压部位于术野的前端，可沿着这一界面和肿瘤的前部进行分离。大脑镰从左侧切开以暴露肿瘤的右侧部分（图 22.6）。同样，将对侧的肿瘤进行减容操作和分块切除。当分离至肿瘤的后外侧边界时，此时 Galen 静脉以及直窦通常进入手术视野，

应谨慎操作，小心保护。

当在显微镜下将肿瘤主体部分大部切除后，可用 30° 内镜探查手术野，以判断肿瘤切除程度及与周围血管结构的关系，也可在内镜辅助下进一步切除肿瘤（图 22.7）。待肿瘤切除后，采用标准关颅术式关颅。术后 MRI 检查显示肿瘤大部分切除，少量与深部静脉结构紧密粘连的肿瘤未强行分离，沿 Galen 静脉以及直窦交汇处少量残留（图 22.8）。

手术要点

1. 患者体位至关重要。合适的患者体位对于借助肿瘤作用自然牵引同侧顶叶暴露同侧肿瘤来说具有重要作用。因此，术中通常不需要使用固定牵开器牵拉同侧顶叶。

2. 谨慎分离肿瘤和 Galen 静脉、直窦、大脑内静脉的边界是手术成败的关键。此外，分离肿瘤和胼胝体之间的平面也相当重要，因为一旦看到胼胝体压部，这就意味着肿瘤的前端边界已经找到。经过这个手术通道，可以切除整个肿瘤，无须将胼胝体切开。

3. 在手术后期合理使用角度内镜对于探查术野和进一步切除肿瘤有重要帮助。

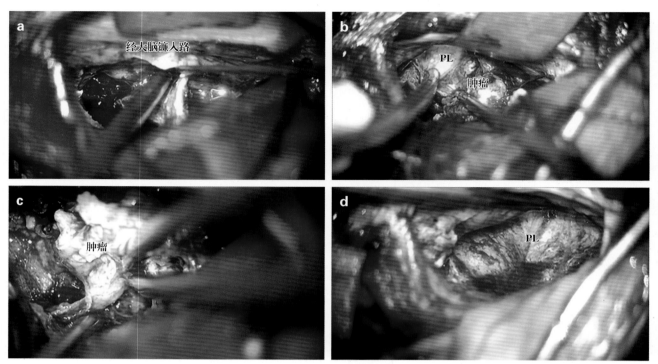

图 22.6 术中照片。(a)大脑镰切开(经大脑镰入路)进入大脑镰右侧切除肿瘤。(b)将肿瘤的右侧边界从顶叶分离下来。(c)肿瘤从对侧脑组织面分离。(d)将肿瘤切除后可见右侧顶叶脑组织(PL)

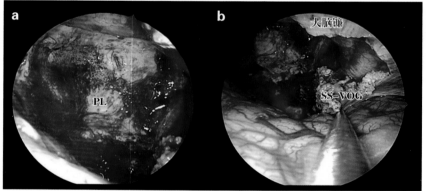

图 22.7 内镜下术区图像。(a、b)30°镜探查术区。顶叶脑组织(PL)位于术区上方,在 Galen 静脉和直窦交汇处(SS-VOG)可见少量肿瘤组织残留,这部分肿瘤在显微镜下不可见

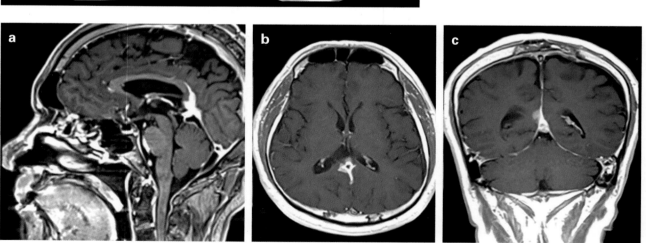

图 22.8 术后增强 MRI。(a)矢状位、(b)轴位和(c)冠状位图像显示肿瘤近全切除,少量肿瘤组织黏附于 Galen 静脉复合体周围

■ 预后康复

患者术后无明显并发症，病理报告为 WHO Ⅰ级脑膜瘤。因为术后 MRI 检查显示在 Galen 静脉和直窦交汇处有少量肿瘤残余，患者后续进行了立体定向放射治疗。

■ 可能的并发症及相应处理

根据报道，镰幕交界区脑膜瘤的手术全切率为 50%~100%。残留或者复发肿瘤对于放射治疗反应良好。然而，虽然手术切除率较高，但是手术相关并发症发生率也高达 23%，主要包括术后同向性偏盲、视物模糊、眼球上转麻痹（颅神经Ⅳ损伤）、偏瘫、记忆力下降、脑脊液漏、空气栓塞、脑干更深、脑室积血等。这些并发症通常可通过进一步的处理治愈。小心谨慎分流保护深部引流静脉至关重要。深部引流静脉系统损伤常导致各种严重的神经系统并发症，因此，对于手术来说，相对于全切肿瘤，保护深部静脉结构更为重要。

观点

Carolina Benjamin, Chandranath Sen

■ 概述

镰幕交界区脑膜瘤是颅内罕见肿瘤，因位置深在且毗邻重要血管结构而导致手术难度巨大。当具有明确手术适应证时，选择合适的手术入路应依据以下几点：（1）避开重要的脑区结构尽量减少损伤，包括枕叶、顶叶、小脑等；（2）合适的患者体位；（3）可以触及整个肿瘤区域以及周围重要结构；（4）保护静脉窦、皮层引流静脉和深部静脉系统；（5）保护大脑后动脉及其分支。主要的手术入路已经在前面章节详细讨论过，影响手术最终切除程度的因素可以分为两点：患者相关因素和医生相关因素。患者相关因素是指肿瘤特性、肿瘤周围结构、个体静脉解剖变异等，而医生相关因素是指医生对于各个手术入路的熟悉程度。因为这类肿瘤不太常见，会导致医生对于合适的手术入路相对陌生，进而影响手术入路的选择。

上部分内容展示了一个病例采用顶枕开颅半球间胼胝体后入路切除巨大镰幕交界区脑膜瘤。肿瘤的生长特点是双侧扩展，右侧偏多。采用左侧开颅的好处是，对于对侧半球部位的肿瘤显示视野较好。这一入路的另一好处是肿瘤将深部静脉向下方推挤，因此可以在手术早期较为安全地分块切除肿瘤，从而创造出一个手术操作空间进一步细分肿瘤和深部静脉系统相粘连的部分。

虽然胼胝体压部被肿瘤向前方推挤，但是有时在不将胼胝体压部切开的情况下依旧难以切除生长至胼胝体前下方的肿瘤（图 22.9）。这时通常可借助 30° 内镜观察辅助切除这个部位潜藏的肿瘤。虽然这一手术入路对于切除这个部位的肿瘤效果较好，我们之前的病例中最常采用的还是枕下经小脑幕入路。

枕下经小脑幕入路，就像顶枕入路一样，提供了一个直接到达肿瘤的宽阔通道，但是除此以外，它还提供了一个胼胝体下方的更好的视角。相较于顶枕开颅半球间胼胝体后入路，这一手术入路还有一个优点，即较少会遇到皮层引流静脉的阻隔。这

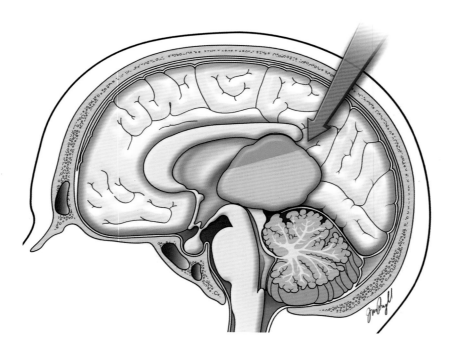

图 22.9 视野盲区。顶枕开颅半球间胼胝体后经大脑镰入路，位于胼胝体压部下方的肿瘤组织难以抵达（蓝色显示）

样就降低了皮层引流静脉损伤的风险，静脉性脑梗死的并发症发生率大大降低。另外一个优点是枕下经小脑幕入路可采用俯卧位，举头收下颌的头位摆放使之高于心脏平面，可以避免侧卧位时有可能会发生的枕叶疝（导致偏盲）。最后，医生在手术过程中可以任意转动显微镜角度及旋转患者躯体平面来最大限度地观察深部隐藏区域的肿瘤，而不会由于长时间不舒适体位操作引发疲惫。这个体位的主要缺点是术野的出血经常聚积于术区底部。

■ 病例介绍 1

患者男性，65 岁，发现镰幕区脑膜瘤 5 年，伴记忆力下降和步态不稳，随访期间肿瘤增大。

解剖和治疗考量

肿瘤的生长常导致中脑背侧受压，进而导致中脑导水管受阻引发脑积水。本例患者肿瘤周围脑组织也伴有水肿（图 22.10）。鉴于以上表现，以及患者的临床症状进一步恶化，具有明确的手术指征。我们选择了左枕下开颅经小脑幕入路切除肿瘤，主要依据是影像学图像显示肿瘤基地起源于左侧小脑幕缘，由于深部静脉结构阻挡，从右侧进入难以处理这部分肿瘤基地。术前静脉造影显示直窦缓慢充盈。肿瘤血供一般无较大供血动脉，因此未行术前血管栓塞。

技术描述

术中，患者首先取俯卧位，行脑室穿刺外引流术减轻脑积水颅高压表现。然后，根据主刀医生的手术习惯将患者体位改为坐位，同时行中央静脉置管放入多普勒探头监测术中空气栓塞可能。患者头部轻度前倾并用 3 枚头钉固定，避免下颌过收。神经导航注册完成，皮肤行马蹄形切开，保证宽基底维持皮瓣血供（主要来自双侧枕动脉）。

神经导航系统主要用于确认开颅骨瓣大小以便完整显示对侧部位肿瘤。术前血管造影检查有利于确定开颅骨瓣的上缘位置，一般位于皮层最后引流静脉的上缘。开颅骨瓣的下缘位于横窦水平。关键孔一个位于上矢状窦，另一个位于横窦上缘，环形铣下一长方形骨瓣。

开颅过程中，麻醉医生团队提醒患者气道压力急剧升高，血压不稳定，多普勒探头提示空气栓塞可能。于是将术区灌满盐水，快速缝合切口，将患者体位放低为仰卧位。待患者生命体征稳定后，将患者体位改为俯卧位继续手术过程。这样可以尽最大可能降低空气栓塞的风险。

沿中线轻轻划开硬膜。如果遇到引流静脉进入上矢状窦的情况，必须谨慎分离松解保护静脉周围的蛛网膜结构，以便枕叶可以向外侧移位。细致的静脉松解分离操作可以创造出一条沿中线通往肿瘤区域的手术通道。应当注意的是，切不可为了创造手术空间轻易断掉工作通道上的引流静脉，这常常会导致致命的手术后果。

肿瘤切除过程中，枕叶由一固定牵开器向上外侧牵开，以防止其由于重力作用坠入术野影响手术操作。将小脑幕于距离直窦 1cm 左右处纵行切开。切开小脑幕时，距离直窦适当的距离是必要的，因为有时直窦周围静脉湖很发达。判断切开位置有困难时，可以采用神经导航辅助确定。常规手术原则是瘤内减容，包膜外分离，重点保护重要神经血管结构。本例患者由于肿瘤和小脑粘连紧密，肿瘤分离切除操作较为困难。肿瘤位于左侧幕缘的附着部

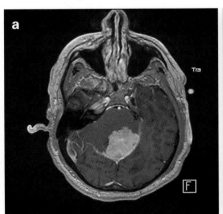
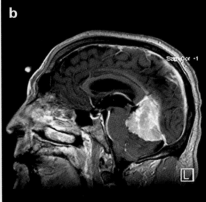
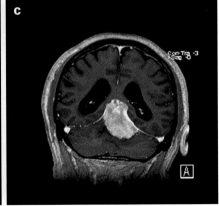

图 22.10　病例 1 MRI。（a）轴位、（b）矢状位和（c）冠状位术前 MRI 显示起源于左侧大镰幕交界区的脑膜瘤沿幕上幕下拓展生长，向前挤压中脑背侧引起中脑导水管闭塞，引发脑积水伴瘤周脑组织水肿

位被完整切除，同时将大脑镰向外侧牵拉，进入直窦下方区域，可将对侧的肿瘤拖入术野。由于 Galen 静脉和直窦的限制，这一部分操作的手术空间狭小，术中操作需要谨慎进行。全切肿瘤后，常规关颅。

手术效果及预后

术后 MRI 显示肿瘤到达了全切的效果，病理证实为 WHO Ⅰ 级脑膜瘤（图 22.11）。随访期间，患者术后 1 年出现右眼的同向偏盲。至今随访时间 6 年，未见肿瘤复发，患者工作生活状态正常，无永久分流管携带。

■ 病例介绍 2

患者男性，50 岁，既往诊断为神经纤维瘤病 Ⅱ型，多次行手术治疗，最近发现松果体区脑膜瘤，进行性增大，占位效应明显，严重挤压脑干、小脑、双侧枕叶（图 22.12）。

解剖和治疗考量

本例患者脑膜瘤体积巨大，广基底附着于起源处的小脑幕切迹处。术前血管造影提示多个静脉引流通路闭塞，大量无名新生代偿引流静脉形成。深部静脉系统发育极度异常，Galen 静脉和直窦充盈欠佳。因此，术中应尽可能多地保留引流静脉，因为术前难以判断哪只静脉是相对重要的分支。造影同时显示患者右侧横窦为主要引流支，上矢状窦汇聚于此，左侧横窦虽然细小，但充盈相对良好。

鉴于肿瘤体积较大，血管分布紊乱，术前讨论决定拟采用左侧开颅经小脑幕横窦入路切除肿瘤。

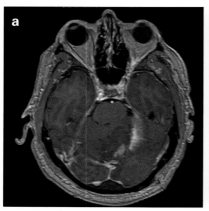
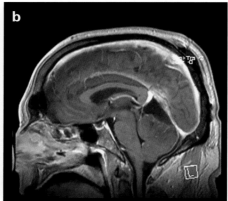
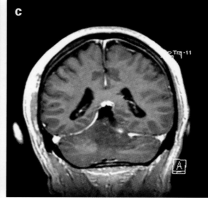

图 22.11 病例 1 术后 MRI。（a）轴位、（b）矢状位和（c）冠状位术后 MRI 显示通过枕下开颅经小脑幕入路将镰幕交界区脑膜瘤全切，脑积水表现解除，深部静脉系统结构保留完整

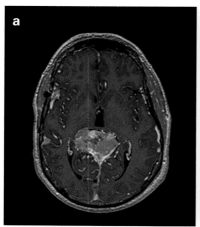
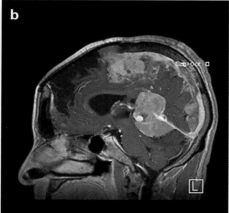
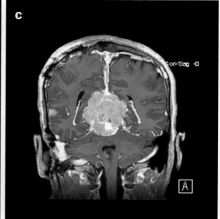

图 22.12 病例 2 MRI。（a）轴位、（b）矢状位和（c）冠状位术前 MRI 显示起源于小脑幕切迹缘的宽基底附着脑膜瘤压迫脑干、小脑、双侧枕叶，患者既往患有神经纤维瘤病 Ⅱ 型

因为，这一入路结合幕上幕下两个操作空间，路径较短，术野宽敞，利于操作，相较于任何一个单一入路都具有一定的优势。幕下小脑上入路对于处理幕上的大部分肿瘤难度极大。而双顶枕开颅对于幕下部分肿瘤处理较为困难，同时双侧半球牵拉过重。

技术描述

患者取右侧卧位，切口位于左侧枕后。患者头向胸部及尾端轻收，以符合人体工程学增加医生手术操作的舒适度。同时头向地面转动 30°，从左侧进入的好处是患者优势侧引流横窦及肿瘤主体都位于右侧，利于显露肿瘤。宽基底的马蹄形皮瓣有利于保留双侧枕动脉对其的血供。一侧大腿备皮以准备取内踝前端的大隐静脉主干在手术结束时重建左侧横窦。

颅骨切开横跨横窦上下，可用神经导航系统辅助定位。颅骨铣开的中线位置靠近上矢状窦，上下端应根据肿瘤的大小确定，以达到最低限度牵拉枕叶和小脑为标准。

硬膜切开位置位于横窦上下方各 1cm 处，平行切开。切开位置应尽可能远离横窦以达到最大限度的保护。术中测量窦内压，将 25 号细针以 45° 角沿横窦乙状窦交界处刺入（图 22.13a），连接传感器，记录基线水平。将临时动脉瘤夹置于测压点内侧，观察压力无明显变化，表明直窦可安全切断。去除动脉瘤夹，切断横窦，将患者体位调整为头高脚底位，以减少出血。将 3 号 French Fogarty 球囊放入两个断端内控制出血（图 22.13b）。将切口沿着直窦方向扩展直至小脑幕切迹缘。避免使用临时阻断夹，因为

有可能导致断端损伤影响重建。

肿瘤切除过程中，使用固定牵开器牵拉枕叶防止其坠入术野影响手术操作（图 22.14）。常规手术操作原则有分块切除，沿包膜分离，尽最大可能保留动脉、静脉和脑干。手术过程中，间断放开 Fogarty 球囊以阻止长时间血液不流通导致血栓形成。肝素化生理盐水持续使用，但是无须系统抗凝处理。

肿瘤切除后，重建横窦，常规关颅。由于硬膜挛缩，直接缝合通常难以实现，从下肢取出的大隐静脉桥可以辅助重建直窦（图 22.13c）。7-0 丝线缝合固定，缝合最后一针前，撤除 Fogarty 导管，移植静脉内灌入肝素化生理盐水去除空气，完成血管重建（图 22.13d）。因为直窦和桥接静脉段没有静脉瓣，缝合后的通畅程度可以通过 Milking 的方法检查。

术后恢复和随访

术后 MRI 显示小脑幕切迹后缘有少量肿瘤残余（图 22.15）。同时，在双侧小脑外侧半、胼胝体压部、右侧丘脑后部有少量梗死灶，可能是由于术中少量黏附于肿瘤表面的穿支血管损伤所引起。患者术后意识恢复较为缓慢，醒来后出现完全性失语，我们推断是和小脑性缄默有关。出院前，失语症状明显改善，3 周复查时明显恢复，无视野缺损症状。

术后 MRV 显示大隐静脉桥通畅度良好，患者开始服用少量阿司匹林抗凝。1 年后复查时，左侧横窦依旧通常，血流量依旧低于右侧（图 22.16）。组织病理学显示脑膜瘤伴非典型性增生，但未达到非典型性脑膜瘤的诊断标准。密切随访，若出现肿瘤复发，可行放射治疗。

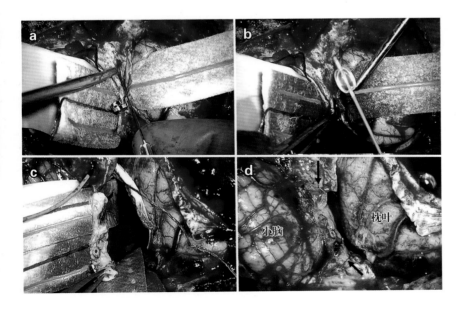

图 22.13　剪开和重建横窦。（a）临时阻断夹放置于左侧横窦近端，在开发横窦之前测量窦内压作为参考。（b）剪开横窦，放入 Fogary 球囊控制出血。（c）修建静脉桥修复横窦。（d）横窦修复后，黑色箭头为缝合处

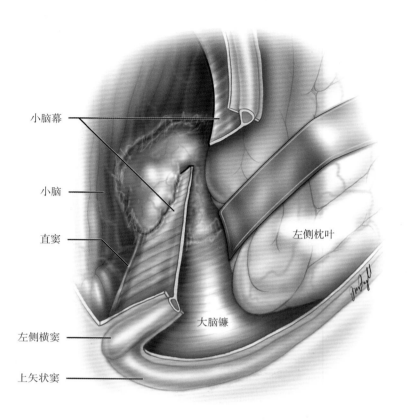

图 22.14　枕下开颅经小脑幕经横窦入路（幕上下联合）。颅后窝骨质扩大切除，同时小脑幕沿小脑幕切迹至横窦全程切开，暴露幕上下手术操作空间，仅切开部分小脑幕达不到暴露效果

小脑幕
小脑
直窦
左侧横窦
上矢状窦
左侧枕叶
大脑镰

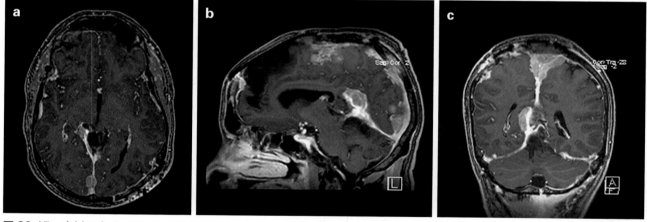

图 22.15　病例 2 术后 MRI。（a）轴位、（b）矢状位和（c）冠状位 MRI 显示术中残留的部分肿瘤位于小脑幕切迹的后缘，随访期间严密观察，若有生长，可采用放射治疗

■ 点评

我们认为对于绝大多数镰幕交界区及松果体区肿瘤来说，枕下经小脑幕入路是一个极佳的手术入路，对于向两侧及幕下幕上扩展生长较多且血供丰富的肿瘤，扩大的经小脑幕经直窦入路具有极大的优势。每一种手术入路都有自己的优势和缺点，神经外科医生应根据自己个人的擅长及习惯合理选择，但是确保手术安全是第一要义。无论最终确定的手术入路如何，镰幕区脑膜瘤手术都是一个极其复杂而且繁难的过程，因此在制订手术策略时经常不被提起的一项——患者体位选择就显得至关重要，好的体位应该要满足外科医生长时间手术操作而不产生疲劳。

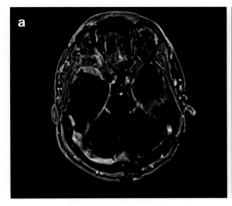
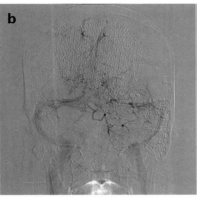

图22.16 （a）术后即刻 MRV 显示左侧横窦充盈缺损，因此难以判断嫁接静脉的通畅程度如何，为了最大限度地维持静脉的通畅性，给予患者抗血小板治疗。（b）1 年后随访发现左侧横窦通畅程度良好，较右侧血流稍弱

虽然，镰幕区脑膜瘤手术由神经外科医生来操作，但是详细完备的血管影像学知识对于手术的成功至关重要。上述病例表明，正常的深部静脉引流血管较易在术中造成损伤，因此，外科医生在切除肿瘤的过程中，需要尽最大努力保证静脉结构及代偿静脉网络的通畅性。

最后，外科医生必须要明白，任何手术治疗都有其局限性；在手术过程中，面对风险，有敢于止步停下来的勇气，是一名神经外科医生技艺日臻成熟的标准。如果术中发现肿瘤和深层重要静脉结构粘连紧密，而最初的手术目的已经达到，术者应该有勇气结束手术操作。激进冒险的追求完美将会导致难以挽回的灾难性手术后果。

■ 参考文献

[1] Asari S, Maeshiro T, Tomita S, et al. Meningiomas arising from the falcotentorial junction. Clinical features, neuroimaging studies, and surgical treatment. J Neurosurg 1995;82(5):726–738.

[2] Bassiouni H, Asgari S, König HJ, Stolke D. Meningiomas of the falcotentorial junction: selection of the surgical approach according to the tumor type. Surg Neurol 2008;69(4):339–349, discussion 349.

[3] Chen X, Feng YG, Tang WZ, Li HT, Li ZJ. A young and booming approach: the extreme lateral supracerebellar infratentorial approach. Neurosci Bull 2010;26(6):479–485.

[4] Goto T, Ohata K, Morino M, et al. Falcotentorial meningioma: surgical outcome in 14 patients. J Neurosurg 2006;104(1):47–53.

[5] Hong CK, Hong JB, Park H, et al. Surgical treatment for falcotentorial meningiomas. Yonsei Med J 2016;57(4):1022–1028.

[6] Kulwin C, Matsushima K, Malekpour M, Cohen-Gadol AA. Lateral supracerebellar infratentorial approach for microsurgical resection of large midline pineal region tumors: techniques to expand the operative corridor. J Neurosurg 2016;124(1):269–276.

[7] Oka K, Rhoton AL, Barry M, Rodriguez R. Microsurgical anatomy of the superficial veins of the cerebrum. Neurosurgery 1985;17(5):711–748.

[8] Okami N, Kawamata T, Hori T, Takakura K. Surgical treatment of falcotentorial meningioma. J Clin Neurosci 2001;8(Suppl 1):15–18.

[9] Raco A, Agrillo A, Ruggeri A, Gagliardi FM, Cantore G. Surgical options in the management of falcotentorial meningiomas: report of 13 cases. Surg Neurol 2004;61(2):157–164, discussion 164.

[10] Radovanovic I, de Tribolet N. Falcotentorial and Pineal Region Meningiomas. In: Lee JH, ed. Meningiomas. London: Springer; 2009:485–494.

[11] Reid WS, Clark WK. Comparison of the infratentorial and transtentorial approaches to the pineal region. Neurosurgery 1978;3(1):1–8.

[12] Quiñones-Hinojosa A, Chang EF, Chaichana KL, McDermott MW. Surgical considerations in the management of falcotentorial meningiomas: advantages of the bilateral occipital transtentorial/transfalcine craniotomy for large tumors. Neurosurgery 2009;64(5, Suppl 2):260–268, discussion 268.

[13] Ziyal IM, Sekhar LN, Salas E, Olan WJ. Combined supra/infratentorial-transsinus approach to large pineal region tumors. J Neurosurg 1998;88(6):1050–1057.

第二十三章　小脑上蚓部

Kyle Mueller, Walter C. Jean

王清　鲁晓杰 / 译

关键词：纵裂，经小脑幕入路，小脑蚓部，幕下小脑上入路，坐位

■ 病例介绍

女性患者，60 岁，2 天前出现步态不稳定和神志不清到社区医院就诊，既往有 von Hippel–Lindau（vHL）综合征，曾做过切除小脑肿瘤的手术。体格检查显示肥胖，轻度嗜睡，无局灶性神经功能缺损。

颅脑磁共振成像（MRI）显示（图 23.1）在小脑上蚓部可见一孤立的明显强化病灶，中脑导水管受压合并脑积水。遂被转到大学医院的重症监护病房（ICU）进行进一步的评估和管理。

问题

1. vHL 综合征的遗传学特点和常见相关的临床情况？

2. MRI 的鉴别诊断和患者的病史如何影响下一步的治疗？

■ 诊断和评估

vHL 综合征是一种常染色体显性遗传的多系统肿瘤疾病，是由 3 号染色体上的抑癌基因失活引起的。常见的相关肿瘤包括神经轴不同部位的血管网状细胞瘤（HBL）、肾细胞癌、嗜铬细胞瘤和内淋巴囊肿瘤。约 30% 的 HBL 与 vHL 相关。出现在这些患者身上的倾向比散发的 HBL 大约早 10 年。

该患者上蚓部有一个巨大的病变，导致脑积水，从而出现昏睡和意识模糊。该患者的治疗应分为脑积水的处理和小脑病变的切除。在两者之间，必须首先处理脑积水，因其可导致急性而不可逆转的神经功能损伤。在 ICU 内放置脑室外引流管，引流管抬高 20cmH_2O 防止上疝。术后进行了可靠的神经系统检查，并在 ICU 密切监测，计划第 2 天进行手术。给予类固醇治疗减轻小脑水肿和占位效应。

对于该患者的小脑病变，主要鉴别诊断在 HBL 与转移瘤之间。MRI 显示一个大的、实性的、明显强化的肿块。既往有 vHL 综合征病史，尽管没有明显的囊性成分，诊断倾向于 HBL。该患者之前的手术记录为 HBL，更进一步证实了我们的临床诊断。

由于 HBL 具有丰富的血供，区分 HBL 和转移瘤对手术计划非常重要。与动静脉畸形相似的切除病变，尽早电凝供血动脉，并整块切除病变，要做到这一点，手术暴露的范围必须足够大。按转移瘤最常见分块方式切除 HBL 可导致大量失血。

即使没有 vHL 综合征病史，任何成年人小脑富

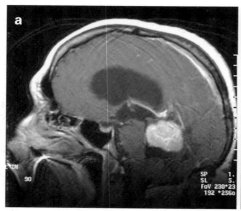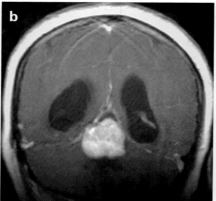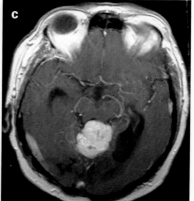

图 23.1　术前 MRI。（a）矢状位、（b）冠状位和（c）轴位 MRI 增强扫描显示一个巨大的上蚓部增强病变。中脑导水管受压引起继发性脑积水

含血供的病变都要考虑到可能是 HBL。增强结节大小不一，有时囊性成分很少。如 MRI（图 23.2）所示仅有微小的囊性变的小脑占位，无家族或个人 vHL 综合征病史的成年患者，术前考虑为转移瘤，术中行分块切除，导致失血量达 1.5L 和远超预期的手术时间。如术前血管造影可能会改变手术计划。

对于伴有 vHL 综合征的该患者，行脑血管造影评估血管分布，确定供血血管的来源以确定 HBL 的诊断。如图 23.3 所示，该患者的血管造影显示了明确的血管病变，主要由小脑上动脉（SCA）供血，这可确诊为 HBL。由于技术上的限制，供血动脉栓塞是不可行的，这迫使制订手术切除富含血管性肿瘤的计划，为此需要广泛暴露病变以减少失血。

关于 HBL 的最后一点需考虑的是许多 vHL 综合征/HBL 患者合并有红细胞增多症，两者是相互联系的，由于 vHL 综合征蛋白产物在氧敏通路中起作用，导致缺氧诱导因子的上调。红细胞增多症反过来又会导致高凝状态，这是外科手术干预之前需要考虑的重要问题。幸运的是该患者的血液状况正常。

■ 解剖和治疗考量

小脑有 3 个面：岩骨面、小脑幕面和枕骨面。上蚓部是小脑的最高点，位于小脑幕与大脑镰交叉的下方（图 23.4）。小脑幕的正上方是枕叶。蚓部表面由前向后分别为山顶、山坡和蚓叶。小脑半球主要由 3 条血管供应：小脑上动脉（SCA）、小脑前下动脉（AICA）、小脑后下动脉（PICA）。蚓部和幕面由 SCA 供血。该区域的静脉向前引流至 Galen 静脉，最终汇入直窦。

小脑对手术操作损伤相对耐受；但需保护小脑深部核团。齿状核是 4 个核团（顶核、栓状核、球状核、齿状核）中最外侧的一个，由 SCA 供血，其损害可导致小脑缄默症。中线枕下入路、幕下入路、小脑上入路导致该并发症的风险较高。滑车神经是唯一脑干背面发出的颅神经。鉴于患者病变的位置，在处理肿瘤前缘时必须特别小心，避免滑车神经损伤引起视觉并发症。

如先前所示该患者强化的大结节位于上蚓部，手术入路需考虑血管网状细胞瘤的独特特征。手术路径应能直视，手术通道应足够宽，对肿瘤包膜的侵犯应尽可能小。理想情况下，手术入路应能早期接触到来自 SCA 的供血动脉，以便及时阻断供血，最大限度地减少失血。

入路选择

枕下正中入路是最常用来处理小脑中线占位病

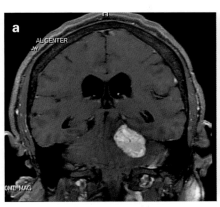
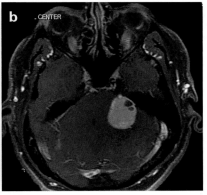

图 23.2　另一个成年患者的 MRI 表现。（a）冠状位和（b）轴位 MRI 增强扫描显示一个大的增强病灶伴有非常小的囊性成分

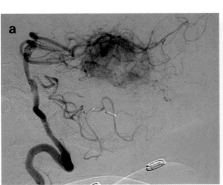
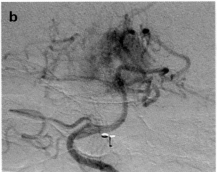
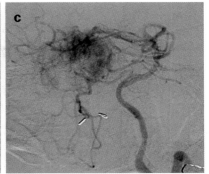

图 23.3　病变的血管造影。（a、b）前后位和（c）斜位的选择性椎动脉造影，显示高度血管化的小脑病变，主要由小脑上动脉供血

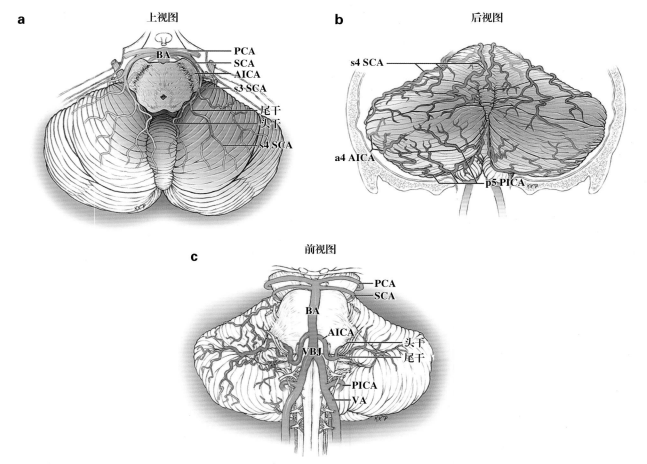

图 23.4 小脑表面及小脑动脉解剖。(a) 小脑上动脉（SCA）皮层支供应小脑的幕面（上视图）。(b) 枕下表面由下小脑后下动脉（PICA）供应（后视图）。(c) 小脑岩面由小脑前下动脉（AICA）皮质支供应（前视图）。BA. 基底动脉；PCA. 大脑后动脉；s3，小脑 – 中脑段；a4/s4/p5. 皮质段；VA. 椎动脉；VBJ. 椎基底动脉交界处

变的入路，对于深部肿瘤，再附加蚓部入路可到达目标。但对于该患者，采用幕下小脑上入路需"爬到"上蚓部。屈曲颈部和使用坐位可以降低爬升的陡度，但由于该患者身体庞大，技术上较难，且有潜在的危险。

目前在文献中还没有关于测量和描述"小脑幕角"的一致意见，也没有一个阈值去确认多大的角度才是"陡峭"的。一个角度是由两条线确定的，目前主要的争论是用哪条线来定义小脑幕的角度。不同的研究者使用不同的参考线来测量小脑幕的角度，但我们认为可靠的方法应该是利用颅后窝的标志来测量小脑幕的角度。因此，我们测量小脑幕角度的方法是使用垂直于第四脑室底壁的线作为参考线（图 23.5）。在一项涉及 240 名受试者的研究中，我们确定一般人群的小脑幕角度范围为 43°~86°，平均为 60°，高于这个角度被认为是陡峭的。该患者小脑幕角是 67°，其解剖结构对于由下往上的手术通道

是有挑战性的。

选择入路

另一种切除该患者 HBL 的方法是从上到下经枕叶半球间经小脑幕入路（OITA），采用路径。幕下小脑上入路的缺点正好是 OITA 的优势，就像幕下入路一样，陡峭的小脑幕角度实际上会使手术目标更接近术者，此外由于 OITA 提供了更垂直的手术角度因此路径更直接。一旦切开小脑幕，宽广的术野可顺利进入主要血管供血的肿瘤前部，但在幕下入路时这些供血血管却被隐藏在肿瘤后方而不易被发现。最后，OITA 对于体胖患者可在一个舒适和安全的侧卧位上进行，避免了坐位时存在空气栓塞的问题。

对该患者来说，OITA 的主要风险是手术侧枕叶的损伤。尽管在侧位时重力使同侧枕叶脱离手术视野，但仍存在视力损伤风险。此外，必须注意的是

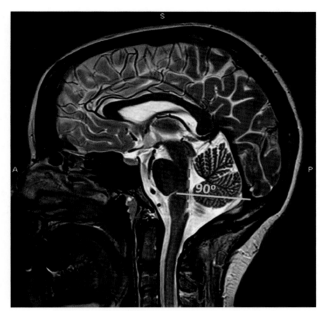

图23.5 测量小脑幕角度。第四脑室的底由红线标出，从下丘下方向下延伸。黄色的参考线是垂直于这条红线的，延伸穿过窦汇。小脑幕角度是根据这条黄线来测量的

OITA 是一个单侧入路，对于明显向对侧侧方延伸的肿瘤，该入路可能不足以到达对侧面。

尽管有这些潜在的缺点，OITA 仍是该患者的最佳选择。由于患者身体条件，陡峭的小脑幕和难以控制肿瘤前方的供血动脉，枕下入路是次选。此外，该患者之前的手术是采用枕下入路进行的，瘢痕组织增加了解剖的难度。结合以上因素，术者采用 OITA 从上到下方式切除该 HBL，争取全切肿瘤。

问题

1. 在切开小脑幕前，哪些结构需仔细辨认？
2. 有什么方法可以提高 OITA 中对侧术野的显露？
3. 在使用 OITA 时，有何种手术技巧降低与手术相关的视觉损伤风险吗？

■ 技术描述

患者侧卧位，肿瘤侧（左侧）向下。采用左侧卧位的原因是该患者左侧肿瘤稍大。保护腋部防止神经受压，Mayfield 头架三点固定头部。颈部置中立位，无弯曲或旋转，必须用绷带和胶带固定身体，不光因体型庞大，还由于在长时间操作中体位发生倾斜（参见"入路三要素"）。

入路三要素

路径：半球间。
开颅：枕骨。
改良：切开小脑幕。

利用体外标志和神经导航来大致确定横窦。设计切口始于距窦汇尾部约 2cm 处，沿中线向上延伸，以"曲棍球棒"式弯曲越过左侧顶骨。皮肤、肌肉和骨膜翻向下外侧。应用立体定向神经导航确定横窦和上矢状窦。在上矢状窦的中线上两点钻颅，同样在外侧钻颅两孔。小心取下一个矩形骨瓣（约 5cm×3cm），避免损伤上矢状窦。U 形切开硬脑膜翻向外侧，远离上矢状窦（参见"手术设置"）。

手术设置

体位：侧卧位，肿瘤侧在下方。
切口：自枕外粗隆下方中线起，以"曲棍球棒"式弯曲至顶骨隆起。
颅骨打开：枕部开颅术，上矢状窦上中线钻颅。
硬膜切开：底在外侧 U 形切开硬，中线侧切口接近平行于上矢状窦。

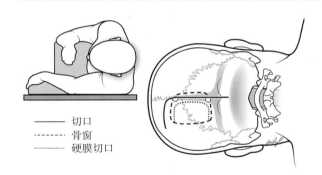

——— 切口
------ 骨窗
········ 硬膜切口

当重力使同侧枕叶向外侧移位时，要小心地分离大脑纵裂，以免损伤皮层静脉。正如所料无皮层引流到上矢状窦的桥静脉。清楚识别大脑镰，放置牵开器充分暴露右侧术野。这样反重力的牵拉，由于大脑镰的存在有效地保护了右侧枕叶。沿大脑镰向下到达小脑幕，再切开小脑幕确定直窦是至关重要的（图 23.6b）。神经导航［荧光素和吲哚菁绿（ICG）］可提供帮助，必须保证对直窦位置确定无疑后，在直窦的外侧，从直窦的中点位置向小脑幕切迹方向切开小脑幕（图 23.6c）。双极电凝和小止血夹可阻止静脉出血。

切开小脑幕后，显露左侧小脑幕面（图 23.6d），

肿瘤位于幕下，呈紫红色。从肿瘤周围不破坏包膜状况下小心解剖分离肿瘤（图23.7）。正如术前预测在肿瘤前方发现供血动脉，进行电凝和分离。幸运的是，顺利地到达肿瘤的对侧表面，在移动肿瘤边缘时没有遇到任何大出血，因此，肿瘤得到完整切除（图23.8）。

关颅时小脑幕的切缘没有处理。由于切口从直窦的中点开始，无须担心枕叶陷入颅后窝。硬脑膜用4-0缝线密闭缝合，骨瓣复位并固定在颅骨上，头皮按标准方式缝合。患者拔管后转入ICU，做EVD后持续引流。

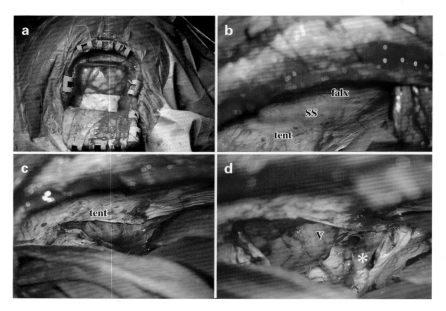

图23.6 术中示意图：枕部经小脑幕入路。图片显示的是不同患者的右侧入路。（a）患者右侧卧位，右侧开颅术显露右侧枕叶。注意硬脑膜被从中线和上矢状窦向下翻开，以避免枕叶落在游离边缘。（b）大脑镰（falx）和小脑幕（tent）延续，直窦（SS）是唯一的分界线。（c）从直窦中点外侧至小脑幕切迹切开小脑幕。（d）小脑蚓部（V）显露，Galen静脉（＊）连接直窦

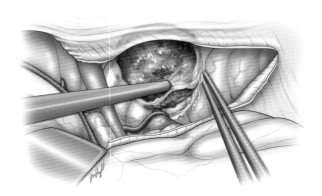

图23.7 枕部半球间经小脑幕入路示意图。本章描述的是切除蚓部血管网状细胞瘤的过程。患者有一个陡峭的小脑幕，经小脑幕入路在左侧完全切除病变

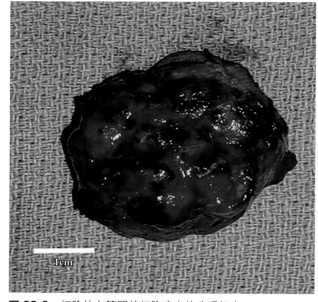

图23.8 切除的血管网状细胞瘤大体病理标本

叶和上矢状窦之间几乎不存在桥静脉，所以在上矢状窦旁切硬脑膜可以防止枕叶"勒死"。此外，当硬膜瓣位于外侧时，硬膜瓣本身可保护枕叶免受器械进出时的损伤。

■ 术后管理

该患者顺利度过手术，术后无任何并发症，拔管后送回 ICU。术后 MRI 显示肿瘤完全切除（图23.9），在 ICU 持续监护，停用类固醇。术后第 1 天开始预防深静脉血栓栓塞。组织病理学证实为血管网状细胞瘤。

术后放置脑室外引流管引流手术碎片和血性脑脊液（CSF）。在大部分清除之后，脑室外引流管逐步抬高高度来降低每日流出量。该患者由于脑室外引流术（EVD）的治疗失败，最终需进行脑室－腹腔分流术。患者术后伴有左侧的同向偏盲，但逐渐好转，出院后予以康复治疗。此后每年复查 MRI 监测复发情况，在术后 5 年多的最后一次随访中，未发现复发，她的左侧视力已基本恢复正常。

■ 可能的并发症及相应处理

颅后窝入路可能会发生多种并发症，如脑脊液漏、出血、脑积水、小脑缄默症和视觉障碍都是医生必须考虑并告知患者的。

与所有颅后窝手术一样，脑脊液漏是一个担心的问题。严密的硬膜闭合，使用硬膜替代物和密封剂，术后将床头保持在 30° 以上，均可减少渗漏的发生。

小脑缄默症是一种可怕的并发症，可影响儿童和成人患者。避免对小脑蚓部和齿状核的损伤可以减少该并发症的发生。术前告知和术后安慰对患者及其家属都很重要，大多数情况下缄默症是暂时的。

虽然该患者没有任何永久性的视觉障碍，但滑车神经和枕叶也可能受到损伤。对于 OITA，合适的体位让脑叶回缩是至关重要的。在手术过程中，注意力必定集中在深部手术区域的目标上，但要反复检查枕叶以确保没有受到损伤。腰池引流脑脊液是另一个可以考虑的选择，以增加手术空间。该区域的操作可能损伤滑车神经，由于滑车神经细小并位于肿瘤深处，在分离肿瘤过程中提高寻找该神经的意识，常常是保存它的唯一方法。

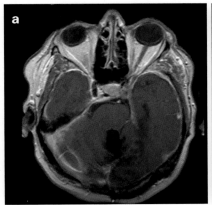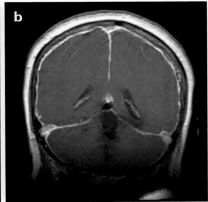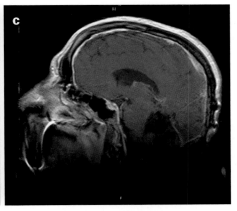

图 23.9　术后 MRI 检查。（a）轴位、（b）冠状位和（c）矢状位的术后 MRI 增强扫描显示蚓部前方的血管网状细胞瘤完全切除

观点

Roberto C. Heros

■ 枕部半球间经小脑幕入路

前一节对 OITA 进行了精彩的描述。对小脑前蚓部有一巨大 HBL 并伴有 vHL 综合征的患者，术者面临着严峻的手术挑战。神经外科医生都知道这类肿瘤血供丰富，这是该类病例的主要手术挑战。首先本人完全同意术者对该患者选择的手术入路。他们详细地阐述了选择 OITA 治疗该肿瘤的理由。患者的小脑幕角比较陡，体形肥胖，这使得幕下小脑上入路（后面将对此进行评论）更加困难。此外，最重要的是，通过 OITA 术者可以清晰显示肿瘤的前部，可见供应肿瘤血供的小脑上动脉分支，有利于在分离肿瘤之前控制这些血管。至关重要的是，需尽一切可能阻断肿瘤血供后并整块切除。

作者将简要地对术者手术的细节描述添加一些注释。他还清楚地记得曾用半坐的体位采用该入路，由于需要在该位置牵拉枕叶必然导致视野缺陷。这迫使许多神经外科医生采用侧位，肿瘤一侧向下，同侧枕叶在重力作用下下垂，这实际上免除了任何对枕叶牵拉的需要。脑脊液引流对这该入路也有所帮助，本人常规使用腰大池引流。在作者的病例中已经采用了 EVD，没必要行腰大池引流。术者采用了"曲棍球棒"形的切口，但本人更喜欢采用上矢状窦旁的长直切口，就个人而言该切口愈合得更好，由于骨瓣横径不超过 3~4cm，这也足够显露同侧的颅骨。有趣的是术者在打开硬脑膜时，基底是在外侧的窗口，而不是通常使用的基底在上矢状窦旁。使用外侧基底硬膜瓣是为了防止出现在内侧基底硬膜瓣时枕叶碰到锋利硬脑膜切缘造成的损伤。避免大脑被硬脑膜的边缘损伤，是非常重要的，也是本人多年来一直对住院医生强调的。当我使用基于中线的硬膜窗时，避免脑损伤的方法是让硬膜瓣相对较浅，这样当大脑下垂时就落在硬脑膜下，而不是碰到切缘。在横向上做一个大的硬脑膜窗口是没必要的，事实上也是禁忌的，因为手术所需要的只是在大脑镰和大脑之间几厘米的空间。

一般来说，在上矢状窦旁入路中本人采用一个在矢状面上相对较宽的硬脑膜窗口，这样可以在引流静脉之间选择一个入口点，避免静脉的牺牲或损伤。然而，正如术者所指出的，在枕旁入路中实际上无重要的静脉。当向上移动到后中心区域时，静脉变得更加重要，但这对该入路来说是没有必要的。顺便说一句，本人注意到术者在上矢状窦上钻孔两枚，尽管在窦上方钻孔是一种广为接受且经过时间考验的技术，但本人总是担心最坏的情况会发生，为避免损伤窦的风险，本人更倾向于把骨瓣中线侧的钻孔放在上矢状窦的对侧。打开硬脑膜后，通过稍微牵拉上矢状窦和大脑镰增加暴露将更加容易。一旦硬脑膜被打开，通过脑脊液引流和甘露醇使脑组织松弛，随后可识别直窦。在本人的病例中没有遇到困难，但必须承认，有一些不是那么简单的病例，其大脑镰和小脑幕之间的夹角经常曲度比较大，而不是手术图谱中常见的直角。术者指出神经导航和荧光素可以帮助准确地确定直窦的位置，这当然是至关重要的。需要补充的是，多普勒探头也可以确定直窦。

术者在直窦中点旁开始切开小脑幕，本人更喜欢把切口靠后，就在横窦的前面，以便在小脑幕完全分开后能有更大的暴露范围。本人总是说在这个位置或者颞下入路时一层一层的打开小脑幕是错误的，因为如果"掀开"静脉通道上壁而没有穿过天幕的深层，这样就会打开小脑幕内的静脉通道，导致出血无法控制。这就解释为什么本人是"全层"切开，同时电凝小脑幕的两层，并在必要时使用止血夹，向前打开直至小脑幕切迹。在切开小脑幕切迹前，一定要确定颅神经Ⅳ在最后一剪时不会切断。根据术者的描述下一步是控制动脉供血，然后可以顺利地完整切除肿瘤。

■ 病例介绍

到达小脑前蚓部的另一个可选入路是幕下小脑上入路，当然在松果体区域肿瘤中是最常使用的方法，但它也可以用于小脑上（小脑幕）表面和小脑–中脑裂的病变。一例累及前蚓部的小脑动静脉畸形（AVM）如图 23.10 所示。男性 40 岁，主因脑积

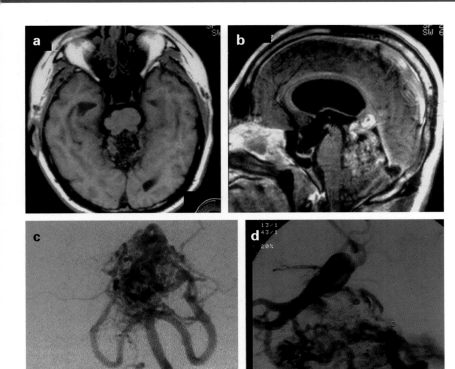

图 23.10　术前图像。有共济失调和认知障碍的 44 岁男性患者的（a）轴位和（b）矢状位 MRI。（c、d）数字减影血管造影。同一患者动静脉畸形的（c）前后位和（d）侧位图像

水导致神经系统功能进行性恶化。病变主要由双侧的小脑上动脉供血，病变的直径比本章术者所示的 HBL 更宽。尽管用 OITA 可以很好地暴露病变同侧的一半，但感觉该入路很难到达对侧部分病变（图 23.10a、b）。另外，患者为正常的体形，小脑幕角并没有异常的陡峭，采用坐位手术是可以的。本人在 20 多年前给该患者做过手术，当时对术前的栓塞治疗不是很满意，所以直接选择 AVM 的手术切除。如果现在做这个手术，我肯定会在术前进行栓塞然后再手术切除，以降低风险。

■ 技术描述

关于坐位，作者会提出一些大家都比较熟悉的观点。有一些所提及的预防措施是第一次来迈阿密的时候给一个脑干 HBL 的患者做手术时"艰难地"学会的。在波士顿，经常使用坐位来治疗松果体肿瘤，并依赖麻醉师来采取所有必要的预防措施。不幸的是，该患者是一名年纪较大的男性，无明显的临床症状，但伴有严重的颈椎病。让患者坐起来，却没有监测他的感觉、运动和脑干电位。这些监测是对每名坐位患者都采取的预防措施，可能会避免随后的灾难。当患者采取坐位时，本人没有告诉麻醉师把记录动脉压力的传感器移到头部水平，这导致血压读数是假性高于他们在大脑的需要的水平。在让患者采取坐位前，也没有要求麻醉师给患者用几单位的冻干人血白蛋白。现在坚持患者坐位前中心静脉压（CVP）至少是 6~8cmH$_2$O。当时也没有坚持要求麻醉师始终保持血压不低于术前水平，也没有要求任何原因血压低于术前水平时及时告知术者。手术期间患者有一段明显的低血压，这无疑导致了问题的发生。即使确认采取了预防措施，在下巴和胸部之间留出了 2 手指宽的空间，但对于患有颈椎病的患者来说，这可能太过弯曲了。患者从手术中醒来后出现颈脊髓阻塞后的四肢瘫痪，这可能是由于坐位时在严重的颈椎病伴颈部屈曲的情况下相对低血压造成的后果。自此作者开始积极参与患者摆放坐位的过程中，一直是在逐步地观察动脉压力，并确认动脉压力传感器正逐渐上升到头部的高度，同时监测了所有这些患者的诱发电位，确保在患者坐起来时诱发电位不会改变。如前所述，本人坚持 CVP 至少为 6~8cmH$_2$O，并在心脏水平保留一个独立的传感器测量 CVP，并多次向麻醉团队重申，血压必须保持在一定的水平，任何时候血压低于术前水平时都必须通知术者。不用多说，预防空气栓塞的常规措施（通过胸透和多普勒确定的中线）是必要的。

在幕下小脑上入路的骨瓣，本人喜欢用枕部和枕下联合的骨瓣，它延伸至横窦和窦汇上方，枕下未到枕骨大孔。枕下的骨瓣不必切得过低，以免小脑从骨瓣口上疝出来。作者比较保守，仍坚持窦交汇前方钻颅。钻孔完成后，在开颅器取下骨瓣前需直视下将邻近的窦与颅骨内面分离（图23.11）。有更流畅快捷的方法，通常是通过一个足够宽的小洞来放置开颅器的脚端，然后依靠脚端来分离硬脑膜和颅骨。但是作者更倾向于保守，避免可能导致患者死亡的并发症发生，主要是大静脉窦的破坏，尤其是在这个层面上的上矢状窦。在小心地分离了硬脑膜之后移除骨瓣，打开硬脑膜，底边在横窦和窦汇。通过在横窦和窦汇上方开颅，硬脑膜可以被有力地拉起，固定在小钻孔的骨缘上，以便在小脑上方有更好的暴露。打开硬脑膜后，向下到枕大池释放足够的脑脊液以获得最大限度的小脑松弛。中线上连接小脑和小脑幕的桥静脉一般可以电凝切断，无严重后果，但作者记得有2~3例，遇到明显较大的静脉，未予以牺牲，不得不从静脉的另一侧操作。对于该例特别的AVM，首先是找到并解剖出两侧来源于小脑上动脉的大的供血血管（图23.10c、d）。由于AICA基本上没有供血，中线下方只有少数来自PICA的容易控制的小分支，因此在阻断供血动脉后手术就很简单了，术后血管造影证实完全切除（图23.12）。

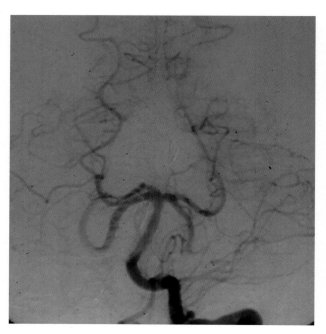

图23.12 术后图像。手术后的数字减影血管造影显示患者的动静脉畸形已完全切除

■ 参考文献

[1] Bartels RH, de Vries J, Van Overbeeke JJ, Grotenhuis JA. Occipitotranstentorial approach for lesions of the superior cerebellar hemisphere: technical report. Neurosurgery 1997;41(5):1127–1129.

[2] Bastian AJ, Mink JW, Kaufman BA, Thach WT. Posterior vermal split syndrome. Ann Neurol 1998;44(4):601–610.

[3] Campero A, Tróccoli G, Martins C, Fernandez-Miranda JC, Yasuda A, Rhoton AL. Microsurgical approaches to the medial temporal region: an anatomical study. Neurosurgery 2006;59(4, Suppl 2):ONS279–ONS307, discussion ONS307–ONS308.

[4] de Ipolyi AR, Yang I, Buckley A, Barbaro NM, Cheung SW, Parsa AT. Fluctuating response of a cystic vestibular schwannoma to radiosurgery: case report. Neurosurgery 2008;62(5):E1164–E1165, discussion E1165.

[5] Figueiredo A, Maheshwari S, Goel A. Cavernoma in the pineal region. J Clin Neurosci 2010;17(5):652–653.

[6] Kai Y, Kuratsu J, Suginohara K, Marubayashi T, Ushio Y. Cerebellar mutism after posterior fossa surgery—two case reports. Neurol Med Chir (Tokyo) 1997;37(12):929–933.

[7] Kanno T. Surgical pitfalls in pinealoma surgery. Minim Invasive Neurosurg 1995;38(4):153–157.

[8] Kawashima M, Rhoton AL Jr., Matsushima T. Comparison of posterior approaches to the posterior incisural space: microsurgical anatomy and proposal of a new method, the occipital bi-transtentorial/falcine approach. Neurosurgery 2002;51(5):1208–1220, discussion 1220–1221.

[9] Kurokawa Y, Uede T, Hashi K. Operative approach to mediosuperior cerebellar tumors: occipital interhemispheric transtentorial approach. Surg Neurol 1999;51(4):421–425.

[10] Nakamura H, Jokura H, Takahashi K, Boku N, Akabane A, Yoshimoto T. Serial follow-up MR imaging after gamma knife radiosurgery for vestibular schwannoma. AJNR Am J

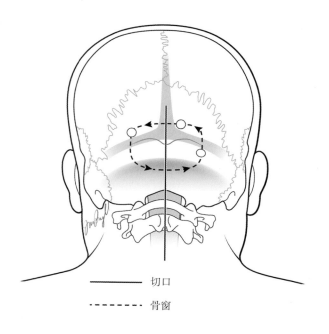

——————— 切口

- - - - - - - 骨窗

图23.11 钻颅位置及颅骨切开方向示意图

Neuroradiol 2000;21(8):1540–1546.

[11] Nazzaro JM, Shults WT, Neuwelt EA. Neuro-ophthalmological function of patients with pineal region tumors approached transtentorially in the semisitting position. J Neurosurg 1992;76(5):746–751.

[12] Shirane R, Shamoto H, Umezawa K, et al. Surgical treatment of pineal region tumours through the occipital transtentorial approach: evaluation of the effectiveness of intra-operative micro-endoscopy combined with neuronavigation. Acta Neurochir (Wien) 1999;141(8):801–808, discussion 808–809.

[13] Taghipour M, Bijan Z, Ahmad J. Pineal region surgery: experience in occipital transtentorial approach. Neurosurg Q 2004;14:181–183.

[14] Tseng KY, Lin JH, Lin EY, Ma HI. Occipital interhemispheric approach without excision of tentorium for the tumor in the medial temporal region: technical note. Surg Neurol 2009;71(4):448–450.

[15] Turgut M. Cerebellar mutism. J Neurosurg Pediatr 2008;1(3):262.

第二十四章　松果体

Daniel R. Felbaum, Walter C. Jean

周全　黄玮 / 译

关键词：顶盖，四叠体池，天幕，内镜

■ 病例介绍

男性患者，22 岁，既往健康。在社区医院就诊时主诉头痛 1 个月，并且突然出现恶心和呕吐。头痛呈渐进性发作，在过去的 1 个月中，患者的家人注意到了他有认知模糊和健忘的改变，神经系统检查发现患者有视盘水肿。后续的 CT 平扫显示有脑积水和提示松果体区肿块。患者立即被转送到大学附属医院。在抵达大学附属医院的重症监护病房（ICU）后，急诊行脑室外引流术（EVD）以控制颅内压，随后行头部磁共振成像（MRI）检查（图 24.1）。

问题

1. MRI 表现的鉴别诊断是什么？
2. 鉴别诊断如何影响下一步的治疗？
3. EVD 除了控制脑积水，还如何能帮助患者？

■ 诊断和评估

MRI 显示松果体区肿块增强，EVD 的脑脊液（CSF）被送检甲胎蛋白和 β - 人绒毛膜促性腺激素。肿瘤的鉴别诊断包括生殖细胞肿瘤和各种各样的其他肿瘤类型，包括松果体实质肿瘤（PPT）、胶质细胞肿瘤、脑膜瘤、转移瘤和其他各种肿瘤类型。该患者经检测的两个肿瘤标志物都是阴性的。如果肿瘤标志物是阳性的，可以确认为恶性生殖细胞瘤，并且可以考虑放弃进一步手术。这些肿瘤最好用化疗和放射治疗。肿瘤标志物的缺乏，就像这位患者一样，不能排除生殖细胞肿瘤，因此需要活检来指导进一步的治疗。

决定同时进行内镜下第三脑室底造瘘术（ETV）和活检。这将可以发现肿瘤的组织病理学特征和同时处理脑积水。在这种情况下，选择用单个孔达到两个目的，还是使用两个单独的进入部位，应该取决于侧脑室的大小、Monro 孔的宽度、肿瘤的位置和大小。实施 ETV 的理想轨迹是沿着一条线走行，该线从灰结节向后上通过室间孔延伸到颅骨表面（图 24.2）。这个患者的脑室很大，肿瘤足够靠前，一般情况下遇到这种病例，采用在 Kocher 点前面的一个骨孔即可以实现两个目标，只是要小心，不要牵拉穹隆或损伤丘脑。

将硬质内镜通过在 Kocher 点前面 1.5cm 处的单一骨孔插入，ETV 和活检均顺利完成。活检样本的组织病理学诊断为松果体实质肿瘤（PPT），但由于活检样本小，进一步的亚型是不可能获得的。随后进行了 CT 静脉造影（CTV），以评估深静脉系统的位置及其与肿瘤瘤体之间的关系，为进一步手术做准备。

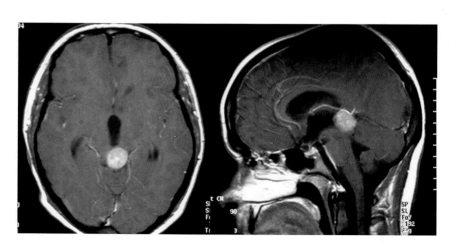

图 24.1　术前图像。轴位（左）和矢状位（右）的 MRI 图像显示在松果体区有一个明显增强的肿块

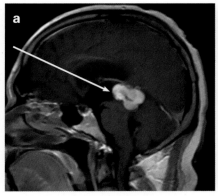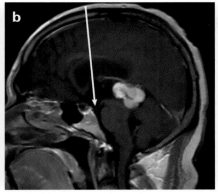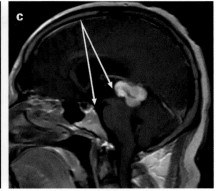

图 24.2 松果体病理治疗的重要路线。（a）通往松果体区的理想经脑室路径是从额部进入点（箭头），向后通过门罗孔中心到松果体区。（b）内镜下第三脑室底造瘘术的理想路径是一条线从灰结节后方（箭头所指）返向表面，向上穿过 Monro 孔到达表面。（c）如果门罗孔足够大，肿瘤位置足够靠前，可以通过硬质内镜通过中间路线进行这两种手术。如果是这样，这两种手术都应该小心进行，以防止损伤前方的穹隆和后方的丘脑

■ 解剖和治疗考量

由于活检诊断为 PPT 分级不详，此时的决定是切除肿瘤还是采取更保守的措施治疗。松果体细胞瘤占 PPT 的 30%~60%，是生长缓慢的肿瘤，属于 WHO Ⅱ 级肿瘤。全切肿瘤可以达到治愈。因为这个患者很年轻，其他方面都很健康，他的肿瘤很有可能是松果体细胞瘤，故决定采用手术切除，目标是全切除。

这个患者的肿瘤在松果体，位于小脑蚓部和顶盖上方、第三脑室后部，以及中线天幕切迹前方（图 24.3）。对于手术入路最重要的方面是，它位于大脑内静脉与大脑大静脉（Galen 静脉）的下方（图 24.4）。Rosenthal 基底静脉位于更侧方的位置，通过引流至大脑内静脉，继而回流至大脑大静脉，如果肿瘤不是很大的情况下不太可能被累及。这些患者的深静脉结构是容易辨认的，必须保存，以确保成功的临床预后。这个区域唯一相关的颅神经是滑车神经，它通常走行在松果体的下外侧方。

入路选择

虽然有几种手术入路是可行的，但幕下小脑上入路和枕部半球间、经小幕入路这两种方法是最常使用的到达松果体区的入路（图 24.5）。对于 PPTS，幕下小脑上入路提供了几种天然的优势。因为 PPTS 几乎均匀地移位 Galen 静脉，另一条深静脉在上方，采用幕下小脑上入路时这些静脉被大部分手术解剖结构遮挡。中线入路提供了显露两侧瘤体同样的通道，当肿瘤在冠状位和轴状位上较宽时，这一点尤为重要。

当然，幕下小脑上入路也有缺点。这个入路的困难之处在于与天幕的陡度呈正比。目前文献中还

没有关于测量"天幕角度"的统一意见，更不用说定义"陡度"了。在我们自己的研究中，我们选择测量天幕与垂直于第四脑室底部的线之间的角度。一般人为 45°~75°（图 24.6）。如果患者的天幕角度超出 60°，幕下小脑上入路是极具挑战性的，因为这需要沿着天幕的下表面进行长而陡的"攀登"。尤其是对于颈部柔软的瘦弱患者，屈曲颈椎和采用坐位可以减轻这一挑战。然而，对于颈部粗壮、体型巨大、天幕倾斜度超过 60° 的患者，采用幕下小脑上入路将是极其困难的。幕下小脑上入路的不足程度与经枕部半球间、经天幕入路的一样。实际上，对于后面这个入路而言，陡峭的天幕角度让手术变得更容易，因为外科医生可以离目标更近一点。一个天幕角度陡峭的例子展示见图 24.6。这位患者的血管网状细胞瘤是经枕部半球间、经小脑幕入路切除的。在这个入路中，患者取侧卧位，同侧面朝下，由于重力的作用，枕叶可以离开手术区域。然而，即使这样，枕叶损伤的风险仍然很大，因而出现相关的视觉并发症。经枕部半球间、经天幕入路的缺点是该入路是单侧的，而且是从上到下的方向。如前所述，大多数 PPTS 使深静脉向上移位。因此，经枕部半球间、经天幕入路时大脑深静脉位于术者和目标之间。此外，如果 PPT 很大，在这个入路的通道中，大脑镰可能遮盖了肿瘤的对侧部分，很难看到。基于这些原因，一般情况下，治疗 PPTS 时更优先选择幕下小脑上入路，而不是经枕部半球间、经天幕入路。

第三种到达松果体区肿瘤的入路很少使用，即经顶部半球间经胼胝体入路。与更普遍采用的经枕部半球间入路（从略后向前的轨迹到达靶点）相比，

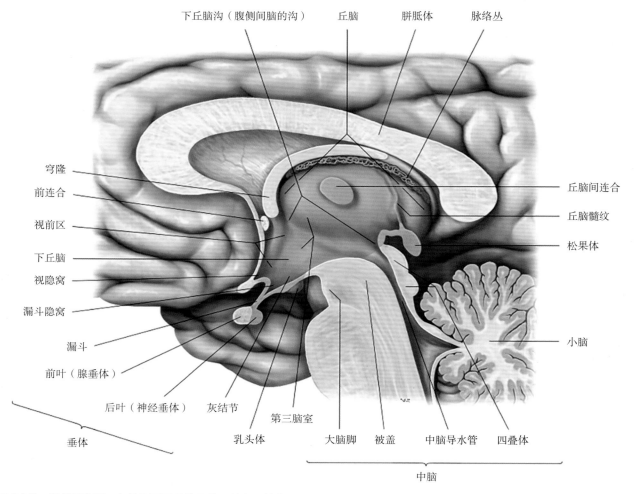

下丘脑沟（腹侧间脑的沟）　丘脑　胼胝体　脉络丛

穹隆
前连合
视前区
下丘脑
视隐窝
漏斗隐窝
漏斗
前叶（腺垂体）
后叶（神经垂体）　灰结节
垂体

丘脑间连合
丘脑髓纹
松果体
小脑

第三脑室
乳头体　大脑脚　被盖　中脑导水管　四叠体
中脑

图 24.3 解剖示意图。矢状面图显示松果体及其邻近结构

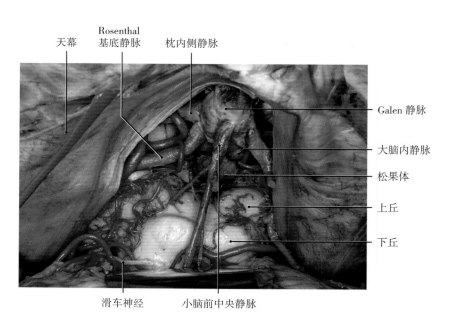

天幕　Rosenthal基底静脉　枕内侧静脉

图 24.4 尸体解剖。幕下背侧动脉及血管图。中脑及松果体部脑干彩色图谱

Galen 静脉
大脑内静脉
松果体
上丘
下丘

滑车神经　小脑前中央静脉

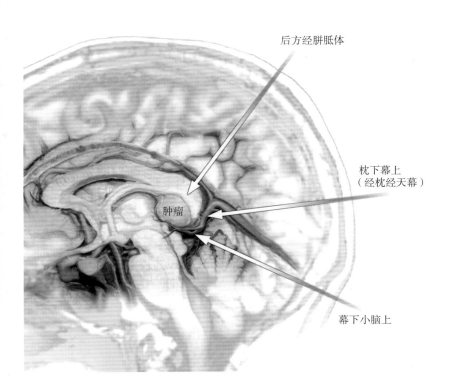

图 24.5　松果体区常用的入路

后方经胼胝体

枕下幕上
（经枕经天幕）

肿瘤

幕下小脑上

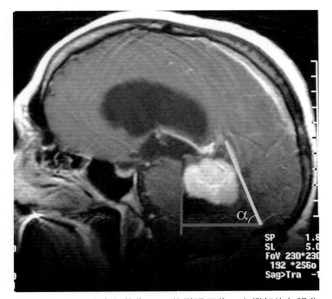

图 24.6　不同患者矢状位 MRI 钆增强图像。上蚓部均匀强化的肿瘤。注意天幕的陡峭角度 α，测量这个角度是相对于垂直于第四脑室底的参考线。这种情况，再加上患者骨质状态大，将使患者在坐姿时的经幕下小脑上入路变得非常困难。这例血管网状细胞瘤是经枕部半球间经天幕入路切除的

这种入路以一种从上向下的方式到达靶点，其不受欢迎的一个原因是担心影响大脑半球间的桥静脉。在枕区，汇入上矢状窦的桥静脉相当稀疏，而进入顶区的半球间沟就有损伤众多桥静脉的危险，尤其是上吻合静脉。此外，胼胝体后部切开导致失连接综合征风险的定义不明确。因此，基于这些原因，除非松果体肿瘤位置异常靠前，很少使用这种方法。

问题

1. 在幕下小脑上入路中，小脑前中央静脉几乎总是阻挡进入松果体区的入路。在手术中这条静脉通常是如何处理的？

2. 患者采用坐位手术最显著的风险是什么？必须采取什么预防措施？

3. 对于该患者，幕下小脑上入路和枕部半球间、经天幕入路哪个更好？

■ 技术描述

我们的患者很瘦，脖子长，活动灵活。此外，根据上述标准，他的天幕倾斜角为 45°，较平缓。CTV 和 MRI 都显示肿瘤明显地将深静脉向上移位。基于这些原因，我们的手术选择了幕下小脑上入路。虽然这个患者的手术可以采用包括侧俯卧位在内的几种体位，但首选的体位是坐位。重力可以最大限度地减少手术区域中间的血液积聚，也使小脑离开手术通道。心前区多普勒和呼气末 CO_2 同时被仔细监测以发现是否有空气栓塞的迹象。中心静脉导管

也是必不可少的。一旦发生空气栓塞，导管可能会排出空气（参见"入路三要素"）。

通过逐步操控手术床，将患者从仰卧位上升到最终的坐位。步骤必须逐步进行，以避免对患者的收缩压产生负面影响。在最后一个姿势中，头部被固定在 Mayfield 头架上，颈椎屈曲以使天幕尽可能平行于地面。然而，在摆放最后的屈曲位置时，必须保持患者的下巴和胸骨柄之间有 2 指宽的空间，以防止气道压升高和静脉回流障碍。

自枕外隆凸上方 2cm 到颈椎中段行头皮切口。将软组织向侧方切开，显露从枕外隆凸到枕骨大孔的枕下区域。为了达到显露的目的，虽然切口向下切开到了颈椎，但附着在椎板上的肌肉是得以保留的。在中线两旁钻两个骨孔的位置正好位于窦汇和横窦下方。术中导航可以帮助定位骨孔。颅骨切开从中线两侧 2cm 处开始，自骨孔水平向下至枕骨大孔上缘。这种入路通常不需要打开枕骨大孔。骨瓣被撬起后，附着在骨瓣内侧的窦汇和两侧的横窦被从表面剥离。用咬骨钳小心地咬除覆盖在这些静脉结构上的最后一圈骨质。横窦下半部分的暴露对于幕下小脑上入路通常是足够的（参见"手术设置"）。

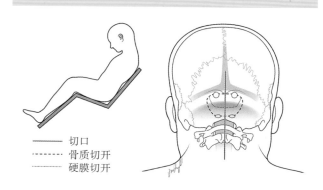

—— 切口
----- 骨质切开
········ 硬膜切开

U 字形切开硬膜，基底部在横窦。正中打开小脑上幕下的通道，仔细切开小脑幕和小脑上表面之间的蛛网膜粘连。中线处的桥静脉予以电凝后切断，但两侧类似的桥静脉要保留。小脑的背部表面被棉片保护，在上面放置牵开器只是为了固定棉片，保护小脑在整个手术过程中不受进出手术动作的影响，而不是为了牵拉的目的（图 24.7a）。当解剖接近目标时，通常会遇到蛛网膜（图 24.8a）。这层膜将手术表面通道与四叠体池和整个松果体区隔开，必须被锐性切开才能继续手术（图 24.8b）。一旦这个步骤完成后，便能确认从上蚓部走行到 Galen 静脉的小脑前中央静脉，予以电凝后安全地分离。

肿瘤的后方包膜现在暴露出来了。呈浅灰色，表面覆盖着血管（图 24.8b）。用双极电凝烧灼包膜后切开。肿瘤柔软，血运丰富。吸引器行瘤内吸除减压，随着这个过程的进行，包膜逐渐向中心塌陷（图 24.9）。在切除结束时，整个包膜被切除，第三脑室后部宽敞开放。汇入 Galen 静脉的双侧大脑内静脉显露并保留了下来。Galen 静脉从来没有显露，因为它在术野上方并被周围的蛛网膜保护着。

关闭切口时，硬脑膜用缝合线重新缝合，并用硬脑膜替代物以一种镶嵌的方式进行扩大。骨瓣复位，其余软组织闭合。皮肤用尼龙线行连续缝合以获得水密性封闭。术后 MRI 显示肿瘤全切（图 24.10）。

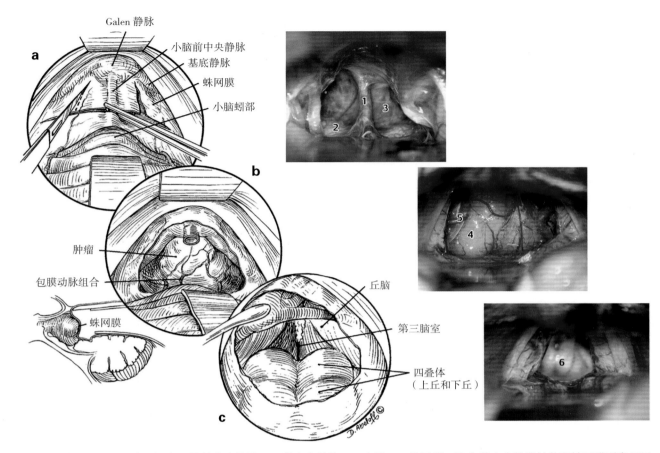

图 24.7 幕下小脑上入路。（a）暴露前中央静脉。1. 前中央静脉；2. 小脑；3. 蛛网膜。（b）前中央静脉结扎和蛛网膜剥离后显露的松果体肿瘤。4. 松果体肿瘤；5. 脉络膜后动脉。（c）肿瘤切除后第三脑室视图。6. 第三脑室

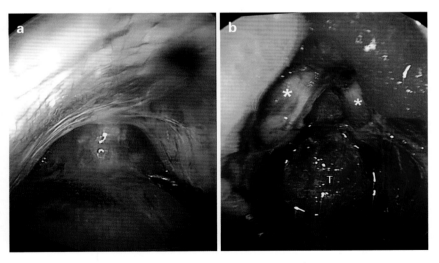

图 24.8 术中情况。（a）天幕下手术视野，接近中线切迹。清楚看到蛛网膜阻挡了到达松果体区的手术通路。小脑前中央静脉在后方围绕蛛网膜。（b）松果体肿瘤的手术视野。＊标注大脑内静脉远端，大脑内静脉汇入 Galen 静脉

的危险。每个麻醉护理手术团队也必须熟悉和轻松面对这种体位。虽然，在俯卧位时，血液可以在手术区域内聚集，在侧卧位时，也没有重力作用使小脑移位，但如果坐姿被认为不安全，这两种姿势都是可能的选择。

■ 术后管理

患者术后恢复良好，有轻微复视，这与在顶盖周围手术后的后遗症相一致。他的头部被抬高 30°，以减少脑脊液漏的机会，术后不久就开始预防深静脉血栓形成。患者在术后 4 天出院。切除的组织病

理学诊断一度为松果体细胞瘤，但由于异常高的 MIB 指数（Ki-67），获得了多种意见。最终诊断为松果体母细胞瘤，因此他接受了颅脑脊髓放射和化疗。

■ 可能的并发症及相应处理

在松果体区手术后，暂时性复视和向上的问题几乎是普遍存在的。对于小肿瘤，这些问题通常在几天内就能解决。更大的问题是术后出血、脑脊液漏和伤口愈合问题的风险，这些问题往往会使幕下

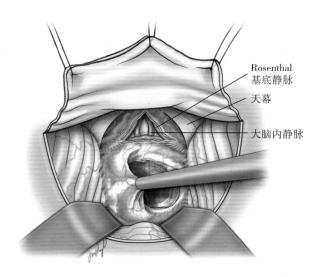

图 24.9 切除松果体肿瘤。当肿瘤分块切除后，包膜被从周围组织分离并塌陷到中心

Rosenthal 基底静脉
天幕
大脑内静脉

小脑上入路手术复杂化。然而，最可怕的并发症可能是与坐位相关的静脉空气栓塞。空气栓塞可引起低血压和心律失常，严重时可致命。由于手术区域在心脏之上，任何大的暴露的静脉结构中都可能存在负压，因此，在坐位进行幕下小脑上入路手术时，静脉性空气栓塞很容易发生。如前所述，在整个过程中应小心地监测潮气末二氧化碳和胸前多普勒，并准备好中心静脉导管，以便在空气被截留时将其排出。然而，最重要的预防技术是意识。必须采取最谨慎的措施以防止静脉窦开口。但尽管如此，如果硬膜切口确实侵犯了静脉窦或大静脉，而且矛盾的是没有出血，外科医生必须立即知道空气正被吸入静脉系统。迅速盖好静脉破口处，并立即通知麻醉师准备用中心静脉导管移除被困住的空气。术后出血不仅发生在手术腔内，也发生在远隔的幕上部位。这些远端出血的可能原因还是坐位，因为大量的脑脊液在手术过程中流出，在相关重力的牵拉下，幕上皮层小的桥静脉被撕裂。幸运的是，这种并发症非常罕见。与其他颅后窝手术一样，幕下小脑上入路手术可能并发脑脊液漏。严密的硬脑膜闭合，大量使用硬脑膜替代剂和密封剂，术后保持床头30°以上均可减少渗漏的发生。如果脑脊液持续渗漏，尽管行常规的干预，如腰椎引流，必须记住，脑积水往往可以发生在松果体区域手术后。这一点在切除该区域的大型肿瘤后尤其明显，因为术后的碎片不可避免地会进入后第三脑室。早期分流可以预防下游并发症。

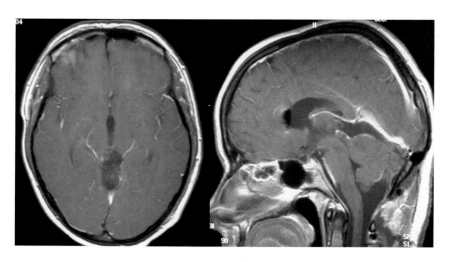

图 24.10 矢状位和轴位钆增强 MRI。术后图像显示完全切除松果体肿瘤。最后的病理诊断是松果体母细胞瘤

观点

Michaela Lee, Peter Nakaji

■ 概述

松果体区域的病变有多种手术选择，其中一些已在前一节中描述过。根据肿瘤的特点和患者的解剖情况，一种方法可能比另一种更有效。然而，最终，外科医生最舒服的选择往往是最好的选择。正如 Charles Drake 常说的那样，手术方法的大部分优点在于手术经验。

对于绝大多数松果体区域肿瘤，我们倾向于幕下小脑上入路，尽管有一些改变。其他的方法，如枕部经天幕和半球间后纵裂入路，需要大量的枕叶牵拉，以充分显示松果体区域，这样做不必要地将视觉皮层置于受伤的危险中。资深作者（PN）采用内镜下经幕下小脑上旁正中入路，患者采用坐卧位。由本章的第一部分所述，这个传统的入路，包括了从枕外粗隆到上段颈椎的长切口，大的开颅以显露窦汇和横窦，还常常需要牵拉小脑半球，以给显微镜下长的手术通道提供足够的照明。我们已经发现，这种表面上的广泛暴露并不能显著改善手术的可视化，而且它会增加静脉、窦、窦汇和薄壁组织损伤的风险。相反，利用内镜与一个小切口和锁孔开颅术提供了全景和良好的照明视野，而无须使用牵开器。这种技术与显微镜下的手术方式形成了明显的对比，后者有时会给外科医生留下一种工作在长而暗的隧道末端的印象。

此外，使用旁正中入路可以更好地显示松果体区域，因为视野不受桥静脉和蚓部的阻挡（图24.11）。虽然前中央静脉通常可以安全地分开，但旁正中入路并不需要这样做。此外，天幕的陡度可能决定幕下小脑上入路是否可行；在旁正中入路中没有起到关键性的作用。这是因为天幕的陡度在中央最大，随着天幕的向外侧延伸，陡度逐渐减小。当外科医生是右利手时，我们通常更倾向于左侧开颅，这样内镜就可以放置在与主侧手相对的外部角落，以促进操作的舒适性和灵活性。在坐位手术中，小脑下垂，离开天幕（通过重力的牵引）后，打开一个天然的幕下通道。此外，由于自然张力，肿瘤进入视野，平面更清晰可见，因此不需要固定牵开器。

松果体肿瘤一般从深静脉复合体向下延伸，深静脉复合体包括前方的大脑内静脉，走行在肿瘤上方到达中间帆后部，与成对的 Rosenthal 基底静脉及枕部内侧静脉相连，向外侧延伸，形成 Galen 静脉。重力也使静脉压力最小化，这意味着小脑更放松，失血更少，而无论发生什么出血，都会随脑脊液一起从手术区域流出。

重要的是要注意，所有患者都采用坐位并不可行，尤其是那些卵圆孔未闭的患者，增加了空气栓塞的风险，还有那些高体重指数的患者，将他们放入坐位框架存在生理的约束。然而，除了这一小部分患者外，大多数患者都可以摆放这个体位，这对松果体手术来说是非常有利的。或者，内镜辅助下

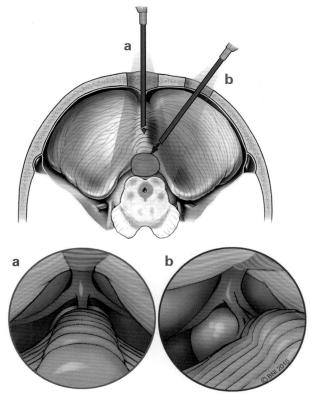

图24.11　入路选择。图示中线路径（a）和幕下小脑上旁正中路径（b）。中线路径可以被小脑蚓部和桥静脉阻挡，而旁正中路径提供了较少的视野阻挡

幕下小脑上旁正中入路也可以在公园长椅（或3/4俯卧）的体位进行。反对内镜下入路的论点主要集中在外科医生不熟悉内镜或麻醉师对患者坐位操作感到不舒服。在外科医生职业生涯的早期，他们可能会因为在狭窄的空间里在神经血管结构周围操作手术器械而感到沮丧，因为不管是否采用这个入路，都有大量重要的解剖结构必须要重视。然而，一旦陡峭的学习曲线过去后，内镜就成了外科医生医疗设备中一个有用的工具。这是资深作者（PN）的经验之谈，随着手术经验的丰富，病理的亚型（如一个病变多大或钙化或血供）变得无关紧要。因此，本质上幕下小脑上旁正中入路在内镜下变得更加有利，并让手术入路更加简化，对患者的影响更小。

■ 病例介绍

一位24岁的女性被转到我们的医院切除松果体肿块。2个月前，她曾因头痛、复视和晕厥等症状到社区医院就诊。当时，她接受了经右侧额叶第三脑室底造瘘术（ETV）和松果体组织活检，手术后并发急性硬膜下血肿，需要大的开颅手术进行清除。组织病理学分析确定病变为世界卫生组织分类的Ⅱ级中间分化松果体实质肿瘤（PPT）。当我们第一次在我们的诊所看到这个患者的时候，她还在从轻微的左侧无力和一些残留的抓握无力中恢复，她抱怨说随着体位的快速变化会导致持续的头痛和几乎晕厥发作。其余的神经系统检查都很正常。她进行了术前超声心动图与气泡研究，以评估卵圆孔未闭，其结果被证明是阴性的。

■ 解剖和治疗考量

MRI显示在松果体区域有一个巨大的（3cm×2cm×2cm）强化的肿块，位于顶盖的后部（图24.12）。肿物主要位于第三脑室后1/3处，可见其扩大了小脑上方的自然通道。考虑到患者的年龄和活检的病理结果，我们认为行全切除是必要的。有些人可能会认为直窦太陡，不适合经幕下小脑上入路，但正如

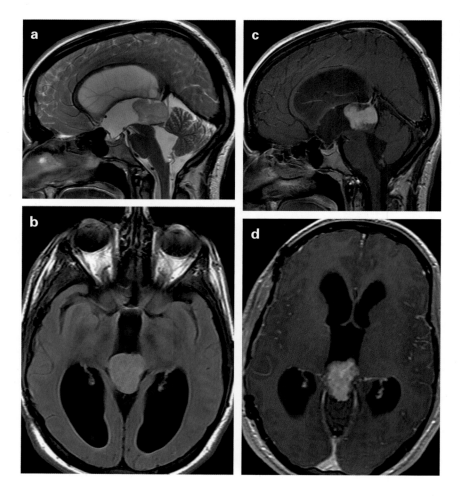

图24.12 术前图像。（a）矢状位T2加权像。（b）轴向自由水抑制相。（c）矢状位T1增强和（d）轴位T1加权MRI显示一个明显强化的松果体区肿瘤位于第三脑室后1/3处，导致肿块效应并占据了顶盖后方，导致脑室扩大。之前因硬脑膜下血肿行右侧开颅手术的痕迹也很明显

我们之前所指出的，这在使用旁正中路径时并不是一个障碍。因此，我们建议采用幕下小脑上旁正中入路锁孔开颅，经内镜下手术切除此肿块。

■ 技术描述

术前置入腰大池引流管。在麻醉状态下，患者放置了心前区多普勒探头和一条中心导管，以监测是否有空气栓塞。她采用屈曲坐位，头部用 Mayfield 头架固定。在术前 MRI 的基础上，应用图像引导定位窦汇和横窦。距离中线 2~2.5cm 处做一个 4cm 的旁正中直切口，切口开始于略高于横窦水平并向下延伸。然后进行锁孔开颅术（2cm×2cm，图 24.13a），暴露横窦下方和小脑上部的硬脑膜。以横窦为基底，以倒 U 形打开硬脑膜。随着重力的作用和脑脊液的吸除，小脑松弛良好，展现出一条宽敞的手术通道（图 24.13b）。小脑用长型 Telfa（Medtronic 公司，Dublin，Ireland）垫片（一层棉绒包绕着打有孔眼的防水塑胶薄膜）保护，将 0° 内镜置于垫片上方。不需要牵开器，所有的桥静脉和小脑前中央静脉都予以保留。Rosenthal 基底静脉外侧可见一个大的松果体肿瘤（图 24.13c）。此时，使用双手显微外科技术分块切除肿瘤（图 24.13d），助手将内镜置于开颅骨窗的左

上角。在手术区域进、出操作过程中，内镜始终跟随器械走行，以保证器械的尖端被观察到。使用任何工具时避免左右摆动，以防止在内镜无法观察到的情况下而造成组织结构的医源性损伤。获取标本进行冷冻和永久病理评价，其余的肿瘤被小心地环形切除。手术结束时，将 30° 内镜置入术野，使外科医生能够看到第三脑室，并确认整个肿瘤已被切除（图 24.13e）。在充分的冲洗和止血后，一块 DuraGen（Integra LifeSciences 公司，Plainsboro，NJ）人工硬膜被放置在硬脑膜下，硬脑膜替代材料用 4-0 尼龙缝线进行水密性缝合。骨瓣复位，用钛板固定，用间断的聚乳酸针和连续的尼龙线缝合头皮。腰大池引流管引流速度为 5mL/h，术后放置 1 天。

■ 术后管理

术后即刻患者出现轻度左旋前肌漂移，术后第 2 天消退，瞳孔反应好，大小对等，共轭注视时眼外肌完整，无复视。MRI 显示肿瘤完全切除。病理结果与中间分化松果体实质肿瘤（PPT）一致。术后第 8 天，患者尽管接受了 ETV 治疗，但仍出现了脑积水，症状加重，需要放置左侧顶枕部侧脑室 - 腹腔分流管。手术 1 个月后，她出现癫痫，被送往急诊科；

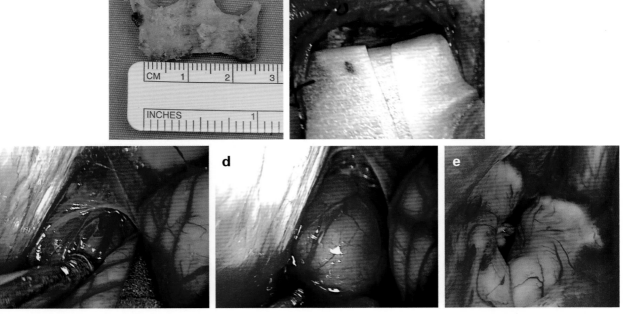

图 24.13　术中所见。内镜下经幕下小脑上旁正中入路切除松果体区肿块的图像。（a）锁孔开颅骨瓣大小约为 2cm×2cm。（b）硬脑膜开放和手术通道。（c）打开覆盖肿瘤的蛛网膜，肿瘤右侧可见 Rosenthal 基底静脉。（d）术中显露松果体肿瘤，左侧为天幕，右侧为小脑。（e）肿瘤全切除后的空腔

第八部分
颅底后下区域肿瘤

第二十五章　脑干（脑桥中脑）

Walter C. Jean

牟永告　蒋小兵 / 译

关键词：脑干，脑桥，小脑幕，Galen 静脉，海绵状静脉畸形

■ 病例介绍

一位 69 岁男性，主诉头晕，视力模糊，口腔周围麻木 2 个月。患者既往有黑色素瘤病史，大约 8 年前他接受了上背部黑色素瘤切除术。术后他没有接受进一步的治疗，比如化疗。在体格检查时，发现他的脸上有轻微的麻木感，步态也不稳。其余查体无特殊。患者的磁共振成像（MRI）显示在脑桥连接处有一个囊性病变，没有可见的实性成分（图 25.1）。

问题

1. 根据 MRI 的发现和患者的病史，鉴别诊断是什么？

2. 有什么家族史问题需要询问来帮助我们鉴别诊断吗？

3. 考虑到病变的位置和他的体格检查，最合理的处理是什么？

■ 诊断和评估

在成人脑干病变的鉴别诊断中，可以通过 MRI 表现立即排除其中两个：神经管原肠囊肿在 T1 表现为高信号，海绵状畸形表现为含铁血黄素的异质性。尽管缺乏实质性成分，血管网状细胞瘤仍然值得考虑。因此，有义务询问患者的家族史，即使他的家族没有血管瘤，也不能完全排除血管网状细胞瘤的可能。然而，对这个患者最有可能的诊断是原发性脑干胶质瘤和转移瘤。考虑到他有黑色素瘤的病史，更偏向后一种诊断。

由于没有实性结节，活检变得相当困难，而囊肿使单独放疗可能无效。因此，决定通过立体定向穿刺引流囊肿液体，希望从液体样本中得到细胞学诊断，并减少肿块的总体体积，使放射治疗可行。活检针经额部钻孔通过大脑脚进入囊肿，大约抽出 20mL 的黄色液体。不幸的是，液体的内容物没有做出诊断，但随着囊肿壁的塌陷，患者接受了放射治疗（5400cGy 6 周），临床诊断考虑为转移瘤。

这样，患者的神经系统症状恢复正常，直到整整 1 年之后，他开始感到腿部无力，导致经常摔倒，并开始出现吞咽困难。体格检查显示下肢无力，更

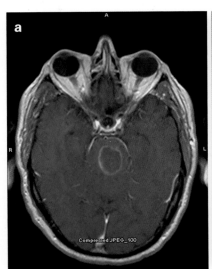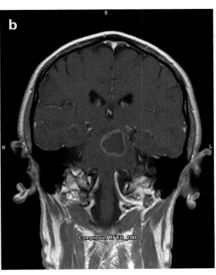

图 25.1　入院时的 MRI。（a）轴位和（b）冠状位 MRI 显示囊性占位，无可见实性部分

多的是在右边，并且双侧咽反射消失。虽然患者体部的影像学显示没有任何系统性癌症，但脑部 MRI 显示囊肿复发，但这次是与左侧脑桥的明显实性病变有关（图 25.2）。

由于放射治疗不再是一个可行的选择，患者选择了外科治疗，以对抗预期的症状和放射进展的肿瘤。

■ 解剖和治疗考量

随着囊肿附近的实体瘤的发展，对肿瘤进行活检和反复引流囊肿的联合手术是可行的手术选择。进一步的治疗将取决于肿瘤的组织病理学特征。有几个问题需要考虑：由于放疗不再是可能的，除非肿瘤对化疗有反应，否则囊肿很可能会重新积聚。尽管患者的全身检查未检测出任何系统性癌症，但主要诊断上考虑仍然是肿瘤可能是转移性的。由于很少有（如果有的话）仅靠化疗就能控制的转移性脑瘤，在活检后进行化疗的想法存在明显缺陷。这种选择只能被认为是姑息治疗。

另一种选择是手术切除整个囊性肿瘤。这种方法的成功不仅取决于肿瘤的类型，还取决于肿瘤边缘和脑干之间的解剖关系。成人脑干手术的结果数据大多与海绵状畸形有关，对于海绵状畸形，病变与脑干之间有明确的界线。这个患者的肿瘤和脑干之间的边界可能不那么清晰，因为肿瘤边界都可能因一年前的放疗变得不清楚。

患者的症状迅速恶化，从一个工作和生活都完全正常的人，变成了一个需要完全依赖护理人员的患者，这可能影响了患者的决定。在两种都有明显缺陷的选择之间，他选择了更积极性的一种，并抱着微弱的希望，希望在"最好的情况下"，他能够保持或恢复他的功能独立性。患者充分了解除了最好的结果之外，任何其他后果都可能意味着严重的新神经功能缺陷，并且可能需要气管切开术和胃造瘘术来维持基本的生理功能。

该患者的肿瘤主要位于脑桥中脑连接处。实性成分在脑桥从中线向左延伸，囊性部分向间脑延伸。实性肿块接近于左侧三叉神经根入口下方的表面，而囊肿接近于脑干表面，位于下丘下方的中线部位髓帆的下方。滑车神经的出脑干处就在这个区域的外侧。设计入路的关键是找到一个方法进入脑干，以最安全的方式，达到肿瘤表面附近的地方，但手术通道必须为脑桥中实质成分以及向上延伸的囊性部分提供足够的暴露。

入路选择

如前所述，几乎所有关于成人脑干手术的文献都与切除海绵状静脉畸形有关，而进入脑干的"安全进入区"的概念也由此产生。这些区域仅仅是运动纤维和脑神经核相对较少的区域，在这里切开脑干理论上造成的损害最小。尽管逻辑上我们应该从离脑干表面最近的病灶处切开脑干进入，但仅仅设计到这一点的手术方法可能导致危险的路径才能到达肿瘤中心（即目标病灶）。进入脑干的点必须与到达目标的最安全的轨迹结合考虑。因此，与大多数颅底肿瘤不同的是，这种肿瘤的进路是一步一步考虑的。对于这个脑干肿瘤，该方法的设计有两个步骤：（1）外科手术进入脑干；（2）从脑干进入点到靶病灶。我们必须首先确定进入脑干的最安全的点，

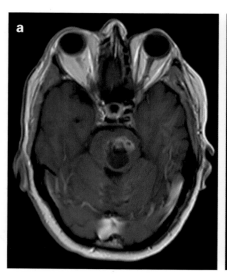
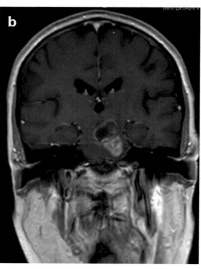

图 25.2 1 年后复查 MRI 情况。（a）轴位和（b）矢状位 MRI 显示之前这一例囊性病变患者在放射治疗后情况。此时患者肿瘤在左侧有实性部分

然后设计合适的暴露点来达到这个点。

　　因为我们的肿瘤远离桥腹侧面，腹侧面上的安全进入区域不作考虑。桥延沟的进入位点可通过远外侧枕下入路到达（图25.3a），与三叉神经相邻的颅中窝上方进入位点可通过膜髓帆入路到达（图25.3b）。但是这两种方法都很难到达患者肿瘤的中脑上部。同样，任何具有直的上-下或下-上轨迹的

手术通道都可以排除，因为很难到达肿瘤顶端。

　　从逻辑上讲，我们接下来必须考虑外侧入路。脑桥中部水平的外侧进入点将首先到达实性部分，而"三叉神经周围"安全进入区将适合于此目的（图25.3）。许多外科医生都描述过三叉神经根周围的进入部位，并给这些部位不同命名。例如，Ferroli等描述使用乙状窦后开颅到达"三叉神经下方"三叉神

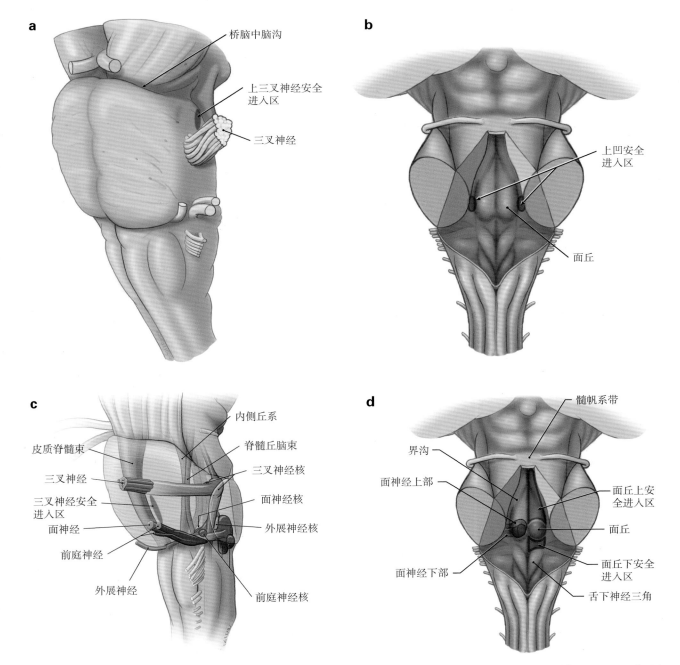

图25.3　脑桥手术安全进入点。（a）腹外侧观显示桥延沟和三叉神经根部上方的脑干安全进入区。（b）脑桥背侧面观显示菱形窝上部的安全进入区，由小脑上脚、面丘和界沟组成边界。（c）三叉神经轴位安全进入区和（d）本例患者选择的面丘下安全进入区

经根进入点，而 Zenonos 等通过颅中窝开路颞下小脑幕裂孔到达三叉神经上方的进入位点（图 25.3a）。使用颞下通道切开小脑幕的想法非常有希望，因为它不仅提供了一个接近三叉神经的安全进入区域，而且也为切除整个病变提供了足够的暴露。

另一种选择是先清除囊肿，合理的安全进入区域是下丘区域（图 25.3d）。顾名思义，这个区域位于面丘下点的下缘和滑车神经的出口之间。要到达这个进入区，必须考虑幕下小脑上入路，但是小脑幕会将外科医生的视线限制在上、下交界的区域，而且就像之前考虑的具有类似的方法一样，这种方法很难到达整个病灶。另一种方法是通过大脑半球间小脑幕入路到达下丘进入区。这种入路的主要缺点是深部静脉，包括 Galen 静脉阻挡于在外科医生和目标之间。然而，如果能在手术通道内安全地解剖和保护这些静脉，这种方法将为进入通道和整个病灶提供良好和直接的暴露。

选择入路

对于这个患者来说，首先到达囊性部分有明显的优势。囊肿液的释放总是为外科医生提供病灶部位的确认，而且常常会导航指引下在正常脑干功能区搜寻肿瘤的高度担忧下为外科医生缓解焦虑。其次，在我们患者肿瘤的两个部分之间，囊肿更接近脑干表面（在下丘区域），而不是实体部分（在三叉神经周围区域）。最后，囊肿通常被认为是肿瘤的"弱侧"，更适合手术入路，因为囊肿腔本身提供了很好的暴露整个肿瘤的机会，因为它是一个空的空间，可以转化为外科医生的"工作通道"。

基于这些原因，我们选择经半球间小脑幕入路进入脑干的下丘安全区来切除肿瘤。

问题
1. 从哪一边接近这个肿瘤？
2. 如果要选择一种半球间入路，如何为患者进行手术定位？
3. 对于可能的结果，应当对患者和他的家人设定什么样的期望？

■ 技术描述

由于这个特殊的肿瘤实体部分向下凸向左侧，因此选择从右侧对侧入路为外科医生提供一条直线的视线。患者取侧位，右侧朝下。颈部被放置在一个

完全中立的位置，没有屈曲或旋转到任何一边。利用体表标志和神经导航估计横窦位置。做一 U 形切口，皮瓣以外侧为基底，覆盖右侧枕叶（参见"入路三要素"）。

入路三要素
通道：半球间
开颅：枕部
改良：天幕切开

在对皮肤、腱膜和骨膜进行翻折后，用神经导航识别横窦和上矢状窦。在上矢状窦的中线上打两个钻孔，另外两个在侧面。将矩形骨瓣（约 5cm×3cm）抬高，并小心翼翼，以免侵犯上矢状窦。硬脑膜以外侧为基底以 U 形打开，远离上矢状窦（图 25.4a）。

重力下的脑回缩使同侧枕叶向外侧移动，因此要小心地进行半球间裂的解剖，以免损伤皮质静脉（参见"手术设置"）。正如预测的那样，在 Trolard 静脉的后面没有遇到从皮质到上矢状窦的桥静脉。大脑镰清楚可见，用牵开器以获得更多的左侧暴露。然后大脑镰向下紧接着小脑幕。一旦确定了直窦，就在它的外侧做小脑幕切口，大约从直窦的中点一直到小脑幕切迹。双极电烧灼足以止住沿切口的幕静脉出血（图 25.4b）。

一旦幕被切断，注意力就集中在 Galen 静脉和直窦上。仔细解剖该区域蛛网膜，显露 Galen 静脉，目的有两个：(1) 观察并保护；(2) 观察深静脉后方的脑干顶盖（图 25.4c）。上蚓极轻地向下收缩，右侧下丘清晰可见（图 25.4e）。

手术设置
体位：侧位，同侧朝下。
切口：U 形，以同侧为基底，向下。
骨窗：枕骨开颅术，中线钻孔。
硬脑膜切开：U 形，以外侧为基底。

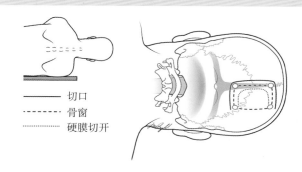

　切口
- - - 骨窗
…… 硬膜切开

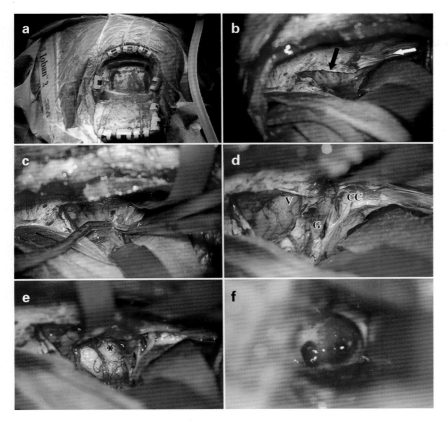

图 25.4　术中情况。（a）右枕开颅，计划的硬膜切开以紫色记号笔标记。硬膜瓣朝向底部，中线部位切开平行矢状窦。（b）枕叶在重力作用下向右侧移位，显露大脑镰和小脑幕。黑色箭头指示小脑幕切开处；白色箭头指示直窦。（c）分离覆盖 Galen 静脉的蛛网膜。（d）可见 Galen 静脉（G）和胼胝体压部（CC）。通过后方经胼胝体入路可以提供更好的上方至下方的视野，理论上对显露肿瘤的下部有益处，但是深静脉也会在手术通道中。V 是小脑蚓部的上方。（e）牵开小脑蚓部，可见右侧下丘。计入脑桥的区域恰好在此下丘的下方。（f）打开囊壁引流囊液后，左侧的肿瘤可以清晰见到（术野中心）

此时，导航被用来确认下丘进入区域。在上髓帆附近做切口，进入第四脑室上部，并在此向脑干做一个小切口。导航系统随时引导解剖的轨迹，最后，一股黄色液体显示了肿瘤囊肿的位置和入口。内镜被用来检查囊肿的内部。在囊肿的对面（左边）壁，有一个红色的结节，这为切除提供了一个良好的切除起始位置（图 25.4f）。在显微镜下，结节的基底部使用双极电凝，并用显微外科技术抬起结节。切除这个小结节后发现了肿瘤本身更深的实性部分，它位于脑桥的左侧，就在红色小结节的下方。这个实性成分被仔细地从脑干实质中分离出来，同时，内镜双极被用于分离来协助这一操作。肿瘤的任何部分都没有可辨别的"包膜"，不容易从脑干分离出来，而且在所有部位都以"羽毛扫动"的方式进行分离。在实性成分被移除后，在 360° 视野中检查囊肿壁的其余部分，明显不正常的区域也予以切除。切除过程中脑干神经生理信号无任何变化。本文附带了该操作的视频编辑版本（视频 25.1）。

瘤腔仔细检查止血，必要时，使用非常低电流的双极电凝在来止血。小脑幕的切缘无须缝合。硬脑膜缝合重新闭合，硬脑膜移植物重叠缝合覆盖缺损部位。重新放回开颅骨瓣，关闭其余软组织。皮肤连续水密缝合。术后 MRI 显示近全切除，下缘可能有小的残余（图 25.5）。

手术要点

1. 由于在前一章中已经讨论过脑半球间经小脑幕方法的细节，此处的"要点"将仅限于此特例。保持在下丘区域的"安全进入区"，一个更"自上而下"的轨迹可能会提供更好的可视化和更多的暴露在肿瘤的最下端。这种自上而下的轨迹可以由后经胼胝体入路提供，但这条路径会将深静脉和 Galen 静脉直接置于外科医生和目标物之间（图 25.4）。因此，为了切除肿瘤，我们选择 Galen 静脉后方和下方更靠外侧以及更少由上而下的通道。为这个手术准备一个角度内镜是至关重要的，以克服为了看到肿瘤的下极遇到的任何困难。

2. 对手术预期的管理上，患者家属术前谈话告知应超出通常程度。患者的选择在一开始就很有限：什么都不做，肿瘤的生长肯定会导致死亡；选择手术，他很可能会因为手术而有严重的残疾。最后，他选择了积极面对，而不是坐以待毙，希望会发生"最好的情况"，并且可以维持一些功能独立性。

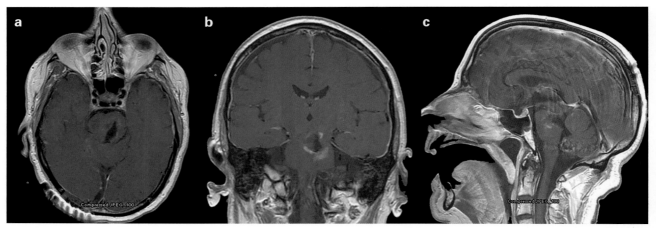

图 25.5 术后 MRI。（a）轴位、（b）冠状位和（c）矢状位 MRI 显示右侧上方至左侧下方的手术通道。手术获得肿瘤的近全切除，下极有薄层的残留。脑桥的进入点在 c 图中显示，位于下丘的下方

■ 术后管理

患者术后仍需插管，并出现明显的四肢瘫痪，但左侧在第 1 周内迅速好转。由于此时唤醒受损，他的动眼能力无法测试。到第 2 周时，明显需要气管切开和胃造瘘，但他的警觉性、注意力和左侧力量持续改善。在手术后的第 3 周和第 4 周，出院的时候，他已经可以通过说单词来回答问题，并且恢复了右侧活动能力。

组织病理学诊断为"弥漫性中线胶质瘤伴组蛋白 H3–K27M 突变"。这是 2016 年世界卫生组织（WHO）中枢神经系统肿瘤分类中最新描述的肿瘤实体，尽管该分类中的肿瘤形态具有明显的异质性，但该分类中的肿瘤与侵袭性临床行为有关。

■ 可能的并发症及相应处理

正因肿瘤和脑干的边缘不清，这名患者接受的放疗只会让情况变得更糟。由于脑桥上密密麻麻地挤满了无数的脑神经核和神经纤维，这项手术的潜在并发症几乎是不可计数的，包括动眼神经麻痹、面瘫、运动无力等。手术开始时的计划是在手术后保持插管。不幸的是，在术后相当长的一段时间内，他都处于昏迷状态。术后 1 周内行气管切开术和胃造瘘有助于动员患者，对于持续偏瘫患者，预防静脉血栓形成是重要的。

观点

Robert F. Spetzler

■ 概述

尽管上一节中介绍的方法非常合理，但我不会选择这条路线。然而，在讨论手术方法之前，进行手术的决定值得评论。

讨论这种病变的鉴别诊断是最合适的。从囊肿液中获得诊断的可能性很小，因此进行立体定向穿刺的风险是使我不选择给患者穿刺的原因。此外，在最初的介绍中，我会考虑两种选择，开放手术或集中放疗。由于血管网状细胞瘤的诊断不太可能，而转移性或侵袭性原发肿瘤的诊断是最有可能的，我建议伽马刀（Elekta AB，Stockholm，Sweden）放射治疗作为最好的治疗方案，其风险最小，对患者的潜在益处最大。

1年后复发和严重恶化，患者面临高风险手术或进一步姑息治疗的艰难选择，后者不太可能产生积极作用。活下去的意愿在我们这个物种中天生是强烈的，大多数患者会抓住任何救命稻草，哪怕机会渺茫。患者最终选择继续手术。手术进行得很顺利，达到了明确诊断和最大切除的目标。尽管如此，患者在术后神经功能缺失方面付出了巨大的代价，而延长患者生命质量的问题仍无答案。

虽然我也会建议对这个患者进行手术，但我的入路应该是外侧小脑上幕下（SCIT）路径。这种入路的优点包括无须牵拉，从而最大限度地降低同侧偏盲的风险，不存在损伤关键静脉的风险，并且在病灶的侧面有一个可耐受的入口，避免使用四叠体压板。下面的病例说明了这种方法及其固有的优点。

■ 病例介绍

一位62岁男性病患，以头痛、右侧弱视、复视及辨距不良为表现。MRI显示脑桥出血病变延伸至中脑，诊断为海绵状畸形很容易（图25.6，图25.7）。手术顺利（图25.8~图25.13），患者恢复良好（图25.14）。

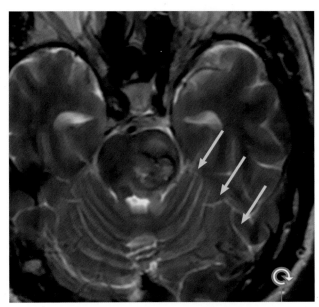

图25.6 轴位MRI显示脑桥大的海绵状血管畸形，伴有周围水肿。箭头指示小脑幕位置，分开幕上和幕下空间

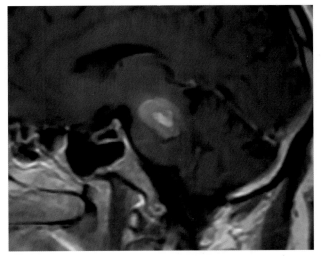

图25.7 矢状位MRI显示海绵状血管畸形的范围和出血

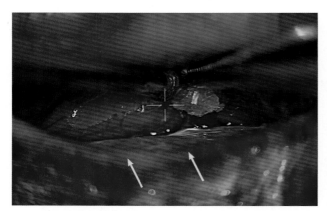

图 25.8 患者仰卧位，转头，小脑从天幕和外侧窦轻柔分离以到达环池。通过患者体位利用重力，而不需要用牵开器牵开横窦（箭头）

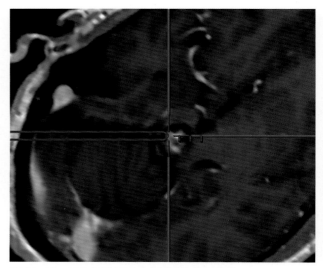

图 25.11 影像导航显示手术投影和外侧通路

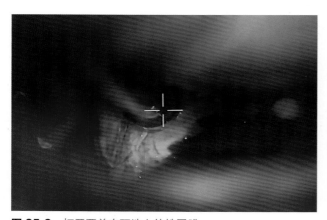

图 25.9 打开覆盖在环池上的蛛网膜

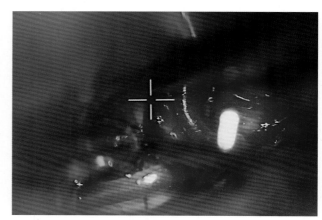

图 25.12 从外侧打开中脑内侧丘系

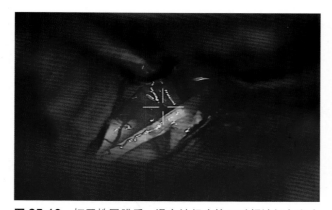

图 25.10 打开蛛网膜后，滑车神经（第四对颅神经）和小脑上动脉分支可见

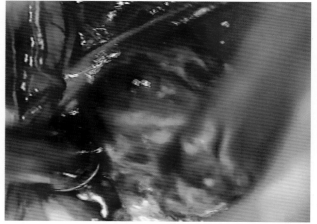

图 25.13 分离移动和切除海绵状血管畸形。手术中不需要任何牵拉

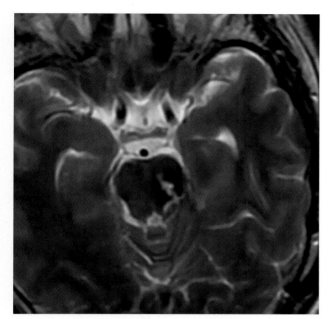

图 25.14 术后 MRI 显示进入点以及全切除病变

■ 评论

在上一节中已经充分讨论了该部位病灶的合适入路，并且使用 SCIT 的优点是多方面的：（1）仰卧位（或侧位，取决于颈部灵活性）患者的体位避免静脉充血；（2）术者坐姿舒适；（3）沿天幕直达病灶；（4）对深静脉引流无风险；（5）对枕叶无风险；（6）中脑外侧开口耐受性强，避免神经缺陷；（7）能够通过切断幕向上方延伸至室间孔，并将切口向下延伸至脑桥。

重要的建议包括显露横窦走行，以便它可以牵拉（图 25.8），避免突出，以提供更好的视野和更少的深部牵拉。此外，良好的照明有助于在小的、深的、凹入的通道中实现病变的辨认。

■ 参考文献

[1] Abla AA, Benet A, Lawton MT. The far lateral transpontomedullary sulcus approach to pontine cavernous malformations: technical report and surgical results. Neurosurgery 2014;10(Suppl 3):472–480.

[2] Ferroli P, Schiariti M, Cordella R, et al. The lateral infratrigeminal transpontine window to deep pontine lesions. J Neurosurg 2015;123(3):699–710.

[3] Solomon DA, Wood MD, Tihan T, et al. Diffuse midline gliomas with histone H3-K27M mutation: a series of 47 cases assessing the spectrum of morphologic variation and associated genetic alterations. Brain Pathol 2016;26(5):569–580.

[4] Yagmurlu K, Kalani MYS, Preul MC, Spetzler RF. The superior fovea triangle approach: a novel safe entry zone to the brainstem. J Neurosurg 2017;127(5):1134–1138.

[5] Yagmurlu K, Rhoton AL Jr, Tanriover N, Bennett JA. Threedimensional microsurgical anatomy and the safe entry zones of the brainstem. Neurosurgery 2014;10(Suppl 4):602–619, discussion 619–620.

[6] Yang X, Ren YM, Hui XH, Liu XS, Wu WT, Zhang YK. Application of technical strategies for surgical management of adult intrinsic pontine gliomas: a retrospective series. Int J Clin Exp Med 2015;8(4):5175–5185.

[7] Zenonos GA, Fernandes-Cabral D, Nunez M, Lieber S, Fernandez-Miranda JC, Friedlander RM. The epitrigeminal approach to the brainstem. J Neurosurg 2018;128(5):1512–1521.

第二十六章　脑干（延髓脑桥区）

Karolyn Au, Jacques J. Morcos

陈凡帆 / 译

关键词：海绵状血管畸形，远外侧入路，枕骨髁，两点法，内镜经鼻经斜坡入路

■ 病例介绍

31 岁女性，既往体健。突发头痛伴有右手和手臂刺痛。一天后，出现言语不清和右侧肢体的笨拙不灵活。随后两天症状持续性进展，遂到急诊就诊。体格检查提示感觉正常，面部运动对称，悬雍垂和伸舌居中。右侧轻偏瘫，上肢肌力 IV 级，下肢肌力 IV + 级。头部 CT 平扫提示脑桥腹侧偏左侧高密度病灶（图 26.1）。

> **问题**
>
> 1. 根据 CT 影像，还需要完善什么检查？
> 2. 什么解剖结构对应患者的神经系统表现？
> 3. 患者是否需要外科干预？或者观察对她是否是一个更好的选择？

■ 诊断和评估

根据 CT 影像鉴别诊断应包括：海绵状血管畸形（或称海绵状血管瘤）、动静脉畸形、血栓性椎基底动脉瘤伴脑干压迫和出血性轴内（脑实质内）肿瘤，如转移瘤、高级别胶质瘤。进一步的检查需要完善增强磁共振成像（MRI）和血管造影。

增强 MRI 显示不强化的脑干实质内病灶，T1 和 T2 都呈混杂信号，与海绵状血管瘤吻合（图 26.2）。磁共振血管成像未显示病灶内有充盈，仍然支持海绵状血管瘤的诊断。为了排除高流量血管病变，进行了血管造影，也未见任何异常。为了了解身体其他部位有无血管性或者肿瘤性病变，完善了体部的 MRI，没有显示有明确的海绵状血管畸形或者转移病灶。

明确脑内海绵状血管瘤的自然史是一件困难的事情，因为这些疾病的差异性，包括不同人群、诊断标准、不同研究中的结果评价方法等。而且大部

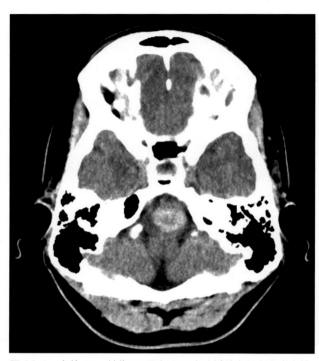

图 26.1　术前 CT。轴位 CT 平扫显示在脑桥前方的高密度病灶

分研究结果都是回顾性的，使出血风险的评估很困难。然而，这个疾病的某些模式是确定的：曾经出血史是未来症状性出血的危险因素，大量的研究表明脑干的海绵状血管畸形有着较高的出血风险。一项 Meta 分析表明，跟非脑干区未出血和无神经功能缺损的海绵状血管瘤相比，脑干海绵状血管瘤危险比为 1.8。并且，既往有出血或者神经功能缺损的海绵状血管瘤 5 年内的风险比高达 10.2。从另外一个角度看，这一类患者的 5 年出血率为 30%。

患者表现为脑桥下方的实性海绵状血管畸形伴有症状性出血。继发于急性出血后的占位效应和水肿反应逐渐下降，患者在后续 1 个月中几乎接近完全康复，仅仅表现为右侧上肢的轻偏瘫。考虑到前述疾病的自然史情况，我们推荐患者接受外科手术治疗。手术目的是切除病灶防止反复出血导致的神经功能恶化，以及避免新的神经功能损伤。

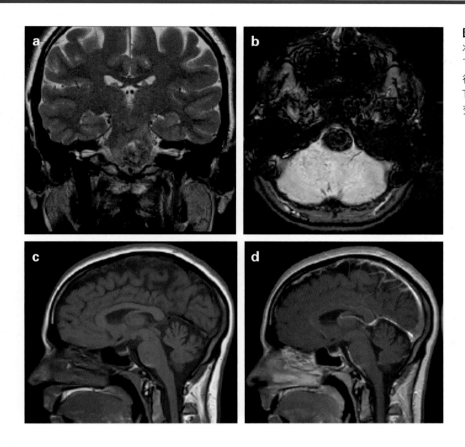

■ 解剖和治疗考量

海绵状血管畸形位于脑桥基底部的尾端，从脑桥中部腹侧至桥延交界处。皮质脊髓束的纤维占据了脑桥杯盖部的大部，并被脑桥横行纤维包围，脑桥的核团位于这些白质显微的深部（图 26.3）。这个血管畸形位于偏左侧，解释了患者右侧肢体的偏瘫症状。畸形延伸至脑桥腹外侧的软膜的表面，此浅表的点是进入病变而避免损伤正常脑干实质的最安全区。三叉神经根部可以从脑桥的腹侧旁中线进入脑桥中部，同时进入脑干的水平位于病变的喙部（前极）。面神经和前庭蜗神经从延髓脑桥沟出脑干，向前外侧进入内听道；病变尾侧向下延伸超过此水平。基底动脉主干沿着脑桥腹侧表面上升，供应穿支动脉。一条明显的静脉结构在病变腹侧可见，邻近基底动脉。

入路选择

达到脑桥腹侧的路径包括岩骨前入路和侧后方入路。岩前入路需要颞部开颅和前岩骨的切除。硬膜外抬起颞叶时应当小心，避免过度牵拉岩浅大神经和 Labbé 静脉。此入路能提供直接的至脑干腹外侧的脑干表面，术者可以在面 / 前庭蜗神经（Ⅷ）复合体的内侧操作。此入路的缺点是对内听道平面以下的病变难以延伸到达。另一个选择，是后方的岩骨后切除，通过磨除岩骨的迷路后部分，可以显露整个目标区域。然而，这种广泛的骨质磨除耗时且没有必要。

选择入路

尽管传统的乙状窦后入路对显露此病变所需的前方的视野很有限，但乙状窦后开颅可以改良，包括磨除枕骨大孔边缘至枕骨髁。参考远外侧开颅能为术者提供良好的视野，通过侧后方的通道达到整个脑干下方，而无须大量地切除骨质。

> **问题**
>
> 1. 此患者选择哪个入路？
> 2. 在远外侧入路中，在颅颈交界部位，可能会遇到什么骨性和血管的解剖变异？
> 3. 一些海绵状血管瘤合并有发育性的静脉畸形。在切除海绵状血管瘤时，如何处理这些静脉结构？

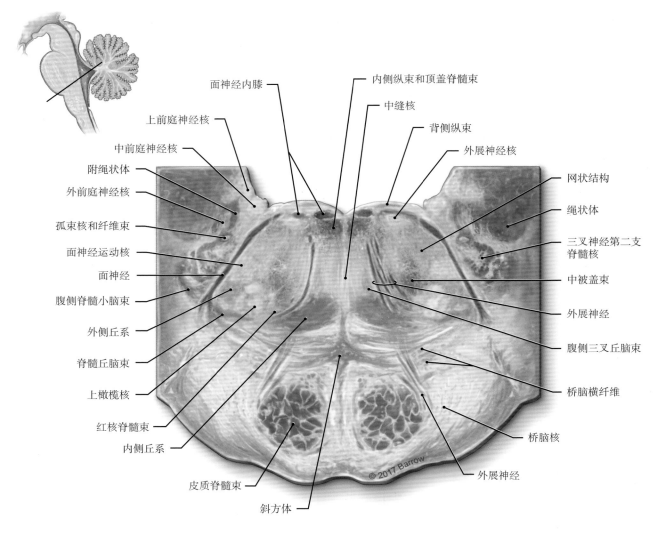

面神经内膝

上前庭神经核

中前庭神经核

附绳状体

外前庭神经核

孤束核和纤维束

面神经运动核

面神经

腹侧脊髓小脑束

外侧丘系

脊髓丘脑束

上橄榄核

红核脊髓束

内侧丘系

皮质脊髓束

斜方体

内侧纵束和顶盖脊髓束

中缝核

背侧纵束

外展神经核

网状结构

绳状体

三叉神经第二支脊髓核

中被盖束

外展神经

腹侧三叉丘脑束

桥脑横纤维

桥脑核

外展神经

© 2017 Barrow

图 26.3 经面丘的脑桥尾侧横切面

■ 技术描述

对该患者采取远外侧入路，并且进行了改良。包括枕下和乙状窦后开颅术，以及枕骨大孔至枕骨髁开放术（参见"入路三要素"）。C1 椎板切除未做切除。标准的麻醉技术室脑组织松弛是必须的，电生理监测包括体感诱发电位、运动诱发电位，脑干听觉诱发电位用于警示神经功能的损害。

入路三要素

通道：后（下）外侧。
开颅：乙状窦后。
改良：小部分枕骨髁磨除，显露乙状窦。

为了避免坐位手术易于引起静脉空气血栓，患者采取右侧卧位（左侧朝上），3/4 俯卧位。此体位有助于重力下的小脑半球牵引以显露手术通道。患者胸部以置于腋下的胶垫支撑，右侧上肢吊带悬吊于手术床一端。通过 4 个步骤获得满意的头位：（1）嘱患者向前屈曲显露枕下区域；（2）头向右侧倾斜获得左侧肩部旁的操作空间；（3）面部向地面旋转使枕下平面升高；（4）向上方移动使左侧寰枕关节打开。在不过度牵拉颈丛的情况下，左侧肩部轻柔地向下颌前方牵拉。患者安全地固定于手术床便于左右转动，通过升高手术床上半身使头部抬高（反向 Trendelenberg 位）。无框架立体定向导航系统进行术前注册（参见"手术设置"）。

手术设置

体位：3/4 俯卧位，右侧位于下方便于左侧入路。

切口："拐杖"形中线从 C2 至枕外隆突上，侧方至如图所示的位置，下方至乳突尖。

骨瓣：枕下开路，侧方至乙状窦，下方至枕骨髁。

硬膜：宽基底朝向外侧 U 形。

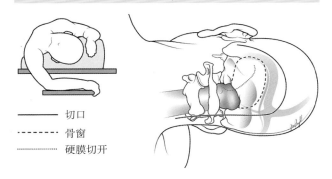

切口 ——

骨窗 -------

硬膜切开 ·········

切口自 C2 棘突开始，沿中线至枕外隆突上 2cm，向外侧走行至乳突，向下至乳突尖。沿正中线切开，减少对肌肉的损伤，保留一条肌肉袖套于上项线处便于关颅时缝合，肌肉向外侧翻起，辨认乳突和二腹肌沟，向下方显露枕骨大孔边缘。在中线显露 C1 后弓，辨认骨性标志，然后继续分离至显露椎动脉。无须破坏 C2 棘突附着的肌肉。肌肉瓣以大拉钩牢固牵拉翻向下外侧，减少体积对视野的阻挡。

颅骨磨除开始于横窦乙状窦连接的交角，朝向二腹肌沟形成一条骨槽。用大的金刚钻高速钻孔，显露乙状窦内侧的硬膜。硬膜外操作完成后，抬起成形的骨瓣，尽量暴露下方硬膜。进一步磨除乙状窦内侧缘骨质，显露整个乙状窦内侧缘，从靠右侧中线部位至左侧枕骨髁处进行骨质磨除以打开枕骨大孔。在向枕骨髁进行磨除的时候，助手帮助用牵开器轻柔牵开椎动脉。枕骨髁导静脉出血以压迫和止血材料止血，扩大侧方显露的界线。就此患者而言，无须磨除 C1 即可获得头端的视野。

先在枕骨大孔的下方做一个小的切口，使脑脊液能够释放，松弛颅后窝压力。向头端沿左侧小脑表面向腹侧剪开硬膜，在末端剪开短的横行切口，在侧方形成宽阔的 U 形基底。在硬膜瓣的基底缝合固定确保最大的牵拉。舌下神经和迷走神经的神经根从而得到辨认，锐性分离包绕它们的蛛网膜，使小脑下垂。向头端继续分离，显露面听神经和三叉

神经。

神经导航探针置于Ⅶ/Ⅷ复合体上下的脑桥腹外侧，证实畸形团在更加下方的水平。从Ⅶ/Ⅷ和Ⅸ/Ⅹ之间的空间观察脑桥表面，可见一支粗大的静脉以及外展神经。在外展神经的外侧和静脉的尾侧稀少的软膜血管予以电凝和锐性分离，方向平行于脑桥的横行纤维（图 26.4，图 26.5a）。进入血肿腔，锐性和钝性分离结合，将畸形团从周围胶质增生带上分离（图 26.5b）。用肿瘤钳抓取，并利用对应邻近区域组织对抗牵拉，将畸形团拖曳至血肿腔（图 26.5c）。考虑到位于脑干区，采取分块切除的策略。切除后检视残腔无畸形残留（图 26.5d）。视频 26.1 展示了术中的手术技巧。

硬膜通过缝合来闭合，并且通过人工硬膜加强。开放的气房用骨蜡彻底封闭，防止脑脊液漏。枕骨瓣回置，肌肉以多层方式缝合，之前保留的肌肉条袖套此时使缝合变得便捷。连续尼龙线水密缝合皮肤。术后 MRI 显示血管畸形全切（图 26.6）。

手术要点

1. 术前应当对解剖变异进行评估，如 C1 椎板的缺损或者吸收。椎动脉在穿入硬膜前可能有迂曲的行程，或者被钙化的环枕筋膜包绕。少见的情况下，小脑后下动脉和脊髓后动脉可能从硬膜

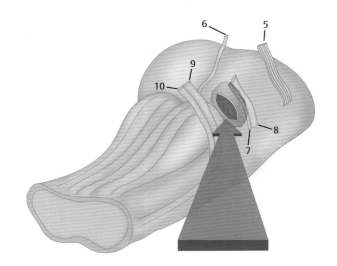

图 26.4 图示脑干进入区。畸形团占据脑桥基底部的尾侧，从脑桥中部至延髓脑桥交界处。在脑桥腹侧接近软膜，这是安全进入区。外展神经外侧和Ⅶ/Ⅷ复合体内侧区域锐性切开，平行脑桥的横行纤维。5. 三叉神经；6. 外展神经；7. 面神经；8. 前庭蜗神经；9. 舌咽神经；10. 迷走神经

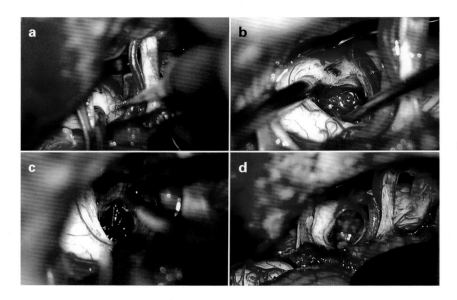

图 26.5 术中情况。（a）远外侧入路可以广泛显示脑干侧方视野，可以显示从脑桥下方的下部和前方至Ⅶ/Ⅷ复合体的视角。在脑桥行横行的平行于脑桥纤维的切口，位于畸形团离软膜最浅表处。（b）显微剥离子分离畸形团周边，将其从脑干组织的实质上分离。（c）轻柔钳取畸形团拖曳至血肿腔，吸引器做对抗分离。（d）切除后的术腔，从Ⅶ/Ⅷ复合体下方观察

膜应当以缝线缝合并向外侧牵拉，充分利用骨窗。

3. 由于在脑干内仅有狭小的操作空间，海绵状血管畸形应当分块切除。清除血肿可以创造出对畸形团的操作空间，由此将畸形团拖入血肿腔，与正常脑组织分离开。采取锐性还是钝性分离，取决于畸形团和周围脑组织的界面。相关联的静脉畸形引流的是正常脑组织的血液，应当避免损伤导致脑肿胀和静脉性阻塞。

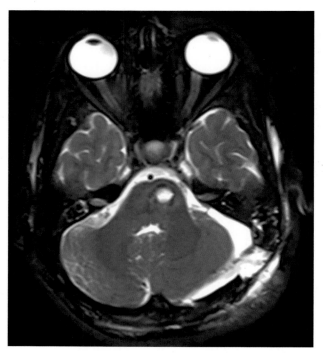

图 26.6 术后核磁。术后第二天轴位 T2 显示完全切除畸形

外的椎动脉起源，应当避免伤及。这些变异在术前应当辨认，避免血管损伤。

2. 远外侧入路的目的是在不牵拉的情况下创造从下外侧至脑干前方的通道。每一步的操作都应体现这个目标：用大的拉钩牵开肌肉，减少阻挡前方视角的肌肉体积的阻挡；枕骨大孔的骨质应当磨除至枕骨髁，避免小的凸起阻挡显露。硬

■ 术后管理

术后患者神经功能没有变化，有轻微的右侧肢体力量减弱。她可以独立行走，3 天后出院。病理显示含铁血黄素和胶质增生包绕的薄壁，扩张的血管，符合海绵状血管瘤。1 年后复查提示没有残留（图 26.7）。

■ 可能的并发症及相应处理

资料中关于不影响寰枕关节稳定性情况下，枕骨髁磨除的范围存在很大的争议。枕骨髁磨除的范围应当根据每个病例不同，对特定的病例显露充分的前提下枕骨髁磨除应当停止。对本例患者而言，到达桥延交界处只需要磨除少部分的枕骨髁。当枕骨髁静脉到达时停止磨除枕骨髁，这时只有少部分的枕骨髁磨除了。尽管有大范围磨除枕骨髁的数据，大部分学者认为磨除少于 1/3 的枕骨髁不会影响稳定性。如果需要更外侧的视角，更多的枕骨髁需要磨

除，详细评估术后寰枕关节的稳定性及是否需要融合和稳固十分必要。

髁后对比经髁对比充分经髁

当手术入路涉及枕骨髁时，多大范围需要被磨除（图 26.8）？若想有深度地回答这个问题，一些相关的因素需要考虑。脑干内外的轴外的肿瘤扩展出空间，因而产生了一条切除的通路。另一方面，轴内的肿瘤和血管性病变，如动脉瘤和动静脉畸形，使蛛网膜下腔总体没有影响，因而术者的视角狭窄。基于这些简单的对比因素，导致了不同的处理结果：总体来说，同样部位脑膜瘤比动脉瘤需要磨除的骨质少。换言之，病变引起的移位越大，需要术者制造的显露越少。一个相关的理念是术者的经验越丰富，需要的显露也越少。有经验的术者具有有效手术空间显露管理的技巧，而且在他/她的器械中获得"经肿瘤入路"的舒适感。除非病变是枕骨髁内的，如脊索瘤和软骨肉瘤，大多数情况下我们不需要为了脑干或者颅颈交界区的病变而大范围磨除枕骨髁。常用的到达此区域的入路仍然是枕骨髁后入路并非经髁入路。

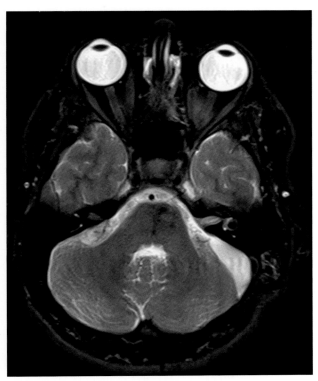

图 26.7 随访 MRI。1 年后轴位 T2 显示没有畸形团残留

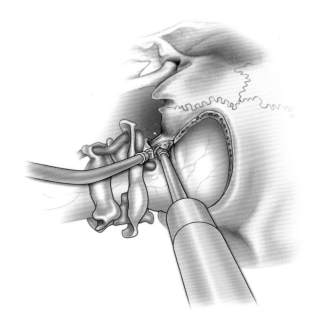

图 26.8 远外侧髁后入路和经髁入路。枕髁去除的多少应当根据患者个体化病变、大小、部位来衡量

观点

Frederick L. Hitti, Omar Choudhri, John Y.K. Lee

■ 概述

脑内海绵状血管畸形是一种罕见疾病，发病率约为1%。然而如果发生于脑干并且有出血，常常导致严重的神经功能损伤。并且，上一节作者提出的，一旦发生出血，再出血的机会也增加，可以达到每年35%的比例。综合考虑，这让脑干的海绵状血管瘤对现代神经外科而言是非常有挑战的疾病。这些病变难以到达，需要通过深长的通道操作。反复出血或者手术操作可能导致周围正常脑组织的损伤，产生严重的神经损伤。

借助神经内镜切除桥延海绵状血管瘤在早期曾讨论过。畸形突出到脑干腹外侧区，可以用后外侧入路切除病变。如果病变位置更靠前，而且突出脑干的部位位于腹侧，那么这个入路将变得十分困难。在过去的10年间，内镜切除颅内深部病变，包括海绵状血管瘤得到接受，内镜经斜坡技术对于脑干腹侧的海绵状血管瘤具有特别的优势。

在此部分，我们呈现内镜技术并讨论其相关的优缺点。

■ 病例介绍

一位60岁女性因为右侧肢体偏瘫就诊于我们诊所。她既往有脑干胶质瘤的病史，病变位于延髓并且发现已经11年。患者接受了放射治疗。3年后，她神经功能状态转差，医生建议进一步化疗。然而患者病情逐步加重。头部MRI显示位于延髓腹侧的非强化，非浸润性病灶。并且，梯度回波序列揭示病变内的出血（图26.9）。这些影像发现与放射引起的海绵状血管瘤一致。另外，患者临床病史中逐步加重的神经功能状态支持反复出血的海绵状血管瘤。

在突发右侧肢体偏瘫后患者求诊于我们。患者此时不能站立，只能依靠轮椅行动。神经系统查体，患者神志清醒并且没有颅神经症状。患者右侧上肢肌力近端2级远端3级，下肢肌力2级，患者左侧肢体肌力5级。

■ 解剖和治疗考量

如上所述，出血性病灶位于延髓腹侧。在头MRI，病灶大小为8mm×9mm×10mm，在延颈交界处抵达延髓腹侧表面。考虑患者神经功能损伤和再出血风险，我们拟手术切除病灶。

两点法切除脑干病变由Brown教授和他的同事提出。虽然有些神经外科医生有此直觉，但将此概念格式化下来，能让手术设计简捷。利用此方法，

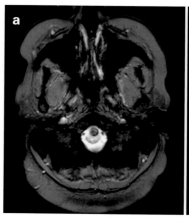
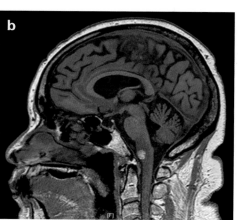

图26.9 术前头部MRI。（a）轴位梯度回波序列提示延髓出血性病灶。（b）矢状位T1（非增强）提示延髓腹侧边界清楚的病灶

一个点置于病变中心，另一点置于病变位于脑干的表面。两点间画一条线，并且延伸至颅骨表面。此线和颅骨的交点提示手术入路。这个方法的目标是最小化脑的牵拉和减轻/消除正常脑组织的损伤。通过设置的位于病变凸出于脑干表面的点，手术切除能避免切除和损伤正常脑组织。第二个点放置于病变中心的目的是减少脑的牵拉。

基于两点法的考虑，我们选择内镜经鼻经斜坡入路（图 26.10）。此入路让我们能从腹侧到达病变，也就是病变最接近脑干表面的部位。这个角度让我们能无牵拉切除病变，因为病变中心和进入点在一条直线上。

■ 技术描述

我们中心的经鼻手术病例常常需要耳鼻喉科医生的参与。耳鼻喉科医生完成初始阶段的入路，一旦进入蝶窦，神经外科医生加入手术。患者仰卧位，头圈固定头位，无框架导航注册定位。耳鼻喉团队制作鼻中隔黏膜瓣备手术结束使用。左侧中鼻甲和

鼻中隔后部移除。高速磨钻用以到达蝶窦腔。筛窦切开以获得更好的显露。整个过程中以导航系统定位解剖结构。

此时，耳鼻喉科医生站位于患者左侧，神经外科医生站位于患者右侧操作。耳鼻喉医生通过左侧鼻孔操作，提供光线和视野，神经外科医生用高速磨钻和吸引器行斜坡磨除。切割钻和钻石头钻均应用于磨除过程。骨质磨除至尾端直至显露 C1 椎板。术中导航级术中 X 线用于解剖结构的定位。鞍底是显露的上界，外侧界的显露以颈内动脉和枕骨髁为界。顶尖部韧带切开暴露枕骨大孔。

沿中线切开硬膜，下方至基底动脉，显露延髓。可以见到含铁血黄素沉着的软膜提示病变凸出至脑干的部位（图 26.11）。打开软膜后，坏死和出血组织从病变中心溢出。中心部位减压后，可以分辨囊壁。用 Yaşargil 钳将囊壁整块切除（图 26.11）。残腔未见有任何残留异常组织。

病变切除后，进行关颅操作。细致的关颅操作非常必要，因为脑脊液漏常有发生。右侧大腿取筋膜和脂肪用于修补缺损。带血管蒂黏膜瓣覆盖脂肪

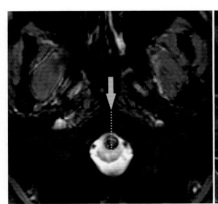
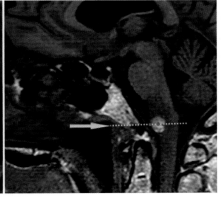

图 26.10　两点法。类似图 26.9，以红点表示病变中心和病变凸出于脑干表面的点。黄色箭头连线连接两点显示了优选的入路

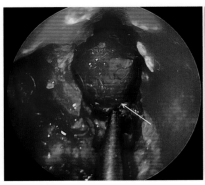
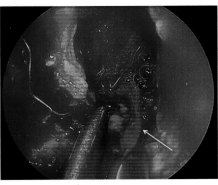

图 26.11　术中内镜图片。延髓腹侧观。含铁血黄素沉积的软膜可见（左）。病变减容后，箭头所示囊壁予以切除

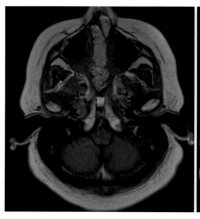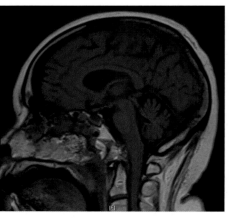

图 26.12　术后 MRI。轴位（左侧）和矢状位 T1 序列（右侧），显示病变全切除

和筋膜上形成严密的封闭。

■ 术后管理

术后行 MRI 检查以了解切除情况（图 26.12）.通过内镜入路，我们能全切病变。患者术后情况保持术前的基线情况，3 个月后复诊没有手术并发症。

■ 评论

本文展示了经内镜入路切除延髓病变的病例。此入路可以无牵拉和无切开正常脑组织进行手术。更多的优点包括内镜技术减少了切除的骨质，因为内镜需要的显露空间比传统显微镜手术小。而且，由于抵近观察的优势，手术区域的照明更好。最后，更大范围的视野可以通过内镜观察到。

我们展示了内镜经鼻经斜坡切除延髓海绵状血管瘤的病例，这是对前面展示病例的另一种手术入路。远外侧入路需要磨除枕骨髁，这需要丰富的经验来获得完美的手术显露。磨除过多的枕骨髁可能导致寰枕关节失稳，磨除太少导致显露和操作空间不够。并且，枕骨髁周围的分离和磨除，对邻近的椎动脉存在损伤的风险。内镜经鼻经斜坡入路，这些风险得以规避。

内镜技术不仅适用于延髓病变的切除，也可以应用于整个脑干病变的切除。这些技巧对于脑干腹侧的病变尤为合适，从脑桥至延颈交界，尤其是显微镜难以到达的区域。对于偏外侧的病变，其他的内镜手术入路可以使用。我们成功地切除了一例中脑的海绵状血管瘤通过幕下小脑上入路。对于此入路，我们采取了乙状窦后开路和沿小脑幕下进入。手术使用了气动臂，术者可以双手操作。对于脑桥

外侧的海绵状血管瘤，可以采取标准的乙状窦后入路。内镜和传统的显微镜技术可以应用于这些入路，但是前面所述的内镜的优点在这些入路中均有体现。

虽然内镜技术有很多优势，但缺少立体感官是不足之处。由于缺少深度感，并且通过狭窄深长的通道，这些病例非常具有挑战性。考虑到这些限制，内镜切除脑干病变需要大量的内镜技术经验。学习曲线陡峭，我们相信内镜技术的优势超过劣势，特别是对于位于腹侧的病变。

■ 参考文献

[1] Abla AA, Lekovic GP, Turner JD, de Oliveira JG, Porter R, Spetzler RF. Advances in the treatment and outcome of brainstem cavernous malformation surgery: a single-center case series of 300 surgically treated patients. Neurosurgery 2011;68(2):403–414, discussion 414–415.

[2] Akers A, Al-Shahi Salman R, A Awad I, et al. Synopsis of guidelines for the clinical management of cerebral cavernous malformations: consensus recommendations based on systematic literature review by the angioma alliance scientific advisory board clinical experts panel. Neurosurgery 2017;80(5):665–680.

[3] Barker FG, Amin-Hanjani S, Butler WE, et al. Temporal clustering of hemorrhages from untreated cavernous malformations of the central nervous system. Neurosurgery 2001;49(1):15–24, discussion 24–25.

[4] Brown AP, Thompson BG, Spetzler RF. The two-point method: evaluating brain stem lesions. BNI Q 1996;12(1):20–24.

[5] Heros RC. Lateral suboccipital approach for vertebral and vertebrobasilar artery lesions. J Neurosurg 1986;64(4):559–562.

[6] Horne MA, Flemming KD, Su IC, et al; Cerebral Cavernous Malformations Individual Patient Data Meta-analysis Collaborators. Clinical course of untreated cerebral cavernous malformations: a meta-analysis of individual patient data. Lancet Neurol 2016;15(2):166–173.

[7] Kawase T, Shiobara R, Toya S. Anterior transpetrosal-transtentorial approach for sphenopetroclival meningiomas: surgical method and results in 10 patients. Neurosurgery 1991;28(6):869–875, discussion 875–876.

[8] Nayak NR, Thawani JP, Sanborn MR, Storm PB, Lee JY. Endoscopic approaches to brainstem cavernous malformations: case series and review of the literature. Surg Neurol Int 2015;6:68.

[9] Pandey P, Westbroek EM, Gooderham PA, Steinberg GK. Cavernous malformation of brainstem, thalamus, and basal ganglia: a series of 176 patients. Neurosurgery 2013;72(4):573–589, discussion 588–589.

[10] Sanborn MR, Kramarz MJ, Storm PB, Adappa ND, Palmer JN, Lee JY. Endoscopic, endonasal, transclival resection of a pontine cavernoma: case report. Neurosurgery 2012;71(1, Suppl Operative):198–203.

[11] Sweiss F, Jean WC. Transcondylar approach for resection of lateral medullary cavernous malformation. Acta Neurochir (Wien) 2018;160(2):291–294.

[12] Washington CW, McCoy KE, Zipfel GJ. Update on the natural history of cavernous malformations and factors predicting aggressive clinical presentation. Neurosurg Focus 2010;29(3):E7.

第二十七章　小脑延髓裂

Daniel R. Felbaum, Walter C. Jean
郑文键 / 译

关键词：小脑下脚，扁桃体下入路，脉络膜，第四脑室，侧隐窝，扁桃体二腹裂，扁桃体上入路

■ 病例介绍

一位 61 岁的老人主诉行走困难和频繁跌倒。3个月前，患者走路时总觉得向左倾斜，无法保持平衡。患者同时出现视力模糊，因为恶心和呕吐 1 周就医。患者有吸烟史，最近的胸部 X 线检查显示可疑的小肺结节。检查时，患者的步态不稳，但没有其他神经功能缺陷。患者的磁共振成像（MRI）显示一个小脑肿块，呈明显增强（图 27.1）。肺部计算机断层扫描（CT）显示了一个单一的肺结节。

问题

1. 成年患者小脑最常见的肿块是什么？
2. 肿瘤累及小脑的哪一部分？
3. MRI 图像上是否有任何线索指向肿瘤的起源？

■ 诊断和评估

成人最常见的小脑肿瘤是转移瘤。鉴于该患者有吸烟史和肺部发现的结节，这无疑是首先考虑的鉴别诊断。除转移瘤以外，其他的诊断则相对更难鉴别。成人最常见的原发性小脑肿瘤是血管网状细

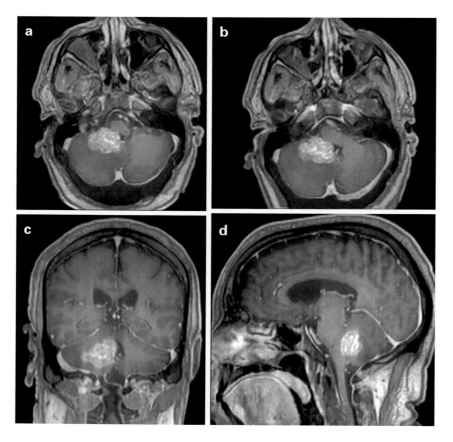

图 27.1　钆术前 MRI T1 加权图像。（a、b）轴位、（c）冠状位和（d）矢状位图像显示右侧小脑延髓裂的肿瘤向上延伸到小脑中脚，内侧进入第四脑室，外侧到 Luschka 孔

胞瘤。这些肿瘤并不只出现在 von Hippel–Lindau 综合征患者身上；其常为囊性，很少以实体肿瘤的形式出现。另外需要鉴别的还有脉络丛乳头状瘤。其起源于第四脑室的脉络丛，往往有明显的增强。在图 27.1 中，可以看到该患者肿瘤的下部实际上确实涉及第四脑室的侧隐窝，肿物的确可能来源于脉络丛。

如果患者患癌症的风险并不高，首先考虑血管网状细胞瘤或脉络丛乳头状瘤。这两种肿瘤类型都含有大量血管，在手术干预之前需要进行血管造影检查和供血动脉栓塞。然而，鉴于该患者的病史和临床数据，目前仍首先考虑该小脑肿瘤为转移瘤。可行肺病变活检明确组织病理学诊断。如果这个患者有多发的颅内病变，无法切除，只能通过放射治疗，肺病变活检和全脑放射治疗将是最合理的策略。本例患者只有单一病变，但肺活检和放射治疗也是合理的考虑。然而，患者的小脑肿瘤太大，无法接受放射治疗，并且鉴于其位置，放射治疗后脑肿胀有导致第四脑室阻塞的风险。这种情况下可能突发脑积水。因此，我们选择手术切除小脑肿瘤，目标是完全切除并进行组织病理学确认。

■ 解剖和治疗考量

肿瘤的下极位于小脑延髓裂（CMF）处，填满了第四脑室的侧隐窝。肿瘤横向延伸至 Luschka 孔并向上延伸至第四脑室体部的中点（图 27.1）。对于下外侧小脑的肿瘤，如本例患者，传统的入路选择包括从经髁入路的"从外向内"路线，或通过横突或经小脑的"从内向外"路线（图 27.2）。由于该肿瘤具有较大的中线成分，因此经髁入路将带来重大挑战。手术路径很远，并且角度不理想。经过蚓部或小脑半球的替代方案需要破坏大量的正常小脑组织，

同时伴随着小脑缄默症等手术风险。

如果"从内向外"和"从内向外"路线都有严重缺点，那么必须考虑冠状面和矢状面的轨迹。如何选择最优手术路径是成功的关键。肿瘤起源于第四脑室的侧隐窝并向上延伸。因此，可以利用 CMF 的自然裂隙，选择更有利于患者的入路（图 27.2）。通过扁桃体下到达肿瘤将在不牺牲正常小脑组织的情况下极好地暴露肿瘤。在使用从下到上的路线时，可能会因为肿瘤向上延伸太远而无法完全切除。我们患者肿瘤的最高点位于上、下延髓帆连接处，恰好在扁桃体下入路的上限处。

扁桃体和髓质之间的裂缝是 CMF。它的中线界线上为尖顶，下为枕大池。裂隙从中线向外侧延伸至小脑延髓池和桥小脑池。CMF 内有一条静脉横行穿过，它是一个很好的标记。它被简单地命名为小脑延髓裂静脉（vCMF），并从侧面引流到岩上窦。小脑后下动脉（PICA）的扁桃体延髓段在裂隙内或仅在裂隙下方走行不定。当需要暴露裂隙时，要注意保护该动脉。

裂底相当于第四脑室外侧凹处的顶部（图 27.3）。该处主要由脉络膜构成，它携带血管供应到脉络丛。沿脉络膜切开 CMF 后打开第四脑室的侧隐窝，此时可向外推开同侧小脑扁桃体（图 27.3，图 27.4）。这是充分暴露裂隙并使该区域可视化的关键操作。

在裂隙的外侧末端，脉络膜构成 Luschka 孔的一部分。在该区域周围操作时，需要了解舌咽神经和迷走神经就在该孔的腹侧进入脑干（图 27.5）。为了处理如本例患者中延伸到 Luschka 孔的 CMF 肿瘤，需要认识到肿瘤的侵袭和手术的操作都有可能会破坏后、下组颅神经。因此，术前需对声带功能进行评估。可以使用有线气管内导管对下组颅神经进行术中神经监测，有助于术中厘清解剖关系。

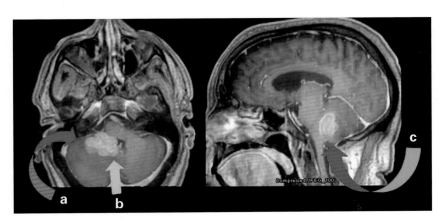

图 27.2 肿瘤切除手术入路的选择。传统的入路选项包括：a. 从远外侧经髁入路的"从外向内"路线，但中央的肿瘤不易切除；b. 从经小脑蚓部 / 经小脑入路的"从内向外"的路线，这需要切除大量正常的脑组织。c. 最佳的入路是通过扁桃体下的"从下到上"的路线，其牺牲最少的脑组织，而能达到最佳的肿瘤暴露

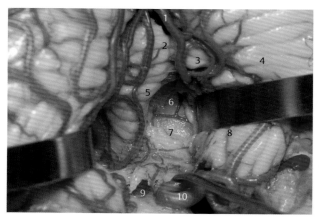

图 27.3 小脑延髓裂的尸体解剖。该图像显示了第四脑室侧隐窝的扁桃体下入路。解剖周围的空间（内侧、前部和上部的空间）后可以向外牵开右侧扁桃体，释放手术空间。1. 下蚓静脉；2. 蚓锥体；3. 锥体连合；4. 二腹小脑叶；5. 蚓垂；6. 下延髓帆；7. 脉络膜；8. 扁桃体；9. 第四脑室正中孔（Magendie 孔）；10. PICA。沿脉络膜（7）游离可使向背外侧牵开扁桃体，打开小脑延髓裂

问题

1. CMF 的边界是什么？

2. 什么动脉通常会影响这个裂隙的暴露，并可能在暴露过程中受损？

3. 必须切开哪些解剖结构才能充分显露裂缝？

4. 裂隙外侧端附近有哪些神经？如果肿瘤到达该区域应采取哪些预防措施？

■ 技术描述

本次手术选择扁桃体下入路。患者取侧卧位，同侧朝上。头部以头架固定，颈部向地面方向弯曲并略微倾斜，以最大限度地暴露枕下外侧区域。抬起乳突，使其处于高位，注意保护患者的对侧手臂（参见"入路三要素"）。

入路三要素

入路：扁桃体下入路。

切口：枕下切口。

解剖重点：游离 CMF。

使用 J 形切口，直线切口取中线，钩尖朝向乳突

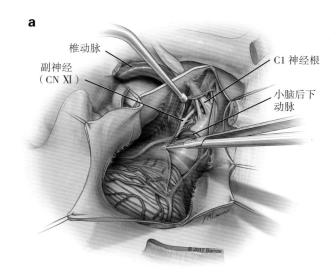

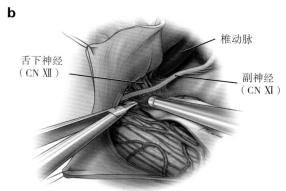

图 27.4 小脑延髓裂的解剖示意图。（a）打开枕大池和外侧小脑延髓池上方的蛛网膜。椎动脉的 V4 段在副神经（CN XI）的外侧走行，位于小脑后下动脉起源的舌下神经根丝前方。（b）游离覆盖于桥小脑角池表面的蛛网膜，暴露脑桥表面。向腹侧进入延髓前池，可以暴露橄榄前沟和橄榄区的前外侧

尖端。切开时保持肌肉层的完整，与皮肤形成整个皮肌瓣翻向外侧。铣开颅骨，骨瓣下界为枕骨大孔，对侧越过对侧中线约 1cm，同侧铣至接近乙状窦。切除枕骨大孔的外唇至枕骨髁（图 27.6）。切除 C1 椎板有助于打开硬脑膜。

硬脑膜以标准 Y 形切开（参见"手术设置"）。在显微镜下，仔细识别 PICA 并将其从枕骨大孔处移走（图 27.7）。此时可以开始游离 CMF。脉络膜是一层肉眼可见但很薄的薄膜，其包绕在 Magendie 孔周围。在 Magendie 孔处切开脉络膜（图 27.8）。从内向外逐步分离 vCMF，一边暴露一边切开脉络膜（图 27.9），直至完全暴露第四脑室外侧隐窝，即可发现肿瘤（图 27.10）。

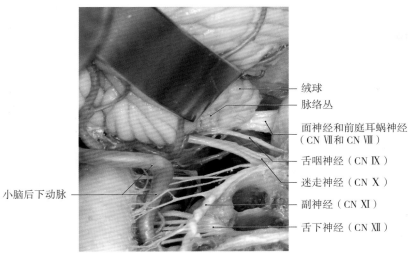

图 27.5 （a）小脑延髓交界处的背外侧视图显示下组颅神经［舌咽神经（CN Ⅸ）、迷走神经（CN Ⅹ）、副神经（CN Ⅺ）和舌下神经（CN Ⅻ）］与椎动脉及其分支的关系。（b）膜帆交界处和相关血管的背视图

a

绒球
脉络丛
面神经和前庭耳蜗神经（CN Ⅶ和CN Ⅷ）
舌咽神经（CN Ⅸ）
迷走神经（CN Ⅹ）
副神经（CN Ⅺ）
舌下神经（CN Ⅻ）

小脑后下动脉

b

小脑蚓垂
下髓帆，已切开
小脑延髓裂静脉
第四脑室外侧隐窝
小脑后下动脉，尾段
椎动脉

手术设置

体位：侧卧位，同侧朝上。
切口：J 形，钩尖朝向乳突尖端。
骨瓣：外侧枕下，到达枕骨髁。
硬膜切开：Y 形切开。

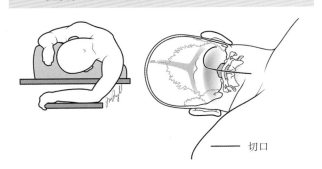

切口

原计划为分块切除肿瘤，但肿瘤血供非常丰富，需要先阻断供血动脉。

可以少部分切除肿瘤，更容易找到供血动脉处。

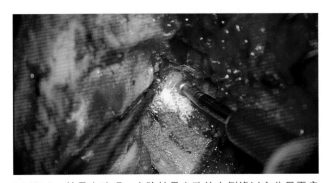

图 27.6 枕骨大孔观。去除枕骨大孔的右侧缘以充分暴露扁桃体下区域

之后，可以从第四脑室底部开始切除肿瘤，横向移向 Luschka 孔，需要注意保留下组神经，然后沿着肿瘤的顶面向后逐步切除。也可以使用肿瘤抽吸器来吸除肿瘤（视频 27.1）。

关颅时，需要对位缝合硬脑膜，可以将人工硬膜覆盖于原硬膜之上并进行缝合修补。还纳骨瓣，

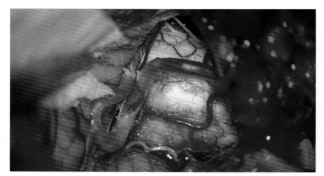

图 27.7 小脑后下动脉（PICA）。右侧小脑扁桃体被抬高，可以看到 PICA 阻塞了进入小脑延髓裂（CMF）的通路。必须小心地移开动脉以充分暴露 CMF，以显示肿瘤

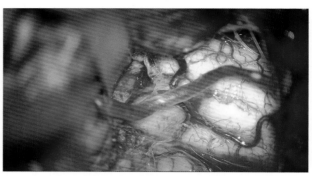

图 27.9 小脑延髓裂（CMF）中的肿瘤暴露。在 Magendie 孔上方切开脉络膜后，打开 CMF 的最内侧部分，在拉钩下可见肿瘤的下内侧边缘

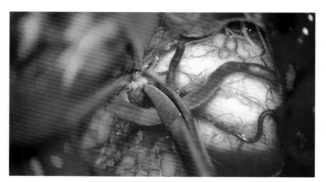

图 27.8 切开脉络膜。用显微剪剪除 Magendie 孔右背侧的脉络膜。这是进入扁桃体下区域到第四脑室侧隐窝的第一步

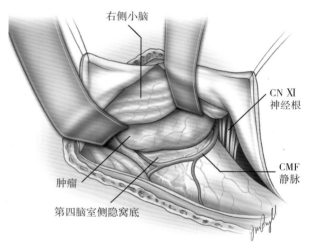

图 27.10 肿瘤暴露。在向 Luschka 孔横向打开脉络膜后，可通过小脑延髓裂完全暴露肿瘤

对位缝合软组织。皮肤采用连续缝合方式，避免脑脊液漏。术后 MRI 显示完全切除（图 27.11）。

手术要点

1. 对于不熟悉小脑延髓裂解剖的外科医生来说，很容易"迷路"。侧卧位时神经导航很可能失效。vCMF 是裂隙极好的标志物，因为它通常很大且位置不变。将其用作解剖标志有助于定位。

2. PICA 的带帆段几乎完全覆盖小脑延髓裂。通过仔细分离脑干和小脑表面的蛛网膜，可以使 PICA 的活动度增加。术中要移动 PICA 的时候一定要保证动脉供血良好，在其远离 CMF 的自然位置时没有扭结。

3. 如果肿瘤在小脑半球内有明显较大的实质内成分，则使用 CMF 的天然优势将丧失，经小脑入路可能更实用。

■ 术后情况

手术后，患者出现新的右侧测距障碍和右侧声带功能障碍。患者还出现了旋转性眼球震颤，幸运的是术后迅速改善。组织病理学检查显示"小细胞癌"与脉络丛和小脑组织缠结。结合患者吸烟史和肺结节，诊断符合转移性肺癌。

■ 可能的并发症及相应处理

小脑损伤、脑积水和颅神经功能障碍是扁桃体下入路经 CMF 切除肿瘤术后最常见的并发症。颅骨骨瓣要足够大，使扁桃体可以移动，可减少小脑的

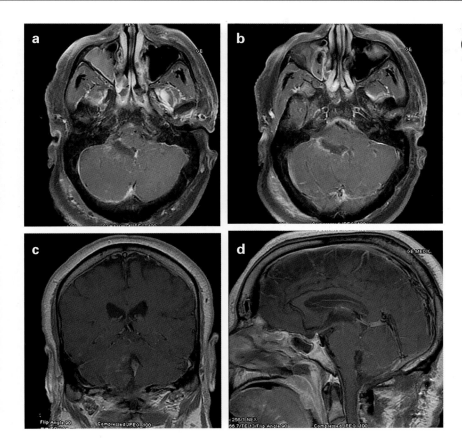

图27.11 术后增强 MRI T1 加权图像。(a、b)轴位、(c)冠状位和(d)矢状位图像显示肿瘤的完全切除。组织病理学鉴定符合小细胞癌。结合患者的肺结节,这很可能来自肺部的原发灶

过度牵拉。磨薄枕骨髁的背内侧部分可能优化手术入路,使其成为远外侧部分经髁入路。

手术需要暴露第四脑室侧隐窝。解剖和肿瘤切除过程中产生的碎片可落入脑脊液(CSF)中并导致术后脑积水。用棉片堵住手术野的脑导水管可以将这种风险降到最低。虽然碎片仍然可以穿过脑脊液,但它会回流到第三脑室及侧脑室的机会将大大降低。

该区域肿瘤周围的解剖充满危险,因为肿瘤的腹内侧被延髓包绕,其外侧被下组颅神经包围。对于横向延伸到 Luschka 孔的巨大肿瘤,手术后舌咽神经和迷走神经还可能失去功能。因为这些神经直接从 Luschka 孔腹侧离开脑干,无论是手术操作还是肿瘤的包绕,它们极大可能出现损伤或短暂性的神经麻痹。术中监测这些神经并不能预防它们受损,但有助于指导术后管理。即使监测数据表明手术中下组颅神经保存完好,术后拔管也必须非常小心。在手术后仔细评估吞咽功能之前,嘱患者不得经口进食。如果吞咽功能不佳,可考虑放置鼻饲管,可以最大限度地降低吸入性肺炎的发生率。

观点

Kyle Mueller, Walter C. Jean

■ 概述

尽管扁桃体下入路的上界是小脑下脚（ICP），但可以利用这种入路处理小脑脚不同部位的病变。CMF 是自然裂隙，这一入路对小脑的损伤非常小。然而，对于位处 CMF 上方并向上延伸到小脑中脚（MCP）的 ICP 病变，扁桃体下入路并无法到达，需要采取其他手术入路。对于位处中央偏上的病变，可以利用扁桃体上方的空隙，达到满意的手术暴露。

■ 病例介绍

一名既往健康的 68 岁非洲裔男子，有一天突然感到不适和恶心，并提前下班回家。第二天，患者出现右侧面部麻木和行走困难，家属将患者带到急诊室。患者走路时会向右摔倒。患者的病史对以前的中风很重要。体格检查显示右侧测距不准，右侧面部感觉麻木（V1~ V3）和右侧面瘫（House–Brackmann Ⅱ）。脑部 MRI 显示右侧 MCP 中有一个分叶状肿块，呈边缘增强（图 27.12a）。病变在弥散加权图像（DWI）上显示为弥散受限，余显示患者既往对侧小脑的缺血性梗死灶。

■ 解剖和治疗考量

一位老年男性颅脑检查中发现一个环状增强的小脑病变，首先考虑的自然是转移癌。因此，患者在入院后不久就进行了胸部、腹部和骨盆的 CT 检查，但没有发现任何全身性癌症的证据。鉴于该患者的病史和病变显示为 DWI 弥散受限，患者也存在再次脑梗死的可能。但脑梗死不会出现 MRI 强化。脓肿等感染也表现为 DWI 弥散受限，由于病变没有明显的占位效应，可以进行腰椎穿刺。结果显示 CSF 葡萄糖为 10mg/dL，为脓肿的诊断增加了佐证。颅内脓肿如果破裂并进入室系统，可能致命。根据 MRI 表现，该脓肿已达到包膜形成晚期，因此，我们决定手术切除脓肿。该患者的病变主要位于 MCP，在 CMF 或第四脑室的侧隐窝中无法观察到。因此，扁桃体下入路或经小脑蚓入路均无法到达该病变。为了避免损伤小脑，可以采用经扁桃体上入路——通过扁桃体二腹裂观察病变（图 27.13）。该裂隙是将小脑扁桃体与二腹小叶分开的继发裂隙（图 27.14）。虽然该裂隙较窄且有些模糊，但识别该裂隙是扁桃体上入路的关键步骤。寻找扁桃体二腹裂可以通过扁桃体上叶与二腹小叶上相交处来定位。此外，PICA 的

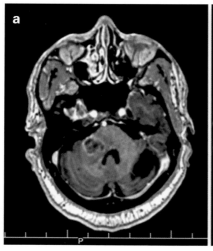
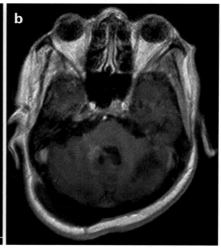

图 27.12 术前和术后 MRI。（a）增强 MRI 显示左侧小脑半球的陈旧梗死灶和右侧小脑中脚的边缘增强病变。（b）术后 2 个月的 MRI 显示病变基本消失

末端分支进入裂隙中，术中要注意保护它们，可以通过跟踪 PICA 去分离裂隙。在扁桃体二腹裂的底部是扁桃体脚，这是一个连接扁桃体和小脑的白质束。该纤维束将与 ICP 合并，这使外科医生能够接触到 ICP 以及 MCP 的病变。

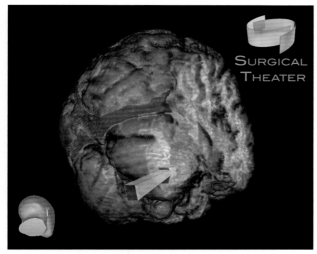

图 27.13　3/4 俯卧位的三维渲染。黄色箭头显示扁桃体上入路到右侧小脑中脚病变的方向。插图：头部的方向

■ 技术描述

给予患者全身麻醉，取 3/4 俯卧位，头部从病变一侧旋转约 30°，同时向地板侧弯曲 30°，以便我们可以向下观察扁桃体脚的轴面。固定好头部位置后设置神经导航。取 L 形切口，短肢为横窦下方的平行线，长肢向下延伸至 C2。开颅范围为右侧横窦向下延伸到枕骨大孔，同时需要切除右侧 C1 半椎板。

Y 形剪开硬膜，释放枕大池的脑脊液。使用上述解剖标志识别扁桃体二腹裂，锐性分离蛛网膜，注意保留 PICA 分支（图 27.15）。在神经导航的引导下，沿着裂隙的走行进行解剖。

与扁桃体下入路不同，术者并不是从扁桃体的下内侧进入术区，扁桃体上入路需要经过扁桃体的上外侧，牵开器需要再上外侧固定二腹小叶。或者可以使用牵开器向内下方向牵开扁桃体。分离扁桃体二腹裂后，利用导航指引到脓肿的最短路径。在白质上做一个小切口，即可暴露脓肿。

部分脓肿送检细菌培养，其余脓肿行显微镜下全切。此后，进行术区止血和缝合硬脑膜，常规关颅。

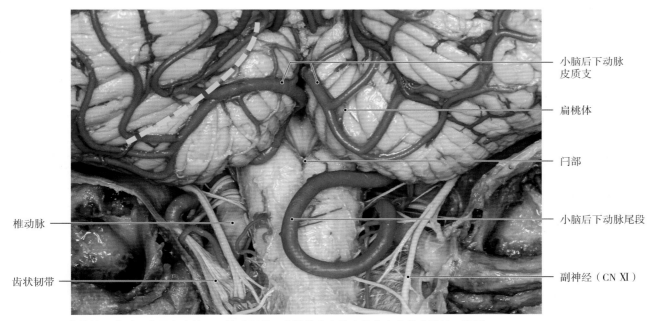

小脑后下动脉皮质支

扁桃体

闩部

小脑后下动脉尾段

副神经（CN XI）

椎动脉

齿状韧带

图 27.14　扁桃体二腹裂。这是小脑枕下面的后面观。黄线代表小脑扁桃体上方的扁桃体二腹裂

■ 术后情况

患者拔除气管拔管后，转移到神经重症监护室进行密切监测。术后影像学检查显示脓肿完全清除（图 27.12b）。脓液培养显示致病菌为啮蚀艾肯菌。在没有其他神经系统并发症的情况下，患者开始静脉注射抗生素并转移到康复科。患者在手术后 2 个月出现脑积水，在接受了脑室腹腔分流术后患者逐渐康复。

■ 讨论

利用 CMF 进入第四脑室，如果病变是双侧的，则经膜髓帆入路或单侧的经扁桃体下入路是首选术式，这些入路采用自然裂隙，对小脑组织损伤较小。但是这些入路只能到达 ICP；而对位于 MCP 的罕见病变，利用扁桃体二腹裂的经扁桃体上入路是更好的选择（图 27.16）。

除了能到达更高的病变之外，扁桃体上入路较扁桃体下入路仍有其他的优势。如果将脑干视为参考轴，则扁桃体下入路是水平方向的，但扁桃体上入路是垂直方向的，因为扁桃体二腹裂几乎平行于脑干。因此，扁桃体上入路较扁桃体下入路更容易偏向外侧，这使术者更容易避免损伤齿状核，减少术后缄默症的发生。本例患者没有发生术后缄默症。辨认裂隙是解剖扁桃体二腹裂最具挑战性的一步。远侧 PICA 分支的走向及小脑叶的走行是关键标志。在裂隙分裂期间，无可避免地要牵拉小脑二腹小叶，因为裂隙内的软脑膜粘连比 CMF 更紧密。在裂隙的末端，经常需要切开扁桃体蒂的小部分进入病灶。对于大部分患者术，这不会导致明显的后遗症。

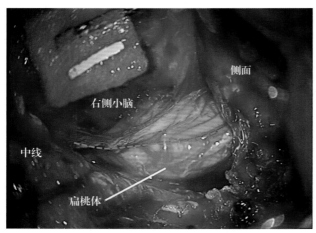

图 27.15 术中视图。显微镜下显示右侧小脑半球。绿线表示手术切除前的扁桃体二腹裂。绿色箭头指示进入裂隙的小脑后下动脉分支

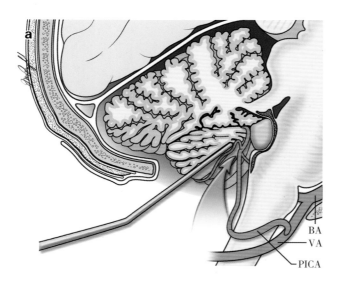
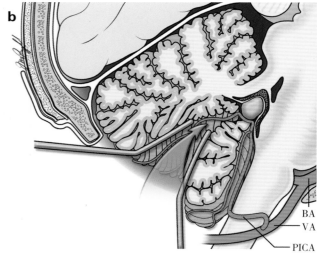

图 27.16 扁桃体下入路和扁桃体上入路的比较。（a）扁桃体下入路打开小脑延髓裂并到达第四脑室侧隐窝中的病灶。（b）扁桃体上入路打开扁桃体二腹裂，更好地到达病灶（包括小脑下脚）。BA. 基底动脉；PICA. 小脑后下动脉；VA. 椎动脉

■ 参考文献

[1] Jean WC, Abdel Aziz KM, Keller JT, van Loveren HR. Subtonsillar approach to the foramen of Luschka: an anatomic and clinical study. Neurosurgery 2003;52(4):860–866, discussion 866.

[2] Lawton MT, Quiñones-Hinojosa A, Jun P. The supratonsillar approach to the inferior cerebellar peduncle: anatomy, surgical technique, and clinical application to cavernous malformations. Neurosurgery 2006;59(4, Suppl 2):ONS244–ONS251, discussion ONS251–ONS252.

[3] Lee CC, Lin CF, Yang TF, et al. Telovelar approach for choroid plexus papilloma in the foramen of Luschka: a safe way using a neuromonitor. Clin Neurol Neurosurg 2012;114(3):249–253.

[4] Matsushima T, Kawashima M, Inoue K, Matsushima K, Miki K. Exposure of wide cerebellomedullary cisterns for vascular lesion surgeries in cerebellomedullary cisterns: opening of unilateral cerebellomedullary fissures combined with lateral foramen magnum approach. World Neurosurg 2014;82(5):e615–e621.

[5] Matsushima K, Yagmurlu K, Kohno M, Rhoton AL Jr. Anatomy and approaches along the cerebellar-brainstem fissures. J Neurosurg 2016;124(1):248–263.

[6] Tayebi Meybodi A, Lawton MT, Tabani H, Benet A. Tonsillobiventral fissure approach to the lateral recess of the fourth ventricle. J Neurosurg 2016:Epub ahead of print.

[7] Tanriover N, Ulm AJ, Rhoton AL Jr., Yasuda A. Comparison of the transvermian and telovelar approaches to the fourth ventricle. J Neurosurg 2004;101(3):484–498.

[8] Tomasello F, Conti A, Cardali S, La Torre D, Angileri FF. Telovelar approach to fourth ventricle tumors: highlights and limitations. World Neurosurg 2015;83(6):1141–1147.

[9] Ucerler H, Saylam C, Cagli S, Orhan M, Zileli M. The posterior inferior cerebellar artery and its branches in relation to the cerebellomedullary fissure. Clin Anat 2008;21(2):119–126.

[10] van Baarsen K, Kleinnijenhuis M, Konert T, van Cappellen van Walsum AM, Grotenhuis A. Tractography demonstrates dentate-rubro-thalamic tract disruption in an adult with cerebellar mutism. Cerebellum 2013;12(5):617–622.

第二十八章 窦汇区

Jacob Ruzevick, Manuel Ferreira Jr.

刘玉飞 王建中 / 译

关键词：脑膜瘤，窦重建，上矢状窦，横窦

■ 病例介绍

一位 72 岁的右利手女性，表现为头痛、认知能力轻微下降和持续 6 个月的共济失调。体格检查发现她有明显的共济失调，但颅神经检查结果正常。具体来说，她的视野似乎基本上是完整的，虽然没有得到正式的眼科检查结果。头 CT 检查发现一个直径 7cm、部分钙化、不均匀、以镰幕为基底的、向幕上和幕下延伸的肿块。该病变占位效应明显，导致右侧枕叶和小脑半球移位、第四脑室受压及脑室轻度增大（图 28.1）。由于她头痛、行走越来越困难及惊人的 CT 检查结果，她被转到我们医院进行干预。

问题

1. 在你计划对这个患者进行任何干预之前，还需要哪些额外的评估？

2. 这个患者的年龄会如何影响你为她做决定？

■ 诊断和评估

随后的磁共振成像（MRI）证实了一个大的、不均匀强化的、以硬脑膜为基底并跨小脑天幕的肿块。它侵犯右侧横窦并累及 Galen 静脉、直窦和窦汇。此外，由于占位效应，还出现了一种后天性 Chiari 畸形（扁桃体通过枕骨大孔下降约 1cm）。脑实质及瘤内血流空洞内可见瘤周 FLAIR 信号改变。肿瘤内存在轻微弥散受限（图 28.2）。

该肿瘤的影像学特征提示病变为脑膜瘤，其鉴别诊断包括脑转移瘤或血管周细胞瘤。由于常见的转移瘤（包括乳腺癌、肺癌和前列腺癌）可以表现出类似的影像学特征（如明显强化和脑膜尾征），所以对患者进行了全身 CT 扫描，以确定是否有任何可能提示沿硬脑膜转移的颅外病变。未发现其他肿瘤。

此部位肿瘤可导致正常的血管解剖移位或阻塞，因此了解血管解剖，特别是与硬膜静脉窦相关的血管解剖，是成功和安全切除肿瘤的关键（图 28.3）。虽然无创成像技术正在不断改进，但数字减影血管造影（DSA）仍然是鉴别肿块周围血管解剖结构以及确定肿瘤供血血管（它可以通过术前栓塞而消除）

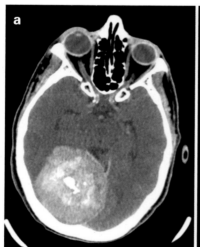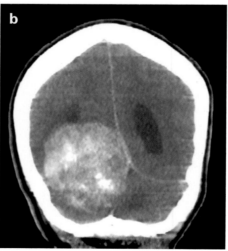

图 28.1 （a）轴位和（b）冠状位 CT 显示：一个直径 7cm、部分钙化的、异位的、以镰幕为基底的、向幕上和幕下延伸的肿块

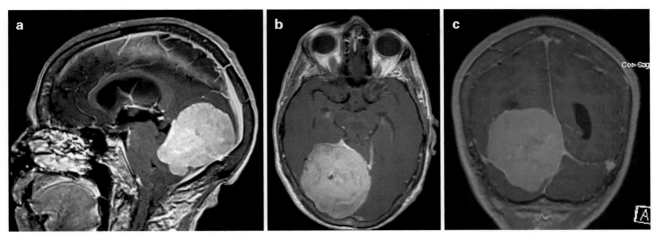

图 28.2 （a）矢状位、（b）轴位和（c）冠状位 MRI 显示以硬脑膜为基底的、累及镰幕、呈不均匀强化的肿块。肿块向幕上空间延伸（占位效应右侧枕区明显大于左侧），并延伸到颅后窝。延伸到颅后窝的肿瘤导致 Galen 静脉和直窦轻度移位

图 28.3　硬膜窦和颅后窝静脉系统解剖

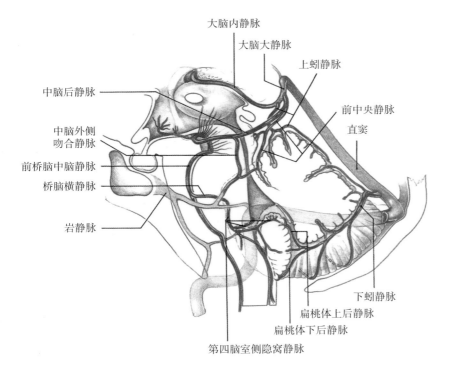

大脑内静脉

大脑大静脉

中脑后静脉

上蚓静脉

前中央静脉

中脑外侧吻合静脉

直窦

前桥脑中脑静脉

桥脑横静脉

岩静脉

下蚓静脉

扁桃体上后静脉

扁桃体下后静脉

第四脑室侧隐窝静脉

的金标准。对于这样的肿瘤，栓塞的作用取决于手术医生的选择，正如栓塞材料取决于被栓塞的血管一样。应用小颗粒（如聚乙烯醇颗粒）栓塞，其能提供更好的肿瘤穿透性，但这与更高的治疗后并发症（如脑神经病变和因静脉流出道堵塞而出血）风险相关。目前的文献表明，肿瘤栓塞的总的并发症发生率约为 6%。栓塞后的手术时机仍然是由外科医生决定，有多个组建议两种手术间隔 1~10 天。

在我们这个病例中，DSA 显示右侧横窦几乎完全闭塞，左侧横窦、下矢状窦和上矢状窦充盈正常。

主要的供血动脉是枕动脉的一个穿骨分支（它被成功栓塞）（图 28.4）。

■ 解剖和治疗考量

应在全面讨论所有的风险和获益之后，再考虑手术干预。本例患者有此病灶引起的症状，建议立即手术切除，以解除肿块的占位效应。在这种情况下，因为肿瘤巨大，放疗可以作为术后残余肿瘤的辅助治疗，但不能作为主要的"单一"治疗。增加

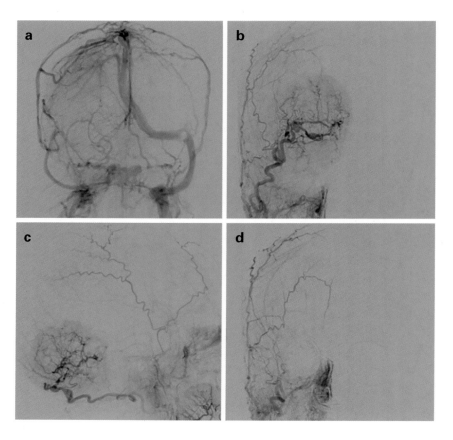

图 28.4 术前血管造影。（a）数字减影血管造影显示右侧横窦充盈极小，提示肿瘤侵犯导致其几乎完全闭塞。左侧横窦、下矢状窦、上矢状窦充盈正常。（b）冠状位和（c）侧位投影显示最初的动脉供应是枕动脉来源的一个穿骨分支，肿瘤成像显示与脑膜瘤一致地染色。多个皮层血管被推移到肿瘤的上表面。（d）栓塞后成像显示枕动脉经骨分支的供血动脉完全闭塞

辅助放疗可最大限度地降低因切除窦内肿瘤而导致静脉窦血栓形成的风险。然而，在那些接受辅助放疗的患者中，多达 75% 的患者出现了肿瘤复发，大约一半的患者出现了神经系统并发症。这说明在安全的情况下全切除是最佳的治疗方法。

入路选择

窦汇区脑膜瘤手术需要广泛的暴露，主要是为了处理周围的静脉结构。对于侵犯硬膜窦的肿瘤，外科医生必须决定是否进行根治性切除（包括切除静脉窦内肿瘤后修补窦壁），或部分切除（将肿瘤切除至窦壁并计划辅助治疗）。如果静脉窦完全闭塞，切除带有肿瘤的窦通常是安全的，但这必须通过术前血管造影和术中多普勒超声或吲哚菁绿血管造影来确认。当考虑静脉窦切除或暂时性结扎时，必须仔细考虑解剖上的细微差别，包括附近静脉的识别和保留、对侧横窦的通畅性，以及 Labbé 静脉的辨认。

完全闭塞性静脉窦的手术处理包括重建被侵犯的静脉窦或结扎和切除闭塞段（图 28.5）。只能在有足够的侧支静脉引流和处理对侧横窦增加静脉流出的能力的情况下进行结扎。DSA 延迟静脉期的图像有助于做出这一判断。在窦汇区域，重要的是要注

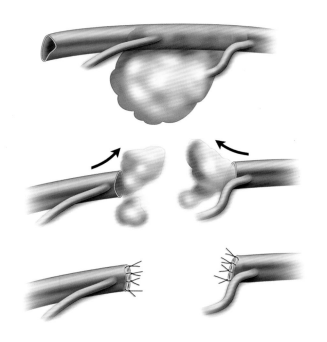

图 28.5 切除肿瘤阻塞的静脉窦。当受累的窦被肿瘤完全阻塞时，可以考虑切除肿瘤和窦一并切除。然后结扎窦的近端和远端，前提是侧支静脉引流是充足的

意到 Labbé 静脉的汇入，因为只能在这个横窦入口的内侧进行结扎。在进行永久性结扎之前，可以将临时的夹子放置在管腔阻断区域的近端和远端，同时评估大脑是否存在潜在的肿胀。检测夹前和夹后远端静脉压力的变化是评估永久结扎是否安全的另一种方法（图 28.6）。

对于部分闭塞性静脉窦的手术处理，应关注肿瘤全切和硬膜窦的恢复通畅。切除至少侵犯一侧静脉窦壁的肿瘤是更具挑战性的，因为在切除肿瘤过程中需要处理潜在的血流分流。然而，我们的做法是控制窦出血代替窦分流。随着在静脉窦切除肿瘤后，可用原位缝合、修补或自体旁路手术修复。修补可包括自体材料，如硬脑膜、骨膜、筋膜或合成材料（图 28.7）。然而，修补的一个重要风险是修补块脱垂到血管腔内，导致静脉流动受阻。移植血管搭桥有很高的血栓形成率，一般不推荐。我们首选的处理方式是修复窦，此例患者也是采取这一方式。沿着肿瘤的路径打开静脉窦，一旦切除了腔内的肿瘤，静脉流动就会因窦的外部压迫而部分减慢。我们发现，在修补管壁的过程中，最好的方法是由外科医生的助手对静脉进行轻微压迫，而不是使用暂时性夹或腔内止血材料（这两种方法都会损伤内皮

细胞）。当肿瘤从窦腔取出时，连续缝合窦腔壁（图 28.8）。

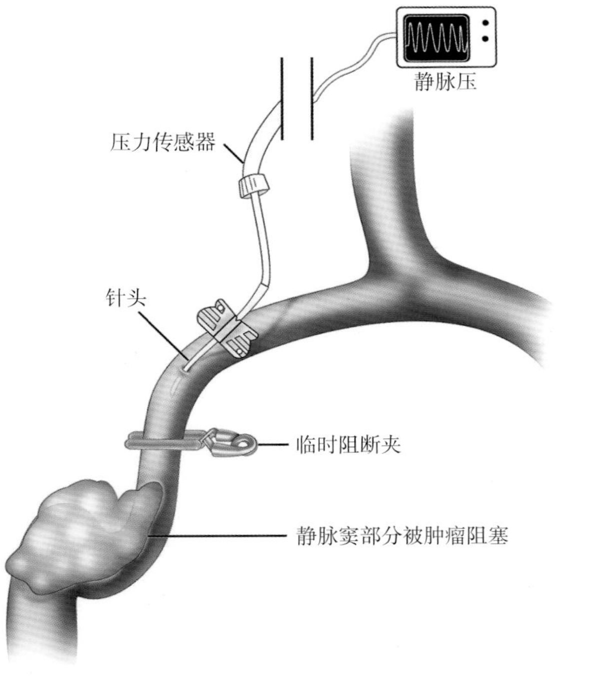

选择入路

对于这例右侧横窦几乎完全闭塞的 72 岁患者，

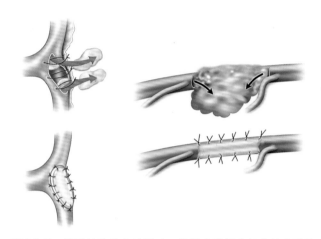

图 28.7 受累的静脉窦壁重建。将肿瘤从部分闭塞的窦腔取出后，缝合自体硬膜补片

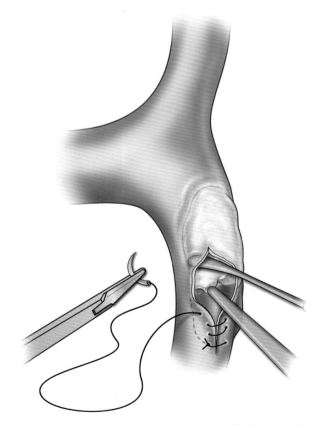

图 28.6 夹前和夹后静脉内压力变化的检测。将一根 20 号针插入静脉窦，与压力检测线相连，以测量静脉腔内压力。如果在短暂的窦阻塞 1min 后没有明显的压力升高，那么可以对静脉窦进行横断 / 结扎

图 28.8 由外科医生助手轻柔填塞软组织以控制出血，重建完成后血流恢复（未显示）

可以进行部分切除，然后放疗。然而，考虑到使用上面描述的这种做法，患者肿瘤复发率高，这种脑膜瘤可能在 WHO Ⅰ 级之上，甚至具有更高的复发风险，并且这个患者没有并发症的寿命预期，我们的计划是开放侵犯的静脉窦，切除该处的肿瘤。没有考虑结扎她的横窦是因为在我们的实践中，如果涉及肿瘤的窦是开放的，即使只是部分，我们会尝试从被侵犯的窦切除肿瘤。这一步通常被规划为手术的最后一步，考虑到需要进行这一步的所有患者都在术前服用阿司匹林。

■ 技术描述

全麻建立后，胸前放置多普勒超声以监测术中空气栓塞情况。首先，在 Kocher 点放置脑室外引流管。然后重新放置患者为俯卧位，使用 Mayfield 头架固定头部。头部被放置在一个屈颈位置（参见"入路三要素"）。在切开前，按（甘露醇/体重 =1g/kg）比例静滴甘露醇以帮助脑松弛。平行于中线做垂直切口，用单极烧灼至骨。在上矢状窦和横窦的两侧进行钻孔，然后剥离硬脑膜，以避免硬膜从颅骨上撕裂。然后将一个覆盖枕部和枕下区域的骨瓣小心地取下，注意不要损伤静脉窦。在这个病例中，硬脑膜以星形的方式在枕部肿瘤表面切开。另外切开了额外的硬膜以显露幕下部分的肿瘤（参见"手术设置"）。

分阶段切除肿瘤，第一个目标是安全地切除肿瘤的幕上部分（图 28.9）。静脉被识别和保留。此外，肿瘤黏附的关键脑组织或血管结构可以有目的地保留，它们可以接受辅助治疗。然后从幕下间隙切除

肿瘤（图 28.10）。安全切除所有可识别的肿瘤后，仔细检查同侧横窦。肿瘤浸润窦的部位清晰可见，大部分静脉窦壁正常。然后打开窦腔切除侵入的肿瘤，从肿瘤远端侵入横窦的外侧开始（图 28.11）。切除后，外科医生的助手压迫近端静脉窦以控制恢复的静脉血流，首先用 5-0 Prolene 缝线从远端向近端缝合管壁（图 28.12）。多普勒超声检查证实静脉窦的通畅性。然后切除所有浸润幕和镰的肿瘤。少量肿瘤紧贴直窦，经多普勒检查有明显的血流。由于没有侧支系统来引流直窦内的血流，所以决定残余这些少量肿瘤。

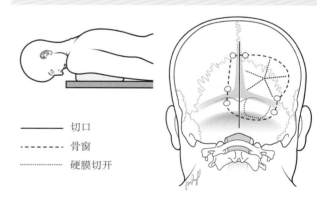

—— 切口
----- 骨窗
········· 硬膜切开

切除肿瘤后，应进行彻底止血，并充分冲洗术区。在植入物的帮助下修复颅后窝硬脑膜。然后用钛板将骨瓣固定在颅骨上，缝合切口。

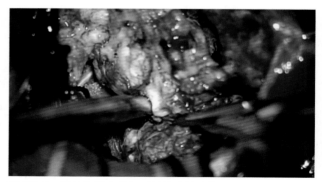

图 28.9 开始切除向枕部延伸肿瘤的术中视图

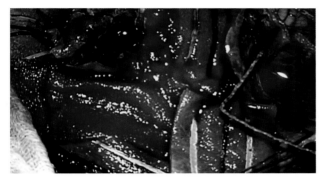

图 28.10　幕上（左）和幕下（右）的肿瘤切除区的术中视图

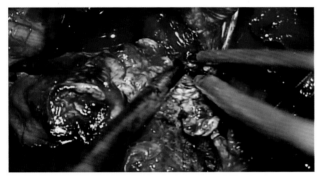

图 28.11　切除横窦内肿瘤的术中视图。在图像的底部可以看到，随着 Prolene 线缝合切口，肿瘤被转移

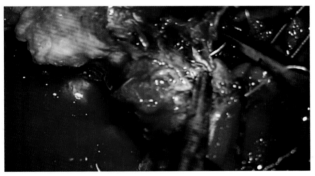

图 28.12　窦缝合关闭的术中视图

手术要点

1. 适当的术前计划必须包括与麻醉团队讨论在手术中打开大静脉窦的问题。必须监测静脉空气栓塞和准备好潜在的干预措施，并且应对先前狭窄或闭塞的窦内恢复血流过程中的大量失血。

2. 眼科检查有助于评估基线视力功能，因为对于手术前的患者，部分偏盲可能不易察觉。对于治疗预期应适当管理，应向患者及其家属告知由于脑牵拉或血管损伤而导致的视觉改变或暂时的皮质性失明的风险。

3. 在切除过程中，必须将肿瘤引流静脉与过路静脉进行鉴别，以保留过路静脉，避免静脉性脑梗死。

4. 对于像此例这样有脑积水的患者，不建议进行术前脑脊液分流，因为手术切除的碎片往往会阻塞分流装置。应该行脑室外引流术，如果患者在肿瘤切除术后依赖脑室外引流，可以在肿瘤切除后不久放置永久性分流管。

■ 术后管理

术后行 CT 检查以发现是否有静脉性脑梗死，幸运的是此例患者没有。术后 MRI 增强扫描直窦内未见残留肿瘤（图 28.13）。无术后并发症。组织病理学检查显示为 WHO Ⅰ 级脑膜瘤，患者以定期查 MRI 的方式进行随访。除非发现肿瘤再生长，否则不进行辅助放射治疗。术后眼科检查发现左侧部分性同向性偏盲。她术前的头痛和共济失调症状都消失了。

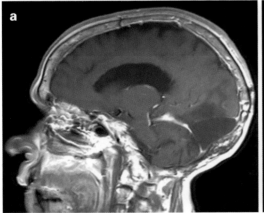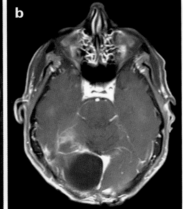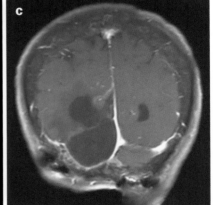

图 28.13　术后（a）矢状位、（b）轴位和（c）冠状位 MRI 增强显示肿瘤全切除。由于黏附在深静脉系统而被故意留在直窦的残留肿瘤在 MRI 上未被发现

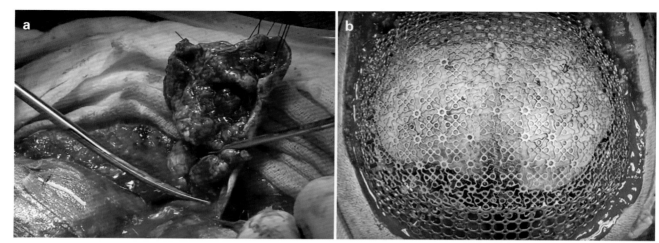

图 28.16 术中视图。（a）切除肿瘤及附着的硬膜。（b）AlloDerm 硬膜成形术和钛网颅骨成形术

合连接右侧横窦与窦汇。使用 AlloDerm 进行硬膜成形，然后置入钛网进行颅骨成形术。整形外科团队将患者重新摆放为侧卧位，实施左侧背阔肌自由皮瓣移植。采用 8-0 尼龙线将左颞浅动脉与胸背动脉吻合，为自由皮瓣供血。使用 2mm 静脉耦合器将胸背静脉与颞浅静脉吻合。应用头胸背心以保护皮瓣，以免出现压力性坏死。

■ 术后管理

患者被转到神经重症病房。他术后出现了视力下降，这在他的住院康复过程中有所改善。应用头胸背心时间持续 6 周。最后病理结果为 WHO Ⅰ 级脑膜瘤。

■ 评论

手术治疗窦汇脑膜瘤在技术上具有挑战性。最佳的处理方法是，在可行的情况下和保留患者神经功能的情况下，进行一次完整的或 Simpson 低分级的切除。"可切除的界线和 Simpson 低分级的切除低到多少才足够"这个话题至今是文献里讨论的话题，正如提出治疗模式差别很大：从涉及窦汇肿瘤进行减瘤体积而保留窦汇、侵犯的窦不处理，到激进的肿瘤全切和窦切除，有或没有窦重建。我们的病例说明了作者的积极切除窦汇脑膜瘤的手术方法和偏好，同时也认识到不可能没有静脉方面的影响，关于上一节作者呈现的病例，我们会用几乎相同的方法来处理右侧横窦接近闭塞的患者，而且不管患者的年龄，都会将肿瘤从窦中移除，而不是将其留下

做放射治疗。然而，我们更倾向于用硬脑膜移植修复静脉窦，而不是直接缝合封闭。

在处理窦汇脑膜瘤时，需要广泛的术前准备来评估静脉引流模式，这反过来又决定了对肿瘤和窦的最佳处理方式。术中即使保守小心地切除肿瘤也会导致静脉窦损伤。因此，无论术前的手术计划如何，外科医生都必须做好处理、修复或切除静脉窦的准备。准备工作必须包括手头有全套血管器械、缝线和窦重建移植物材料（自体移植物或其他）。在切除肿瘤和重建窦的过程中，窦性出血应通过放置血管夹或棉花状物来控制。与麻醉团队的协调是至关重要的，这样他们也可以做好准备，无论是帮助管理静脉空气栓塞（床控、中央线、多普勒超声心动图），随时为快速输血提供血液，或经直肠给予阿司匹林，或经静脉注射肝素。

最后，通过在肿瘤委员会对患者进行多学科讨论并采用基于团队的方法，可成功地治疗窦汇区脑膜瘤。手术处理大的静脉通道和窦汇周围的风险很高。切除一个完全闭塞的窦可能导致罕见的静脉性脑梗死，因为通向幕的引流桥静脉被阻断。治疗这些肿瘤可能有 1000 种失败的方法。因此，包括神经外科医生、血管内放射科医生和放射肿瘤科医生的团队进行深思熟虑讨论的方法，可能是对患者规避风险的最佳保护，也是优化临床结果的途径。

■ 参考文献

[1] DeMonte F, McDermott M, Al-Mefty O. Al-Mefty's Meningiomas. 2nd ed. New York, NY: Thieme; 2011.
[2] Giombini S, Solero CL, Lasio G, Morello G. Immediate and late outcome of operations for parasagittal and falx meningiomas.

Report of 342 cases. Surg Neurol 1984;21(5):427–435.

[3]　Kaur G, Sayegh ET, Larson A, et al. Adjuvant radiotherapy for atypical and malignant meningiomas: a systematic review. Neuro-oncol 2014;16(5):628–636.

[4]　Mantovani A, Di Maio S, Ferreira MJ, Sekhar LN. Management of meningiomas invading the major dural venous sinuses: operative technique, results, and potential benefit for higher grade tumors. World Neurosurg 2014;82(3-4):455–467.

[5]　Mathiesen T, Kihlström L, Karlsson B, Lindquist C. Potential complications following radiotherapy for meningiomas. Surg Neurol 2003;60(3):193–198, discussion 199–200.

[6]　Mazur MD, Cutler A, Couldwell WT, Taussky P. Management of meningiomas involving the transverse or sigmoid sinus. Neurosurg Focus 2013;35(6):E9.

[7]　Mazur MD, Neil JA, Agarwal C, Jensen RL, Couldwell WT. Surgical management of a transosseous meningioma with invasion of torcula, superior sagittal sinus, transverse sinus, calvaria, and scalp. Surg Neurol Int 2015;6:40.

[8]　Quiñones-Hinojosa A, Chang EF, Chaichana KL, McDermott MW. Surgical considerations in the management of falcotentorial meningiomas: advantages of the bilateral occipital transtentorial/transfalcine craniotomy for large tumors. Neurosurgery 2009;64(5, Suppl 2):260–268, discussion 268.

[9]　Simpson D. The recurrence of intracranial meningiomas after surgical treatment. J Neurol Neurosurg Psychiatry 1957;20(1):22–39.

[10]　Sindou M. Meningiomas invading the sagittal or transverse sinuses, resection with venous reconstruction. J Clin Neurosci 2001;8(Suppl 1):8–11.

[11]　Sindou MP, Alvernia JE. Results of attempted radical tumor removal and venous repair in 100 consecutive meningiomas involving the major dural sinuses. J Neurosurg 2006;105(4):514–525.

[12]　Singla A, Deshaies EM, Melnyk V, et al. Controversies in the role of preoperative embolization in meningioma management. Neurosurg Focus 2013;35(6):E17.

[13]　Smith AB, Horkanyne-Szakaly I, Schroeder JW, Rushing EJ. From the radiologic pathology archives: mass lesions of the dura: beyond meningioma-radiologic-pathologic correlation. Radiographics 2014;34(2):295–312.

第九部分
脑室肿瘤

第二十九章 侧脑室（Monro 孔）

R. Tushar Jha, Walter C. Jean

郭英 / 译

关键词：穹隆，脉络膜，胶样囊肿，动静脉畸形，动脉瘤，腺瘤，内镜

■ 病例介绍

一名 48 岁女性，既往有偏头痛和纤维肌痛病史，以头痛和呕吐为主诉到神经外科门诊就诊。她第一次头痛是在大约 5 个月前，然后像"正常"头痛一样消失了。1 个月后当她再次出现头痛时，甚至引发呕吐。自此，头痛每天早上都会发作，她将其归因于"过敏"。在面诊时，她否认任何"霹雳"样的头痛发作。她说头痛都是从开始时为渐进式加重，直到症状消失之前。由于这段病史，她的医生要求进行颅脑影像检查，然后将她转诊到我们的医院。

在体格检查中，她的神经系统完好无损。大脑的计算机断层扫描（CT）和磁共振成像（MRI）扫描显示 Monro 孔病变和右顶叶流空病灶（图 29.1）。没有发现急性缺血性或出血性中风。脑室大小正常。

> **问题**
>
> 1. MRI 结果的鉴别诊断是什么，是否应该行进一步的检查？
> 2. 您认为哪个病变更可能是她头痛的罪魁祸首？

■ 诊断和评估

就诊时，CT 和 MRI 显示两个不同的病灶——一个边界清楚、界线清楚的肿块，位于 Monro 孔区中，另一个是右侧顶叶的血管病变。在 CT 扫描中，Monro 孔病变的直径为 9.3mm（图 29.1）。MRI 显示该病灶在 FLAIR 上呈高密度，但无增强效应。Monro 孔的病变在儿科和成人患者之间可能有很大不同。成人 Monro 孔周围最常见的病变是胶样囊肿。这些占脑室内占位的 15%~20%，并且在 99% 的病例中位于 Monro 孔。大多数病例的年龄在 30~40 岁之间。通常，胶样囊肿在 CT 上表现为高密度，并附着在第三脑室的前顶。在 MRI 上，这些病变通常在 T1 上呈高信号，在 T2 上呈等信号，因为它们具有浓稠的"机油"样的流体黏度。胶样囊肿通常无增强效应，但偶尔可能会显示边缘增强。

Monro 孔的罕见病变包括脑膜瘤、室管膜下巨细胞星形细胞瘤、幼稚毛细胞星形细胞瘤、脉络丛乳头状瘤和中枢神经细胞瘤。由于在 MRI 上使用钆造影剂后，这些大多数会增强，因此可以排除它们。中枢神经细胞瘤是低级别病变，因其增强模式不太一致，故不能完全排除。然而，大多数神经肿瘤显示轻至中度不均匀增强，并且它们通常显示多囊性病变表现，且在 MRI 的 FLAIR 序列上可完全减弱。综上所述，考虑到该患者的病变位置和影像学特征，

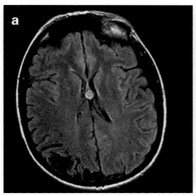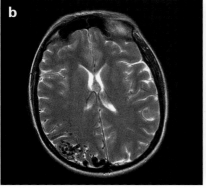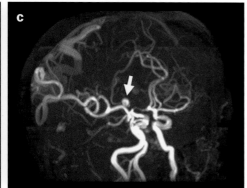

图 29.1 术前图像。（a）轴位 FLAIR 图像显示 Monro 孔处的高信号病变，注意右顶叶的异常。（b）T2 图像不仅显示了脑室病变，而且显示了右顶叶中与动静脉畸形（AVM）一致的血管流空影。（c）MRA 显示 AVM，白色箭头突出显示与供血动脉相关的动脉瘤

很可能是胶样囊肿。

这例患者右顶叶的血管流空影表现符合 MRI 的动静脉畸形（AVM）表现（图 29.1b、c）。为此，该患者进行了血管造影，结果显示右侧顶叶有 3cm 的 AVM 病灶，供血来源自右侧大脑中动脉（MCA）角支、MCA 顶叶枕支和大脑前动脉的胼周支。另外，在 MCA 的 M1 段分叉之前，还有一个向上突出的、与供血动脉血流相关的动脉瘤（图 29.1c）。该动脉瘤的瘤顶和瘤颈分别为 6mm 和 3mm。该 AVM 显示浅静脉引流至上矢状窦（SSS）。在 Spetzler–Martin（SM）AVM 分级系统中，该 AVM 被归类为 II 级。

问题

1. 这个患者胶样囊肿需要干预吗？还是"观察随诊"对她更好？

2. 如果囊肿需要手术，考虑到正常大小的脑室，哪种方法最好？

3. 患者 AVM 最危险的方面是什么？

4. AVM 需要干预吗？需要放射治疗吗？

■ 解剖和治疗考量

治疗困境

我们的患者有两个不同且独立的病变——一个 Monro 孔胶样囊肿和一个右顶叶伴有血流相关性动脉瘤的 SM II 级 AVM。最终，本案独特的"双重麻烦"引发以下几个问题：

1. 哪个病变是她症状的原因？需要干预吗？

2. 其他问题需要治疗吗？什么时候合适？

3. 如果胶样囊肿需要先治疗，AVM/动脉瘤对治疗的影响怎样？它会影响治疗方式吗？

4. 相反，如果需要先治疗 AVM/动脉瘤，胶样囊肿将对治疗有什么影响？它会影响治疗方式吗？

胶样囊肿

我们的患者胶样囊肿是在检查头痛、恶心和呕吐时发现的。尽管如此，她的神经功能完好，影像学检查也没有显示脑积水的证据，虽然胶样囊肿在组织学上是良性的，但它们位于 Monro 孔，在那里可以产生"球阀"效应并引起急性梗阻性脑积水、急性神经功能恶化，甚至猝死。急性神经系统恶化的风险为 3%~35%，而猝死的估计风险为 5%~10%。

另一方面，手术切除穹隆附近的这种深部病变的主要并发症风险为 15%。因此，在处理胶样囊肿

时，权衡观察等待还是手术切除的风险和获益尤为重要。但是由于 Beaumont 等的工作，存在一种工具来衡量这种胶样囊肿对患者造成的危险，并确定干预是否合理或必要。胶样囊肿风险评分（CCRS）对突发性、灾难性脑积水的风险进行分层，并帮助我们为患者制订计划（表 29.1）。

该量表将有症状的胶样囊肿的 5 个最重要的风险因素考虑进去，并为每个存在的风险因素分配了一个点。这些风险因素包括：年龄 < 65 岁，有头痛病史，囊肿轴位直径 ≥ 7mm，存在 FLAIR 高信号，以及囊肿位于解剖学风险区。第三脑室风险区是基于 MRI T1 矢状位将结构分为 3 个区域来定义的。I 区从终板延伸至乳突体与中间块相切的垂直线，包括这些囊肿最常见的位置——Monro 孔；II 区从后边界延伸到 I 区，再到中脑导水管入口处的中脑被盖的喙尖；III 区从 II 区的后边界延伸到后连合。

根据该量表，我们的患者在年龄 < 65 岁的情况下接受评分，表现为头痛、轴径 9.3mm（> 7mm）、囊肿在 FLAIR 上为高信号以及囊肿位于危险区（I 区）。这将我们的患者胶样囊肿表征为 CCRS 5 分，并客观地将其确定为具有阻塞性脑积水和神经功能恶化风险的有症状病变。这种病变的预期治疗是不合适的，手术切除囊肿是合适和必要的。

选择入路

Monro 孔的两种一般入路是半球间经胼胝体入路和经额叶皮层–脑室入路（图 29.2）。半球间经胼胝

表 29.1 胶样囊肿风险评分（CCRS）

标准	分值
年龄 < 65 岁	
·是	1
·否	0
头痛	
·是	1
·否	0
轴向直径 > 7mm	
·是	1
·否	0
FLAIR 为高信号	
·是	1
·否	0
风险区域	
·是	1
·否	0

注意：CCRS < 2 分，低风险组；CCRS 2~4 分，高风险组；CCRS 3 分，中间风险组

体入路是一种优雅的入路，它利用大脑镰和半球间裂之间的自然解剖平面（图 29.3）。由于它在中线附近进行，该入路提供了对 Monro 孔的绝佳视野，通常很好地进入对侧。唯一被该入路破坏的脑组织是胼胝体的小部分前部，而断开综合征极为罕见。该方法的一个缺点是可能会中断额叶和 SSS 之间的引流静脉，这在极少数情况下会导致静脉性梗死。在这种方法中胼周动脉也会受到损伤，手术过程中一条或两条动脉的中断和变窄有时会导致患者腿部无力的迹象。

相比之下，在经额叶皮质 – 脑室入路中，可以通过显微外科或内镜技术进行，无论是矢状引流静脉还是胼周动脉都没有以上所说的危险。

这种方法主要的缺点是，由于它几乎普遍通过右侧入路，难以看到左额角，这问题对于具有双侧病变的手术可能尤为明显。尽管这种方法是否会增加术后癫痫发作的风险存在相互争议的数据，但它确实穿过大量的脑组织到达侧脑室。因此，经额叶皮层 – 脑室入路通常保留用于严重脑室扩大的患者。在这些患者中，Monro 孔和额角本身的扩张可以减

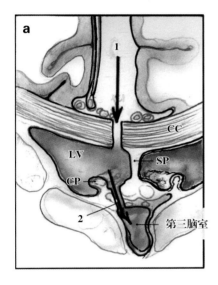

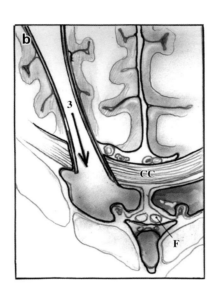

图 29.2　Monro 孔的显微手术入路。冠状位图说明进入 Monro 孔和第三脑室前区的途径。在 Monro 孔水平切开右侧侧脑室，在中间块处切开左侧侧脑室。（a）1. 经胼胝体途径；2. 经室间孔入路。（b）3. 经皮层入路。CC. 胼胝体；CP. 脉络丛；F. 穹隆；LV. 左脑室；SP. 透明隔

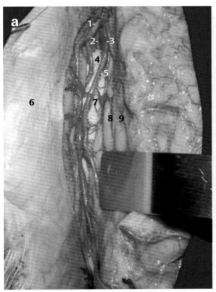

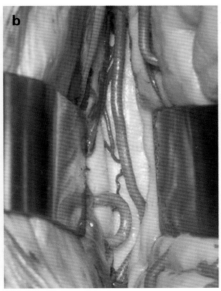

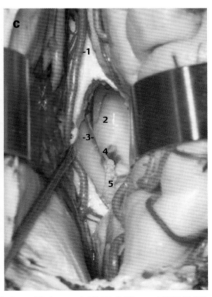

图 29.3　解剖显示半球间经胼胝体入路。（a）1. 左胼周动脉（A3 段）；2. 左胼周动脉（A2 段）；3. 右胼周动脉；4. 胼胝体膝；5. 右胼周动脉（A4 段）；6. 大脑镰；7. 胼胝体；8. 扣带回和扣带沟；9. 额内侧回。（b）半球间裂的解剖。分离两侧扣带回后胼胝体的放大视图。（c）胼胝体切开术后的右侧侧脑室视图。额角和侧脑室体部暴露。1. 胼周动脉；2. 胼胝体体部；3. 透明隔和隔前静脉；4. Monro 孔；5. 侧脑室体部脉络丛

少这些缺点的影响。而应用内镜技术可将组织损伤最小化，但对侧的可视化仍然有限，而且通过内镜，对侧出血可能难以控制。

由于上述原因，选择了半球间经胼胝体经室间孔入路切除胶样囊肿，但是否应先治疗 AVM 仍存在疑虑。即使答案是否定的，在胶样囊肿手术过程中，AVM 和相关的动脉瘤是否会对患者的血流动力学和颅内压波动造成危险？

动静脉畸形

Ⅱ级 AVM 患者的右侧 M1 动脉有一个与血流相关的动脉瘤，正是 AVM 的这一特征对患者构成了最大的危险。它也有扩张的皮层静脉引流到 SSS。AVM 的年均破裂率估计为 2%~4%。

然而，在我们的 AVM 患者中，动脉瘤使每年的破裂率增加到 7% 左右。动脉瘤使年破裂率增加到约 7%。计算 AVM 的终生破裂风险可以使用公式 [1－（无破裂风险）n]。假设我们患者的预期寿命为 78 岁，并考虑到她就诊时的年龄为 48 岁，AVM 年破裂风险率为 7%，该患者 AVM 的终生破裂风险为 [1－（0.93）30] 或 88.67%。这是一种需要治疗的破裂风险。但是什么时候应该治疗，用哪种方式？

选择入路

AVM 最有可能出血的组成部分是床突前动脉瘤。这种动脉瘤的破裂会导致蛛网膜下腔出血，无论出血后治疗如何，都有 30% 的发病风险。数字减影血管造影显示一个 6mm 的动脉瘤顶和一个 3mm 的动脉瘤颈。顶颈比为 2∶1，靠近 MCA 分叉的位置都是这种床突前动脉瘤的特征，这使得血管内弹簧圈栓塞成为首选的治疗方式。

而 AVM 可以使用显微外科切除术、血管内弹簧圈栓塞术、放射外科手术或这些方法的组合进行治疗。AVM 的放射外科治疗具有无创的优点，但可能需要长达 3 年时间才能完全形成血栓，在此期间患者仍有出血风险。对于我们的患者，在胶样囊肿切除后可以考虑这种治疗，但短期来看，在胶样囊肿手术前或手术中，这对她没有任何保护作用。考虑到患者 AVM 的分级，显微手术切除的风险较低，可以接受。此外，术前栓塞可以进一步降低风险，因此，先分期栓塞，后显微手术切除的联合治疗是治疗该病变最合理的方法。

治疗时间顺序

根据患者头痛的时间、模式和其他特征，很可能与胶样囊肿有关。她从未有过"霹雳"样头痛，可以形容为"她一生中最糟糕的"，头痛发生在每天早上，这些特点高度提示是囊肿卧位时对 Monro 孔形成体位性的阻塞引起的。此外，囊肿的 CCRS 风险评分为 5 分，因此是一种有症状的病变，使我们的患者处于临床恶化的高风险中。所有这些都表明胶样囊肿是患者急性症状的罪魁祸首，从逻辑上讲，应该首先对其进行治疗。

然而，胶样囊肿的手术将涉及可预测的脑脊液释放，以及在围手术期不可预测的血流动力学和颅内压变化。这些中的任何一个都可以改变穿过床突前动脉瘤壁的跨壁压力，导致 AVM 最不稳定的部分破裂。在这方面，即使她的头痛是无关的，但对患者来说，动脉瘤破裂可能是真正最危险的。考虑到这一点，从威胁最大到威胁最小的病变的分层排列为：床突前动脉瘤、胶样囊肿、AVM。从逻辑上讲，这就是应该消除这些病变的顺序。

综上所述，本例患者按以下顺序进行病变治疗：

- 住院第 1 天：
  - 首先，右侧 M1 床突前动脉瘤的血管内栓塞。
  - 然后，显微手术切除胶样囊肿。
- 住院第 2 天：
  - Ⅰ期血管内栓塞术。
- 住院第 3 天：
  - Ⅱ期血管内栓塞术。
- 住院第 4 天：
  - 显微手术切除 AVM。

问题

1. 您将如何处理 SSS 的桥接静脉？
2. 识别胼胝体的最佳方法是什么？
3. 对于经胼胝入路，您会在何处进行开颅手术？

■ 技术描述

按照已经制订的计划，通过血管内技术消除了患者的床突前动脉瘤，没有神经系统后遗症。术第 2 天，她接受了胶样囊肿的手术（参见"入路三要素"）。全身气管内麻醉建立后，患者取仰卧位。她的头被固定在中间位置。头皮切口准备和覆盖采用常规的尽量保留头发的无菌方式。平行于冠状缝做一直线形切口，从左侧瞳孔中线延伸至右侧耳屏上方 4~5cm 处。切口下可看到矢状缝和冠状缝。右侧开颅，在中线处开 3 个孔，一个在冠状缝线处，另一个在冠状缝线前后。这些孔是将 SSS 与颅骨小心分开之用。然后使用高速钻头制作长 5cm、宽 3cm、冠状缝前 2/3 和后 1/3 的骨窗。骨窗边缘在中线处为 SSS 的左侧（参见"入路三要素"）。

入路三要素

通道：两侧半球间。
骨窗：5cm×3cm 跨冠状缝。
深部入路修正：经胼胝体切开。

然后以中线 /SSS 为基底的 U 形打开硬脑膜。必须电凝小的桥静脉，并切开以释放硬脑膜皱襞。应避免牺牲流入 SSS 的皮质静脉，幸运的是，该患者手术中没有遇到任何这些情况（参见"手术设置"）。

手术设置

位置：仰卧，头部中立位。
切口：平行于冠状缝。
骨窗范围：右中线，横跨冠状缝。
硬脑膜切开：中线 /SSS 为基底的 U 形。

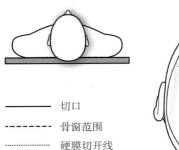
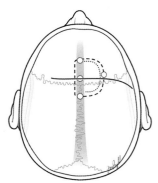

——— 切口
------- 骨窗范围
·········· 硬膜切开线

此时，识别大脑镰和半球间裂（图 29.4a）。右额叶被轻轻地从中线移开，并且将牵开器放置在大脑镰以将其稍微向左牵开。解剖扣带回上的粘连（图 29.5b），暴露出胼周动脉并小心地垫开保护（图 29.5c）。然后可以看到胼胝体位于半球间裂的末端，这是一个明显的白色结构（图 29.5d）。然后在胼胝体上做一个 2cm 的纵向切口，以进入右侧侧脑室。识别脉络丛、内侧的透明隔静脉和右侧丘纹静脉，确认进入右侧侧脑室（图 29.5）。

沿着脉络丛识别 Monro 孔，从而发现胶样囊肿（图 29.6）。肿块内的物质为半固体，取出一部分后，囊肿缩到同侧脑室内。然后放置一棉片堵塞 Monro

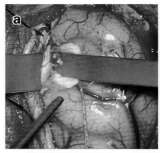
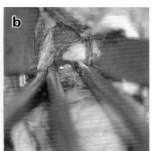
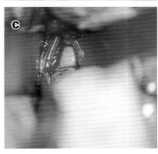
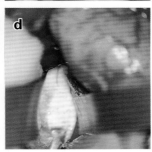

图 29.4　术中视图。（a）识别大脑镰和半球间裂。（b）切开扣带沟到达胼胝体。（c）辨认胼周动脉。（d）显露通常为纯白色的胼胝体

孔以免操作时的血液流入第三脑室。从这里开始，囊肿从后面的血管垫（朝向左前角）分离并完全切除。细致的止血是关键，特别是 Monro 孔附近的静脉出血。止血时注意不要损伤同侧穹隆或丘纹状静脉。在直视和显微镜引导下，将脑室导管置于 Monro 孔并固定在皮肤上。缝合硬脑膜，复位骨瓣后，皮肤以标准的多层方式闭合。

手术要点

1. 近年来，高级外科医生已经发展到在此手术中更频繁地使用侧卧位，将右侧朝下。利用重力辅助回缩自然地使额叶远离半球间裂，此外，还可以使胶样囊肿不太容易落回 Monro 孔或对侧脑室。

2. 当沿着大脑半球间裂进入时，需要记住一系列解剖标志：一是胼缘动脉，二是扣带回，三是胼周动脉，四是胼胝体。然而，动脉并不总是可见的，因此，有时作为标志并不可靠。人们不太可能将扣带回与胼胝体混淆，记住后者明显是白色的，而前者是灰色的。

3. 高级外科医生的习惯是在 SSS 上钻 3 个骨孔，用圆形钻头而不是用穿孔器。SSS 上的 3 个骨孔中间的孔是为了剥离 SSS 时更容易，而另外两个孔用于开颅时创建骨瓣之用。远离 SSS，可降低

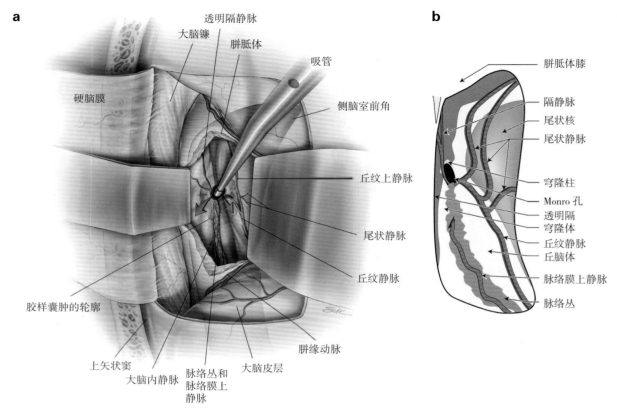

图 29.5　通过右侧侧脑室经胼胝体、Monro 孔入路的示意图。（a）显示了分离的胼胝体，脉络丛是 Monro 孔的标志，吸管所指是 Monro 孔内，可以采用经 Monro 孔的方法通过暴露 Monro 孔从第三脑室切除肿瘤。（b）描绘右侧侧脑室内结构关系的示意图，沿脉络丛前行可发现 Monro 孔

图 29.6　Monro 孔。可见胶样囊肿占据 Monro 孔，接近填充，但孔没有明显扩大

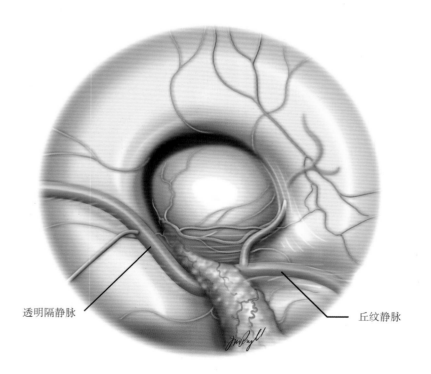

SSS 受伤的风险。

4.应避免牺牲连接额叶和 SSS 的任何引流静脉。事实上，5cm 的切口长度使其足以有可能找到一个没有这些引流静脉的区域，以便进入半球间裂。

5.由于胼胝体切开是在中线附近进行的，有时会落在左侧侧脑室而不是右侧侧脑室。对于 Monro 孔的小病变，这无关紧要。同样，通过跟踪脉络丛，无论进入哪边的脑室，都可以找到 Monro 孔。

■ 预后

手术后，无论是动脉瘤栓塞还是脑室手术，患者的神经系统都完好无损。脑室外引流管留在原位 5 天以监测颅内压（ICP），尤其是为了引流任何残留的脑室内的组织碎片。取出脑室外引流管后，患者很快就出院了。6 周后，她接受了 AVM 的 Ⅰ 期栓塞，大约消除了 50% 的 AVM 病灶，并观察患者过夜后出院。5 周后她返院成功行 Ⅱ 期栓塞并再次观察过夜后出院。最后，3 个月后，她接受了 AVM 的显微手术切除。她在 AVM 切除术后神经系统完好无损，最终出院到康复机构。组织病理学证实这两个病变为胶样囊肿和 AVM，在完成所有治疗后，她的术前头痛消失了。在 2 年时，她的血管造影显示没有血管异常。

胶样囊肿手术 10 年后，患者保持良好状态，她的事业蓬勃发展。她的丈夫唯一抱怨的是她短期记忆问题，这在穹隆附近接受过手术的患者中很常见。但除此之外，她恢复很好且 MRI 显示没有任何病变复发的证据（图 29.7）。

■ 可能的并发症及相应处理

额叶半球间经胼胝体入路涉及在 SSS 周围操作，必须小心处理以避免大量失血。应避免牺牲额叶和 SSS 之间的桥静脉。理论上，在这个前部位置闭塞 SSS 本身是安全的，但在极少数情况下，即使单条桥静脉阻断也会出现静脉性梗死，而导致癫痫发作、运动障碍，甚至更糟。该入路的主要风险之一是胼周动脉损伤，这可能导致对侧下肢无力。在穹隆周围工作，总是存在术后记忆和认知问题的风险。幸

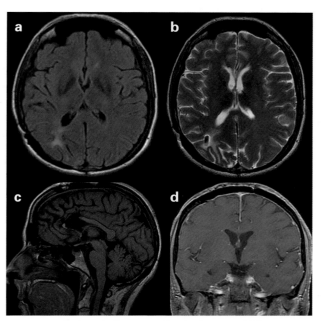

图 29.7 术后 10 年的 MRI 图像。（a）FLAIR 轴位图像显示胶样囊肿完全切除；（b）T2 轴位图像显示动静脉畸形已完全切除；（c）矢状位图像显示胼胝体 2cm 的切开位置；（d）冠状位显示 Monro 孔无病变复发

运的是，对于小的胶样囊肿非常罕见，即使确实发生了，破坏也很轻微，就像这名患者一样。高级外科医生的习惯是将脑室外引流管留置 3~5 天，以清除脑脊液和脑室系统的手术碎屑。这是否真的意味着更低的分流依赖率，仍有待科学证明。

■ 结论

本病例突出了当涉及多个病变时复杂的决策过程。通常情况下，我们不得不在证据不完备的情况下做出治疗决定，正如本例，我们永远无法绝对地确定她的症状是来自胶样囊肿。我们还必须做出"有根据的猜测"，即她的 AVM 不会在胶样囊肿手术期间和手术后立即对她造成伤害。在没有蛛网膜下腔出血的任何证据的情况下，我们决定首先切除她的床突前动脉瘤，因为栓塞相对安全，并且在我们的评估中，成功的栓塞将增加她的胶样囊肿手术的安全性。选择最佳手术方法的决策过程在本书的所有章节中都很普遍，与该患者的治疗顺序选择相比相对简单。

观点

J. André Grotenhuis

■ 概述

胶样囊肿是良性肿瘤，几乎总是起源于第三脑室顶前部的脉络膜。它们占所有颅内肿瘤的 0.5%~2% 和所有脑室内肿瘤的 15%~20%。有症状的胶样囊肿通常表现为阵发性头痛的典型症状，与间歇性梗阻性脑积水引起的头部位置改变相关，并且这些症状通常需要治疗。如上所述，显微外科经皮层 – 脑室和半球间经胼胝体入路已被认为是去除 Monro 孔处胶样囊肿的金标准。然而，在过去的 20 年中，内镜切除术已成为开颅手术的替代方案，并且关于开颅手术与内镜手术的整体优势和劣势存在相当大的争论。

在本章的前一节中，作者介绍了一名患有胶样囊肿和 AVM 并伴有床突前动脉瘤的患者。他们讨论了治疗策略的基本原理，并利用经胼胝体入路的方法去除胶样囊肿。在这里，我们将讨论一个类似的复杂患者，并强调该方法的差异。

■ 病例介绍

这位 69 岁的男性除了 6 年前发现甲状腺功能减退症外，其他病史均无异常。但是，在过去的 2 年里，他出现了行走缓慢和步幅缩短的步态困难，且逐渐加重。这些症状与短期记忆力下降和尿急有关。他的神经系统检查显示双颞侧偏盲。入院怀疑诊断是正常压力性脑积水，他的神经科医生决定进行腰椎穿刺检查，结果显示脑脊液（CSF）压力升高

30cmH$_2$O，随后进行了 MRI 检查（图 29.8）。

■ 解剖和治疗考量

该患者有两个症状性病变，一个阻塞 Monro 孔的胶样囊肿（左侧更多）伴有梗阻性双脑室脑积水，以及一个压迫视交叉的垂体腺瘤（图 29.8）。他的实验室数据显示腺瘤没有功能，但与部分垂体功能减退有关。

入路选择

由于两个病变看起来很接近，因此不仅要考虑一次手术，而且要考虑采用一种方法来消除它们。一种选择是通过经蝶入路去除腺瘤，然后有意打开鞍膈和第三脑室底，试图从下方切除胶样囊肿。

虽然直观上很有吸引力，但我们必须立即认识到这一策略实际上需要两种方法，为了防止脑积水将颅内内容物通过鞍膈开口突出而造成难以预测的损伤，术前必须放置脑室外引流管，显然这变成需要两个手术步骤。此外，与颅咽管瘤（通常生长到第三脑室）不同，胶样囊肿位于完整的结节灰质后面，打开解剖上正常的第三脑室底，使之足够宽以接近胶样囊肿，但可能导致下丘脑损伤。最后，即使实现了这一入路，在经蝶窦入路时，外科医生的视线也未必看到附着于脉络膜的囊肿。

选择入路

基于这些原因，我们认为"单一入路"经蝶窦

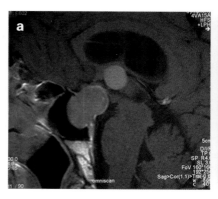
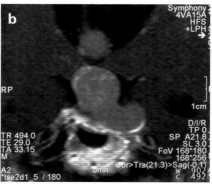

图 29.8 术前 MRI。（a）矢状面和（b）冠状面图像显示患者同时有两个病变，一个胶样囊肿堵塞了 Monro 孔，导致脑积水和垂体腺瘤，并压迫了视交叉。体征和症状表明两个病变都有症状

手术是不可取的。相反，由于囊肿偏于左侧，我们选择经左侧额部钻孔入路内镜下切除胶样囊肿，随后立即在内镜下经蝶窦入路切除垂体腺瘤。

■ 技术描述

患者取仰卧位，颈部屈曲 20°，头部处于中立位并固定在真空枕中。在正面做一个左侧 4cm 的直切口，然后在距鼻根 8cm 和旁正中 4cm 处钻孔（图 29.9）。对于该患者，这些操作都在发际线内。

内镜（刚性透镜，直径 6mm，工作通道 2.2mm，0° 和 30° 光学）通过分离套管器穿刺进入左侧脑室，立即显示阻塞 Monro 孔的大囊肿。囊壁被脉络丛覆盖，探查时质地较硬。脉络丛用双极电凝烧灼止血，然后用剪刀剪断。用闭合杯形钳将其余包绕的脉络丛从囊肿壁上"刮掉"。囊壁上的小血管电凝止血。内镜下使用穿孔器在不施加吸力的情况下轻微转动打开囊肿壁。

内容物显示为黏性的，带有一些固体部分。用镊子夹住囊壁，先横向移动，然后向后移动，然后顺时针和逆时针旋转夹钳向上移动。这个动作重复几次后，随着这个囊肿缓慢而稳定地从脉络丛上分离。将球囊导管置于囊壁下方和后方的第三脑室中。给气球充气可防止任何血液进入第三脑室，并使囊肿更好地定位在 Monro 孔内。这一动作有助于暴露囊肿在脉络丛的附着点，并电凝后切断。囊肿太大

而无法通过工作通道移除，因此在内镜缩回时将其靠近镜头（图 29.10）。

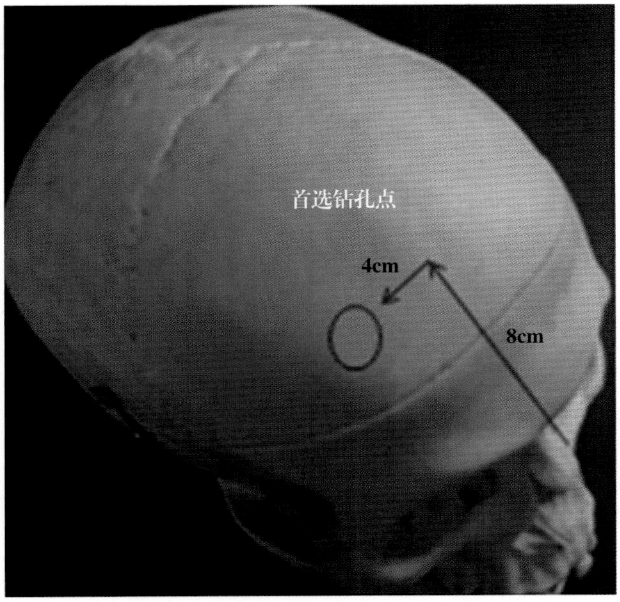

重新插入内镜，并检测到脉络丛有少量出血点。由于连续冲洗 1min 还没有停止，球囊导管再次膨胀并压在出血部位止血。内镜通过 Monro 孔进入第三脑室以检查导水管并确保没有碎屑或血液阻塞导水管（图 29.11）。用一块三角形的明胶海绵封闭通道，尖端部分推入皮质通道，而其较大的部分覆盖钻孔处。然后，小心地关闭骨膜和帽状腱膜。

然后，患者的头部被重新摆放到一个完全中立的位置，然后重新铺巾。内镜下双鼻孔经鼻 - 蝶窦入路广泛打开蝶窦，暴露扩大的蝶鞍。打开蝶鞍后，

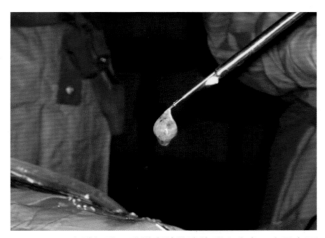

图 29.10 囊肿切除。胶样囊肿从脉络膜上分离，由于它不适合通过工作通道，因此通过缩回内镜将其取出

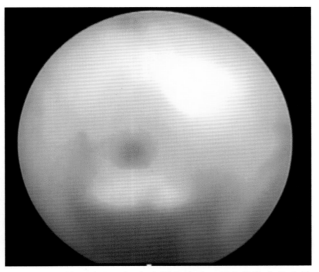

图 29.11 第三脑室。切除胶样囊肿后，用内镜彻底检查整个第三脑室，以确保没有碎屑或血液阻碍脑脊液流动，尤其是在中脑导水管处

图 29.9 钻孔放置。内镜下用于胶样囊肿的钻孔位于距鼻根 8cm，中线左侧 4cm 处

显露海绵窦上下和双侧边缘（即"四蓝线"），切开硬脑膜，暴露质地软的腺瘤，并用吸引器和刮匙去除。尝试囊外切除，但未发现明显的假包膜。在左侧，海绵窦被腺瘤完全压迫（但未侵入）。切除该部分后，在海绵窦内侧壁发现了一些孔，使用 FloSeal 止血胶阻止静脉血渗出，鞍膈进入蝶鞍。扩大的蝶鞍内的剩余空间填充纤维蛋白胶，用切开备用的部分硬脑膜重建颅底。

■ 预后

患者的术后病程平稳。他的视力、步态、记忆力和泌尿系统症状都有所改善。他继续服用甲状腺激素补充和睾酮替代治疗（7 年后他自行停药）。他的肾上腺轴完好无损。如今他 84 岁了，垂体腺瘤或胶样囊肿均未复发（图 29.12）。

■ 评论

在本章的第一部分，作者选择了一个合乎逻辑的路径，即先处理床突前动脉瘤，然后再切除胶样囊肿。打开脑室后释放大量脑脊液时，颅内压迅速下降。这种颅内压的下降会使 AVM 尤其是 AVM 相关的动脉瘤有出血的风险。作者也可以选择先完全处理动脉瘤和 AVM，然后再处理胶样囊肿的策略。

开放式手术入路，尤其是经胼胝体入路，其缺点是从颅骨到 Monro 孔的通道为一垂直线，虽然它提供了对第三脑室前部的良好暴露，但其难以接近胶样囊肿在第三脑室顶部更靠后的基底。进入第三脑室的通路可以改善这种暴露，但会使患者面临记忆缺陷的风险。

通过额叶钻孔内镜去除囊肿是一种侵入性较小的替代方法，正得到越来越多人的接受。除了较小的切口、较少的术后疼痛和较短的住院时间外，它的主要优点是可以直接为感兴趣的区域提供照明。当脑积水扩大 Monro 孔时，该技术很简单，但当囊肿和孔很小时，且脑室为正常至小的情况下（图 29.13a），内镜下经脉络膜入路仍然是一种选择。

内镜经脉络膜入路技术

在这种方法中，首先在透明隔静脉前段与脉络丛间进行电凝分离。从而 Monro 孔在脉络丛和丘纹静脉之间的开口得以扩大。然后，通过电凝和切开穹隆，向内侧打开脉络膜裂，从而进入第三脑室顶部（图 29.13b）。

通常情况下，可看到两侧的大脑内静脉被囊肿推开。这使得可以达到脉络丛处的囊肿。电凝和切割该附着点，用夹钳小幅转动，囊壁从脉络丛上分离出来。这方法可完全切除囊肿（图 29.13c）。

当前文献中，在描述具有小或正常大小脑室的病例时，有一个令人担忧的趋势是利用"脑室温和膨胀"。这是一种冒险的技术，因为它通常注入的液体比能从脑室流出的更多，并可导致脑室内压过高、心动过缓甚至心脏骤停。目前，我们仅在持续监测脑室内压力的情况下执行此技术，因为我们有一例术后出现 Terson 综合征。

尽管内镜方法有优势，但在技术上仍具有挑战性，正因如此，它与囊肿残留和复发率较高相关。特别是当镜头前的空间很小的时候，了解内镜技术的局限性是至关重要的。每个外科医生都必须进一步分析自己在技术和经验上的局限性，以便为患者达到可能的最佳结果。我自己的经验是在过去 27 年里对 74 例患者的施行内镜治疗的过程中得出的。后来的 58 例患者的囊肿均行全切除，但这也反映了漫长而艰难的学习曲线，因为并发症和部分切除的病例大多发生在使用内镜的前 5 年。

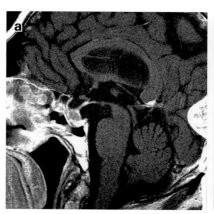
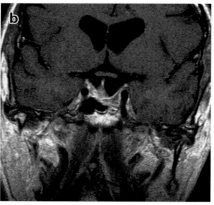

图 29.12 术后 MRI。（a）矢状位和（b）冠状位图像显示未见胶样囊肿或垂体腺瘤残余，在 10 多年的随访中没有复发

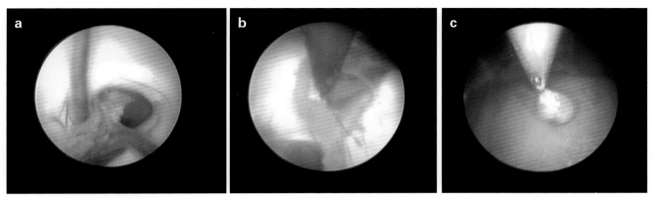

图 29.13 内镜下经脉络膜入路。(a) 正常大小脑室内的小胶样囊肿，未见 Monro 孔扩张。(b) 扩大脉络丛与丘脑静脉之间的 Monro 孔，切开穹隆，进入第三脑室。(c) 通过抓取钳反复转动将胶样囊肿完全切除

■ 参考文献

[1] Beaumont TL, Limbrick DD, Rich KM, Wippold FJ, Dacey RG. Jr. Natural history of colloid cysts of the third ventricle. J Neurosurg 2016;125(6):1420–1430.

[2] Beems T, Menovsky T, Lammens M. Hemorrhagic colloid cyst: case report and review of the literature. Surg Neurol 2006;65(1):84–86.

[3] Boogaarts H, El-Kheshin S, Grotenhuis J. Endoscopic colloid cyst resection: technical note. Minim Invasive Neurosurg 2011;54(2):95–97.

[4] Boogaarts H, Grotenhuis A. Terson's syndrome after endoscopic colloid cyst removal: case report and a review of reported complications. Minim Invasive Neurosurg 2008;51(5):303–305.

[5] Boogaarts HD, Decq P, Grotenhuis JA, et al. Long-term results of the neuroendoscopic management of colloid cysts of the third ventricle: a series of 90 cases. Neurosurgery 2011;68(1):179–187.

[6] Iacoangeli M, di Somma LG, Di Rienzo A, Alvaro L, Nasi D, Scerrati M. Combined endoscopic transforaminal-transchoroidal approach for the treatment of third ventricle colloid cysts. J Neurosurg 2014;120(6):1471–1476.

[7] Lawton MT, Kim H, McCulloch CE, Mikhak B, Young WL. A supplementary grading scale for selecting patients with brain arteriovenous malformations for surgery. Neurosurgery 2010;66(4):702–713, discussion 713.

[8] O'Neill AH, Gragnaniello C, Lai LT. Natural history of incidental colloid cysts of the third ventricle: a systematic review. J Clin Neurosci 2018;53:122–126.

[9] Peschillo S, Caporlingua A, Colonnese C, Guidetti G. Brain AVMs: an endovascular, surgical, and radiosurgical update. Sci World J 2014;2014:834931.

[10] Symss NP, Ramamurthi R, Kapu R, et al. Complication avoidance in transcallosal transforaminal approach to colloid cysts of the anterior third ventricle: an analysis of 80 cases. Asian J Neurosurg 2014;9(2):51–57.

[11] Verstegen MJ, De Haan RJ, et al. High risk of acute deterioration in patients harboring symptomatic colloid cysts of the third ventricle. J Neurosurg 2002;96(6):1041–1045.

[12] Yaşargil MG, Abdulrauf SI. Surgery of intraventricular tumors. Neurosurgery 2008;62(6, Suppl 3):1029–1040, discussion 1040–1041.

第三十章　侧脑室（三角部）

Tao Xie, Xiaobiao Zhang

樊俊 / 译

关键词：三角部，楔前叶，视放射，半球间入路，胼胝体

■ 病例介绍

患者女性，51 岁，主诉为"头痛 1 个月"。头痛主要集中于左枕部，为隐痛。体格检查提示右侧视野缺损，并通过视野检查得以确认（图 30.1）。增强磁共振成像（MRI）提示左侧脑室三角部大型占位（图 30.2）。

问题
1. 肿瘤及周边结构的哪些 MRI 特征可用于判断病变的性质？ 2. 术前还应进行哪些检查和诊断操作？

■ 诊断和评估

侧脑室三角部最常见的病变包括脑膜瘤、脉络丛乳头状瘤（CPP）和动静脉畸形。周边起源的其他病变如胶质瘤或转移瘤也可突入三角部。此例患者术前 MRI 可见一 4cm×3.5cm 均匀强化的病变，边界光滑，周边脑组织轻度水肿（图 30.3）。轴位三维 MPRAGE 序列可见脉络丛"拖尾征"，提示肿瘤滋养血管很可能为脉络膜血管。脑室系统其余部分正常，无脑积水征象。肿瘤的鉴别诊断包括脑膜瘤，CPP 及

脉络丛乳头状癌（CPC）。CPP 通常呈分叶状，且因脑脊液过度分泌而经常伴有脑积水。相反，CPC 通常为不均匀强化的分叶状，且因脑组织受侵犯而呈现显著的瘤周水肿。因此，根据病变的 MRI 特征来看，最可能的诊断为脑膜瘤。

脑膜瘤的瘤周水肿较为常见，有 38%~67% 的患者可呈现不同程度的脑水肿。糖皮质激素可有效减轻水肿，因此我们推荐在术前至少 48h 内使用甲强龙。

术前血管造影具有重要的诊断价值。虽然肿瘤血管大量"充盈"不能完全排除脑膜瘤，但一般情况下脉络丛肿瘤（CPP 和 CPC）远比脑膜瘤血运丰富。相反，血管造影显示轻中度血运者高度提示脑膜瘤。三角部脑膜瘤通常由脉络膜前外侧和后外侧动脉供血。虽然介入治疗不作为常规，但在少数可

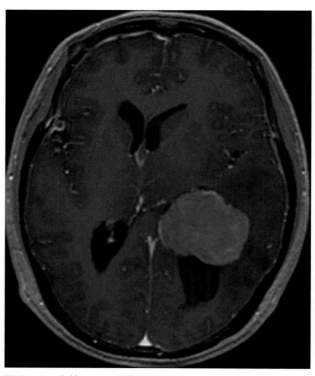

图 30.2 术前 MRI。轴位增强 MRI 显示左侧脑室三角部巨大占位（4cm×3.4cm）

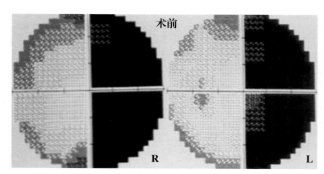

图 30.1 术前视野检查。检查显示右侧同向偏盲

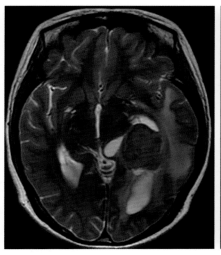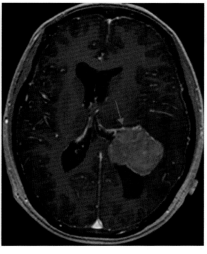

图30.3 术前MRI。（a）轴位MRI T2像可见周围脑水肿。（b）脉络丛拖尾征在轴位3D-MPRAGE成像上清晰可见

行的情况下，术前栓塞对肿瘤切除过程很有帮助。

■ 解剖和治疗考量

侧脑室三角部是一个三角形区域，下界为颞角，后界为枕角，前界为侧脑室体部（图30.4）。三角部的下壁由覆盖于侧腹沟上的侧副隆起构成；而三角部和枕角的内侧壁由覆盖于距状沟上的禽距构成；其侧壁由毯部构成。三角部与视放射的纤维束关系密切，视放射的三股主要纤维束均沿三角部边缘走行（图30.5）。前束，通常也称为"Mayer环"，沿着三角区和枕角的下面后行；中间束沿三角区和枕角的侧壁后行，终于枕极；后束则在三角区的侧壁上方走行，向后终于距状沟上缘。综上所述，三角区的整个侧壁和下壁为视放射纤维所覆盖，而其内侧壁则完全没有视放射纤维。

入路选择

许多手术入路均可到达侧脑室三角部，但理想的入路应该是在不损伤皮质功能区或白质传导束的前提下，为抵达病变中心提供最短的操作距离和最大的操作范围。顶上小叶入路，经颞叶皮质入路或颞顶叶外侧入路均能到达三角部（图30.6），其中顶上小叶入路可能为三角部肿瘤最常用的手术入路。该入路的主要缺点在于，术者需穿越顶上小叶的大量正常脑组织到达肿瘤，操作距离较长，而且对顶叶的破坏可导致各种神经功能障碍，如视觉损害、Gerstmann综合征等。如果术前枕叶已经受瘤周水肿影响的话，情况会更严重。此外，当顶上小叶入路被用于切除三角部脑膜瘤时，肿瘤在术中会阻挡对

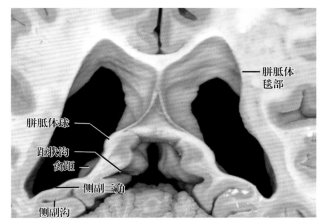

图30.4 侧脑室三角部的构成

供血动脉的处理。术者必须充分分块切除肿瘤之后方能离断其后方的供血血管，这样会导致术中出血显著增多。颞叶皮质入路和颞顶叶外侧入路同样与术后神经功能障碍显著相关，有可能是因为对视束的损伤，也有可能是因为术后癫痫的发生。

后方入路（包括经胼胝体后部入路和半球间顶枕叶入路）可避开三角部顶壁及侧壁周围的视放射，但这些入路的操作通道十分狭窄。在我们的一些特殊病例中，可考虑采用单侧后部半球间入路。但是，该入路在术者和病灶之间存在一个直角拐弯，这样术者不得不用力牵拉一侧已有水肿的半球以获得更大的操作空间。

选择入路

为避免损伤水肿的同侧顶叶，我们采用另一种

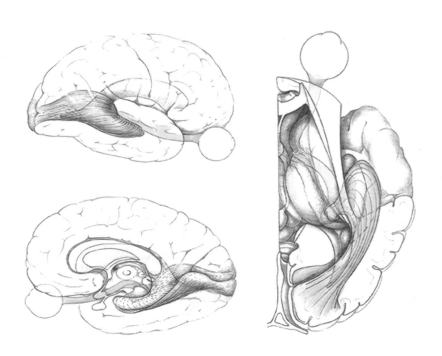

图 30.5　视放射通路。视放射纤维的外侧、内侧及上面观，显示侧脑室三角区的上壁和外侧壁由视觉纤维覆盖而成

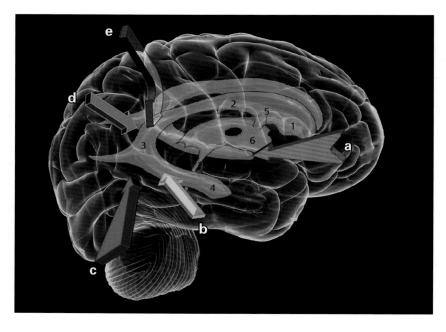

图 30.6　侧脑室三角部可用的手术入路。a. 远外侧裂入路。b. 经颞叶入路。c. 小脑上经天幕入路。d. 顶上小叶入路。e. 后半球间经胼胝体或经楔前叶入路，可从肿瘤同侧或对侧进行。1. 额角；2. 中央部；3. 侧脑室三角部；4. 颞角；5. 室间孔；6. 第三脑室

经对侧大脑镰 – 楔前叶的手术入路。1995 年，Goel 首次描述经大脑镰入路切除对侧半球肿瘤，发现该入路可提供较广的暴露范围，且不需要穿越或牵拉重要脑皮质结构，之后的实验和临床研究亦证实了该入路的可行性和安全性。该入路无须穿越顶上小叶或颞叶，仅需通过楔前叶即可到达侧脑室三角部。楔前叶为枕叶内侧的一部分，前界为扣带回的边缘支，后界为顶枕沟，下界为顶上沟（图 30.7）。其主要功能为视觉空间处理、情景记忆、自我认知以及意识的一些方面。由于这些功能的属性，对该区域的损伤导致的缺陷要么是暂时的，要么很难检测出来。

与同侧半球间入路相比，实验和临床研究均已显示对侧入路在术者与病灶之间提供了一个更为直接的通道，从而可改善手术暴露（图 30.8）。此外，

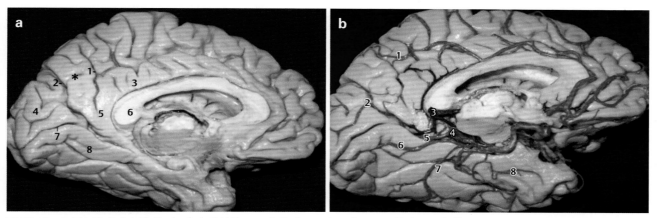

图 30.7　左侧大脑半球中线观。（a）皮质结构：*. 楔前叶；1. 顶下沟；2. 顶枕沟；3. 扣带回；4. 楔叶；5. 扣带回峡部；6. 胼胝体压部；7. 距状沟；8. 舌回。（b）血管结构：1. 大脑前动脉分支；2. 顶枕动脉分支；3. 大脑大静脉及其属支；4. 大脑后动脉 P3 段；5. 大脑后动脉 P4 段；6. 颞下动脉（后组）；7. 颞下动脉（中间组）；8. 颞下动脉（前组）。楔前叶相对缺乏血管结构

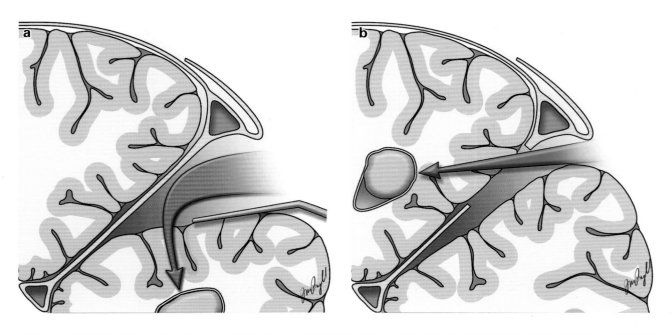

图 30.8　经楔前叶的手术入路比较。（a）同侧及（b）对侧入路如图所示。对侧入路可为术者提供更直接的手术通道，且在没有过度牵拉的前提下能获得更好的暴露

在枕叶存在明显水肿的情况下，对侧入路不仅无须牵拉水肿的脑组织，而且由于水肿可将肿瘤向内侧"推入"术者的视野，还有助于帮助牵拉。通过楔前叶从内向外的入路还可使术者在手术早期切断脉络丛对肿瘤的供血，从而大大减少术中出血。

但是，任何事物都有两面性。经对侧大脑镰 - 楔前叶入路由于需要暴露健侧半球，有导致双侧半球损伤的风险，尤其是在解剖纵裂之前即遭遇顶叶至上矢状窦的桥静脉时。如果同侧顶叶已受水肿影响，对侧顶叶再出现静脉阻塞，有可能导致灾难性后果。所幸上吻合静脉后方的桥静脉较少，因此该入路很少会引起静脉阻塞。通过抬高上半身改善静脉回流，使用甘露醇和过度通气降低颅内压，借助自然重力牵拉提供足够的手术空间，可将对侧大脑

半球损伤的风险降至最低。

综上所述，我们计划采用经对侧大脑镰 – 楔前叶入路来充分切除肿瘤。

问题

1. 患者应选择何种体位？这些体位对入路会有何种影响？

2. 楔前叶的功能是什么？该区域真的是哑区吗？

3. 哪种生长类型的三角部病变最适合采用经大脑镰 – 楔前叶入路？

■ 技术描述

全麻下气管插管后，患者取平卧位。上半身和头部抬高 30°，头部用三点式头架固定，向患侧旋转约 15°，这样可以借助重力牵拉对侧顶枕叶。进行影像导航系统注册（参见"入路三要素"）。

入路三要素

手术通道：半球间。
开颅方式：顶枕部开颅。
术式改良：切开大脑镰。

垂直于矢状缝做一长约 8cm 的直切口，下缘距人字缝 1cm。行对侧矢状窦旁顶枕部开颅，骨瓣跨矢状窦，大小约 4cm × 4cm。半环形剪开硬膜，基底翻向上矢状窦，释放纵裂池脑脊液使脑组织松弛。小心分离上矢状窦旁的蛛网膜粘连，直至确认大脑镰。解剖纵裂池时需注意保留所有的桥静脉（参见"手术设置"）。

找到胼胝体压部并切开大脑镰是该入路至关重要的一步。解剖学研究提示，大部分镰静脉位于大脑镰的后 1/3。此外，这些静脉集中于大脑镰的下部，多数引流至直窦，弓形切口可避开这些大脑镰静脉丛（图 30.9）。磁共振静脉造影神经导航、内镜探查以及荧光染色，有助于避开这些静脉。

手术设置

体位：平卧位，头转向同侧。
切口：垂直于矢状窦做直切口。
骨瓣：对侧矢状窦旁顶枕部开颅。
硬膜瓣：U 形剪开，基底翻向矢状窦。

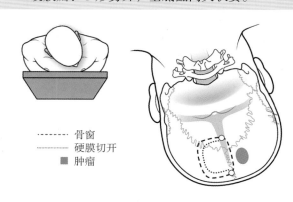

------- 骨窗
········· 硬膜切开
■ 肿瘤

对于此例患者，我们在距上矢状窦下方 1cm 处平行切开大脑镰，弓形剪开硬膜，后方至直窦，前下方至下矢状窦。通过三维磁共振静脉成像神经导航和迷你多普勒成像确认静脉窦的位置。

以顶枕沟为标志，在神经导航下找到患侧楔前叶，纵行切开楔前叶皮质以显露肿瘤内侧面（图 30.10）。肿瘤内减压后，显露脉络丛供血血管并予以离断。最后，沿瘤壁分离并彻底切除肿瘤。神经内

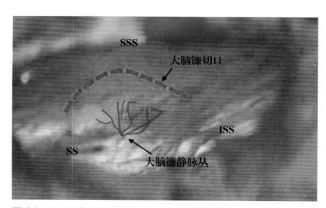

图 30.9 图片显示对侧经大脑镰 – 楔前叶入路中大脑镰的情况。图中可见拟行的大脑镰弓形切口（虚线）。ISS. 下矢状窦；SS. 直窦；SSS. 上矢状窦

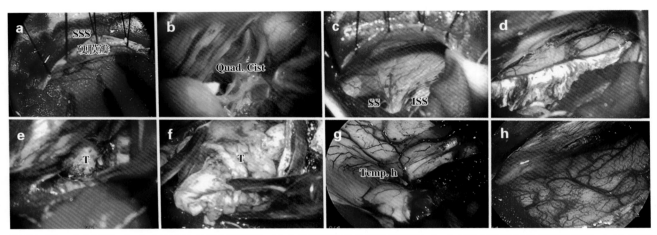

图 30.10 术中图像。（a）内镜下的骨窗和硬膜瓣。（b）打开四叠体池释放脑脊液。（c）显微镜下的下矢状窦和直窦。（d）切开大脑镰后找到对侧楔前叶。（e）纵向切开楔前叶后可见肿瘤内侧面。（f）分离肿瘤边界后，完全切除肿瘤囊。（g）内镜视野下探查颞角，可检查有无肿瘤残留并清除积血。（h）止血后缝合大脑镰。ISS. 下矢状窦；Quad. Cist. 四叠体池；SS. 直窦；SSS. 上矢状窦；T. 肿瘤；Temp. h. 颞角

镜不仅可在显露下矢状窦和直窦的过程中提供更广泛的视角，还可清除脑室内血块，以及探查是否有肿瘤残留及出血（图 30.11）。连续缝合封闭大脑镰瓣，然后逐层关闭硬膜、骨瓣、帽状腱膜及头皮。

手术要点

1. 患者体位及重力牵拉：平卧位伴上半身抬高 30° 可提供最佳的静脉回流并降低颅内压。头部偏转 15° 有利于借助重力牵拉顶枕叶，还有助于肿瘤坠入术野。有些术者提倡侧卧位，头部转向地面，同样可获得重力牵拉效果。这两种体位的选择取决于术者的习惯。

2. 开颅和桥静脉：跨矢状窦的对侧窦旁顶枕部开颅可减少牵拉的程度。顶枕区的桥静脉多在人字缝前汇入上矢状窦。因此，在人字缝后开颅是安全的。

3. 硬膜切开：最好于半球上方"浅行"切开硬膜，这样可减少切口游离缘处脑组织损伤或绞窄的概率。为避免这些情况，有些术者主张在上矢状窦旁切开硬膜，然后基底朝外 U 形剪开。

4. 大脑镰切开：在这个步骤中如果损伤直窦可导致大出血。因此，在切开前辨认好直窦至关重要。在有些病例中，荧光素/吲哚菁绿有助于显示直窦。

5. 肿瘤暴露：以顶枕沟为标志，在神经导航下找到对侧楔前叶。如果定位失败，可将胼胝体

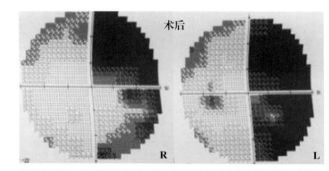

图 30.11 术后视野检查。检查提示术后右侧同向偏盲改善

压部后方和顶枕沟前方的区域确定为楔前叶。前者可通过白色色泽辨认，后者是该区域最宽大的脑沟。

6. 肿瘤切除：大多数侧脑室三角部脑膜瘤接受脉络膜前和后外侧动脉的供血，电凝并离断这些血管可减少切除过程中的出血。术前血管造影可为肿瘤供血提供更为精确的信息。对肿瘤进行内减压之后，在肿瘤前方放置脑棉片以防止术区血液进入脑室系统。尽量减少对脉络丛的电凝，这样可保留滋养视放射的室管膜下动脉，从而避免对视觉功能的损伤。

7. 神经内镜辅助操作：内镜可为残留肿瘤提供额外的视野，在肿瘤切除之后，应当常规使用内镜探查各个角落。

■ 术后情况

患者耐受手术良好，无新增神经功能障碍，连续使用激素治疗 4 天，术后 7 天出院。术后病理诊断为纤维型脑膜瘤（WHO Ⅰ级），术后视野检查显示同向偏盲好转。

■ 可能的并发症及相应处理

除了术中静脉窦出血的风险之外，主要并发症为静脉阻塞、脑室内出血及脑积水。为避免损伤对侧正常大脑半球，桥静脉的保留已在前文提及。重要的是，开颅时骨瓣的前后范围应当足够宽，这样当遇见桥静脉时，可在静脉间隙分离进入纵裂。

术后脑室内大量出血需立即再次手术，防止出现这一情况的唯一办法是瘤床周围的细致止血及术后严格的血压控制。肿瘤切除后，在瘤床放置脑室外引流管可清除少量出血和手术碎屑，术后应至少留置几天。从理论上来说，外引流可减少手术残渣堵塞蛛网膜颗粒的可能，因而可减少脑积水的发生率。远期并发症包括孤立颞角，可通过内镜松解粘连或分流手术治疗。

观点

Ignatius N. Esene, Omer S. Sahin, Mustafa K. Baskaya

■ 概述

众所周知，脑室内肿瘤，特别是三角部肿瘤，由于位置深在、发生率低，手术难度较大。这类肿瘤的手术入路繁多，我们很难做到每种入路都精通。也就是说，我们应当学会熟悉所有的入路，而对周边重要解剖结构的深刻了解是学习的第一步。

无论对于真性脑室内肿瘤如起源于三角部的脑膜瘤，还是对于脑室周边肿瘤比如长入三角部的胶质瘤来说，手术均为主要治疗方式，通常以全切除为目标。采用直接经皮质入路或经半球间入路可到达脑室三角部，但两者均有一定风险。如同前面章节所述，由于三角部外侧和下方被视放射所包围，经皮质入路，无论是经颞叶还是经顶叶皮质，都有可能损伤视觉功能。半球间入路，包括后半球间经胼周/胼胝体入路和顶枕部入路，可避开视放射，但受到较长手术距离的限制。本章第一节讨论的半球间经大脑镰-楔前叶入路还可使对侧枕叶避免受到牵拉损伤的风险。顶下沟和顶枕沟的解剖变异可导致难以定位楔前叶，而且破坏楔前叶并非毫无坏处，已有一些病例报道术后出现记忆障碍。

综上所述，对于脑室内三角部病变来说，很难选择一个"理想"的手术入路。

■ 病例介绍 1

患者女性，68 岁，临床表现为双眼左侧同向偏盲。MRI 显示右侧脑室内占位，大小约 5cm，增强后有强化，符合脑膜瘤表现（图 30.12）。肿瘤累及右侧脉络丛，伴有血管源性水肿，右侧脑室占位效应

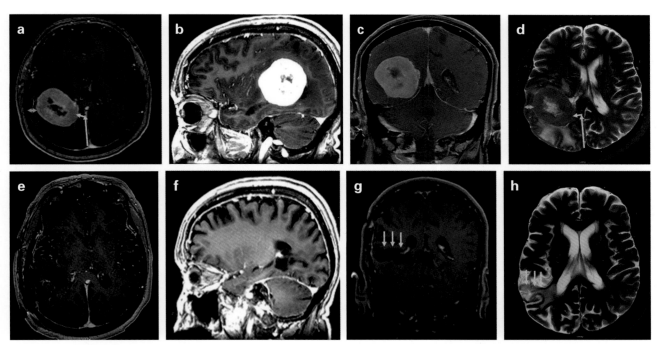

图 30.12　病例 1 影像。术前 T1 增强（a）轴位、（b）矢状位和（c）冠状位 MRI 可见右侧脑室三角部巨大脑膜瘤。（d）T2 像显示瘤周水肿。蓝色箭头表明经颞叶入路的最短手术距离，而黄色箭头表明半球间入路需要更长的手术通道（a、d）。（e~h）术后 MRI 显示经颞叶入路手术通道（黄色箭头），肿瘤达到全切除

显著。

手术解剖

病灶几乎占据整个右侧脑室三角部，并向枕角生长，使得视放射受压，从而导致视野障碍。后方半球间入路似乎为理想的手术入路，但该入路会导致手术通道过长，且需要对视皮质进行大力牵拉才能到达肿瘤的外侧和前方，由于枕叶已存在水肿，有较大风险对视觉功能造成进一步损伤。而经颞叶皮质到达肿瘤的距离最短，因此我们倾向于采用经颞中回入路（图 30.12）。

手术过程

患者取俯卧位，头部固定并转向左侧。做问号形切口，随后颞部开颅，C 形剪开硬膜。使用神经导航确定颞中回的经皮质入口。小心分离指向肿瘤的一处脑沟，并切开白质，即可透过脑室壁显露肿瘤。找到肿瘤边界，并予以分块切除，不断重复此步骤（图 30.12）。肿瘤似乎接受软膜动脉供血，离断血供后可进一步分块切除肿瘤，直至看到肿瘤与室管膜壁的粘连处。之后，在肿瘤基底部小心将脉络丛从肿瘤表面剥离，并电凝来自脉络丛的滋养血管，剩下的肿瘤囊壁予以整块切除。关颅前于颞角放置脑室外引流管。

术后情况

术后病程平稳，MRI 可见经颞叶脑沟至右侧三角部的手术通道，确认肿瘤达到全切除（图 30.12e~h）。组织病理学诊断为 WHO Ⅰ 级脑膜瘤。患者视觉症状完全恢复，2 年随访未见肿瘤复发。

■ 病例介绍 2

男性，63 岁，临床表现为进行性阅读困难伴右侧肢体发热。视觉检查提示双眼右侧上象限盲。MRI 可见左侧丘脑占位，大小为 4.5cm × 3cm（图 30.13）。

手术解剖

肿瘤向左侧海马后方和大脑脚生长，使得左侧脑室三角部扩张。肿瘤下外侧缘可见增强组织，伴有点状弥散受限区域，提示肿瘤细胞量增加。该肿瘤的入路选择包括半球间经胼胝体入路和顶上小叶入路，但在肿瘤上方可见一个较大的脑沟，这样可为到达肿瘤提供一个相对短的手术路径。因此，我们选择采用穿过该脑沟的经皮质入路（图 30.13d）。

手术过程

患者取仰卧位，在神经导航辅助下于大脑沟上方进行开颅。C 形剪开硬膜，分离肿瘤上方的大脑沟，用 10–0 软膜 – 蛛网膜牵拉丝线扩大暴露范围（图 30.14）。到达脑沟底部后，做一小皮质切口进入三角部。首先看到的肿瘤局部为影像学强化部分，呈现明显的紫色。切除这部分肿瘤后可见对应于影像学未强化的灰色部分。术中运动诱发电位监测始终未出现变化。肿瘤强化部分全切除及未强化部分次全切除后，由于已接近内囊，我们决定终止手术。

术后情况

患者苏醒，伴右侧轻偏瘫，数天后改善。术后 MRI 确认强化部分已全切除（图 30.15）。病理检查提示 WHO Ⅳ 级胶质母细胞瘤。

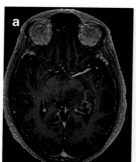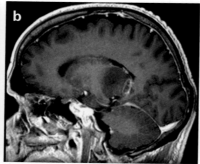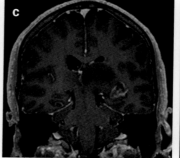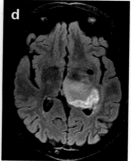

图 30.13 病例 2 术前影像。T1 增强（a）轴位、（b）矢状位和（c）冠状位 MRI 可见左侧丘脑肿瘤长入侧脑室三角部。（d）CUBE 成像显示宽大的脑沟伴脑回萎缩，以此脑沟作为手术通道的入口

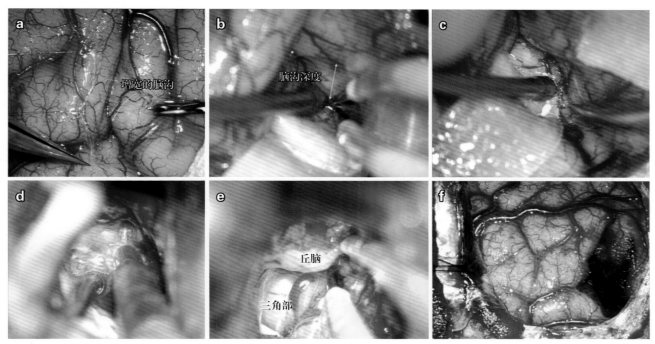

图 30.14　病例 2 术中图像。（a）打开硬膜后，显微镜下增宽的脑沟全貌。（b、c）分离宽大脑沟之后到达脑沟底部。（d）借助超声吸引对肿瘤进行减压。（e）肿瘤切除后可见丘脑及侧脑室三角部。（f）关闭硬膜前全貌

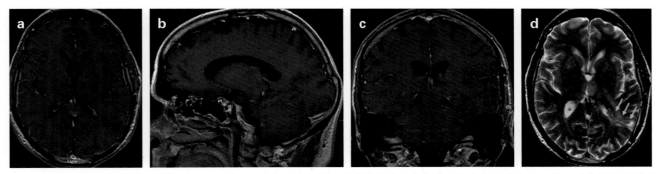

图 30.15　病例 2 术后 MRI 影像。（a~d）肿瘤强化部分全切除，未强化部分次全切除。注意经颞叶皮质入路的手术通道（图 d 中黄色箭头）

■ 病例介绍 3

患者女性，26 岁，右利手，临床表现为近期记忆障碍，行为改变及头痛。患者有心理疾病病史，但神经系统检查为阴性。术前 MRI 可见脑室内占位，大小约 6cm，符合高级别胶质瘤表现。病灶周围有血管源性水肿，伴左侧孤立性脑室。

手术解剖

肿瘤累及胼胝体压部并长入右侧丘脑和三角部，导致左侧孤立脑室（图 30.16）。病灶周边可见充盈血管，包括脉络后动脉和胼周动脉分支。由于肿瘤

累及双侧脑室，我们选用枕叶半球间入路，这样可提供双侧暴露。该入路的潜在障碍为引流至上矢状窦的皮质静脉和较长的手术通道。另一个选项为顶上小叶入路，该入路可同时到达三角部的内外侧壁，其主要缺点在于术中必须穿过很厚的脑组织才能到达病灶，尽管这个区域不是语言中枢。

手术过程

患者取俯卧位，双侧顶枕部开颅，硬膜基底朝向矢状窦和横窦剪开。纵裂开放之后，可见胼胝体

压部被肿瘤严重浸润（图 30.17）。初始减压之后，将肿瘤从右侧脑室内结构，包括大脑内静脉（ICV）和脉络丛上剥离下来，然后从左侧对肿瘤继续进行减压。找到 Galen 静脉和双侧大脑内静脉，将肿瘤从与之粘连的右侧大脑内静脉上轻柔地剥离下来。最终松解肿瘤与左侧脉络丛及右侧丘脑之间的粘连之后，全切除完成。

术后情况

患者术后苏醒，无新增神经功能障碍，恢复良

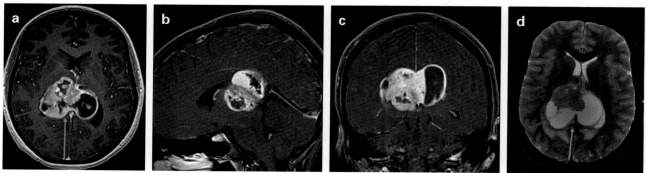

图 30.16 病例 3 术前影像。T1 增强（a）轴位、（b）矢状位及（c）冠状位 MRI 可见脑室内肿瘤累及胼胝体和丘脑。蓝色箭头（a、d）表示半球间入路，红色箭头表示经皮质入路

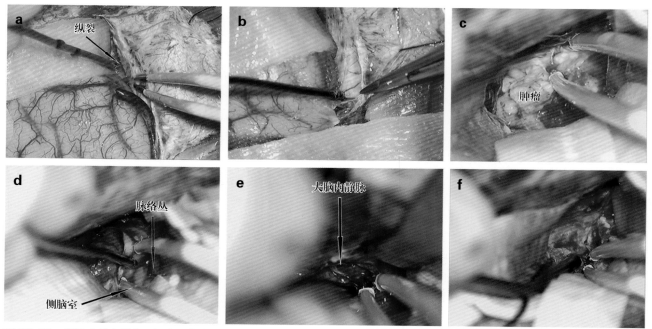

图 30.17 病例 3 术中图像。（a）显微镜下翻开硬膜后全貌。注意患者取俯卧位后，图上为足侧，图下为头侧。（b）轻轻牵拉中线脑回显露纵裂。（c）电凝肿瘤并行囊内减压。（d）侧脑室及脉络丛与肿瘤关系密切。（e）大脑内静脉得以保留。（f）肿瘤全切除后全貌

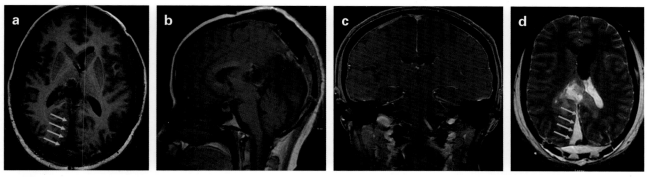

图 30.18　病例 3 术后 MRI 影像。（a~d）肿瘤全切除后可见右侧纵裂手术通道（图 a、d 中黄色箭头）

好。术后 MRI 显示无肿瘤残留（图 30.18）。组织病理学检查报告为胶质母细胞瘤（WHO Ⅳ 级）。

■ 点评

侧脑室三角部肿瘤的理想手术入路不仅要能充分暴露肿瘤，还需路径短，脑损伤最小。通常有两种入路选择：经脑实质（经皮质）入路或经胼胝体（半球间）入路。需要指出的是，胼胝体压部并不构成脑室三角部的顶壁，因此，如果想通过胼胝体后部切开术到达三角部的话，需斜行切开（图 30.19）。如采用垂直切口，将会进入松果体 / 小脑上蚓部而非脑室内。

影响最佳手术入路选择的因素很多，包括病灶的侧别和大小、优势半球的侧别、病理性质、脑室大小、患者神经功能状态，以及术者对某些入路的熟悉程度（图 30.20）。对于累及三角部内侧壁和胼胝体压部的病灶，半球间经胼胝体后部入路最为合适。同样对于内侧壁病变，尤其是那些长入三脑室后部、中间块以后的病变，同侧半球间顶枕部入路或经对侧大脑镰 - 楔前叶入路可能较为合适。位于三角部下部和海马旁回后部的肿瘤则适合采用小脑上经小脑幕 - 侧副沟入路。对于下外侧部病变，经颞叶入路利用皮质切口穿过颞中回或颞下回，可用于各种大小的肿瘤，其缺点为有视觉和语言功能受损的风险。该入路的一种变型为颞下入路，可为脉络膜前动脉供血的三角部肿瘤提供理想的侧方通道，能够直接离断肿瘤血供而不损伤视放射。最后，顶叶经皮质入路（也称为顶上小叶入路）可能是神经外科医生最熟悉的一种入路，该入路能同时兼顾三角部内侧壁和外侧壁，同时对语言区皮质破坏最小。

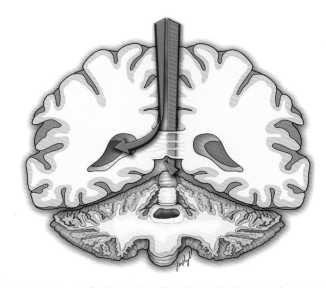

图 30.19　后半球间经胼胝体入路。术者若在胼胝体压部取垂直切口（红色箭头），将进入松果体区。如果想到达侧脑室三角部，应采用斜行切口（绿色箭头）

与经楔前叶入路（见本章第一节）相比，侧方经颞叶入路或顶上小叶入路可为肿瘤提供更大的暴露范围，并更好地控制肿瘤血供，这些供血血管通常在内下方进入肿瘤。我们前两个病例（病例 1 和 2）采用颞后经脑沟 - 皮质入路，因为此入路可为切除病变提供最短最直接的路径。皮质切口的位置和大小主要依据术前弥散张量成像表现、术中表面形态及神经导航资料来选择，在脑沟上做切口明显要比在最近的脑回上做切口更接近于室管膜表面。对于病例 1，我们沿视放射轴在脑沟底部做皮质切开以减少损伤（图 30.12）。在病例 2 中，我们找到一处宽大的脑沟，采用经脑沟入路，穿过最薄的皮质到达

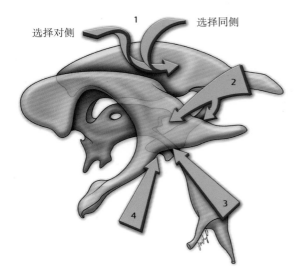

选择对侧　　　1　　选择同侧

图30.20　侧脑室三角部病变入路选择的作者观点。1. 对于累及三角部内侧壁和胼胝体压部的病变，首选半球间经胼胝体后部入路。同样对于内侧壁病变，特别是那些长入三脑室后部、中间块后方的病变，同侧半球间顶枕部入路或对侧经大脑镰－楔前叶入路可能更为合适。2. 顶叶经皮质入路（也称为顶上小叶入路）可以兼顾三角部内、外侧壁，而对语言皮层损伤很小。3. 三角部下部和海马旁回后部的肿瘤适合小脑上经天幕－侧腹沟入路。4. 对于下外侧病变，经颞叶入路采用切开颞中回或颞下回皮质的方法，适用于各种大小的病变，其缺点为视觉和语言功能有受损的风险

肿瘤（图30.13）。由于这两例肿瘤均压迫三角部外侧壁，我们先对肿瘤进行减压，目的是将肿瘤从室管膜壁上分离下来以减少对视放射的损伤。早期离断来自脉络膜前、后动脉的血管蒂可避免大量出血，这一点十分重要。来自三角部和枕角的静脉引流至大脑内静脉，必须予以保留。虽然这两例患者采用了经皮质入路，但术后均未出现新的视觉障碍，我们认为其关键在于精心设计皮质切开的位置和尽量减少脑组织的损伤。

对这两个病例来说，半球间经胼胝体入路到达病灶的距离更长，而且，为了暴露肿瘤外侧面，需要对同侧视皮质进行明显牵拉。但我们在第三个病例中采用了经胼胝体入路，因为该入路是到达肿瘤压部的直接路径，并可同时暴露肿瘤两侧（图30.16）。

基于本章已探讨过的解剖学因素，由内侧壁进入三角部可避开视觉纤维，理论上更为安全。因此，经楔前叶入路为首选入路，但也有一些反面的例证。目前有证据表明，无论是否为优势半球，楔前叶均具有记忆功能。Tokunaga 等报道了与经楔前

叶入路相关的诸如近期记忆障碍的并发症，认为对楔前叶的直接损伤或对穹隆脚的操作可导致这些并发症。此外，该入路还受限于深长而狭窄的操作空间，同时肿瘤的阻挡也会导致供血血管显露不佳。而且，该入路不适用于类似上述病例演示中的这些大型病变。

综上所述，即便是通过所谓"安全"区域的手术仍然是有风险的，入路的选择取决于患者因素，肿瘤特性及其与周边结构的关系，以及术者的经验。我们认为，神经外科医生在处理这类复杂肿瘤时应该熟悉每种入路，这样对患者来说可有更多选择。

■ 参考文献

[1] Andoh T, Shinoda J, Miwa Y, et al. Tumors at the trigone of the lateral ventricle—clinical analysis of eight cases. Neurol Med Chir (Tokyo) 1990;30(9):676–684.

[2] Cikla U, Swanson KI, Tumturk A, et al. Microsurgical resection of tumors of the lateral and third ventricles: operative corridors for difficult-to-reach lesions. J Neurooncol 2016;130(2):331–340.

[3] Fornari M, Savoiardo M, Morello G, Solero CL. Meningiomas of the lateral ventricles. Neuroradiological and surgical considerations in 18 cases. J Neurosurg 1981;54(1):64–74.

[4] Goel A. Transfalcine approach. J Neurosurg 2010;113(5):1126, author reply 1126.

[5] Gürer B, Bozkurt M, Neves G, et al. The subparietal and parietooccipital sulci: an anatomical study. Clin Anat 2013;26(6):667–674.

[6] Izci Y, Seçkin H, Ateş O, Başkaya MK. Supracerebellar transtentorial transcollateral sulcus approach to the atrium of the lateral ventricle: microsurgical anatomy and surgical technique in cadaveric dissections. Surg Neurol 2009;72(5):509–514, discussion 514.

[7] Jun CL, Nutik SL. Surgical approaches to intraventricular meningiomas of the trigone. Neurosurgery 1985;16(3):416–420.

[8] Kempe LG, Blaylock R. Lateral-trigonal intraventricular tumors. A new operative approach. Acta Neurochir (Wien) 1976;35(4):233–242.

[9] Koos W, Laubichler W. Brain tumors with reference to the ventricular system. Nervenarzt 1964;35:333–343.

[10] Mahaney KB, Abdulrauf SI. Anatomic relationship of the optic radiations to the atrium of the lateral ventricle: description of a novel entry point to the trigone. Neurosurgery 2008;63(4, Suppl 2):195–202, discussion 202–203.

[11] Rhoton AL Jr. The lateral and third ventricles. Neurosurgery 2002;51(4, Suppl):S207–S271.

[12] Seçer HI, Düz B, Izci Y, Tehli O, Solmaz I, Gönül E. Tumors of the lateral ventricle: the factors that affected the preference of the surgical approach in 46 patients. Turk Neurosurg 2008;18(4):345–355.

[13] Tarlov E. Meningioma of the lateral ventricle. In: Setti S, Rengachary RHW, eds. Neurosurgical Operative Atlas.Chicago, IL: The American Association of Neurological Surgeons; 1991:Vol 3:27–30.

[14] Timothy HL II, Richard GE. Microsurgical Approaches to the ventricular system. In: Richard G, Ellenbogen SIA, Sekhar Laligam N, eds. Principles of Neurological Surgery. 3rd ed.

Philadelphia, PA: Elsevier Inc.; 2012:651–665.

[15] Timurkaynak E, Rhoton AL Jr., Barry M. Microsurgical anatomy and operative approaches to the lateral ventricles. Neurosurgery 1986;19(5):685–723.

[16] Tokunaga K, Tamiya T, Date I. Transient memory disturbance after removal of an intraventricular trigonal meningioma by a parieto-occipital interhemispheric precuneus approach: case report. Surg Neurol 2006;65(2):167–169.

[17] Tubbs RS, Loukas M, Louis RG Jr., et al. Anatomy of the falcine venous plexus. J Neurosurg 2007;107(1):155–157 10.3171/JNS-07/07/0155.

[18] Wang S, Salma A, Ammirati M. Posterior interhemispheric transfalx transprecuneus approach to the atrium of the lateral ventricle: a cadaveric study. J Neurosurg 2010;113(5):949–954.

[19] Xie T, Sun C, Zhang X, et al. The contralateral transfalcine transprecuneus approach to the atrium of the lateral ventricle: operative technique and surgical results. Neurosurgery 2015;11(1, Suppl 2):110–117, discussion 117–118.

[20] Yaşargil MG, Abdulrauf SI. Surgery of intraventricular tumors. Neurosurgery 2008;62(6, Suppl 3):1029–1040, discussion 1040–1041.

[21] Yaşargil MG, Türe U, Yaşargil DC. Surgical anatomy of supratentorial midline lesions. Neurosurg Focus 2005;18(6B):E1.

[22] Zhu W, Xie T, Zhang X, et al. A solution to meningiomas at the trigone of the lateral ventricle using a contralateral transfalcine approach. World Neurosurg 2013;80(1-2):167–172.

第三十一章　第三脑室

Cristian Gragnaniello, Walter C. Jean

刘玉飞　李维平 / 译

关键词：经脉络膜，穹隆间，大脑内静脉，胶样囊肿，颅咽管瘤，生殖细胞瘤

■ 病例介绍

一名最近有心肌梗死病史的 40 岁非裔美国人，他因为严重的头痛而醒来，但是服用非甾体类抗炎药治疗头痛无缓解，所以来到我院急诊部。在此之前，他解释说在过去的几个月里也发生过类似的头痛，但这种特殊的发作还伴有视物模糊。他的神经系统检查结果阴性，没有视盘水肿。头 CT 显示第三脑室一个大的、高密度的肿块合并明显的脑积水。随后所获得的颅脑 MRI 显示出第三脑室前部囊性病变。它的直径为 36mm，足以经优越的方向往穹隆伸展。它似乎堵住了 Monro 孔，这被怀疑是导致脑积水的原因。病变在 T1-WI 呈低信号，T2-WI 呈高信号，给予增强剂（钆剂）未见病变强化（图 31.1）。

问题

1. 根据影像学表现，该病变的鉴别诊断是什么？
2. 鉴于鉴别诊断，下一步应如何处理？
3. 如果计划手术治疗，影响成功的结果最重要的考虑因素是什么？

■ 诊断和评估

在第三脑室的这个确切位置上可以出现各种各样的肿瘤病变。然而，其中绝大多数病变（包括颅咽管瘤、巨大垂体腺瘤、室管膜瘤和中枢神经细胞瘤）在 MRI 增强序列上都以不同的方式强化，因此我们可以排除这些诊断。相反，室管膜下瘤在 MRI 增强序列上不强化，但这种肿瘤好发于侧脑室。

血管病变虽然罕见，但仍需考虑，因为如果手术准备不足可能导致灾难性的后果。基底动脉尖处巨大的血栓形成的动脉瘤可表现为第三个脑室肿块，但可以预料其周围会有血流空洞和肿块内不均匀的信号。最后，神经囊尾蚴病可以考虑，但此患者的人口统计学特征、病变缺乏钙化、病灶单一存在和大小都不支持这个诊断。

这例 40 岁患者的病变大小、形状和 MRI 信号特征均提示诊断为胶样囊肿。这些病变绝大多数是在无症状的患者中发现的，而且囊肿 < 10mm。在第二十九章中提出了关于这些患者是否需要治疗的讨论。很少有神经外科医生会反对治疗一个 36mm 的胶体囊肿并伴有明显的脑积水的患者。因此，在他转至重症监护病房后不久接受了脑室外引流术（EVD）植入术。幸运的是，一个单独的右侧 EVD 足以缓解他的脑积水，这提示仍有一些脑脊液（CSF）在 Monro

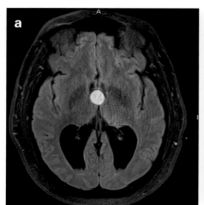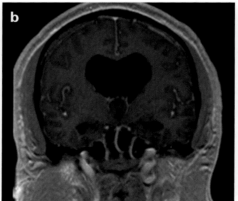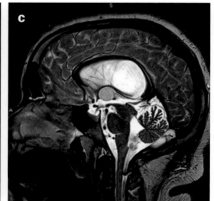

图 31.1 术前 MRI 检查。（a）轴位 FLAIR、（b）冠状位 T1-WI 增强和（c）矢状位 T1-WI 显示第三脑室前部囊性病变导致脑积水。T1-WI 呈低信号，T2-WI 呈高信号，给予增强剂（钆剂）未见病变强化

孔周围流动。

■ 解剖和治疗考量

虽然这个胶样囊肿位于第三脑室Ⅰ区，位于终板和间质间的典型位置，但它确实有一些不寻常的解剖特征。与大多数的胶样囊肿相比，它显得异常的大，而且几乎整个肿块都在 Monro 孔的后面。手术切除该病变具有挑战性。对于一个健康的年轻人来说，手术的目标必须是完全切除肿块。即使通过脑室 – 腹腔分流术来解决脑积水这个问题，由于囊肿的再次蓄积和进一步扩大会导致比脑积水更严重的症状，因此，采取暂时性的措施，如立体定向囊肿抽吸，对该患者来说意义不大。

入路选择

近年来，随着设备和技术的进步，神经内镜成为一种有吸引力的摘除胶样囊肿的技术。反过来，对于大多数血供不丰富和 Monro 孔的位置的胶质囊肿，术者喜欢使用这种"微创"技术。然而，临床结果仍然显示，内镜技术在复发率和再手术率方面不如开放的显微外科。内镜技术依赖于囊肿的可缩小和囊肿壁与第三脑室顶的分离。我们的患者的囊肿位于 Monro 孔的后面，而且囊肿很大，因此不适合这项技术。

运用开放显微外科手术进入第三脑室前部的方法有很多详尽描述的技术入路（图 31.2）。尽管这是一种最古老的方法，但无论是根据 Dandy 的原始描述、经终板入路，还是现代的经胼胝体下入路的转变，都很少使用过。因此，与更流行的方法相比，没有足够的临床数据来明确这种古老的方法使得患者的功能结果是更好还是更差。

对于利用 Monro 孔或脉络膜裂隙从上方向进入第三脑室的入路，有更多的临床资料可供参考。经皮质 –Monro 孔入路适用于有 Monro 孔扩张的脑积水患者。最近的数据证明，运用这种方法的患者术后有癫痫发作的风险，这被广泛地传授给神经外科实习生。在现实中，这种方法最大的缺点可能是入路的单一性，因为手术走廊几乎均匀地通过右额叶，所以此入路对于临床医生手术切除主体在左侧的大病变可能会带来巨大挑战。

另外，除了经额叶皮层入路，经大脑半球间和胼胝体的入路可以很好地进入脑室系统。为了保护进入上矢状窦（SSS）的引流静脉和胼周动脉，必须仔细地解剖大脑半球间的裂隙，但一旦穿过这些，经胼胝体入路为到达第三脑室前部提供了几种选择的入路。其中，经脉络膜裂入路可能是现代神经外科最常用的入路。脉络膜裂是穹隆和丘脑之间的自然裂隙。它包含脉络膜丛，而脉络膜丛又由穹隆带固定在穹隆上，由丘脑带固定在丘脑上。裂隙的内容物是无功能的，因此，自然裂隙为开放第三脑室顶部进行手术和操作提供了一种安全的方法（图 31.3）。

在经脉络裂入路中，脉络膜裂隙可以在脉络丛的两侧被分开。在丘脑的一侧，穿过的是丘脑带，而在穹隆的一侧，穿过的是穹隆带，目前没有证据支持哪条入路更好。大多数外科医生更喜欢穹隆带，

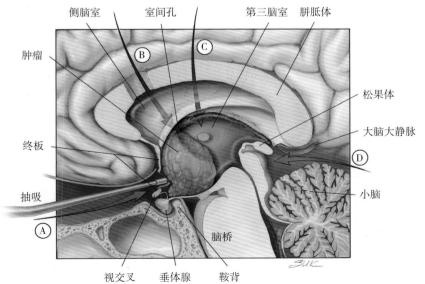

图 31.2　进入第三脑室的显微外科手术入路。Ⓐ 前下入路主要通过终板。终板入路可采用单侧或双侧额下入路。较好的入路可以是 Ⓑ 前路或 Ⓒ 后路。这些方法引导外科医生进入侧脑室。一旦进入侧脑室，可通过 Ⓑ Monro 孔或 Ⓒ 经脉络膜裂进入第三脑室。Ⓓ 对于占据松果体区的第三脑室后部肿瘤，可采用后入路，包括幕下小脑上入路或枕下经幕入路

（图内标注）侧脑室　室间孔　第三脑室　胼胝体　肿瘤　松果体　大脑大静脉　终板　小脑　抽吸　脑桥　视交叉　垂体腺　鞍背

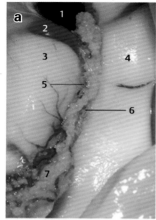
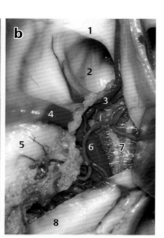
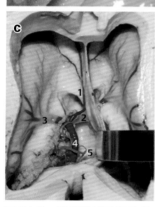

图 31.3 脉络膜裂及经脉络膜裂入路的显微外科解剖。（a）左侧侧脑室体部脉络丛的放大图。脉络膜丛由穹隆带向穹隆体的内侧连接，由脉络膜带向丘脑的外侧连接。系带实际上是在侧脑室的脉络丛上方的覆盖脑室的室管膜的延续。1. Monro 孔；2. 丘纹静脉；3. 丘脑；4. 穹隆；5. 脉络丛带；6. 穹隆带；7. 脉络膜丛和脉络膜中后动脉的分支。（b）上面观。将穹隆带与脉络丛带上膜分离后，可见大脑内静脉、后脉络丛内动脉分支、脉络丛下膜和第三脑室脉络丛。1. 穹隆柱；2.Monro 孔；3. 隔静脉前支；4. 丘纹静脉；5. 丘脑；6. 大脑内静脉；7. 第三脑室脉络膜和脉络丛下膜；8. 穹隆脚。（c）上面观。打开脉络膜下膜后，即进入第三脑腔，可到达从 Monro 孔到后连合的位置。必要时，可以牺牲隔静脉前支以获得额外的工作空间。1. 隔静脉前支及穹隆柱；2. 中间块；3. 丘纹静脉；4. 大脑内静脉；5. 后连合

因为这里的解剖使重要的丘纹静脉不太可能被拉伸和损伤（图 31.4）。这项技术的支持者认为，如果有必要，可以牺牲隔静脉。其他的外科医生可能会主张使用丘脑带来打开脉络膜裂隙，因为这样损伤穹隆的可能性更小，而在这种技术中，脉络膜丛实际上可以作为一种缓冲来保护同侧穹隆（图 31.5）。在这种含糊其辞的情况下，资深作者采用实际方法，即在任何患者中，脉络膜丛的哪一侧提供了最有利的开口，哪一侧就可以使用。在脉络膜裂隙处开一个约 2cm 的孔，无论从脉络丛的哪一侧，都可以看

到第三脑室的前半部。

最后，经胼胝体入路提供了另一种更内侧的入路进入第三脑室，即通过透明隔膜 – 穹隆间入路。这种所谓的"穹隆间入路"已被证明比经脉络膜入路向目标脑室提供更宽的开口（图 31.6）。虽然经脉络膜入路手术会对同侧穹隆造成伤害，但穹隆间手术同时涉及两侧穹隆。对双侧穹隆损伤的理论上的恐惧，是否真的转化为患者记忆功能较差的临床预后，这一点缺乏临床数据证实。

> **问题**
>
> 1. 在到达胼胝体之前，解剖大脑半球间裂的主要风险是什么？
> 2. 对于我们患者的病变，经过胼胝体后应"打开"哪侧脑室？
> 3. 利用这种胼胝体入路，你需要多长时间来打开胼胝体？

选择入路

在最常用的进入第三脑室的入路中，我们选择了经胼胝体 – 脉络膜裂入路。考虑到病变的大小及病变在 Monro 孔后的位置，我们认为经孔切除是不可行的。相反，经胼胝体 – 脉络膜裂入路将为提供经一个宽的、接近中线的、可到达病灶两侧的通路，并使术者有足够的机会接触病变后极，以便进行有效的囊肿切除。

■ 技术描述

全身气管内麻醉完成后，患者取仰卧位，头、颈中立位，经胼胝体 – 脉络膜裂入路手术。我们能做的切口受之前用于 EVD 的切口限制。如果我们选择 EVD 的对侧，我们可能会使用一个与冠状缝平行的直切口，或者一个基于侧面的 U 形切口。对于我们的患者，我们选择将用于 EVD 的 2cm 直切口合并到一个新的 S 形切口中，以暴露右侧额叶区域，暴露范围从冠状缝的中线到侧方 5cm（参见"入路三要素"）。

> **入路三要素**
>
> 入路：两半球间的。
> 开颅方式：经额。
> 修饰：胼胝体切开，分离脉络膜裂。

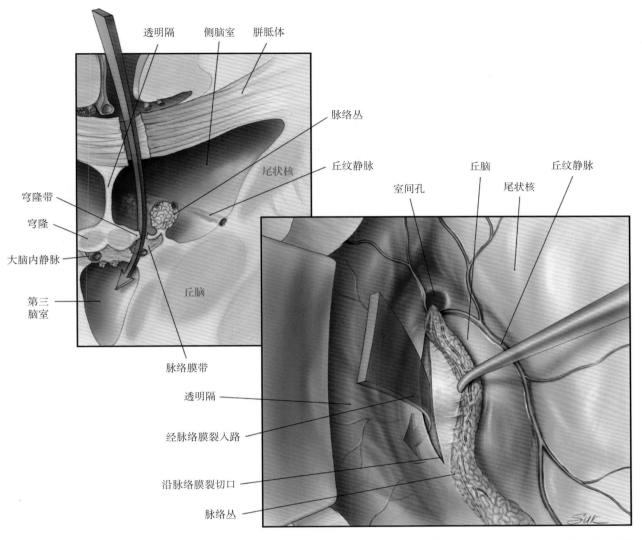

透明隔　侧脑室　胼胝体

脉络丛

丘纹静脉

尾状核

穹隆带

穹隆

大脑内静脉

第三脑室

丘脑

脉络膜带

室间孔　丘脑　丘纹静脉

尾状核

透明隔

经脉络膜裂入路

沿脉络膜裂切口

脉络丛

图 31.4 经脉络膜裂 – 穹隆带入路示意图。左上图显示经大脑半球间 – 胼胝体进入侧脑室的冠状面。进入第三脑室的入路选择在脉络丛的内侧（沿着穹隆带）。（右下图）沿穹隆带通过脉络膜带切开。然后，外科医生可以解剖大脑内静脉之间的任何血管

　　先在冠状缝和矢状缝交界处钻一孔，然后在该孔的前面和后面各钻一孔。中间的这 3 个孔将单纯地被用来分离骨板和上矢状窦。最后在外侧再钻一孔，用开颅器取下一个 5cm×3cm 的骨瓣，骨窗内侧缘紧贴上矢状窦左侧，略过中间钻孔。一些外科医生会认为这一步骤会暴露上矢状窦于不必要的风险中，但根据我们的经验，它允许在大脑镰上放一个牵开器来拓宽手术通道（参见"手术设置"）。

　　按 U 形切开硬脑膜，在中线附近发现没有静脉流入上矢状窦。利用这一区域，向深入解剖到大脑半球间隙中，如上所述，大脑镰向左侧牵拉以辅助这一动作。扣带回之间通常是十分粘连的，但在这个患者中，它很容易被分开。与此同时，两条胼周

动脉均被发现和保护（图 31.7a）。在胼胝体按前后方向切开 2cm，即进入左侧脑室（图 31.7c）。

　　不出所料，在 Monro 孔内几乎看不到胶样囊肿的任何部分。辨认到丘纹静脉和隔静脉，以及它们后面的脉络膜丛。使用显微剥离器仔细探查，似乎可见有一个更清晰的丘脑带平面。用双极撑开这个平面（图 31.7d）。必要时，使用低幅度的双极电烧对间隙任何出血进行止血。以这种方式打开约 2cm 的裂隙，使我们清楚地看到第三脑室的胶样囊肿。

　　穿刺囊肿，几乎所有的内容物都被直接抽到吸引器。然后将囊壁牵出到左侧脑室，并在原来位于第三脑室的位置放置一块海绵，以防止囊壁再次脱入。然后将壁从第三脑室的顶部分离开，特别注意

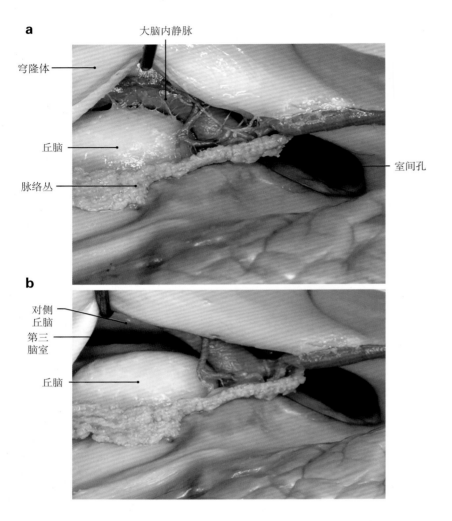

a

穹隆体

丘脑

脉络丛

大脑内静脉

室间孔

b

对侧丘脑

第三脑室

丘脑

图 31.5 侧卧位下利用丘脑带位经脉络膜裂入路。(a)患者侧卧位下侧脑室与丘脑、穹隆、脉络丛的关系示意图。脉络膜裂可在穹隆与脉络膜丛之间或丘脑与脉络膜丛之间打开。(b)打开丘脑侧的裂隙，尽量减少对穹隆的损伤。当打开丘脑侧的脉络膜裂隙时，脉络膜丛被用作垫层，以实现最小程度地牵拉穹隆

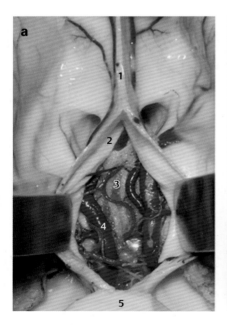

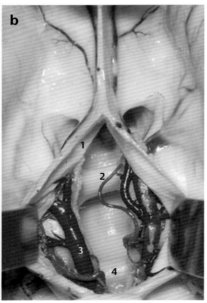

图 31.6 经穹隆间入路。(a)上面观。进入侧脑室体部后，透明隔的两片叶间继续剥离至穹隆体的附着处，沿中线分开穹隆体。1. 透明隔；2. 穹隆；3. 脉络膜下膜；4. 大脑内静脉；5. 胼胝体压部。(b)打开脉络膜下膜和第三脑室的脉络丛后，可见第三脑室腔。1. 穹隆；2. 中间块；3. 大脑内静脉；4. 后连合

不要伤害两侧的穹隆。由于左侧穹隆已完全显露，所以注意力自然地集中在这里。这样，胶样囊肿就被完全切除了。

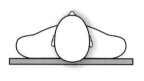
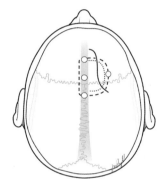
在直视下再次将脑室引流管置入侧脑室引流。缝合硬脑膜，骨瓣复位。其余关颅部分以标准方式完成。

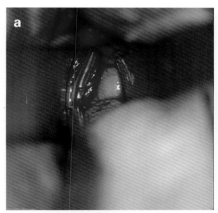
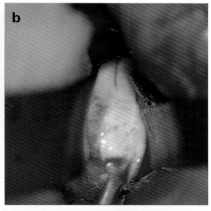
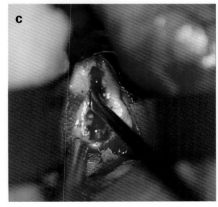
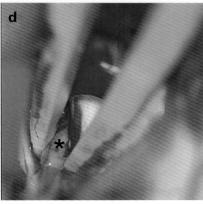

图 31.7　经胼胝体 – 脉络膜裂入路的术中视野。（a）解剖扣带回间隙后见右侧胼周动脉。（b）在大脑半球间隙底端可见明亮白色的胼胝体。（c）经胼胝体向下延伸 2cm 后进入侧脑室。（d）打开脉络膜裂显示第三脑室的病变（＊）

■ 术后管理

患者从手术中苏醒过来，状态和他术前的差不多。我们的做法是将脑室外引流管放置5天以清除手术相关碎片，希望这样可以避免阻塞蛛网膜颗粒和随后的脑积水。手术后，他的记忆功能开始有点下降，但在1周内，他能说出他的11个孩子的名字和他们的年龄。不幸的是，尽管积极的脑脊液、碎屑引流，并清空了他第三脑室的胶样囊肿（图31.8），他仍然依赖EVD来控制颅内压。在术后第2周末的时候，他接受了脑室–腹腔分流术，然后康复出院。

在手术后几个月的随访中，他抱怨说，他的记忆功能受损严重，以致无法恢复以前的工作。幸运的是，他还记得的他的孩子们。他也抱怨左腿无力，但体格检查没有发现问题。他的分流器继续正常工作，没有出现任何问题。

■ 可能的并发症及相应处理

与许多颅底手术一样，这种手术也有与入路和病变切除相关的风险。该方法的一些细微差别已经被提到。打开骨瓣的前后方向的长度应大于骨瓣宽度。这样做的原因是为解剖半球间裂隙提供了更多的选择。这样做的目的是避开引流静脉，并降低伤害这些静脉或者需要牺牲这些静脉才能进入裂隙的可能性。

当然，应用经胼胝体入路，同侧的胼周动脉处于最大的危险中，正如经常发生的那样，要对这条血管施加压力，为了充分暴露而进入侧脑室。为了防止在手术过程中发生压窄或痉挛，必须在发现后做好保护。手术的其余部分是深部操作，外科医生的注意力会在绝大多数的中集中在手术那里。如果动脉暴露，任何进出术野的操作都可能损伤该动脉。

一旦进入侧脑室，主要避免关于穹隆的并发症。当打开脉络膜裂隙时，很自然会有这样的风险。有些外科医生更喜欢解剖丘脑带侧的裂隙，这使得脉络膜丛在切除过程中充当穹隆的"缓冲垫"。胶样囊肿附着在第三脑室的顶部，穹隆是第三脑室的顶部一部分。较大的囊肿可附着于更长的延伸结构，细致的显微外科技术是避免损害穹隆的最佳方法。

尽管在止血和避免囊肿内容物滑入脑室系统方面做了最大的努力，手术后的碎片仍不可避免地堆积在脑室系统内。因此，我们的常规做法是连续5天积极引流脑脊液，或直到脑脊液明显清亮。我们认为这降低了这些手术后的分流率，但不幸的是，对于这个患者，尽管我们进行了这些处理，他仍然需要放置分流器。

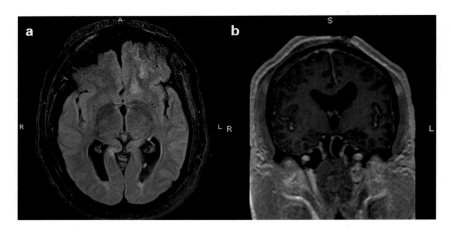

图31.8 术后MRI表现。（a）FLAIR轴位和（b）T1冠状位MRI显示胶样囊肿完全切除

观点

Cody L. Nesvick, David J. Daniels

■ 概述

在前一节中，我们详细讨论了经大脑半球间 – 脉络膜裂入路。总的来说，我们同意它对第三脑室的胶样囊肿的应用，以及选择使用开放与内镜方法。决定采用何种特殊的方法进入第三脑室取决于每位患者和肿瘤的具体情况，但外科医生的偏好和经验也起着重要作用。在这一节中，我们描述了我们对第三脑室手术入路的观点，重点是经穹隆间入路。

■ 解剖和治疗考量

第三脑室病变的手术计划主要考虑两个方面："进攻的角度"和进入第三脑室的入路。最佳的入路必须提供对局部静脉解剖学的充分观察，由于大脑内静脉（ICV）位于第三脑室的顶部，因此，任何较好的入路都不可避免地对这些脆弱血管的周围进行解剖。

攻角

一般来说，经皮质入路提供一个经 Monro 孔进入第三脑室的倾斜的入路。这种入路最适合偏心性或经 Monro 孔往一侧突出的小病变。对于这样的病变，像大多数胶样囊肿一样，经皮质入路提供一个沿病变长轴操作通道，最大限度地减少额外的牵拉。然而，除非出现大量脑积水，否则手术通道可能受到最初皮层切开位置的限制，而皮质切开的次优位置将迫使外科医生以过度的牵拉来"创造空间"。

相比之下，经大脑半球间 – 胼胝体入路提供一个更宽的暴露和直接进入第三脑室的直中线入路。然而，与经皮层造瘘入路相比，它可以暴露更多的血管结构，外科医生在整个解剖过程中必须谨慎保留这些结构。在入路的开始，经常会遇到汇入上矢状窦的桥静脉。为了尽量减少对重要桥静脉的牺牲，同时为了明确深静脉解剖，我们通常在术前获得 MR 静脉造影图，来规划我们的硬膜切开和手术通道。此外，在入路过程中必须观察和保护胼周动脉和胼缘动脉，以避免下肢麻痹。

进入第三脑室

一旦确定了"进攻的角度"，外科医生可从 3 种通道中选择一种进入第三脑室：经 Monro 孔、经脉络膜裂或经穹隆间入路。经 Monro 入路利用 Monro 孔作为进入第三脑室的自然通道，对于在 Monro 孔附近的、较小病变来说通常是最佳的入路。它也适用于那些将 Monro 孔明显扩大的大肿瘤，特别是当伴有脑积水的病例，脑积水自然地扩大了周围的手术空间。

当 Monro 孔大小正常时，第三脑室的大病变需要经脉络膜裂或穹隆间入路。这两者之间的细微差别将在接下来的两个案例中讨论。

■ 病例介绍 1

一个有 21 三体综合征和相关的心脏瓣膜缺损病史的 12 岁男孩出现尿崩症。他的头部磁共振成像（MRI）显示弥漫性对比增强的病变充满了蝶鞍和鞍上间隙，并延伸到第三脑室。在冠状位图像上，我们注意到他的 Monro 孔被轻微扩大，他的侧脑室也比正常的略大（图 31.9）。

对于这个患者，我们选择了大脑半球间 – 脉络膜裂入路，所使用的这个技术与本章第一节所描述的非常相似。将隔静脉前支电凝并切开，以扩大脉络膜裂隙。肿瘤获得全切除，经右侧额叶放置了脑室外引流管。组织病理学检查结果显示颅咽管瘤。术后立即出现中枢性皮质激素低下和甲状腺功能减退症，这得到及时发现和治疗。他的视力仍然完好无损，他的脑室外引流管被顺利移除。

■ 病例介绍 2

一名 18 岁男性主诉为头痛。CT 扫描显示，在第三脑室的中后部有一个低密度的肿块，并伴有侧脑室增大。头部 MRI 显示了一个多房，混杂密度的囊性病变，其周边对比增强（图 31.10）。他最初接受

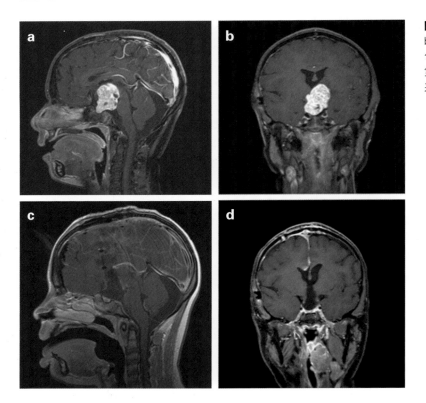

图 31.9 案例 1：经脉络膜裂入路。术前（a、b）和术后（c、d）T1-WI 增强图像显示一个均匀增强的病变充满鞍区和鞍上间隙，并延伸至第三脑室。右侧 Monro 孔扩大，未见透明隔腔。采用经大脑半球间 – 脉络膜裂入路全切除肿瘤

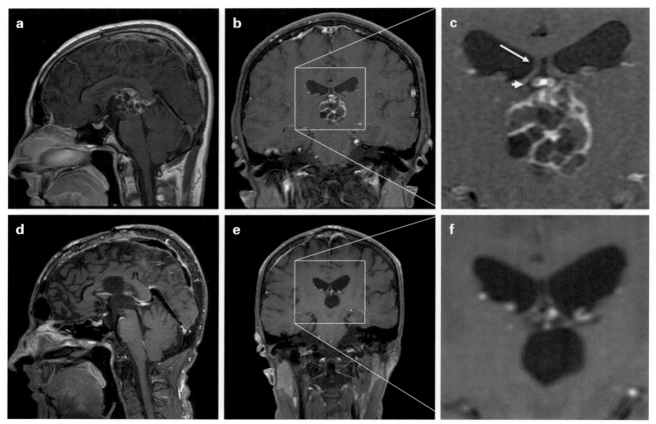

图 31.10 病例 2：经穹隆间入路。术前（a~c）和术后（d~f）MRI 显示第三脑室后部多房性囊性病变。可见透明隔腔（长箭头），大脑内静脉（短箭头）直接覆盖肿瘤中线上方。采用经大脑半球间 – 胼胝体 – 穹隆间入路将肿瘤全部切除

了内镜下第三脑室造瘘术和活检的联合手术，活检病理诊断为非生殖细胞瘤性生殖细胞肿瘤。根据儿童肿瘤协作组的协议，他开始接受化疗，但他的肿瘤在化疗中途显示出 30% 的增长。因此，建议手术切除。

大的肿瘤位于第三脑室的中后 1/3 处。重要的是，可见透明隔腔（CSP）。因为这些特点，我们选择了经大脑半球间 – 胼胝体 – 穹隆间入路。

■ 技术描述

患者取仰卧位，颈部屈曲，以实现前部可视化，同时保持颈部足够的静脉回流。我们使用了一个 S 形切口，大致平行于冠状缝，大约在其后方 1cm 处。这使得开颅手术和入路位于中央前回的前面。采用右侧入路，沿上矢状窦上钻一个孔，冠状缝的右边缘钻一个孔。打开方形骨瓣，以 U 形剪开硬脑膜，基底位于中线位置。其余手术操作在手术显微镜下进行。

我们通常使用动态牵开器，因此操作显微镜目镜可进行 180° 调整，允许手术助手帮助手持式牵开器。一旦在显微镜下，大脑镰被追踪到其底部，任何局部蛛网膜粘连被显微剪刀和绝缘的双极尖分开。然后将胼周动脉暴露出来，轻轻地向侧面推开，以便进一步解剖。在术中导航定位下使用双极和吸引器在真正的中线处分开胼胝体 2cm。在这个病例中，重要的是经透明隔膜之间的进入脑室系统并进入 CSP。

进入 CSP 后进一步解剖，然后进入第三脑室。在通过第三脑室顶部时，遇到了小的脉络膜血管。此时穹隆和大脑内静脉均位于手术野侧方，打开脉络膜带，可清楚地看到第三脑室和肿瘤。肿瘤被顺利地全部切除。

■ 术后管理

术后患者出现运动不全和顺行性遗忘。前者在手术后 2 周内痊愈，后者在接下来的几个月里痊愈。他已从中学毕业，成为一名有前途的大学生。

■ 评论

经脉络膜裂入路

作为本章第一节的主题，关于这个入路已经说了很多。我们只需要补充一点，经侧脑室打开脉络

膜裂隙的选择有时对旁中线入路很重要。

丘纹静脉与毗邻 Monro 孔后缘的大脑内静脉的 U 形连接处被称为静脉角（图 31.11）。当交点位于 Monro 孔后缘后方时，这种变异称为假静脉角。如果术前静脉解剖学的研究就发现这种情况，那么它应该被解剖经脉络膜裂所应用，因为发现假静脉角允许更大范围打开脉络膜裂而不牺牲前隔静脉，正如在我们的第一个病例中需要这个步骤（图 31.12）。

经穹隆间入路

在我们的第二个病例中，存在透明隔间腔（CSP），它在穹隆之间提供了一条自然的、宽阔的、笔直的中线通道，直接到达第三脑室的顶部（图 31.13）。即使没有明显的 CSP，儿童透明隔中线平面和穹隆柱也容易识别和分离，这是许多小儿神经外科医生的首选入路。在无 CSP 的老年患者中，这种方法有时需要通过在穹隆上方并与穹隆平行的小切口（图 31.14）来分离隔的两叶。在这种情况下，该方法最关键、最具挑战性的方面是正确的中线解剖。

两种入路的比较

这两种方法都依赖于穹隆周围的解剖，由于涉

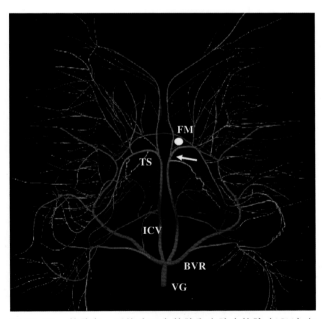

图 31.11　静脉角。丘纹（TS）静脉和大脑内静脉（ICV）之间的 U 形连接处称为静脉角（箭头所指）。通常位于 Monro 孔（FM）的后缘。当这种连接发生在常见位置的后方时，就称为假静脉角。当发现这种情况时，应以受影响的脑室为经脉络膜裂入路的起始位置，因为可在不牺牲隔静脉前支的情况下打开脉络膜裂。BVR. 基底静脉；VG. Galen 静脉

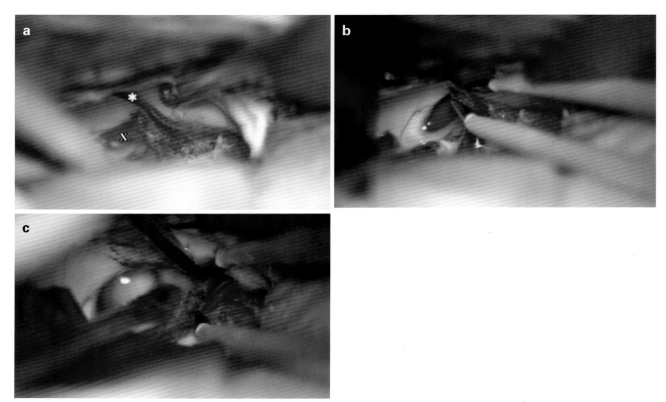

图 31.12 隔静脉前支，病例 1。进入左侧脑室时，可见 Monro 孔（X）处的隔静脉（＊）、丘纹静脉和脉络丛（a）。为了便于暴露第三脑室，将隔静脉电凝并切断，即可暴露静脉角（b）。打开脉络膜裂隙，向内侧轻轻牵开穹隆，沿脉络膜丛向外侧牵开大脑内静脉，可充分显示第三脑室（c）

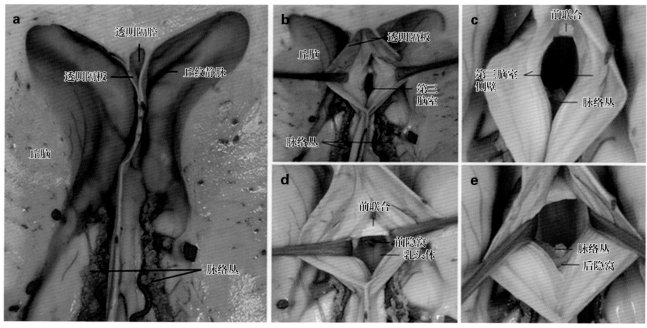

图 31.13 经胼胝体 – 前穹隆间入路。（a）侧脑室水平成年尸脑轴向切片：分离透明隔小叶。（b~e）轻轻分离两叶，逐渐到达第三脑室腔的主要结构。从前到后，描绘了以下结构：前连合和前隐窝、穹隆柱、乳头体、脉络丛和后隐窝

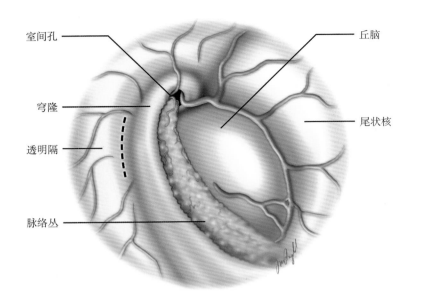

室间孔

穹隆

透明隔

脉络丛

丘脑

尾状核

图 31.14 沿穹隆切开。当没有透明隔腔时，穹隆间入路可能需要在穹隆体的上方沿中线切开。这一步是从右侧脑室开始的如图中虚线所示。然后可以分开隔叶和穹隆进入第三脑室

及双侧穹隆，从理论上讲，穹隆间入路有更高的术后认知问题的风险，但这一点还没有得到有说服力的临床数据来证实。因为穹隆柱的位置，经脉络膜裂的入路只能有限地暴露第三脑室前部位置，而经穹隆间入路是一个真正的垂直中线的入路，能提供更好的整个第三脑室顶部的视野，提供更大的操作空间和手术自由度。它的主要缺点是，在没有 CSP 的情况下，分离透明隔的两片叶在技术上是有挑战性的。

■ 参考文献

[1] Beaumont TL, Limbrick DD Jr, Rich KM, Wippold FJ II, Dacey RG Jr. Natural history of colloid cysts of the third ventricle. J Neurosurg 2016;125(6):1420–1430.

[2] Graziano F, Ganau M, Meccio F, Iacopino DG, Ulm AJ. TheTranscallosal Anterior Interforniceal Approach: A Microsurgical Anatomy Study. J Neurol Surg B Skull Base 2015;76(3):183–188.

[3] Jia W, Ma Z, Liu IY, Zhang Y, Jia G, Wan W. Transcallosal interforniceal approach to pineal region tumors in 150 children. J Neurosurg Pediatr 2011;7(1):98–103.

[4] Jin BZ, Yuan GY, Yue SZ, et al. The use of transcallosalinterforniceal approach for microsurgical removal of the third ventricle tumors. J Neurosurg Sci 2015;59(1):19–24.

[5] Liebelt BD, Hooten KG, Britz GW. The anterior subcallosal approach to third ventricular and suprasellar lesions: anatomical description and technical note. World Neurosurg 2016;87:187–194.

[6] Margetis K, Christos PJ, Souweidane M. Endoscopic resection of incidental colloid cysts. J Neurosurg 2014;120(6):1259–1267.

[7] Milligan BD, Meyer FB. Morbidity of transcallosal and transcortical approaches to lesions in and around the lateral and third ventricles: a single-institution experience. Neurosurgery 2010;67(6):1483–1496, discussion 1496.

[8] Patel P, Cohen-Gadol AA, Boop F, Klimo P. Technical strategies for the transcallosal transforaminal approach to third ventricle tumors: expanding the operative corridor. J Neurosurg Pediatr 2014;14(4):365–371.

[9] Rosenfeld JV, Freeman JL, Harvey AS. Operative technique: the anterior transcallosal transseptal interforniceal approach to the third ventricle and resection of hypothalamic hamartomas. J Clin Neurosci 2004;11(7):738–744.

[10] Sheikh AB, Mendelson ZS, Liu JK. Endoscopic versus microsurgical resection of colloid cysts: a systematic review and meta-analysis of 1,278 patients. World Neurosurg 2014;82(6):1187–1197.

[11] Türe U, Yaşargil MG, Al-Mefty O. The transcallosal-transforaminal approach to the third ventricle with regard to the venous variations in this region. J Neurosurg 1997;87(5):706–715.

[12] Vitorino Araujo JL, Veiga JCE, Wen HT, et al. Comparative anatomical analysis of the transcallosal-transchoroidal and transcallosal-transforniceal-transchoroidal approaches to the third ventricle. J Neurosurg 2017;127(1):209–218.

[13] Winkler PA, Ilmberger J, Krishnan KG, Reulen HJ. Transcallosal interforniceal-transforaminal approach for removing lesions occupying the third ventricular space: clinical and neuropsychological results. Neurosurgery 2000;46(4):879–888, discussion 888–890.

第三十二章　第四脑室

David J. Daniels, Cody L. Nesvick

陈凡帆 / 译

关键词：脉络膜帆，小脑蚓部，缄默症，室管膜瘤，海绵状血管瘤，血管网状细胞瘤

■ 病例介绍

18 个月大男性儿童，呕吐，哭闹，行动笨拙 3 周。初始评估时，患儿清醒，反应灵敏，能交流。仅有的神经功能症状是轻微的共济失调。头部磁共振成像（MRI）提示第四脑室内巨大占位病变，引起梗阻性脑积水伴有 Transependymal 步态（图 32.1，图 32.2）。患者收治入我科。

问题

1. 该患儿最急迫的问题是什么，立即需要什么干预？
2. 还需要什么检查来完成诊断评估？
3. 该患儿第四脑室病变的鉴别诊断？

■ 诊断和评估

MRI 表现为巨大的轴外病变，测量大小为 4.2cm×3.4cm×4.7cm，对小脑、中脑和脑桥有明显压迫效应

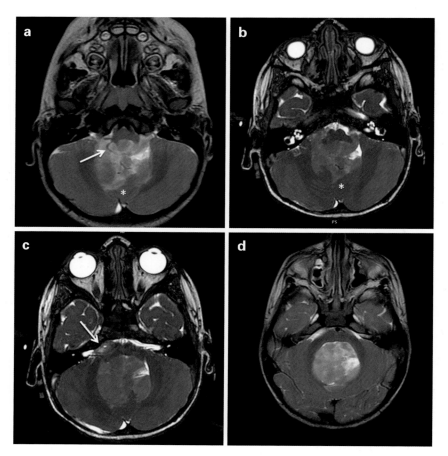

图 32.1 术前 MRI，18 个月龄患儿，症状表现为呕吐和共济失调。（a）T2 轴位表现肿瘤从第四脑室侧孔（Luschka 孔）长出，完全包绕右侧小脑后下动脉（箭头），＊为小脑蚓部。（b）轴位 FIESTA 成像显示病变广泛从双侧包绕低位脑干。（c）轴位 T1 FIESTA 成像，显示肿瘤位于脑干右前方的部分。（d）轴位 T2 显示肿瘤充满了整个第四脑室

（图 32.1，图 32.2）。病变呈 T1，T2 混杂信号，相对白质总体为 T1 低信号。有斑片状增强但不均匀。病灶向双侧四脑室侧孔延伸，包绕延髓，后组颅神经，以及后方的小脑后下动脉（图 32.1a~c）。

结合肿瘤的部位，以及没有呕吐的病史，最可能的诊断为室管膜瘤（图 32.3），其他鉴别诊断肿瘤有髓母细胞瘤（图 32.4）和其他胚胎性肿瘤。髓母细胞瘤整体性更明显，位于第四脑室更高处，并且

有弥散受限（图 32.4），其他胚胎性肿瘤如非典型畸胎类横纹肌肿瘤也应在鉴别诊断之列。

第一考虑是是否需要放置脑室外引流管。在我们的中心，在确定手术前，常规放置脑室外引流管解除梗阻性脑积水。理论上会有上疝的可能，但是只要小心地控制脑脊液引流量，这种情况并不常发生。我们术前保持脑室外引流管的开放，其压力为 13cmH$_2$O（或者 10mmHg），便于脑室的进入，并且

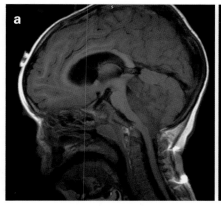
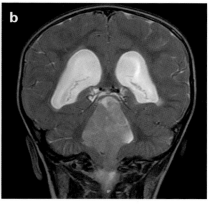

图 32.2 术前 MRI。（a）矢状位显示病灶从颈 1 椎板至导水管。（b）T2 冠状位显示肿瘤填充整个第四脑室

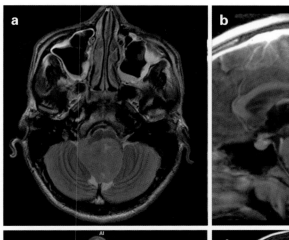
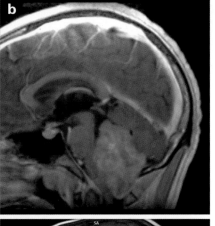
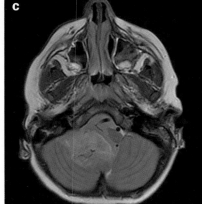
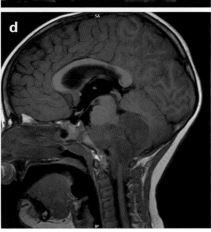

图 32.3 其他室管膜瘤病例。（a、b）巨大第四脑室室管膜瘤从右侧侧孔突出。该男性患儿有 3 个月的呕吐病史，肿瘤与第四脑室小脑下脚粘连紧密。（c、d）MRI 表现为室管膜瘤向右侧桥小脑角延伸，包绕所有后组颅神经和血管。此病例以后正中切口膜帆入路切除

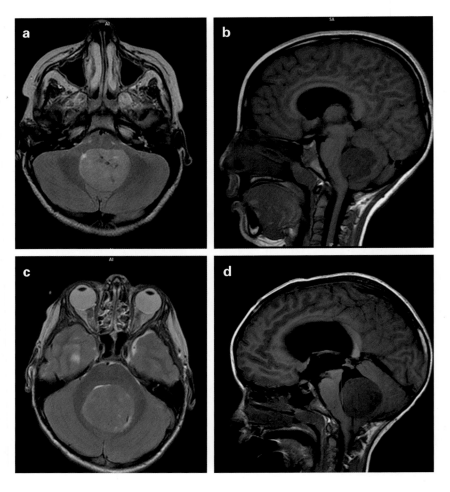

图 32.4 两例髓母细胞瘤患者的 MRI。这些影像重点显示肿瘤通常不会从侧孔突出而局限于第四脑室内。(a) 4 岁男性患儿的轴位和 (b) 矢状位 MRI，患儿因梗阻性脑积水出现头痛，恶心，呕吐，肿瘤弥散受限 (图片未提供)。2 岁男性患儿的 (c) 轴位和 (d) 矢状位 MRI，与前面儿童类似症状和类似影像。两例肿瘤均为髓母细胞瘤

术中引流额外的脑脊液。除此之外，我们推荐进行全中枢成像以便于术前的分级。对这名 18 个月龄的儿童来说，检查需要在镇静下才能完成，预先放置脑室外引流管使检查相对安全。

本例中，入院即放置脑室外引流管，完成全中枢包括导航序列。幸运的是，脊髓 MRI 并未显示任何转移灶。从外科手术的角度，手术的目的是肿瘤的全切。肿瘤有粘连第四脑室底的倾向并且与颅神经关系密切，因此肿瘤的切除十分具有挑战性。然而，对室管膜瘤和某些髓母细胞瘤而言，切除的程度与预后的关系十分密切，因此，最大限度地安全切除肿瘤是必要的。对室管膜瘤和某些类型髓母细胞瘤，全切改善预后的证据级别如此之高，以至于如果术后发现有肿瘤的残留，甚至需要二次手术切除。

■ 解剖和治疗考量

关于第四脑室解剖的详尽的解剖学知识对于这个区域的手术是必要的，局部的解剖学示安全切除

的向导。如很多病例一样，该患儿的肿瘤实体充满第四脑室，看起来切除很容易。然而，事实证明许多肿瘤粘连于第四脑室底面，这里有迷走神经三角、舌下神经三角、面丘等结构。此例中，肿瘤包绕延髓、后组颅神经、右侧的小脑后下动脉 (图 32.5)。小脑上脚和下脚，组成第四脑室的侧壁，术前必须在 MRI 上辨认，因为它们组成了肿瘤切除的外侧界。

肿瘤主体位于第四脑室，因而选择后正中入路。然而肿瘤叶向双侧的第四脑室侧孔延伸，包绕脑干的两侧 (图 32.1a、b)。如果这个侧方部分独立存在，乙状窦后入路是最适合的。此病例中肿瘤巨大，要通过后正中入路进入侧方，需要抬起小脑扁桃体。最后，右侧的 PICA 的延髓段明显为肿瘤包绕，无法保留这条血管的可能也应考虑。

入路选择

切除第四脑室内的巨大肿瘤，需要广泛暴露脑室。在过去，要获得这种广泛的暴露，常常需要切

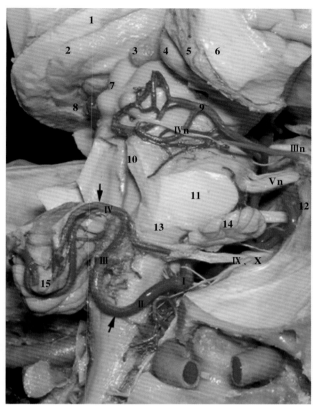

图32.5　后外方视角观察小脑后下动脉（PICA），并显示PICA与脑室的关系。1. 穹隆；2. 丘脑枕（脑池部分）；3. 松果体；4. 丘脑枕；5. 脉络膜裂；6. 丘脑枕（房部）；7. 四叠板；8. 基底静脉和大脑后动脉；9. 小脑上动脉；10. 小脑上脚；11. 小脑中脚；12. 内听道，小脑前下动脉，小脑后下动脉，面神经和前庭蜗神经；13. 小脑下脚；14. 绒球；15. 锥体；Ⅲn. 动眼神经；Ⅳn. 滑车神经；Ⅴn. 三叉神经；Ⅸ、Ⅹ. 舌咽神经，迷走神经，Ⅰ. PICA前延髓段，Ⅱ. PICA外延髓段，Ⅲ. PICA后延髓段，Ⅳ. PICA扁桃体上段。尾端和头端血管环

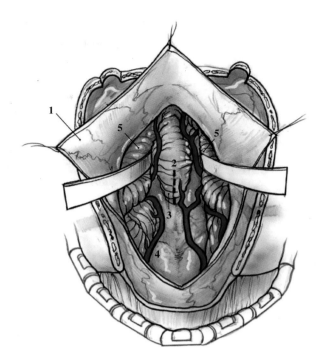

图32.6　图示经蚓部入路。小脑蚓部切开以进入第四脑室。1. 硬膜；2. 蚓部；3. 蚓垂；4. 闩部；5. 小脑半球

除部分小脑半球或者切开小脑蚓部。现今最常用到的达第四脑室的手术入路是经蚓垂入路和膜帆入路。传统的经蚓垂入路可以进入整个第四脑室，而膜帆入路更好地提供侧方视野。两个入路的技术不同点，各入路中解剖结构对视野的限制，使第四脑室底、外侧隐窝和第四脑室侧孔的显露范围不同。

　　经蚓部入路需要切开下蚓部，包括蚓垂、锥体、结节和蚓叶，具体根据病变的大小（图32.6）。从功能上而言，小脑上脚交叉的显微位于上髓帆的深面，后者是一层薄薄的位于小脑上脚之间的白质。蚓部的切口可以显露下方的小结，沿着脉络膜帆和下髓帆，以获得第四脑室的进入通道。牵开下蚓部的两半，可以提供1~2cm的操作空间。解剖学研究表明通过上述步骤可以提供位于第四脑室中线部位全程

的暴露，向上方直至导水管。主要的风险是在切口过高的情况下有损伤小脑蚓部和小脑上脚的交叉纤维的可能，导致小脑缄默症和小脑瘫。小脑缄默症可能不会术后立即出现，而是术后一段时间逐渐发生，需要数周至数月恢复。

　　相比较而言，膜帆入路，脉络膜帆和下髓帆，组成第四脑室顶壁的下半部分，打开任一侧的蚓部能提供对第四脑室的显露（图32.7）。这个入路对第四脑室底的显露与经蚓部入路类似（图32.7b）。另外，在显露第四脑室侧隐窝的结构如侧孔时，不需要切除小脑或者调整牵开器。这个入路对于侧隐窝和经第四脑室侧孔延伸的病灶非常适合。

　　经蚓部入路和经膜帆入路在几个关键点有所不同，主要包括入路的方向和路径、牵拉和切除的结构、牵拉的方向、显露的界线和范围。选择的入路应当适合于第四脑室或者脑干病变的部位、生长方向。位于蚓部和第四脑室的病变经蚓部入路最适合，肿瘤位于室管膜表面和第四脑室底而没有侵犯小脑的，可以通过膜帆入路。

选择入路

　　鉴于本例中病灶向双侧延伸并且包绕延髓，我们选择膜帆入路。游离小脑延髓裂的蛛网膜后可以

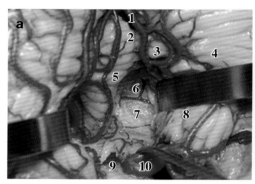
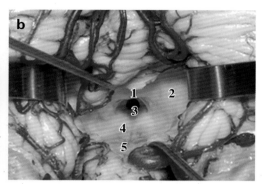

图 32.7　解剖分离演示到达第四脑室的膜帆入路。（a）右侧扁桃体通过解剖周围间隙达到"游离"（中间、前方和上方空间）和向外侧牵开。1. 下蚓静脉；2. 锥体；3. 锥体联合；4. 二腹小叶；5. 蚓垂；6. 下髓帆；7. 脉络膜；8. 扁桃体；9. 正中孔；10. 小脑后下动脉。（b）通过膜帆入路显示的第四脑室。可以清晰地显露导水管。为了清晰显示结构，切除了右侧的小脑扁桃体，蚓垂向上方牵开，左侧扁桃体向外侧牵开。1. 上髓帆；2. 小脑上脚；3. 导水管；4. 面丘第四脑室髓纹

显露双侧的第四脑室侧隐窝。此入路发生小脑缄默症和小脑功能障碍的概率较小。

■ 技术描述

与所有开颅手术一样，定位对于合适的显露，最大限度地提高手术自由度和减少神经系统并发症来说至关重要。对于第四脑室病变，颈部的屈曲是必要的，可以看到导水管，但是不能过度屈颈导致阻塞颈静脉回流，这样会导致脑肿胀和术中出血。由于患者年轻和长期的脑积水，我们选择不使用 Mayfield 头架。上额部和颈椎放置于马蹄形的泡沫垫，低于躯干以使颈部屈曲。在这种情况下，下颌部内收便于术者操作最佳地到达第四脑室上部（参见"入路三要素"）。

是否使用神经电生理监测存在争议，因为我们需要完整切除肿瘤而无论监测情况如何。然而，我们常规监测颅神经 V、Ⅶ、Ⅹ、Ⅺ，如果担心脑干周围的血管影响，还应监测运动诱发电位、体感诱发电位。对儿童患者舌下神经的监测可能引起舌头的肿胀导致延迟拔管。因而我们很少监测舌下神经。监测迷走神经需要将电极放置于气管内，要求有熟悉此操作的麻醉团队。

尽管导航对此肿瘤的切除意义不大，神经导航也运用于此病例。正中切口起自枕外隆突上方，至 C2 棘突终止。无血管分布的白线区是分离肌肉的界面。颅骨的显露，向上方到达枕外隆突上，下方显露 C1 后弓，C1 切除的范围略宽于椎管宽度（参见"手术设置"）。

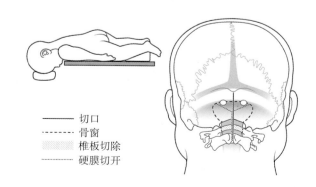

切口
骨窗
椎板切除
硬膜切开

进行枕下开颅，在枕外棘的两侧分别钻两孔，导航指引下在枕骨大孔上方至少 3cm 处钻一孔。剥离硬膜，用枪状咬骨钳咬除骨质连接枕外棘两侧骨孔。带角度剥离器从枕骨大孔处将环枕筋膜剥离。在外侧，枕骨大孔的两侧以咬骨钳咬出骨槽，作为铣刀的铣出点。这两个点的宽度需要能充分显露在脑干下方的范围。用铣刀使骨瓣成形，自骨孔开始，尽量向外侧铣。这样形成一块骨瓣，便于关颅时回置固定。

在膜帆入路中 C1 的椎板切除并非常规，不过本例中肿瘤延伸生长至 C1 平面。枕骨大孔处如果需要更加广泛的暴露，可以用咬骨钳来进行枕骨大孔双侧的扩大。

对中线入路的第四脑室手术，标准的 Y 形硬膜切口足够了。硬膜剪开的部位位于中线处 C1 水平，在小脑后下动脉可能粘连于硬膜的下方。释放出脑脊液。硬膜剪开至枕骨大孔处，然后向两侧形成 Y 形切口。剪开硬膜时应慢慢剪开，因为环窦、枕窦和静脉扩张可能会比较发达，特别是在儿童患者中。

打开硬膜后，发现肿瘤从第四脑室延伸出来，取数块组织送组织学检查，并且回报室管膜瘤。膜帆入路之所以得名，是因为经过脉络膜帆和下髓帆，二者组成了第四脑室顶的下方一半（图 32.7）。首先，蛛网膜刀锐性分离小脑扁桃体的蛛网膜。为了便于往侧方牵拉扁桃体，将扁桃体和小脑蚓部之间的蛛网膜切除，然后分侧打开它们之间的间隙。继续向深部操作，小脑扁桃体前方的表面得以显露，显露脉络丛、脉络丛血管和一层很薄的膜性结构，即脉络膜帆。膜帆连接处，是从下髓帆至脉络膜帆的直线，范围从小脑蚓部至外侧隐窝。用双极电凝尖端电凝脉络丛和脉络膜帆，然后用显微剪剪开膜帆。通过打开双侧膜帆，第四脑室得以充分显露（图 32.8）。除了取活检进行病理组织外，肿瘤暂不做减容，直至整个显露已经完成，这样避免不必要的出血。

肿瘤的实体部分充满整个第四脑室，切除过程顺利，因为肿瘤与第四脑室底和上髓帆无粘连。室管膜瘤通常质地软，吸引器能将肿瘤吸除，本例也不例外。小脑扁桃体向上方和外侧牵拉，以显露延髓的侧方，从而将侧方的肿瘤安全切除。然而，右侧的小脑后下动脉为肿瘤包裹，松解血管后，肿瘤细胞仍附着于沿着血管的蛛网膜上。我们将血管切

图 32.8 经膜帆入路显露肿瘤。双侧膜帆连接处已经切开，将小脑扁桃体移向上方。经此显露第四脑室内的肿瘤。PICA. 小脑后下动脉

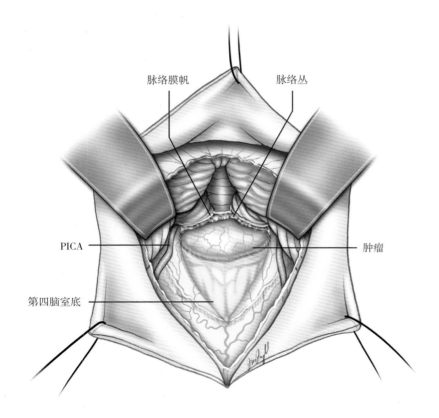

脉络膜帆　　　脉络丛

PICA

肿瘤

第四脑室底

除以达到肿瘤的全切。切除肿瘤后，仔细检查脑干周围和颅神经，以确定无肿瘤残留。

手术要点

1. 膜帆入路包括打开第四脑室下半部分的膜帆连接处。对此入路的常见误解是认为若要显露位于第四脑室上半部分的病灶，此入路操作角度大，显露困难。实际上，第四脑室全程的病灶，包括导水管下口处，都能经此入路达到。由于小脑组织的影响小，膜帆入路较经蚓部入路而言的手术预后更好，并发症更少。

2. 为了充分利用此入路的优势，在膜帆连接处的分离要宽阔，直达每一侧的外侧隐窝。这当然提供了更加外侧的显露，但是同时扁桃体从"锚"上更广泛地松解出来，这样也增加了上方的显露。

■ 术后情况

总体而言，患儿耐受手术情况较好。神经功能检查特别时是否有右侧肢体偏瘫和共济失调，但患儿未出现。患儿的切口疼痛经标准术后处理耐受较好。脑室外引流量术后迅速减少并拔除了外引流管。术后第2天MRI复查显示肿瘤全切除（图32.9）。在右侧小脑半球的中下部可以看到弥散受限的征象，提示有小的PICA分支阻塞。这个情况在预计之内，因为为了治愈性切除必须要牺牲动脉。这个处理方式存在争议，因为最终病理诊断提示间变型的室管膜瘤。

患儿开颅术后情况良好，迅速恢复。患儿后续接受颅后窝的质子放射治疗。

■ 可能的并发症及相应处理

为了延长患者生存期而争取全切，其总体的风险在膜帆入路中还是比较高的。这在室管膜瘤中尤

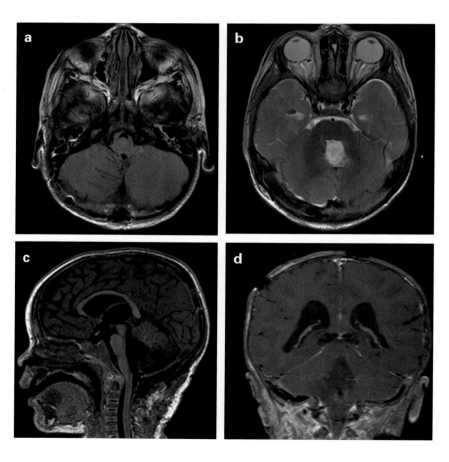

图32.9 术后MRI。第四脑室内肿瘤全切除。（a）轴位T1图像表面肿瘤位于低位脑干周围部分已经切除。（b）轴位T2图像证实第四脑室内肿瘤切除满意，右侧小脑半球弥散受限表明有小脑后下动脉分支阻塞。（c）矢状位T1和（d）冠状位T1增强扫描表明第四脑室内肿瘤切除完全

其如此，因为除了手术没有其他可靠的办法。由于第四脑室底的神经结构和相邻血管结构，总体的时候并发症风险达到30%，包括双侧的外展神经、面神经瘫痪、眼球震颤、听力丧失、共济失调、咳嗽反射减弱消失、吞咽功能障碍（需要气管切开和经皮胃造瘘）。其中最可怕的并发症是小脑缄默症（也叫作颅后窝综合征），这是一组临床综合征，主要表现为少言、行为问题、共济失调而不伴有锥体束征、颅神经麻痹和（或）意识障碍。尽管解剖学基础不详，但多数发生于颅后窝中线部位肿瘤切除后，包括小脑蚓部肿瘤或者肿瘤侵犯小脑脚的情况。除此之外，神经功能损伤，手术部位感染，脑脊液漏，脑脊液循环改变需要行脑室腹腔引流术分流术等，以上情况均需要在术前告知患者和家属。

观点

Francesco Tomasello, Filippo Flavio Angileri, Alfredo Conti, Salvatore Cardali, Antonino Germanò

■ 概述

第四脑室内同时累及第四脑室底的病变是最难处理的神经外科问题之一。狭窄的操作通道和近端的重要神经血管结构是主要的手术难点。经蚓部入路和膜帆入路这两类主要的手术入路，前者使用更多，但是需要牺牲有功能的神经组织和存在术后小脑功能障碍的风险。基于此，经过 Rhoton、Mussi 和 Matsushima 等的重要解剖学研究，膜帆入路这一能广泛暴露第四脑室而不需要破坏正常脑组织结构的入路，得到了广泛的接受和支持。

■ 病例介绍 1

一位 42 岁的女性患者，因为 2 年内发作 2 次复视伴头痛就诊于我院。这 2 次发作中，症状在数天内自行缓解。患者入院查体表现为轻度的右侧外展麻痹。MRI 扫描显示位于第四脑室底面，小脑中脚和右侧侧隐窝的海绵状血管瘤（图 32.10）。脑血管造影未发现动脉瘤或者造影可见的血管畸形（图 32.11）。

解剖和治疗考量

小脑蚓部的下方部分深在于双侧小脑半球的深

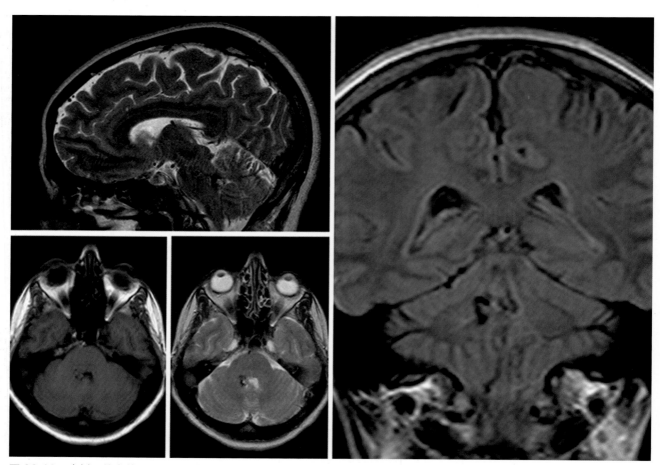

图 32.10 病例 1 的术前 MRI。显示位于第四脑室底面，小脑中脚和右侧侧隐窝的海绵状血管瘤

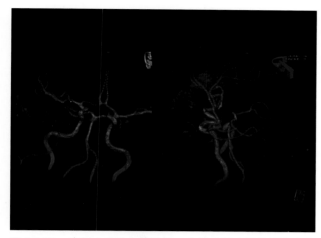

图 32.11　病例 1 的脑血管造影。血管成像未见脑干病变有供血动脉或者引流静脉，与海绵状血管瘤的初步诊断相符合

面。从上方到下方，小脑蚓部由蚓叶、结节、蚓锥和蚓垂组成。蚓垂在小脑扁桃体的中间。蚓垂和脉络膜帆、下髓帆共同组成下半部分的顶壁。脉络膜帆附着于延髓外下方，联合形成 V 形结构。在此水平，第四脑室通过正中孔与枕大池相同。向头端，沿着脑室进入侧隐窝。下髓帆由双层薄的神经组织组成，由中线处的结节向两侧背侧的侧隐窝延伸，形成绒球的脚。在尾端，下髓帆连接脉络膜。在小脑延髓裂的头端，PICA 绕行扁桃体的上极。

手术切除此处的海绵状血管瘤是一个挑战。手术的目标和未处理的海绵状血管瘤自然史之间应当有一个平衡，对无症状的海绵状血管瘤来说，手术风险大于获益。但是，对症状性海绵状血管瘤，手术治疗是合理的。当考虑给脑桥部位有明确出血的海绵状血管瘤手术时，手术入路是手术策略里关键的一个方面。在此例中，病变的出血使病灶突出于第四脑室的底面，这提供了一个相对安全的脑桥进入点。手术策略包括广泛和安全地显露整个第四脑室底来辨认这个安全进入点。

膜帆入路，就我们的意见而言，是到达靶标区域安全处理病灶最好的入路。打开硬膜后，牵开双侧的扁桃体，能够直视第四脑室底面。沿着膜帆的切口向外侧延伸，可以获得广泛的显露。而且，膜帆的通路能提供切向的对底面的观察视角。尽管经蚓部入路能够提供第四脑室的充分显露，经过下蚓部的视角使第四脑室底面位于病灶的后方，在手术的后期才能观察和保护到。

技术描述

患者俯卧位，头位用 Mayfeild 头架固定，屈颈并

且避免影响静脉回流。神经电生理监测运动诱发电位、体感诱发电位、脑干听觉诱发电位。后正中枕颈部中线切口，自枕外隆突至 C3 棘突，显露枕骨和 C1 后弓。标准的中线开颅，显露小脑扁桃体和下蚓部。C1 的后弓切除，Y 形剪开硬膜。剪开蛛网膜用钛夹夹于硬膜上。

显露扁桃体下缘，分离扁桃体中线侧和病灶侧的蚓垂的边缘（图 32.12）。扁桃体面向蚓垂的表面牵拉向外上方，蚓垂牵拉向另外一侧，显露脉络膜和下髓帆。剪开膜性结构后，第四脑室底面逐步显露。双侧剪开形成第四脑室顶的下半部分的脉络膜，从尾端向头端分离至下髓帆。抬起扁桃体，分离脉络膜，打开下髓帆，能很好地显露第四脑室底和直接看到右侧侧隐窝。

在侧隐窝可以清晰看到黄染的区域，这是海绵状血管瘤的进入和切除点（图 32.13）。病变在含铁

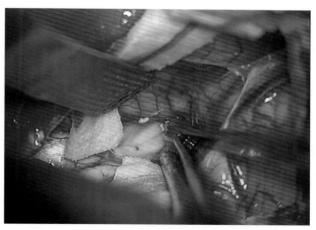

图 32.12　剪开脉络膜。显露扁桃体下缘，分离扁桃体中线侧和病灶侧的蚓垂的边缘

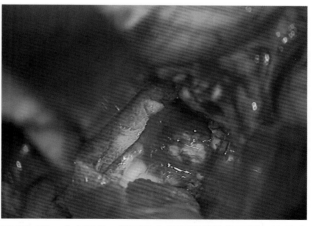

图 32.13　术中图片。第四脑室底可见黄染的区域。这是病变突出至脑干表面的点

血黄素沉积层下可见，予以锐性切除。无须进一步切除含铁血黄素沉积脑组织。邻近的海蛇头样的静脉畸形无须切除（图 32.14），海绵状血管瘤全部切除（视频 32.1）。

术后管理

患者术后恢复顺利。外展神经麻痹逐渐改善并且在术后 6 个月恢复。术后 MRI 显示海绵状血管瘤完全切除，静脉畸形和含铁血黄素沉积边缘仍然可见（图 32.15）。

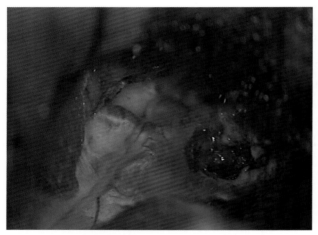

图 32.14 静脉畸形。切除过程中注意保护静脉畸形

■ 病例介绍 2

一名 35 岁女性主诉头痛 15 天，呕吐和步态不稳。入院查体，患者神志清醒，定向力正常。颅神经检查正常。无运动级感觉障碍。可查及轻中度步态异常。MRI 显示 T1 低信号 T2 高信号病变，位于四脑室下部和背侧延髓，可见囊性变。施行部分均匀强化。供血动脉清晰可见，综合上述表现影像学诊断考虑为血管网状细胞瘤（图 32.16）。

解剖和治疗考量

血管网状细胞瘤可以散发（约 2/3 的病例）或者是 von Hippel–Lindau（vHL，约 1/3）综合征的表现之一。在这些病例中，vHL 综合征在 1/3 的病例中发现。

肿瘤的囊性部分位于闩部，实性部分在囊性部分上方，位于第四脑室的下半部分。值得注意的是囊壁并非肿瘤性不应切除。关于血管网状细胞瘤的自然病程的研究表明，囊壁发育的过程中是肿瘤水肿为周围解剖阻挡形成。因此，手术的策略是实性部分的切除和囊肿的穿刺。

技术描述

在此病例中，患者的体位和切口跟病例 1 相同。术前行脑室外引流和神经电生理监测。C1 后弓移除，以更好地显露囊性部分。硬膜打开后，延

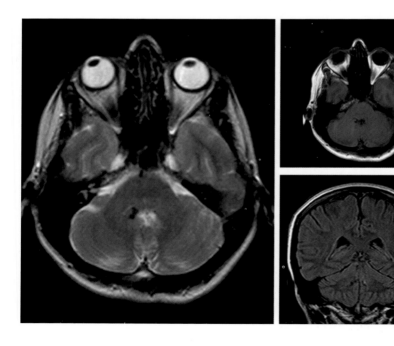

图 32.15 病例 1 术后 MRI。完全切除海绵状血管畸形。保留的静脉畸形和小的含铁血黄素沉积边缘可见

髓背侧的囊性部分显露。蛛网膜分离后，双侧扁桃体向外侧牵开，显露实性肿瘤和血管。因为是高血供肿瘤，不能行囊内减压，需要完整切除。辨认来自 PICA 的小的供血血管，一步步移动肿瘤结节。注意小心保护 PICA。肿瘤黏附于第四脑室底部，细致分离肿瘤与第四脑室底的粘连平面。最终完整切除肿瘤（视频 32.2）。病理证实是血管网状细胞瘤。

术后管理

　　术后恢复顺利。脑室外引流管保持了 48h 后拔除。术后复查的影像提示肿瘤完全切除，囊变也消失。水肿明显减轻（图 32.17）。3 个月后患者步态异常恢复，患者招募入组了一个全国的针对 vHL 综合征的项目。

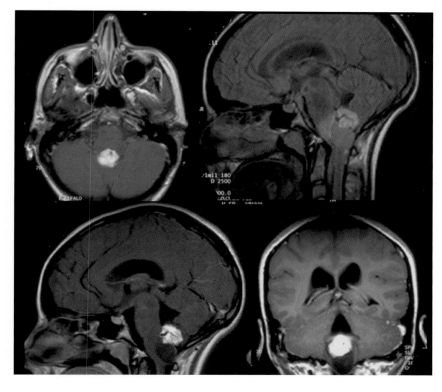

图 32.16　病例 2 的术前核磁。病变在 T1 上为低信号，T2 上为高信号。占据第四脑室额下部分和背侧延髓，伴有囊性变。延髓下部被囊性部分向腹侧推移。实性部分均匀强化

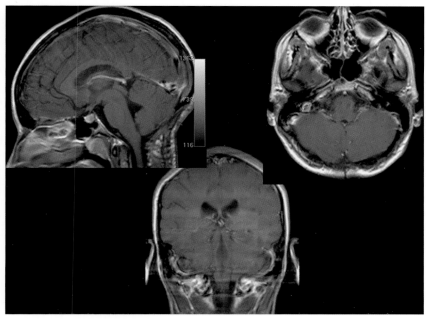

图 32.17　病例 2 术后 MRI。显示肿瘤完全切除

评论

Walter C. Jean

与本书的其他评论部分类似，本章节的观点部分的作者提出了一些问题。尽管这些问题是针对读者提出的，但是对于本书的编辑也提供了独一无二的机会进行一些评述。

是否同意切除脑桥海绵状血管瘤的决定？

由于有临床上反复出血的证据，切除海绵状血管瘤是有理由的，只是选择的入路不要损伤正常的脑组织。在本例中，病变和相关的出血到达脑干表面，让病变切除的进入点非常直接。到达脑干的入路需要根据自然间隙平面，避免神经功能损伤，膜帆入路是最好的选择。

是否同意术前栓塞颅后窝的血管网状细胞瘤可能有害？

栓塞颅后窝血管网状细胞瘤曾经与患者栓塞后死亡原因有关。在一些病例中，这是因为肿瘤由于静脉阻塞后出血，引起脑干压迫有关。在此说明，手术显露是非常关键的。如果能够在不破坏周围组织的情况下得到大范围的显露，通过显微外科手术阻断血供比栓塞更安全。在本观点这一章节，膜帆入路提供了这样的一个显露。

是否相信不同的手术通路可以更好地切除病变？

对于从上蚓部延伸至第四脑室下 1/3 的病变，经蚓部入路可以选择，但除此之外的肿瘤，膜帆入路成了标准配置用以到达第四脑室。现代颅底手术尽量采取自然解剖间隙平面理念而非切开正常脑组织到达手术目标，特别是当两种选择能提供相等的暴露和手术器械的操作自由度时。实际上，经膜帆入路和蚓部入路的等效性不仅有先例和经验支持，也有详细的测量数据支持。除此之外，膜帆入路提供了额外的优势，就是在早期辨识和分离病变和第四脑室底的界面，正基于此对脑干的保护更好，从而避免了并发症的发生。

然而，即使作为非破坏性的入路通过自然解剖间隙，膜帆入路也有其不足和缺点。

■ 病例介绍

一位 34 岁女性主诉间歇性右侧面部麻木 2 个月入院。当出现右眼视物模糊时，患者行 MRI 检查（图 32.18a）。显示第四脑室内占位病变合并脑积水。

行右侧脑室外引流解除脑积水。考虑患者年龄年轻，其他身体情况良好，病变可能是良性肿瘤，手术目的是全切除第四脑室肿瘤。因此，膜帆入路用以切除肿瘤。双侧膜帆连接广泛的分离，显露整个第四脑室结构。

肿瘤颜色偏白，血供不丰富。病理分析提示是室管膜瘤。肿瘤在数个部位粘连于四脑室底，小心分离避免损伤下方的脑干。切除直至导水管下口，手术中解除对导水管的阻塞。止血满意，术中电生理监测也没有问题，结束手术，并常规关颅。

术后患者神经功能没有改变，但是 MRI 提示大块的残留肿瘤位于第四脑室顶部（图 32.18c）。这部分肿瘤在膜帆入路的盲区导致残留。这种情况临床上非常尴尬。患者刚刚经历了一次大型手术，良好的设计和正确执行使术后至目前没有并发症。然而，手术的目的并没有达到。考虑到诊断是偏良性的肿瘤，两个选择摆在了面前：一个是观察随访，另一个是二次手术切除以达到之前的手术目标。患者选择了后者。

如果解剖结构在这 4 天内没有变化，我们决定采取经蚓部入路，如果再次经膜帆入路肿瘤的上方背侧仍然难以看到。在第二次手术中，电凝并且切开下半部分。下方的肿瘤马上可以见到，这部分肿瘤位于第四脑室的顶部。肿瘤用吸引器从上方、下方和两侧进行切除。第四脑室广泛地显露，没有对脑干造成损伤。

患者术后有部分躯干部共济失调，很快从中康复，但是有明显的缄默症。由于外引流依赖，2 周后行脑室腹腔分流术。最后的病理结果是 I 级的室管膜瘤，肿瘤全切，术后无须放疗及化疗（图 32.19）。术后 1 年患者语言功能逐渐恢复，但语速缓慢。术后 4 年患者语言功能仍然欠流利及缓慢。她的肿瘤在最后的随访时间没有复发。

■ 结论

挽救性手术在本例中是必要的，尽管良好地执行了术前计划，附着于四脑室顶部的肿瘤仍无法发现。

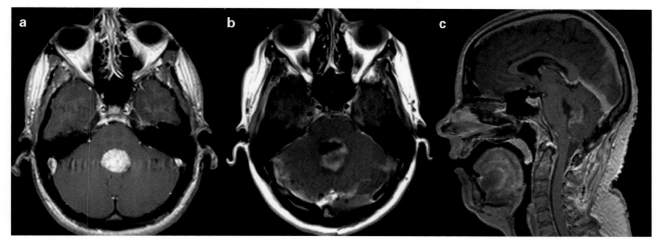

图 32.18　膜帆入路肿瘤切除术前、术后 MRI。（a）第四脑室肿瘤术前轴位片。（b）膜帆入路术后轴位相显示第四脑室顶部肿瘤残留。第四脑室底部的肿瘤已经切除。（c）膜帆入路矢状位片，显示肿瘤残留同图 b

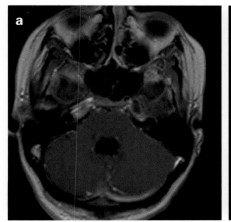
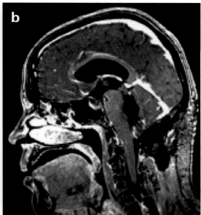

图 32.19　经蚓部入路后的 MRI。（a）轴位和（b）矢状位片显示第四脑室肿瘤完全切除

有可能更广泛地分离膜帆结构，向更外侧分离，可能会显露隐藏的这一部分。本病例也进一步证实了经蚓部入路可能引起缄默症，第一次的膜帆入路后患者语言无影响，第二次经蚓部入路后出现了缄默症。

随着更多证据的积累，第四脑室手术入路可能发展为以膜帆入路为主，经蚓部入路这个曾经的小脑中线手术的标准入路可能越来越有限地应用。如本例中的情况，膜帆入路在视野不够的情况下，在患者的临床状态需要挽救性治疗时使用。

■ 参考文献

[1]　Akers A, Al-Shahi Salman R, A Awad I, et al. Synopsis of guidelines for the clinical management of cerebral cavernous malformations: consensus recommendations based on systematic literature review by the angioma alliance scientific advisory board clinical experts panel. Neurosurgery 2017;80(5):665–680.

[2]　Deshmukh VR, Figueiredo EG, Deshmukh P, Crawford NR, Preul MC, Spetzler RF. Quantification and comparison of telovelar and transvermian approaches to the fourth ventricle. Neurosurgery 2006;58(4, Suppl 2):ONS-202–ONS-206, discussion ONS-206–ONS-207.

[3]　Law N, Greenberg M, Bouffet E, et al. Clinical and neuroanatomical predictors of cerebellar mutism syndrome. Neuro-oncol 2012;14(10):1294–1303 10.1093/neuonc/nos160.

[4]　Lonser RR, Butman JA, Huntoon K, et al. Prospective natural history study of central nervous system hemangioblastomas in von Hippel–Lindau disease. J Neurosurg 2014;120(5):1055–1062.

[5]　Matsushima T, Fukui M, Inoue T, Natori Y, Baba T, Fujii K. Microsurgical and magnetic resonance imaging anatomy of the cerebello-medullary fissure and its application during fourth ventricle surgery. Neurosurgery 1992;30(3):325–330.

[6]　Mussi AC, Rhoton AL Jr. Telovelar approach to the fourth ventricle: microsurgical anatomy. J Neurosurg 2000;92(5):812–823.

[7]　Patay Z, Enterkin J, Harreld JH, et al. MR imaging evaluation of inferior olivary nuclei: comparison of postoperative subjects with and without posterior fossa syndrome. AJNR Am J Neuroradiol Neuroradiol 2014;35(4):797–802.

[8]　Tamburrini G, Frassanito P, Chieffo D, Massimi L, Caldarelli M, Di Rocco C. Cerebellar mutism. Childs Nerv Syst 2015;31(10):1841–1851.

[9]　Tanriover N, Ulm AJ, Rhoton AL, Yasuda A. Comparison of the transvermian and telovelar approaches to the fourth ventricle. J Neurosurg 2004;101(3):484–498.

[10]　Tomasello F, Conti A, Angileri FF, Cardali S. Telo-velar approach to fourth-ventricle tumours: how I do it. Acta Neurochir (Wien) 2015;157(4):607–610.

[11]　Tomasello F, Conti A, Cardali S, La Torre D, Angileri FF. Telovelar approach to fourth ventricle tumors: highlights and limitations. World Neurosurg 2015;83(6):1141–1147. Epub 2015 Feb 16. doi: 10.1016/j.wneu.2015.01.039.

索引